W0336165

Arzneiformen richtig anwenden

Sachgerechte Anwendung und Aufbewahrung der Arzneiformen

Von
Wolfgang Kircher,
Peißenberg

3., überarbeitete Auflage
Mit 69 Abbildungen und 138 Tabellen
Mit CD-ROM Literaturzitate

DAV Deutscher Apotheker Verlag Stuttgart

Dr. rer. nat. Wolfgang Kircher

Studium der Pharmazie an der Ludwig-Maximilians-Universität München, Promotion im Fach Pharmazeutische Technologie an der Universität Regensburg;

Inhaber der St. Barbara-Apotheke, Peißenberg; Weiterbildung zum Apotheker für Offizinpharmazie und für Arzneimittelinformation;

seit 1993 Ehrenamtlicher Pharmazierat bei der Regierung von Oberbayern;

Dozent bei den begleitenden Unterrichtsveranstaltungen zum 3. Ausbildungsabschnitt für Apotheker in München und Mitglied der Prüfungskommission; seit 2004 externer Referent im Fach Klinische Pharmazie am Department für Pharmazie der Ludwig-Maximilians-Universität München;

Autor beziehungsweise Koautor mehrerer Bücher über pharmazeutisch-technologische Aspekte bei der Pharmazeutischen Betreuung.

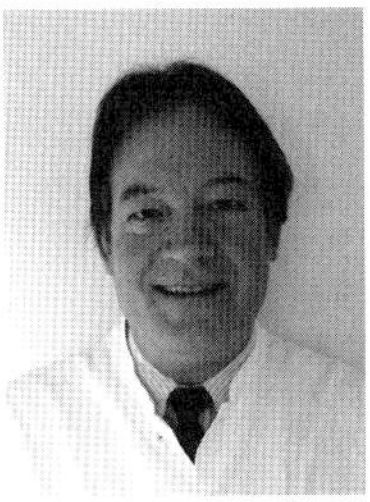

Anschrift des Autors:
Dr. Wolfgang Kircher
St. Barabara-Apotheke
Hauptstraße 24
82380 Peißenberg
E-Mail: Wo.Kircher@t-online.de

Ein Markenzeichen kann warenrechtlich geschützt sein, auch wenn ein Hinweis auf etwa bestehende Schutzrechte fehlt.

Bibliografische Information der Deutschen Nationalbibliothek
Die Deutsche Nationalbibliothek verzeichnet diese Publikation in der Deutschen Nationalbibliografie; detaillierte bibliografische Daten sind im Internet über http://dnb.d-nb.de abrufbar.

ISBN 978-3-7692-4051-1

Jede Verwertung des Werkes außerhalb der Grenzen des Urheberrechtsgesetzes ist unzulässig und strafbar. Dies gilt insbesondere für Übersetzungen, Nachdrucke, Mikroverfilmungen oder vergleichbare Verfahren sowie für die Speicherung in Datenverarbeitungsanlagen.

© 2007 Deutscher Apotheker Verlag
Birkenwaldstraße 44, 70191 Stuttgart
www.deutscher-apotheker-verlag.de
Printed in Germany
Satz: primustype Robert Hurler GmbH, Notzingen
Druck: Die Stadtdruckerei Gebr. Knöller GmbH & Co KG, Stuttgart
Umschlaggestaltung: Atelier Schäfer, Esslingen unter Verwendung von Fotos von Superbild, München und Corbis, Düsseldorf

Vorwort zur 3. Auflage

Seit Erscheinen der letzten Auflage vor sechs Jahren kamen zahlreiche Fertigarzneimittel mit innovativen Arzneiformen und Anwendungssystemen in den Handel. Diese machten eine vollständige Überarbeitung des Buchtextes erforderlich. Insbesondere neuentwickelte bzw. modifizierte Systeme zur parenteralen und bronchopulmonalen Arzneimittelzufuhr haben oftmals einen komplexen Funktionsablauf und ihre Anwendungsmodalität ist damit besonders erklärungsbedürftig.

Unverändert bleibt die Grundkonzeption dieses Buches, die verfügbaren Daten zur Aufbewahrung und Handhabung der verschiedenen Arzneiformen beim Patienten nach Praxisbezug zu selektieren, erforderlichenfalls den Umständen des ambulanten Patientenalltags anzupassen und sie damit bei der pharmazeutischen Betreuung nutzbar zu machen. Die bisherige Struktur des Buches und der einzelnen Kapitel wurde daher weitgehend beibehalten. In der vorliegenden 3. Auflage schließt sich an die jeweiligen Kapitel eine Liste entsprechender Internet-Adressen an. Diese stellen jedoch nur eine kleine Auswahl dar. Aufgrund der Schnelllebigkeit vieler Angebote des World Wide Web ist ihre Aktualität und Aufrufbarkeit leider limitiert. Alle Links wurden zuletzt Ende 2006 aufgerufen.

Ergonomische und audiologische Schwächen des Patienten sind meist unmittelbar mit seinen Problemen bei der Anwendung von Arzneiformen verknüpft. Diese Gesichtspunkte sind auch bei den klinisch-pharmazeutischen Interventionen der Apotheke zu berücksichtigen und werden jetzt in einem zusätzlich eingefügten Kapitel und bei der Besprechung der einzelnen Arzneiformen berücksichtigt.

Danken möchte ich allen Kolleginnen und Kollegen sowie Medizinerinnen und Medizinern, die mir wertvolle Anregungen zu Verbesserungen gaben. Stellvertretend sei hier Herrn Prof. Dr. Jörg Breitkreutz, Institut für Pharmazeutische Technologie und Biopharmazie der Universität Düsseldorf für seine konstruktiven Hinweise sehr gedankt. Mein ganz besonderer Dank gilt aber wiederum meiner Frau, ohne deren Verständnis und Unterstützung ich diesem Buch nicht so viel Freizeit hätte widmen können. Ein weiteres Wort des Dankes geht an das Lektorat des Deutschen Apotheker Verlags für die stets äußerst angenehme und fruchtbare Zusammenarbeit.

Frühjahr 2007 W. Kircher

Inhalt

Literatur zu den einzelnen Kapiteln finden Sie auf beiliegender CD-ROM.

1 Einleitung

Die öffentliche Apotheke hat bei der Arzneimittelversorgung der Bevölkerung nicht nur distributive, qualitätssichernde und teilweise auch produktive Funktionen, sondern sie ist auch mitverantwortlich für den therapeutisch effizienten und sicheren Gebrauch der abgegebenen Arzneimittel. Der Apotheker (diese männliche Form der Berufsbezeichnung steht hier und im folgenden Text als Kurzbezeichnung für „Apothekerin und Apotheker") ist ideell und juristisch dazu verpflichtet, dem Patienten Informationen zur sachgerechten Anwendung und Aufbewahrung seiner Arzneimittel zu geben. Diese abgabebegleitenden Gebrauchshinweise und, soweit möglich, das Monitoring ihrer kontinuierlichen Umsetzung beim Patienten sind eine essenzielle Komponente der pharmazeutischen Betreuung und damit der klinisch-pharmazeutischen Interventionen durch den Offizinapotheker.

Die Information an den Kunden zur korrekten Applikation seines Arzneimittels muss neben pharmakologischen Aspekten auch die **Methodik der Verabreichung** berücksichtigen, also die Anwendungstechnik der jeweils vorliegenden Darreichungsform. Sowohl viele traditionelle Arzneiformen, vor allem aber auch innovative, komplex aufgebaute Darreichungsformen und Applikationssysteme erfordern für ihre Funktion eine Reihe von sachgerecht auszuführenden Handhabungsschritten und sind daher erklärungsbedürftig. Zur Vermittlung derartiger technologischer und biopharmazeutischer Aspekte ist der Apotheker insbesondere aufgrund seiner galenischen Ausbildung prädestiniert [1–9].

Bei der Kundenberatung zur Anwendungstechnik sind jedoch nicht nur die anatomischen und physiologischen Gegebenheiten des Patienten sowie die technologischen Charakteristika der Arzneimittel zu berücksichtigen, sondern auch die sprachlichen, sensorischen, kognitiven und feinmotorischen Fähigkeiten der behandelten bzw. der verabreichenden Person. Bei Vorliegen entsprechender Einschränkungen ist es Aufgabe der Apotheke, problemlösend zu intervenieren. Auch bei pädiatrischen oder wenig kooperativen Patienten muss die Anwendungsmodalität oftmals patientenspezifisch variiert werden [1, 10, 11, 49].

Die aus anderen Bereichen der Didaktik bekannte Tatsache, dass schriftliche Gebrauchshinweise in Kombination mit verbalen Erläuterungen wesentlich effektiver sind als gedruckte Instruktionen allein, wurde auch für die Patienteninformation bestätigt. Erst ergänzende mündliche Erläuterungen und praktische Demonstrationen der Hinweise in der Packungsbeilage erbrachten einen ausreichenden Aufklärungseffekt, während ausschließlich schriftliche Unterweisungen die Zahl der methodischen Anwendungsfehler meist nur in unzureichendem Umfang vermindern konnten [12–20, 51].

Bestimmte, einfach zu ermittelnde Parameter der verwendeten Darreichungsformen erlauben Rückschlüsse auf gewisse, vom Anwender durchgeführte Handhabungsschritte: so etwa die Größe von Luftblasen in Penpatronen auf die Wechselfrequenz der Penkanüle oder das Gewicht gebrauchter Dosieraerosoldosen auf deren Entleerungsgrad beim Austausch. Solche Zusammenhänge können im Rahmen der pharmazeutischen Betreuung vom Apotheker dem Patienten verdeutlicht und zu seiner Motivation genützt werden.

Nicht nur durch abgabebegleitende Hinweise kann der Apotheker die Fehlerquote bei der Anwendungstechnik senken, sondern auch durch das Aushändigen und Erläutern von zusätzlichen, mechanischen Applikationshilfen. Diese Hilfsmittel (Hilfsmittel nicht immer im engeren Sinn, d. h. nicht alle Artikel sind im Hilfsmittelverzeichnis gelistet [21]) und Medizinprodukte, die u. a. Artikel zum Öffnen, Dosieren und hygienischen Umgang von Arzneiformen umfassen, können die korrekten Anwendungsmodalitäten verschiedener Darreichungsformen wesentlich erleichtern [22–39, 49, 50].

Distributionssysteme ohne unmittelbaren persönlichen Kontakt mit dem Patienten oder seiner Pflegeperson können in Fällen falscher Anwendungsmethodik zwangsläufig nur einen geringeren Grad an Arzneimittelsicherheit und Therapieoptimierung bieten.

Neben methodisch einfacheren Beobachtungen über meist kurze Zeitspannen relativ kleiner Patientenkollektive [13, 15, 19, 20, 40–43] dokumentieren auch kontrollierte und randomisierte Langzeitstudien der jüngeren Zeit eindrucksvoll den Effekt der Intervention von Offizinapothekern auf die Fertigkeiten von ambulanten Patienten zur korrekten Handhabung von Arzneiformen [44–47]. Messparameter waren dabei nicht nur die beobachtete Inzidenz falscher Anwendungstechniken, sondern teilweise auch klinische Befunde und Morbiditätsdaten wie Ergebnisse von Lungenfunktionsmessungen, Krankheitstage oder die Frequenz der erforderlichen Notarzteinsätze. (Nicht alle modernen Studien zum Effekt der Pharmazeutischen Betreuung prüfen als Outcomeparameter die Anwendungstechnik von Darreichungsformen, weshalb sie hier nicht berücksichtigt werden.)

Eine von der Bundesapothekerkammer erlassene Leitlinie beschreibt die Verfahrensweise bei der Information und Beratung des Patienten zur richtigen Anwendung von Darreichungsformen und dient damit der Qualitätssicherung dieser pharmazeutischen Tätigkeit [48]. Ein enthaltenes Flussdiagramm strukturiert den Prozess anhand folgender drei Fragestellungen:

» Besteht Erklärungsbedarf zur Anwendung der Arzneiform?
» Gibt es Besonderheiten bei Lagerung und Transport?
» Besteht weiterer Beratungsbedarf (z. B. hinsichtlich Pflegemaßnahmen)?

Eine bejahende Antwort auf Frage 1 und/oder 2 erfordert Hinweise an den Patienten, die Gegenstand dieser Monographie sind.

Die im Folgenden dargelegten, allgemein gültigen Anwendungs-, Aufbewahrungs- und Transporthinweise resultieren primär aus der Technologie der jeweiligen Arzneimittel sowie den anatomischen und (patho-)physiologischen Verhältnissen am Applikationsort. Sie können im Einzelfall der Variation oder Ergänzung bedürfen. Letztlich ist die patienten- und präparatespezifische Gebrauchsanleitung maßgebend, also die Anweisung des verordnenden Arztes bzw. die Information des pharmazeutischen Unternehmers oder Angaben von Vorschriftensammlungen zu Rezepturarzneimitteln.

Die tabellarische Aufzählung von Fertigarzneimitteln bei den einzelnen Kapiteln soll die Produktkenntnis fördern und den Bezug der Ausführungen zur Apothekenpraxis erleichtern. Diese Auflistungen enthalten jeweils eine zufällige, exemplarische Auswahl an Arzneimitteln, Medizinprodukten oder Applikationshilfen; keinesfalls ist die erfolgte Selektion als technologische oder pharmakologische Wertung zu verstehen.

2 Fehler bei der Handhabung verschiedener Arzneiformen

Beim Patienten kann trotz Packungsbeilage und mündlicher Unterweisung durch Arzt und/oder Apotheker ein erhebliches Informationsdefizit hinsichtlich Anwendungstechnik und Aufbewahrung der verschiedenen Darreichungsformen vorliegen. Eine Vielzahl von Publikationen der letzten 25 Jahre über systematische Recherchen und Einzelfallbeobachtungen zu Handhabungsfehlern durch ambulante Patienten belegt diesen Befund (Tab. 2.1). So wurden durch Beobachtungen und Befragungen von Arzneimittelanwendern beispielsweise folgende Fehler in der Applikationsmodalität aufgedeckt:

Fehler in der Anwendungsmodalität

- » 70 % eines Kollektivs von 60 potenziellen Anaphylaxie-Patienten konnten ihren Epinephrin-Autoinjektor nicht ordnungsgemäß bedienen [4];
- » 88 % der befragten Patienten, die Glyceroltrinitrat in Form von Sublingualtabletten erhielten (n = 50), konnten den Terminus „sublinguale Anwendung“ nicht richtig interpretieren, und die Hälfte von ihnen beachtete das Verfalldatum dieser Tabletten nicht [67];
- » 64 % der Benutzer häuslicher Inhalationsgeräte (n = 55) reinigten ihr Gerät nicht nach dem Gebrauch oder wenigstens einmal am Tag [87];
- » 22 % der beobachteten Asthmatiker (n = 524) exhalierten in das Mundstück ihres Pulverinhalators [115];
- » 63 % der Anwender von Augentropfen (n = 100) verunreinigten die sterile Tropferspitze durch Berührung mit dem Augenlid [154];
- » 44 % der Anwender von Nasentropfen (n = 357) achteten nicht auf die richtige Kopfhaltung, und nur knapp der Hälfte von ihnen war bekannt, dass die Aufbrauchfrist des Fläschchens zu beachten ist [190];
- » 38 % der beobachteten älteren Patienten (n = 50) öffneten die Folienpackung eines Transdermalpflasters nicht korrekt [47].

Missachtung von Gebrauchshinweisen

In einer großen Zahl weiterer Fälle führten die Patienten nicht nur komplizierte, präparatespezifische Anwendungsmodalitäten falsch aus, sondern missachteten auch einfache Gebrauchshinweise wie etwa das Aufbewahren im Kühlschrank, das Umschütteln vor jedem Gebrauch oder das Einnehmen mit einer ausreichenden Flüssigkeitsmenge (Tab. 2.1). Der abgebende Apotheker sollte sich deshalb nicht scheuen, auch auf selbstverständlich oder banal erscheinende Handhabungsaspekte nachdrücklich hinzuweisen.

Tab. 2.1: In Publikationen beschriebene Fehler von ambulanten Patienten bei der Anwendung und Aufbewahrung der verschiedenen Arzneiformen

Arzneiform	Publizierte Anwendungs-/Aufbewahrungsfehler	Literatur
Arzneiformen zur parenteralen Anwendung	Falsche Handhabung der Injektionsutensilien (u. a. Dosierungsfehler beim Füllen von Einmalspritzen, Fehlbedienung von Injektionsautomaten, zu seltener Kanülenwechsel bei Pens, unsachgemäße Entsorgung der Kanülen) Verschiedene Patienten benutzen gleichen Pen Falsche Verabreichung (u. a. kein Aufschütteln von Insulinsuspensionen, Wahl ungeeigneter Injektionsareale, i. m. oder i. v. Verabreichung statt s.c. Verabreichung) Falsche Aufbewahrung (u. a. zu hohe Temperaturen bei Impfstoffen)	1–25
Arzneiformen zur peroralen Anwendung	Falsche Aufbewahrung (u. a. zu hohe Temperatur bei thermolabilen Kapseln) Falsches Öffnen kindergesicherter Verschlüsse Dosierungsfehler beim Entleeren von Liquida aus Mehrdosenbehältnissen und beim Teilen von Tabletten Falsches Verabreichen (u. a. von Solida mit zu wenig Flüssigkeit oder mit Verpackungsfolie, kein Zerbeißen von Kautabletten, Zerbeißen von Retardformen, unerlaubtes Öffnen von Hartkapseln) Falsche Zubereitung von Teegetränken (u. a. zu niedrige Temperatur des Wassers)	26–66
Arzneiformen zur Anwendung in der Mundhöhle	Falsche Verabreichung und Aufbewahrung Missachtung der Aufbrauchfrist	67
Arzneiformen zur bronchopulmonalen Anwendung	Unzureichende Hygiene bei der Handhabung der Arzneimittel und der Injektionsutensilien Fehlbedienung von Dosieraerosolen (u. a. kein Schütteln), zugehörigen Spacern (u. a. mit mehreren Hüben beladen) und Pulverinhalatoren (u. a. falsche Halteposition, mangelnder Mundstückschluss) Falsche Atemtechnik beim Inhalieren (u. a. keine Koordination von Arzneimittelfreigabe und Einatmen, zu schnelles Einatmen, kein Anhalten des Atems) Exhalieren in Mundstück des Pulverinhalators Falsches Koppeln von Dosieraerosolen und Applikationshilfen	56, 68–143
Arzneiformen zur rektalen Anwendung	Falsche Verabreichung (Einführen mit Verpackungsfolie, in den Gehörgang)	56, 144, 145
Arzneiformen zur vaginalen Anwendung	Falsche Verabreichung (u. a. falscher Zeitpunkt bei lokalen Kontrazeptiva)	146, 147

Tab. 2.1: In Publikationen beschriebene Fehler von ambulanten Patienten bei der Anwendung und Aufbewahrung der verschiedenen Arzneiformen (Fortsetzung)

Arzneiform	Publizierte Anwendungs-/Aufbewahrungsfehler	Literatur
Arzneiformen zur Anwendung am Auge	Falsche Handhabung der Arzneimittelbehälter (u. a. Verwechseln verschiedener Augentropffläschchen, unzureichende Hygiene, kein Aufschütteln von Suspensionen) Falsche Anwendungstechnik (u. a. falsche Kopfhaltung, kein Öffnen des Konjunktivalsacks, Berühren des Auges mit der Behältnisspitze, kein Unterdrücken des Lidschlags) Falsche Handhabung der Pflegemittel für Kontaktlinsen (u. a. unzureichende Hygiene, Missachtung der Aufbrauchfristen)	141, 148–189
Arzneiformen zur Anwendung in der Nase	Falsche Anwendungstechnik von flüssigen Rhinologika (u. a. falsche Kopfhaltung) Falsche Anwendungstechnik von Dampfinhalationen (u. a. zu geringe Distanz zwischen Gesicht und Dampfquelle) Missachtung der Aufbrauchfrist von Rhinologika	190, 191
Arzneiformen zur Anwendung im Gehörgang	Falsche Verabreichung (perorale, korneale, nasale Anwendung)	192
Arzneiformen zur kutanen Anwendung	Falsches Öffnen von Primärpackmitteln (u. a. Folienpackungen) Zerschneiden von transdermalen Systemen, Erwärmen nach dem Aufkleben Verwenden eines Transdermalsystems als Hautschutzpflaster Falsche Anwendungstechnik (u. a. perorale, orale, pulmonale Verabreichung, unzureichende Hygiene)	47, 56, 176, 193–205

Dies gilt bei ärztlichen Verordnungen genauso wie im Rahmen der Selbstmedikation.

Verschiedene Studien deckten bei Patienten auch eine ausgeprägte Scheu auf, gegenüber Fachpersonal ihre technischen Probleme beim Umgang mit Darreichungsformen zu artikulieren [9, 188, 233]. In gewissen Zeitabständen wiederholte Kontrollen ergaben, dass manche Patienten, deren unsachgemäße Anwendungstechniken durch mündliche Instruktionen erfolgreich korrigiert worden waren, nach einer gewissen Zeit in ihre früheren, falschen Verhaltensweisen zurückfielen [72, 104, 114]; ein Befund, der die Notwendigkeit einer langfristigen, kontinuierlichen Patientenüberwachung im Sinne von Pharmaceutical Care bestätigt. Bemerkenswert ist auch der häufig beobachtete Widerspruch zwischen äußerst positiver Selbsteinschätzung des Patienten und seinen tatsächlichen Kenntnissen über Anwendungstechniken [115]. So gaben 99 % eines Patientenkollektivs (n = 143) an, ihr Dosieraerosol korrekt zu handhaben; auf Nachfrage konnten aber 37 % dieser Asthmatiker den Handhabungsablauf nicht richtig benennen [124].

Langfristige, kontinuierliche Patientenüberwachung

Deutlich eingeschränkte Therapieerfolge, aber auch teilweise schwerwiegende gesundheitliche Schäden infolge falscher Aufbewahrung oder Anwendungstechnik der verschiedenen Arzneiformen wurden wiederholt berichtet [11, 16, 29, 37, 41, 50, 52, 57, 63, 64, 66, 74, 111, 133, 136, 147, 148, 178–180, 187, 191, 201, 204, 205]. Auch Zusammenhänge zwischen Falschanwendung und Kosten im Gesundheitswesen werden kalkuliert [105].

Korrelation zwischen Lebensalter und Anwendungsfehler

Vor allem Personen, die in der Sprache, ihrem Hör- oder Sehvermögen, ihren feinmotorischen oder kognitiven Fähigkeiten beeinträchtigt sind, unterlaufen vermehrt Fehler in der Anwendungstechnik. Zur Korrelation zwischen Lebensalter und Fehlerquote von Patienten liegen Befunde vor, die außerordentlich heterogen und oft widersprüchlich sind. Während mehrere Publikationen eine mit steigendem Patientenalter zunehmende Häufigkeit von Falschanwendungen nachweisen [13, 21, 43, 47, 60, 62, 69, 71, 104, 110, 115, 153, 168, 176], widerlegen andere Autoren diese Meinung [54, 57, 61, 68, 77, 91, 114, 131, 141, 167, 172, 189]. Ein Grund für diese Diskrepanz dürfte bedingt sein durch die oft fehlende Differenzierung zwischen geriatrischen Patienten mit und ohne Insuffizienzen psychischer oder physischer Art. Es ist hier zu unterscheiden zwischen Patienten mit Einschränkungen infolge eines normalen, biologischen Alterungsprozesses und solchen mit Defiziten infolge akuter oder chronischer Erkrankungen wie etwa Arthrose, rheumatoider Arthritis, Gicht, Morbus Parkinson, Apraxie als Apoplexfolge und verschiedenen Demenzformen (vgl. Kap. 4).

Eine Korrelation zwischen Geschlecht oder Bildungsgrad des Anwenders und seiner Fehlerquote konnte in einer Reihe von Publikationen nicht hergestellt werden [54, 60, 61, 71, 77, 114, 115, 131. 134, 167, 189]; eine geringfügig kleinere Anzahl von Untersuchungen ergab jedoch auch hier signifikante Zusammenhänge [26, 53, 91, 110, 142, 154, 168].

Ein weiterer Umstand, aus dem oftmals technische Anwendungsfehler resultieren, liegt vor, wenn der Patient unterschiedlich zu bedienende Darreichungsformen für die gleiche Applikationsroute simultan anwenden muss. Dies ist beispielsweise relativ häufig bei der inhalativen Asthmatherapie der Fall, bei der etwa ein Wirkstoff (z. B. der Reliever zur Akuttherapie) als Dosieraerosol und der zweite Wirkstoff (z. B. der Controller zur Dauertherapie) als Pulverinhalator zu verabreichen ist. Eine vergleichbare Situation besteht, wenn der Asthmatiker zwei konstruktiv unterschiedliche Pulverinhalatoren zu benutzen hat [121].

Im Zusammenhang mit methodischen Anwendungsfehlern ist festzustellen, dass Darreichungsformen in manchen Fällen nicht entsprechend den spezifischen Bedürfnissen bestimmter Patientengruppierungen konzipiert sind und dadurch Falschanwendungen provozieren können. In besonderem Maß gilt dies etwa bei Darreichungsformen für Kinder und Senioren [22, 60, 176, 206-208].

Wissensdefizite in Fachkreisen

Ergänzend sei erwähnt, dass verschiedene Untersuchungen inner- und außerhalb des deutschsprachigen Raumes auch in Fachkreisen unterschiedlich ausgeprägte Wissensdefizite bei der Handhabung von Arzneiformen aufdeckten [4, 88, 99, 137, 209–232]. Während etwa in einer britischen Studie Apotheker mit Dosieraerosolen in relativ hohem Prozentsatz richtig agierten [137], konnte dagegen ein Drittel von in Kanada befragten Offizinapothekern die Bedienung dieser Arzneiform nicht korrekt vermitteln; gut die Hälfte von ihnen wurde durch eine zusätzlich verwendete Inhalierhilfe irritiert und zwei Drittel waren unfähig, einen seit zwei Jahren im Handel erhältlichen Pulverinhalator sachgerecht zu gebrauchen [209]! Vergleichbare Wissensdefizite ergaben Befragungen zur Bedienung von inhalativen Darreichungsformen auch bei Ärzten, Pharmaziestudenten und medizinischem Personal [210–218]. Auch bei der Applikation anderer Darreichungsformen durch Angehörige verschiedener Gesundheitsberufe deckte man methodische Anwendungsfehler auf [219–224]. Bei der Lagerung von Impfstoffen wurden in angelsächsischen Apotheken [225] und Arztpraxen [226–232] die geforderten Temperaturintervalle zum Teil nicht kontrolliert bzw. eingehalten. Die Autoren der verschiedenen Untersuchungen betrachten diese Defizite in Fachkreisen teilweise auch als mitverantwortlich für die unsachgemäße Handhabung von Arzneiformen durch Patienten.

Fehlerquote bei einzelnen Applikationswegen

Aus Anzahl und Umfang der publizierten Berichte über methodische Falschanwendungen durch Patienten bei den verschiedenen Arzneiformen lässt sich mit gewissen Einschränkungen auf die Höhe der Fehlerquote bei den einzelnen Applikationswegen schließen; dabei ist jedoch u. a. die unterschiedliche „publizistische Attraktivität" der verschiedenen Arzneiformen nicht berücksichtigt. Es ergibt sich folgende Klassifizierung:

» Darreichungsformen zur peroralen, bronchopulmonalen und zur konjunktivalen Anwendung werden relativ häufig inkorrekt verabreicht und/oder aufbewahrt, während Patienten
» Darreichungsformen zur Anwendung in der Mundhöhle, im Rektum, in der Vagina, in der Nasenhöhle und im Gehörgang seltener unsachgemäß handhaben.
» Parenterale und kutane Arzneiformen nehmen bei dieser groben Differenzierung eine Mittelstellung ein.

3 Unterweisung des Patienten in der Anwendungstechnik

Gesagt ist nicht gehört!
Gehört ist nicht verstanden!
Verstanden ist nicht einverstanden!
Einverstanden ist nicht angewendet!
Angewendet ist nicht beibehalten!

KONRAD LORENZ

Kommunikative Kompetenz des Apothekers

Das von Konrad Lorenz, Verhaltensbiologe und Nobelpreisträger, geschilderte Phänomen charakterisiert nicht nur generell menschliche Verhaltensweisen, sondern auch speziell das Verhaltensmuster des Patienten im ärztlichen Sprechzimmer, in der Offizin und beim häuslichen Umgang mit Arzneimitteln. Insbesondere auch die richtige Handhabung von Arzneiformen wird von dem beschriebenen Phänomen betroffen. Bei der Bewältigung dieser weit reichenden Problematik ist deshalb auch der Offizinapotheker ganz besonders gefordert. Er kann Informationen zur sachgerechten Handhabung von Arzneiformen jedoch nur dann wirkungsvoll vermitteln, wenn er neben einer fachlichen auch eine gewisse kommunikative Kompetenz besitzt. So sollte er außer pharmazeutischen Sachverhalten auch einen sicheren Umgang mit Rhetorik und Kommunikation beherrschen. Eine fachlich zwar richtige, kommunikativ aber sehr ungeschickt vorgetragene Erklärung einer Anwendungstechnik senkt die Fehlerquote in den meisten Fällen genauso wenig wie eine fachlich falsche oder unterlassene Anweisung [1].

Motivation des Patienten

Grundvoraussetzung für einen langfristig, sachgerechten Umgang des Patienten mit der jeweiligen Arzneiform ist seine erfolgreiche Motivation. Alle Bemühungen am Handverkaufstisch fruchten nicht, wenn der Patient den Sinn der geforderten Handhabungsschritte nicht hinreichend versteht oder einsieht. Das Ziel der Anwendungsmanipulationen muss für ihn erkennbar, erreichbar und erstrebenswert sein [2, 3]. Der Kunde ist umso eher bereit, auch komplexe Anweisungen dauerhaft zu befolgen, je besser er über deren pharmakologische und galenische Hintergründe informiert wird. So wird der Benützer eines Inhalationsapparates nur dann streng hygienisch mit dem Gerät und den zugehörigen Lösungen umgehen, wenn er konkret die gesundheitlichen Risiken kennt, die sich aus einem verkeimten

Aerosol ergeben. Ferner muss er vom persönlichen Nutzen einer sachgerechten Inhalationstherapie überzeugt sein.

Um einen optimalen Aufklärungs- und Überzeugungseffekt zu erzielen, müssen die Instruktionen an den Patienten wie folgt sein [3]:

» präzise,
» einfach,
» verständlich,
» patientengerecht.

Eindeutige Anweisungen

Präzise Unterweisung heißt in diesem Fall, dass Anwendungsareale, Arzneiformen(teile), Handhabungschritte und andere Größen eindeutig bezeichnet oder mit möglichst genauen quantitativen Angaben beschrieben werden. Der Apotheker muss also vom „Bindehautsack" statt vom „Auge", vom „Pumpspray" oder „Treibgasspray" statt nur vom „Spray", von der „Temperatur im Gemüsefach des Kühlschranks" oder von „2–8 °C" statt nur von „niedriger Temperatur" sprechen. Zur unmissverständlichen Verdeutlichung von anatomischen oder technologischen Verhältnissen können schematische Abbildungen, aus Lehrbüchern oder vom Apotheker spontan selbst skizziert, sehr nützlich sein. Eine in der Apotheke angelegte Sammlung von Placeboarzneiformen zur Demonstration erleichtert in vielen Fällen eine genaue Instruktion. Die Bedienung eines Insulin-Pens etwa lässt sich mithilfe eines mit Wasser gefüllten Demonstrationsmusters wesentlich anschaulicher erklären als mit einer Abbildung.

Anweisung in unkomplizierten Teilschritten

Einfache Instruktionen bedeuten im Zusammenhang mit Anwendungshinweisen kurze, gut überschaubare Anweisungen. Komplexe Anwendungsmodalitäten müssen daher in eine Folge von relativ unkomplizierten Teilschritten zerlegt werden. Die einzelnen Schritte sollten dabei für den Patienten leicht verständlich und nicht überladen sein. Bei einer größeren Anzahl von Teilschritten ist es für den Kunden meist schwierig, die Wichtigkeit der einzelnen Handhabungsschritte zu unterscheiden. Deshalb muss auch dieser Aspekt angesprochen werden. Nennt man wichtige Empfehlungen zuerst (am Gesprächsanfang gegebene Hinweise werden bekanntlich wesentlich besser behalten als die am Gesprächsende genannten), muss abschließend die chronologische Reihenfolge der Teilschritte genannt und begründet werden. So lässt sich beispielsweise der komplexe Anwendungsablauf eines Dosieraerosols in sechs bis zwölf einfache Einzelschritte gliedern. Je nach Kenntnisstand und Auffassungsvermögen des Patienten sind ihm bei der erstmaligen Aushändigung dieser Arzneiform die drei bis zehn wichtigsten Handhabungsschritte ausführlich zu erläutern.

Allgemein verständliche Sprache

Die strikte Verpflichtung, gegenüber dem Kunden nur **allgemein verständliche Ausdrücke** und keine wissenschaftlichen oder arzneimittelrechtlich definierten Termini zu verwenden, versteht sich von selbst. Der großen Gefahr, aus Gewohnheit in den Fachjargon zu verfallen, sollte man bewusst entgegenwirken. Der Apotheker, der am Rezepturtisch gerade noch mit einer Mitarbeiterin über „Suppos", „sterilisierte" oder „hygroskopische" Pulver sowie „Fertigarzneimittel" diskutiert hat, muss kurz danach an der

Theke gezielt von „Zäpfchen", „keimfreien" oder „Wasser anziehenden" Pulvern oder „industriell hergestellten Arzneimitteln" sprechen. Unwesentliche, für den Kunden nicht relevante Inkorrektheiten, wie im letztgenannten Beispiel, können dabei situationsabhängig akzeptiert werden.

Patientengerechte Anweisungen

Eine **patientengerechte Instruktion** bedeutet, dass das Niveau und der Umfang der Ausführungen dem Wissensstand, Informationsbedürfnis, Bildungsgrad, Alter und der Mentalität des Patienten sowie der augenblicklichen Situation anzupassen sind. So ist etwa bewusst zwischen einer Ersteinweisung des Anwenders und einer Kontrolle seiner Handhabungskenntnisse bei Dauergebrauch zu unterscheiden. Die Begründung der Tatsache, dass ein Senkrechttropfer mit zunehmender Neigung eine geringere Tropfenmasse liefert, kann beispielsweise bei einem naturwissenschaftlich interessierten Kunden viel Resonanz finden. Ein in Eile befindlicher Taxifahrer wird dagegen an der physikalischen Begründung für den Handhabungshinweis kaum interessiert sein. Ihm sollten nur die therapeutischen Konsequenzen einer Fehlbedienung verdeutlicht werden.

Neben den genannten Aspekten entscheidet noch eine Vielzahl weiterer Faktoren, die entweder durch den Patienten, den Unterweisenden oder andere Faktoren bedingt sind, über den Erfolg von therapeutischen Instruktionsgesprächen. Ihre Erläuterung würde den hier vorgegebenen Rahmen sprengen, weshalb auf entsprechende Publikationen verwiesen wird; vgl. hierzu Literaturangaben [3] bis [10].

Ergonomische und audiologische Aspekte der Handhabung von Arzneiformen

4

4.1 Einführung

Die Ursachen für eine unsachgemäße Anwendungsmethodik von Patienten sind multifaktoriell. Unter anderem unterlaufen Anwendern aufgrund zu geringer Motivation, unzureichender Kenntnisse, vermindertem Sehvermögens oder eingeschränkter kognitiver Fähigkeiten entscheidende Applikationsfehler (Kap. 2 und 3). Zu einem nicht unerheblichen Anteil sind jedoch auch alters- oder krankheitsbedingte Verminderungen der Feinmotorik oder des Hörvermögens die Ursachen für die falsche Handhabung von Arzneiformen.

Ergonomische oder audiologische Probleme der Arzneimittelanwendung wurden bisher nicht oder nur in sehr wenigen Arbeiten systematisch diskutiert und sollen daher im Folgenden dargelegt werden. Die Präsenzapotheke ist hier zur Problemlösung prädestiniert, da sie sowohl pharmazeutisch-technologische Aspekte als auch die Art der motorischen und auditiven Schwächen des Patienten beurteilen und berücksichtigen kann.

4.2 Ergonomische Aspekte

Die Handhabungsschritte einiger Darreichungsformen und Applikationssysteme erfordern vom Anwender ein nicht unerhebliches Maß an manuellen Fähigkeiten. Diese Fähigkeiten umfassen neben taktiler Empfindlichkeit und feinmotorischem Koordinationsvermögen vor allem eine präzise Kraftausübung durch Beugen bestimmter Fingerglieder unter gleichzeitiger visueller und sensorischer Kontrolle.

Bei der Handhabung von Pulverinhalatoren, beim Teilen von Tabletten sowie insbesondere beim Entleeren verschiedener Arzneimittelbehältnisse wurden feinmanipulatorische Probleme von Patienten beschrieben. Die Autoren korrelierten diese Befunde mit verschiedenen Parametern der betroffenen Patienten und der jeweiligen Arzneiform, setzten sie jedoch nicht in Bezug zur erforderlichen Fingerkraft [1–26]. Nur für die Anwendung relativ weniger Arzneiformen ermittelte man systematisch die erforderlichen Kraftbeträge und verglich sie mit entsprechenden biometrischen Daten von Patienten. Derartige Befunde liegen beispielsweise für Augentropfen [27, 83], Dosieraerosole [87], Pulverinhalatoren [84] und Insulinpens [88] vor.

Ungeeignete Anwendungsvarianten durch Kompensation motorikbedingter Probleme

Nur bei detaillierter Kenntnis der kraftfordernden Handhabungsschritte kann der betreuende Apotheker ergonomische Schwierigkeiten des Patienten erkennen und sich um individuelle Problemlösungen bemühen. Dieses Aufdecken motorisch bedingter Insuffizienzen und entsprechendes Intervenieren sind wichtige Funktionen der öffentlichen Apotheke als letztes Glied der Versorgungskette, da die betroffenen Patienten solche motorikbedingten Probleme und das Bedürfnis nach Hilfestellung meist nicht artikulieren, sondern durch ungeeignete Anwendungsvarianten zu kompensieren versuchen.

4.2.1 Fingergriffarten und damit ausübbare Kräfte

Ebenso wie bei den manuellen Aktivitäten des Alltags sind auch bei der Handhabung von Arzneiformen eine Reihe unterschiedlicher Griffarten erforderlich. Drei häufig eingesetzte Fingergriffe (statische Präzisionsgriffe) sind dabei

» der Spitzgriff,
» der Schlüsselgriff und
» der Dreifingergriff (Abb. 4.1 und Tab. 4.1).

Weitere Griffarten, bei denen neben allen Fingern auch die Handfläche beteiligt ist, wie etwa der Faustschlussgriff (syn. Flaschengriff) oder der Tennisballgriff, werden im klinischen Bereich zwar häufiger beschrieben als die drei erstgenannten Griffe, haben aber bei der Arzneimittelanwendung eine vergleichsweise geringe Bedeutung und bleiben daher im Folgenden unberücksichtigt.

Anatomie des Greifapparates

Sowohl die Finger als auch die gesamte Hand werden durch Beuge- und Streckmuskeln bewegt, die in jeweils zwei Schichten am Unterarm lokalisiert sind. Eine Muskelschicht bewegt die ganze Hand, die andere die Fingergrund-, Fingermittel- und Fingerendglieder. Diese so genannten langen Beuge- und Streckmuskeln setzen mit langen dünnen Sehnen an der Hand und den Fingergliedern an. Um ein reibungsarmes Gleiten dieser Sehnen zu

a b c

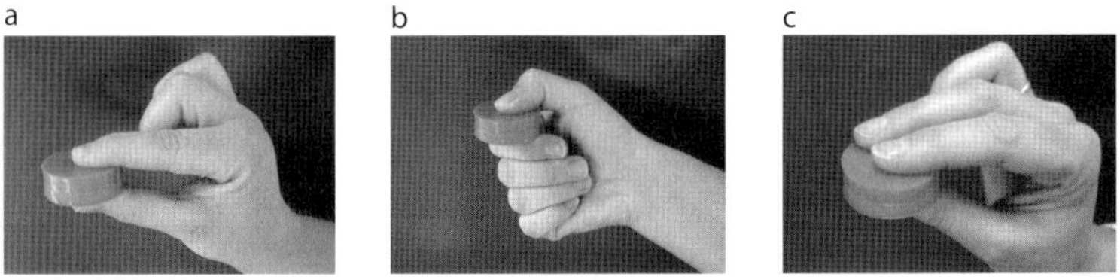

Abb. 4.1: Griffarten mit Beteiligung von zwei oder drei Fingern, die häufig bei der Handhabung von Arzneiformen eingesetzt werden.
a Spitzgriff; b Schlüsselgriff; c Dreifingergriff

Tab. 4.1: Charakterisierung verschiedener Griffarten mit Beteiligung von zwei oder drei Fingern

Bezeichnung der Griffart	Synonyme, englische Bezeichnungen	Beschreibung der Griffart	Durchschnittliche Kraft, die von Erwachsenen[1] mit dieser Griffart ausgeübt werden kann	Handhabungsschritt von Arzneiformen, bei dem diese Griffart beispielsweise eingesetzt wird
Spitzgriff	Pinzettengriff, Kneifgriff, tip pinch, pulp pinch	Spitze des Daumens und Spitze des Zeigefingers werden zusammengedrückt	Männer: ca. 80 N Frauen: ca. 55 N [30]	Eindrücken der beiden Drucktasten eines Pulverinhalators zur Perforation der eingelegten Hartkapsel; erforderlicher Kraftbetrag zwischen 20 und 30 N
Schlüsselgriff	Lateraler Griff, key pinch, lateral pinch	Endglied des Daumens drückt auf Mittel- oder Endglied des abgebogenen Zeigefingers	Männer: ca. 115 N Frauen: ca. 75 N [30]	Quetschen eines Nasenspray-fläschchens zur Freisetzung eines Sprühstoßes; erforderlicher Kraftbetrag zwischen 40 und 50 N
Dreifingergriff	Dreipunktegriff, Hohlhandgriff, chunck pinch, tripod pinch	Endglied des Zeigefingers und Endglied des Mittelfingers werden gleichzeitig auf Endglied des Daumens gedrückt	Männer: ca. 115 N Frauen: ca. 75 N [30]	Niederdrücken der Dose eines Dosieraerosols zur Freisetzung eines Sprühstoßes; erforderlicher Kraftbetrag zwischen 25 und 35 N

[1] Handgesunde Angehörige der kaukasischen Rasse (z. B. europäische Bevölkerung) , zwischen 20 und 60 Jahren, dominierende Hand und nicht dominierende Hand berücksichtigt, jeweils in Neutralstellung (Oberarm senkrecht, 90°-Winkel zwischen Ober- und Unterarm, Handgelenk in Grundstellung)

ermöglichen, sind sie von Sehnenscheiden aus Bindegewebe umschlossen. Weitere Muskeln, die an zwei Knochenvorsprüngen (Epikondylen) des Oberarms entspringen, bewegen die Hand im Handgelenk und einige Fingergrund- und Fingermittelglieder. Kurze Muskeln zur zusätzlichen Bewegung der Fingerglieder entspringen schließlich an der Hand selbst. Insgesamt tragen über 20 verschiedene Muskeln zu den vielfältigen Handfunktionen bei.

Der unterste Abschnitt der Hand, die Handwurzel, wird aus acht kleinen Knochen gebildet. Sie ist in Richtung der Handinnenseite konkav gewölbt und von einem Band überspannt. Dadurch entsteht ein osteofibröser Kanal, der Karpaltunnel, durch den unter anderem die Beugesehnen der

Finger führen. Die dem Unterarm zugewandten Handwurzelknochen formen in ihrer Gesamtheit einen Gelenkkopf für die gelenkige Verbindung der Hand mit der Speiche des Unterarms.

Diese Lage der Finger- und Handmuskulatur größtenteils außerhalb der Hand und der Verlauf der Beugesehnen durch einen engen Kanal an der Handwurzel bedingen wesentlich die unten beschriebene Abhängigkeit der Fingergriffkräfte von den jeweils eingenommenen Positionen der Hand sowie des Ober- und Unterarms.

Jede manuelle Kraftausübung resultiert aus der Aktivität eines sehr komplexen neuromuskulären Zusammenspiels, wobei die erzeugte Muskelkraft oftmals noch simultan auf mehrere Finger- oder Handgelenke wirkt. Diese Komplexität erklärt die Schwierigkeit, Griffkräfte reproduzierbar zu messen. Im sport- und arbeitsmedizinischen Bereich wird unter Kraftausübung häufig die dynamische Kraft verstanden, also die Kraft, die im Rahmen einer gezielten Bewegung aufgebracht wird, oder die so genannte Schnellkraft, also die dynamische Kraft pro Zeiteinheit. Da diese beiden Kraftarten zusätzlich von einer Vielzahl weiterer Faktoren, wie beispielsweise dem Trainingszustand beeinflusst werden, ist es für klinische Zwecke, insbesondere auch für Reihenuntersuchungen sinnvoller, isometrische Kräfte zu bestimmen. Diese korrelieren sehr gut mit den dynamischen Kräften und zusätzlich mit den gesamten biomechanischen Charakteristika der Hand [28]. Bei der Messung der isometrischen Griffkraft übt der Proband nach eigenem Willen (nicht infolge einer Elektrostimulation) kurzzeitig die größtmögliche statische Kraft auf zwei (nahezu) unbewegliche Backen eines Kraftaufnehmers aus, weshalb die ermittelte Kraft als **willkürliche maximale statisch-isometrische Kraft** (Peak Isometric Pinch Strength) deklariert wird, im Folgenden kurz als maximale Griffkraft bezeichnet.

Abnahme der Griffkraft in Abhängigkeit vom Alter

Die **maximale Kraft des Spitz-, des Schlüssel- und des Dreifingergriffs** bleibt beim (hand-)gesunden Menschen etwa zwischen dem 20. und dem 60. Lebensjahr weitgehend konstant und fällt erst danach kontinuierlich ab. Die Alterskorrelation ist damit bei diesen Kräften weit weniger ausgeprägt als bei anderen Griffkräften der gesamten Hand (z. B. Faustschlussgriff), die etwa zwischen dem 20. und 45. Lebensjahr Maximalwerte erreichen [29, 30, 83, 84].

Die **Dimension der Kraft** ist das Newton (N). 1 N ist diejenige Kraft, die einem Körper der Masse 1 Kilogramm die Beschleunigung von 1 Meter pro Quadratsekunde erteilt. Anschaulich ausgedrückt, entspricht 1 Newton etwa der Gewichtskraft eines 100-Gramm-Massestücks. Muss beispielsweise auf den Sprühkopf einer Dosiersprühflasche zur Dosisfreigabe eine Kraft von 20 N ausgeübt werden, könnte man dies durch Auflegen eines 2-Kilogramm-Gewichtsstücks erreichen.

Griffkräfte bei verschiedenen Bevölkerungsgruppen

Entsprechend den Befunden einer umfangreichen, vielfach zitierten Untersuchung (n = 630) beträgt die maximale Kraft des Spitzgriffs bei 20- bis 60-jährigen Männern durchschnittlich 80 N und bei Frauen mit der gleichen Altersverteilung circa 55 N mit jeweils großer Spannbreite. Dabei berücksichtigte man die Kraftbeträge der dominierenden und der nichtdominierenden Hand; die Differenz der Werte beider Hände beträgt überraschenderweise durchschnittlich nur fünf Prozent [30]. In weiteren Studien lagen diese Durchschnittswerte bis zu 15 Prozent höher [29, 31], aber auch um etwa den gleichen Prozentsatz tiefer [32]. Zwischen dem 60. und 80. Lebensjahr sinkt die maximale Spitzgriffkraft bei Männern auf durchschnittlich 65 N, bei Frauen auf 43 N. Dabei misst man bei (hand-)gesunden 60- bis 70-jährigen Frauen teilweise Werte unter 25 N und bei über 70-jährigen Frauen unter 20 N [30, 32]. Bei 6- bis 9-jährigen Kindern betragen die Kraftbeträge im Durchschnitt 35 (männlich) und 30 N (weiblich), bei 10- bis 19-Jährigen 60 bzw. 50 N [33].

Die **mit dem Schlüssel- und dem Dreifingergriff ausübbaren Kräfte sind vergleichsweise größer**. Sie liegen bei Erwachsenen 25 bis 50 Prozent über der Spitzgriffkraft, betragen also bei Männern etwa 115 N und bei Frauen 75 N [30, 32, 83, 84].

Diese normativen Daten wurden im nordöstlichen Teil der USA [29, 30], dem Nordosten Frankreichs [31] und Cambridgeshire in Großbritannien [32] erhoben. Recherchen mit Probanden anderer Rassen und aus anderen Kulturkreisen wie etwa Taiwan [34] oder Süd-Korea [35] ergaben klinisch relevante Unterschiede (geringere Kraftbeträge).

Die individuellen Schwankungen der maximalen Fingergriffkräfte zeigen bei gesunden Erwachsenen überraschenderweise keine Korrelation mit der Tageszeit. Im Fall der Schlüsselgriffkraft betragen die Schwankungen bei zweimal täglicher Messung über drei Wochen zwischen 11 und 17 N [36].

Abhängigkeit der Griffkraft von der Stellung des Arm- und Handapparats

Ein wichtiger Aspekt bei der Diskussion motorikbedingter Anwendungsprobleme ist die **Abhängigkeit der maximalen Griffkraft von der räumlichen Stellung des Arm- und des Handapparats**. Unter anderem verändert sich die Griffkraft bei unterschiedlichen Stellungen des Oberarms, des Unterarms, des Handgelenks und der Fingergelenke. Für die Spitzgriffkraft gelten beispielsweise folgende Zusammenhänge:

» Oberarmstellung:
Eine senkrechte Stellung des nach unten zeigenden Oberarms (bei gleichzeitig einem 90°-Winkel zwischen Unter- und Oberarm) ermöglicht eine maximale Kraftausübung [37].

» Ellbogen-Oberarmwinkel:
Ein 90°-Winkel (bei senkrecht stehendem Oberarm) erlaubt die Maximalkraft [37–39]. Sowohl eine Verkleinerung als auch eine Vergrößerung dieses Winkels verringert die Kraft praxisrelevant; beispielsweise vermindert eine Winkelverkleinerung um 30° den Kraftbetrag um knapp ein Zehntel [37].

» Unterarmdrehung:
Eine neutrale Unterarmposition (Handteller steht senkrecht) führt zur maximalen Kraft [37, 40]. Eine Pronation (Drehung, die den Handteller nach unten schauen lässt) verringert die Kraft um knapp ein Zehntel [37], eine Supination (Drehung, die den Handteller nach oben schaut lässt) wird mit unterschiedlichem Effekt beschrieben; so verringert sie

die Kraft ebenfalls um knapp ein Zehntel [37] oder sie verändert sie nicht signifikant [40].

» Stellung des Handgelenks:
An diesem Gelenk sind vier Hauptbewegungen möglich:
1. Dorsaltension (Streckung zum Handrücken),
2. Palmarflexion (Beugung zur Handinnenfläche),
3. Radialabduktion (Abwinkelung zur Speiche bzw. zum Daumen),
4. Ulnarabduktion (Abwinkelung zur Elle bzw. zum Kleinfinger).
Alle vier Ausrichtungen verringern die Kraftbeträge des Spitzgriffs und der anderen Griffarten, wobei die Palmarflexion den ausgeprägtesten Einfluss (–43 %) und die Radialabduktion den geringsten Effekt zeigt [41].
» Stellung des Daumen-Interphalengealgelenks (Gelenk zwischen den beiden Daumengliedern):
Bei gebeugtem Gelenk ist eine um 40 Prozent höhere Daumenkraft möglich als bei gestrecktem Gelenk [42];
» Stellung der nicht am Griff beteiligten Finger: Bei gebeugten Gelenken dieser Finger ist mit Daumen und Zeigefinger eine höhere Kraftausübung möglich als bei gestreckten Fingergelenken [43].

In der Anwendungsposition kann die Griffkraft reduziert sein

Aus dieser Abhängigkeit der maximalen Griffkraft von der Position distaler und proximaler Extremitätenabschnitte ergibt sich, dass ein Patient, der ein Arzneimittel in der Neutralstellung der Hand problemlos bedienen kann, bei abweichenden Positionen unter Umständen Schwierigkeiten hat. Beispielsweise kann es vorkommen, dass ein Glaukompatient Augentropfen auf dem Apothekenverkaufstisch problemlos dem Fläschchen entnehmen kann, nach dem Positionieren vor seinem Konjunktivalsack aber Dosierungsprobleme hat. In dieser Anwendungsposition sind die Oberarmstellung (Abweichung von der senkrechten Stellung), der Ellbogen-Oberarmwinkel (< 90°), die Unterarmdrehung (Pronation) und die Handgelenksstellung (Palmarflexion) im Sinn einer reduzierten Maximalkraft verändert. So zeigte sich etwa bei 70- bis 90-jährigen Augentropfenanwendern, dass diese in Anwendungsposition mit dem Spitz- oder Schlüsselgriff durchschnittlich eine um 10 Prozent geringere Kraft aufbrachten als in Normalposition. In Einzelfällen betrugen die Kraftunterschiede mehr als 20 Prozent [83, 84]. Eine vergleichbare Situation kann bei Anwendung eines Insulinpens an den seitlichen Arealen des Abdomens oder einer Sprühflasche (ohne Upside-down-Ventil) am Fuß auftreten; auch hier ist die durch Abbiegen eines Fingers ausgeübte Kraft infolge der Oberarmstellung und der Unterarmdrehung verringert.

Tremorverstärkung in der Anwendungsposition

Auch ein physiologischer **Tremor** (pathologische Tremorformen s. Kap. 4.2.2) kann bei maximaler Kraftausübung in einer von der Normalstellung abweichenden Position mit erhöhter Amplitude und/oder gesteigerter Frequenz auftreten und somit feinmotorische Aktivitäten zusätzlich erschweren. Vor allem das in höheren Altersstufen auftretende Zittern (sog. seniler Tremor) kann sehr beeinträchtigend sein [65].

Schließlich ist noch zu bedenken, dass auch nach mehrstündiger intensiver Arbeit mit hohen feinmotorischen Ansprüchen, wie etwa graphische Arbeiten mit einer PC-Maus, die mit den Fingern erbringbare Kraft und die manuelle Geschicklichkeit vorübergehend vermindert sein können.

4.2.2 Verminderung der Griffkraft infolge verschiedener pathologischer Zustände

Eine Vielzahl von pathologischen Zuständen kann zu einer Verringerung der maximalen Griffkraft führen. Als wichtige Krankheitsbilder sind hier zu nennen:

» Muskel-, Sehnen- und Knochenerkrankungen an den oberen Extremitäten (z. B. Muskelatrophien, diverse Arthrose-/Arthritisformen, Gicht, Frakturen, Verstauchungen),
» neurologische Erkrankungen (z. B. Morbus Parkinson, Polyneuropathien, Demenzen, Apoplexfolgen, sonstige zerebrale Veränderungen),
» psychische Erkrankungen (z. B. Depressionen) und
» endokrine und organische Erkrankungen (z. B. Diabetes mellitus, Nierenfunktionsstörungen).

Unterschiedliche Reduktion einzelner Griffkräfte bei gleicher Erkrankung

In einer Vielzahl von Studien wurde die reduzierte manuelle Kraft als verringerte Griffkraft gleichzeitig aller Finger einer Hand gemessen, nur in vergleichsweise wenigen Untersuchungen als reduzierte Kraft des Spitzgriffs, des Schlüsselgriffs oder des Dreifingergriffs (Tab. 4.2). So war beispielsweise bei Patienten mit verschiedenen Formen chronischer Arthritis der Fingergelenke die Spitzgriffkraft auf die Hälfte des Normalwertes verringert [46]. Der Schlüsselgriff war auf durchschnittlich 20 N und der Dreifingergriff auf etwa 25 N reduziert. Die niedrigsten gem essenen Werte für Schlüssel- und Dreifingergriff lagen sogar unter 5 N [55].

Auch eine Reihe krankheitsbedingter motorischer Störungen wie Tremor infolge Parkinsonsyndrom oder Kleinhirnerkrankungen sowie Dyskinesien (motorische Fehlfunktionen, z. B. bei Myoklonien, Tics) kann die zur Arzneimittelanwendung erforderlichen Arm- und Handaktivitäten empfindlich stören.

Tab. 4.2: Publikationen über reduzierte Kraft von unterschiedlichen Griffen bei verschiedenen pathologischen Zuständen

Krankheitsbild	Publikation über reduzierte Kraft			
	des Spitzgriffs	des Schlüsselgriffs	des Dreifingergriffs	sonstiger Griffarten
Apoplex, Zustand nach -				50, 72
Arthrose-/Arthritisformen, verschiedene	28, 46, 59	55	55	47, 48, 53, 60, 68, 74, 75
Diabetes mellitus (z.T. Typ-2, z.T. nicht differenziert)		44		44, 49, 51, 62, 71
Gicht			73	48
Hämodialyse	45, 54			52, 64
Handverletzungen, verschiedene	70	70		
Intoxikationen mit Methylquecksilber (chronisch) oder Organophosphaten (akut)		66	66	63
Karpaltunnelsyndrom, postoperativ	67	67	67	
Knochenbrüche am Unterarm, postoperativ	56			
Morbus Parkinson				57
Myasthenia gravis, generalisierte				61
Polyneuropathie	69	69		
Tendovaginitis				48
Verbrennungen an der Hand, postoperativ		58	58	

Tab. 4.3: Arzneistoffe mit Nebenwirkungen an der Arm- und Handmuskulatur

Indikationsgruppe	Wirkstoffe (Fertigarzneimittelbeispiele)	Beispiel(e) für motorische Nebenwirkungen
Antiepileptika	Carbamazepin (Tegretal®) Clonazepam (Rivotril®) Gabapentin (Neurontin®) Phenytoin (Zentropil®)	Dyskinesien, Muskelschwächen
Antihypertonika	Oxprenolol (Trasicor®) Propanolol (Dociton®)	Muskelschwächen
Antiinfektiva	Ciprofloxacin (Ciprobay®) Clindamycin (Sobelin®) Ofloxacin (Tarivid®)	Muskelschwächen
Antiparkinsonmittel	Biperiden (Akineton®) Levodopa (Dopaflex®) Metixen (Tremarit®)	Dys- und Hyperkinesien
Muskelrelaxanzien	Baclofen (Lioresal®) Tetrazepam (Musaril®) Tizanidin (Sirdalud®)	Muskelschwächen
Neuroleptika	Haloperidol (Haldol®) Melperon (Eunerpan®) Pipamperon (Dipiperon®) Promethazin (Atosil®) Thioridazin (Melleril®)	Dyskinesien
Tranquilizer/Hypnotika	Diazepam (Valium®) Nitrazepam (Mogadan®)	Ataxien

4.2.3 Verminderung der Griffkraft infolge Einnahme verschiedener Arzneistoffe

Einfluss von Arzneistoffen auf die Griffkräfte

Neben dem physiologischen Alterungsprozess und pathologischen Veränderungen kann auch die Einnahme verschiedener **Arzneistoffe zu einer verminderten Leistung der Skelettmuskulatur** führen und damit die Griffkraft verringern. Insbesondere sind hier Muskelrelaxanzien, Antiepileptika, Antiparkinsonmittel, Neuroleptika und Tranquilizer und Hypnotika zu erwähnen. Aber auch eine Reihe weiterer Substanzen beeinflussen die neuromuskuläre Funktionalität oder zeigen aufgrund teilweise noch unbekannter Mechanismen entsprechende Effekte. So werden beispielsweise bei Betablockern, Calciumantagonisten (Verapamil), Chloroquin, Glucocorticoiden, Gyrasehemmern, Magnesiumsalzen und Sulfonamiden Muskelschwächen beziehungsweise myastheniaartige Symptome als Nebenwirkungen beschrieben [24, 76]. Tabelle 4.3 nennt exemplarisch einige Wirkstoffe, deren Nebenwirkungsprofile Ataxien (Störungen der Koordination von Bewegungsabläufen), Dyskinesien (Störungen/schmerzhafte Fehlfunktionen von Bewegungsabläufen), Hyperkinesen (pathologisch gesteigerte spontane Bewegungsabläufe) oder Muskelschwächen an den oberen Extremitäten umfassen.

4.2.4 Für die Handhabung verschiedener Arzneiformen erforderliche Fingergriffkräfte

Wie einleitend (Kap. 4.2) schon erwähnt, wurden bisher nur für relativ wenige Arzneiformen die bei der Anwendung erforderlichen Fingergriffstärken publiziert. Dabei handelt es sich auch nur zu einem geringen Teil um aktuelle, in Deutschland im Handel befindliche Arzneimittel. In Tabelle 4.4 sind deshalb Handhabungsschritte von einigen beispielhaft ausgewählten Arzneiformen und die Größenordnung der hierzu mindestens erforderlichen Kraftbeträge aufgelistet. Es wurden nur Arzneiformen mit Kraftererfordernissen über 20 N aufgenommen, da vor allem bei solchen Formen beratungsbedürftige Probleme auftreten können. Detailliertere Angaben finden sich in den entsprechenden Kapiteln.

Zur Bestimmung der in den einzelnen Kapiteln genannten Kraftwerte wurden die betreffenden Bedienungselemente der Arzneiformen (z. B. Dosierknopf eines Insulinpens) über ein einfaches Gestänge mit einem Masse- bzw. Gewichtsstück belastet. Das Gewicht des Belastungsstücks und damit die von ihm senkrecht nach unten ausgeübte Gewichtskraft wurde schrittweise bis zum Eintreten des gewünschten Effektes (z. B. vollständige Freigabe der vorgewählten Insulindosis) erhöht. Die Zeitspanne zwischen Beginn der Krafteinwirkung und Abschluss des Effektes wurde limitiert (z. B. 10 s bei Insulinpens). In der Regel wurde der Durchschnittswert und die Spannweite aus 10 Messungen bestimmt. Die Position und die Fixierung der Arzneiform erfolgten dabei möglichst entsprechend den Bedingungen bei der Anwendung durch den Patienten. Erlaubte die Arzneiform nicht die senkrechte Krafteinwirkung von oben, sondern erforderte eine seitliche Kraftausübung (z. B. Augentropfquetschfläschchen), wurde das kraftausübende Gestänge mit einem einfachen hydraulischen System kombiniert, dessen gleich große Kolben im rechten Winkel zueinander standen. Die ausgeübte Gewichtskraft wurde jeweils mit einer Rezepturwaage kontrolliert [83, 84, 88].

Abschätzung erforderlicher Griffkräfte mit der Rezepturwaage

Eine rasche, nur grob orientierende Abschätzung der erforderlichen Kraft lässt sich in manchen Fällen (z. B. bei Sprühfläschchen, Dosieraerosolen, Insulinpens) in der Apotheke durchführen, indem man das zu prüfende System auf einer Rezepturwaage betätigt und dabei simultan die Gewichtswerte (bzw. Kraftwerte) abliest. Dies gilt insbesondere für die Ad-hoc-Prüfung vermeintlich defekter Arzneiformen während der Kundenberatung.

Tab 4.4: Zur Handhabung verschiedener Arzneiformen erforderliche Fingergriffkräfte

Erforderliche Kraft[1]	Arzneiform	Beispiel(e) entsprechender Fertigarzneimittel	Kraft fordernder Handhabungsschritt	Eingesetzte Griffart(en)	Mögliche Konsequenzen einer unzureichenden Krafteinwirkung
20–30 N	Kleines Augentropfen-Quetschfläschchen mit relativ starrer Fläschchenwandung (S. Kap. 11.5.3)	Livocab®, Timolol-POS®	Drücken auf Fläschchenwand zur Entnahme eines Tropfens in Anwendungsposition	Spitzgriff oder Schlüsselgriff	Exakte Arzneimitteldosierung nicht möglich, u. U. Ausweichen auf unsachgemäße Anwendungstechniken
	Augentropfenbehältnis ohne Ansaugen von Außenluft (COMOD-System) (S. Kap. 11.5.1)	Allergo-COMOD®, Hylo-COMOD®, Timo-COMOD®	Drücken auf verschiebbares Behälterunterteil zur Entnahme eines Tropfens in Anwendungsposition	Dreifingergriff (laut Packungsbeilage)	Exakte Arzneimitteldosierung nicht möglich, u. U. Ausweichen auf unsachgemäße Anwendungstechniken
	Mit Hartkapseln zu beladender Pulverinhalator mit 2 Druckknöpfen (S. Kap. 8.7.1)	Cyclocaps® Salbutamol, Foradil®, Formoterol ratiopharm®, Spiriva®	Gleichzeitiges Betätigen von zwei Druckknöpfen zum Perforieren der Hartkapseln	Spitzgriff (laut Packungsbeilage)	Unvollständige Arzneimittelfreigabe, die vom Patienten u. U. nicht erkannt wird
	Insulinpen (mit Patronen beladbarer Pen mit dosisunabhängiger Auslenkung des Dosierknopfes) (S. Kap. 5.5.3.2)	Innovo® mit Novo-Insulinen, Optipen® Pro mit Sanofi-Aventis-Insulinen	Eindrücken des Dosierknopfes zur Freisetzung der vorgewählten Insulindosis in Anwendungsposition	Spezieller Griff (Kombination aus Faustschlussgriff und Schlüsselgriff)	Unvollständige subkutane Arzneimittelfreigabe, die vom Patienten u. U. nicht erkannt wird

Tab 4.4: Zur Handhabung verschiedener Arzneiformen erforderliche Fingergriffkräfte (Fortsetzung)

Erforderliche Kraft[1]	Arzneiform	Beispiel(e) entsprechender Fertigarzneimittel	Kraft fordernder Handhabungsschritt	Eingesetzte Griffart(en)	Mögliche Konsequenzen einer unzureichenden Krafteinwirkung
30–40 N	Sprühfläschchen für koronartherapeutisches Sublingualspray (S. Kap. 7.3.1)	Corangin® Nitrospray	Betätigen des Sprühkopfes zur Freisetzung eines dosierten Sprühnebels in Anwendungsposition	Spitzgriff oder Schlüsselgriff oder spezieller Griff (Halten des Fläschchens mit Finger 1, 3, 4 und Sprühkopfbetätigung durch Flexion von Finger 2)	Unvollständige Arzneimittelfreigabe, die vom Patienten u. U. nicht erkannt wird
	Vollautomatischer Insulipen (S. Kap. 5.5.3.3)	Diapen® 3 mit verschiedenen Insulinpräparaten	Eindrücken der Spannkappe in den Pen zum Spannen der Federmechanik	Spezielle Griffe (rechte Hand hält mit Dreifingergriff Spannkappe, linke Hand mit Faustschlussgriff den Pen o. Ä.)	Arzneimittelanwendung nicht möglich
40–50 N	Tube mit hochviskosem Dermatikum	Decoderm® Paste, Zinksalbe Wasserfuhr	Zusammendrücken der Tube an gegenüberliegenden Seiten	Schlüsselgriff oder Dreifingergriff	Arzneimitteldosierung schwer möglich
50–60 N	Durch Drücken auf Oberseite teilbare Tablette (dabei zeigt konkave Seite mit Bruchkerbe nach unten) (S. Kap. 6.4)	Protaxon® forte	Drücken auf Oberseite der auf harter Unterlage liegenden Tablette zum Halbieren	Keiner (da Kraftausübung mit einem Finger)	Exakte Arzneimitteldosierung nicht möglich, u. U. Ausweichen auf unsachgemäße Teilungstechnik

Tab 4.4: Zur Handhabung verschiedener Arzneiformen erforderliche Fingergriffkräfte (Fortsetzung)

Erforderliche Kraft[1]	Arzneiform	Beispiel(e) entsprechender Fertigarzneimittel	Kraft fordernder Handhabungsschritt	Eingesetzte Griffart(en)	Mögliche Konsequenzen einer unzureichenden Krafteinwirkung
70–80 N	Eindosen-Lösungsfläschchen mit im Verschluss eingesiegelter Trockensubstanz	Vitasprint B12	Eindrücken eines Stempels zur Freisetzung der Trockensubstanz in die Lösung	Schlüsselgriff oder laut Packungsbeilage Fläschchen auf Tisch stellen (Kopf oben oder unten) und Kraft mit Daumen ausüben	Exakte Arzneimittelzubereitung nicht möglich, u. U. Ausweichen auf unsachgemäße Zubereitungstechnik

[1] Erforderliche Kraft an jeweils mindestens fünf Stichproben geprüft

Neben der geschilderten „gravimetrischen Methode" kann die erforderliche Kraft auch durch maschinelle Aufnahme von Kraft-Weg-Diagrammen erfolgen. Diese normierte, apparativ aufwändigere Messmethode führt zu aussagekräftigeren und besser reproduzierbareren Ergebnissen. Es wird hierbei ein so genanntes Materialuniversalprüfgerät eingesetzt, welches mit definierter Kraft und Geschwindigkeit einen Stempel mit integrierter Kraftmessdose bewegt und die resultierenden Kraft- und Wegdaten elektronisch erfasst Bei einer Reihe von Arzneiformen ergab sich eine gute Übereinstimmung der nach beiden Verfahren bestimmten Krafterfordernis. So wichen die gravimetrisch bestimmten Kräfte von den durch Kraft-Weg-Diagramme (Hess Universalprüfgerät H 10 KM) ermittelten Werte bei einem (leichtgängigen) Dosiersprühsystem, einem Dosieraerosol, einem Pulverinhalator (Aerolizer®) und verschiedenen Insulinpens um weniger als 10 % ab. Die zu beiden Messreihen eingesetzten Arzneimittelmuster waren identisch oder der gleichen Herstellungscharge entnommen [86]. Lediglich bei einem Sprühdosiersystem mit hoher Krafterfordernis (ca. 30 N) lag der gravimetrisch bestimmte Kraftbetrag um knapp ein Drittel über dem des Kraft-Weg-Diagramms. Hier beeinflusst zusätzlich die Geschwindigkeit, mit welcher eine definierte Kraft auf den Sprühkopf ausgeübt wird, die Abgabe der Flüssigkeitsdosis bzw. der Aerosolbildung [86]. In einer weiteren Studie lagen die Kraftwerte von 3 Penmodellen im Kraft/Weg-Diagramm (Shimadzu Universaltester AGS-H) [85] um 14 bis 21 % unter den gravimetrisch ermittelten Kräften.

Demonstrieren lassen der Anwendung ist sinnvoller als Kraftmessungen

Im Rahmen der pharmazeutischen Betreuung ist es nicht erforderlich, beim Patienten Kraftmessungen durchzuführen, sondern der Apotheker sollte sich vom ihm die vollständige Anwendungsprozedur detailliert demonstrieren lassen. Falls in der Apotheke verfügbar, kann dies auch mit Hilfe

» entsprechender Placeboformen (z. B. Dosieraerosolen, Pulverinhalatoren, Insulinpens),
» identischer, aber pharmakologisch unproblematischer Formen (z. B. Benetzerlösungen in gleichen Augentropffläschchen wie die wirkstoffhaltige Zubereitung) oder
» entsprechender geleerter oder verfallener Arzneimittel (z. B. Behälter mit kindergesicherten Verschlüssen) geschehen.

Unbemerkte Minderdosierung

Die klinischen **Konsequenzen einer unzureichenden Krafteinwirkung** bei der Handhabung der Arzneiformen können vielfältig sein. Besonders problematisch sind Fälle, in denen der Anwender resultierende Einschränkungen in der Verfügbarkeit des Wirkstoffs infolge einer zusätzlichen Falschbedienung nicht erkennt (Tab. 4.4). Eine derartige Situation kann beispielsweise bei Pulverinhalatoren oder Pens eintreten. Bei Pulverinhalatoren mit eingelegter Hartkapsel wird die Kapsel bei zu geringer Krafteinwirkung auf die Druckknöpfe unzureichend perforiert mit der Folge einer unvollständigen Wirkstofffreigabe. Dieses Defizit wird nicht wahrgenommen, wenn der Patient nach der Inhalation das Überprüfen der Hartkapsel unterlässt, ein Fehler, der bei 7 % von 230 Anwendern derartiger Inhalatoren beobachtet wurde [77]. Bei Pens kann eine zu geringe Kraftausübung auf den Dosierknopf die Zeit zwischen Einrasten der Dosierknopfes und der vollständigen Arzneimittelabgabe deutlich erhöhen. Verlängert der Patient die Verweildauer der Kanüle im Subkutangewebe nicht entsprechend, kommt es infolge eines „Nachtropfen" des von der Haut entfernten Pens zu Insulinverlusten. Nahezu 40 % von 50 befragten Diabetikern kontrollierten die Kanüle nach dem Herausziehen aus der Haut nicht und würden damit eine derartige unvollständige Insulinzufuhr nicht registrieren [88].

4.2.5 Lösungsmöglichkeiten bei motorikbedingten Applikationsproblemen

Ermittelt der betreuende Apotheker beim Patienten Funktionsdefizite der Hand als Ursache für die unsachgemäße Bedienung einer Arzneiform, kann er zur Problemlösung folgende Vorgehensweisen wählen beziehungsweise dem Patienten und gegebenenfalls dem behandelnden Arzt vorschlagen:

» Wechseln zu einer ergonomisch besser geeigneten Arzneiform,
» Einstellen von Parametern an der Arzneiform, die zu einer Kraftverringerung führen,
» Verwenden zusätzlicher mechanischer Hilfsmittel,
» Einsatz einer anderen Anwendungsmodalität,

» Übernahme bestimmter Handhabungsschritte durch die Apotheke,
» Anleiten eines Angehörigen oder einer Pflegeperson zur teilweisen oder vollständigen Übernahme der Anwendungsprozedur.

Die Umstellung auf eine **ergonomisch geeignetere Arzneiform** kann beispielsweise bei Insulinpens, zu teilenden Tabletten, Dosieraerosolen, Pulverinhalatoren, Augentropffläschchen oder Tuben erfolgen. Einmalpens, halb- oder vollautomatische Pens benötigen teilweise deutlich weniger Fingerkraft als Standardpens (Kap. 5.5.3.2). Natürlich müssen sie mit dem gleichen Insulinpräparat wie der ursprüngliche Pen befüllbar sein und der Penwechsel hat in Abstimmung mit dem verordnenden Arzt zu erfolgen. Bei Tabletten mit dem gleichen Wirkstoff bestehen manchmal entscheidende Unterschiede hinsichtlich der Krafterfordernis für das Teilen. Für Patienten, denen das (atemsynchrone) Hineindrücken der Dosieraerosoldose in die Dosenhalterung Probleme macht, stellen atemzuggetriggerte Systeme (Kap. 8.6.3) eine Alternative dar. Bei den verschiedenen im Handel befindlichen Pulverinhalatoren bestehen teilweise ausgeprägte Unterschiede in der erforderlichen Handgeschicklichkeit (Kap. 8.7.1). Dünnwandige, hohe Augentropffläschchen erfordern meist weniger Kraft zum Freisetzen eines Tropfens als herkömmliche Fläschchen und spezielle Mehrdosenbehälter für konservierungsmittelfreie Lösungen (COMOD-System, Kap. 11.5.3). Roll-on-Flaschen, also Kugelkopfbehältnisse mit kutanen Antiphlogistika, ermöglichen im Gegensatz zu Tuben ein Entleeren ohne kraftintensive Manipulationen (Kap. 14.3.12).

Austausch der Arznei- bzw. Applikationsform in Abstimmung mit dem Arzt

Betriebsparameter können **im Sinne einer geringeren Krafterfordernis** etwa bei Pens, Augentropfenfläschchen oder Tuben variiert werden. Montiert der Patient eine dickere Penkanüle, verringert sich die zur Insulinabgabe auf den Dosierknopf auszuübende Kraft (Kap. 5.5.3.2). Hält er ein Augentropffläschchen beim Entleeren senkrecht oder temperiert es auf annähernd Körpertemperatur, lässt sich der Tropfen mit weniger Kraft entnehmen als in schräger Position oder bei tiefer Temperatur (Kap. 11.5.3). Erwärmt man eine Tube mit einer hochviskosen und deshalb schwer herauszudrückenden Paste auf etwa Körpertemperatur, vermindert der Viskositätsabfall der Paste die auf die Tubenwandung auszuübende Kompressionskraft.

Reduktion des Kraftaufwands durch Anwärmen des Arzneimittels

Nur mit relativ großer Kraft entleerbare bzw. zu öffnende Einmalspritzen, Schraubverschlussflaschen oder Blisterpackungen sind mit Injektionsautomaten (Kap. 5.6.1), haushaltsüblichen Öffnungshilfen (Kap. 6.3.1) oder Blisterpackungsöffner (Kap. 6.4.1) wesentlich leichter zu handhaben. Eine große Palette an weiteren **mechanischen Hilfsmitteln** für Pulverinhalatoren (Turbohaler®, Kap. 8.7.2), Augentropfen (Kap. 11.5.5) oder Tuben (Kap. 14.3.1.4) kann der Apotheker empfehlen beziehungsweise kostenlos abgeben oder verkaufen [9, 16, 21, 23, 27, 78–82].

Griffarten mit stärkerer Kraftnutzung einsetzen

Der Hinweis an den Patienten, anstelle des Spitzgriffs den vergleichsweise **stärkeren Schlüsselgriff** bewusst einzusetzen, kann ihm beispielsweise das Entleeren eines Augentropfen- oder eines Sublingualsprühfläschchens entscheidend erleichtern. Die Dose eines Dosieraerosols lässt sich leichter mit dem im Vergleich zum Spitzgriff ebenfalls **stärkeren Dreifingergriff** nach unten drücken oder auch gleichzeitig mit den Schlüsselgriffen beider Hände. Auch eine weitgehende **Änderung der Anwendungstechnik** kann problemlösend sein. So etwa das Injizieren mit Umgreifen (Kap. 5.5.3.2) oder die kanthale Zufuhr von Augentropfen anstelle der konjunktivalen Verabreichung (Kap. 11.5.4).

Einzelne feinmotorisch anspruchsvolle Manipulationen kann die betreuende **Apotheke übernehmen.** So etwa das erstmalige Öffnen von Arzneimittelbehältern, also das Aufbrechen von Sicherungsringen und Originalitätsverschlüssen, oder das Teilen von Tabletten.

Erst bei Fehlschlagen aller genannten Lösungswege sollte ein **Angehöriger des Patienten** oder eine **Pflegeperson** die Arzneimittelanwendung teilweise oder vollständig übernehmen.

4.3 Audiologische Aspekte

Bedienungsfeedback durch akustische Signale

Ein eingeschränktes Hörvermögen kann nicht nur das richtige und vollständige Verstehen von gesprochenen Anwendungshinweisen, sondern auch die korrekte Arzneimittelapplikation beeinträchtigen. Akustische Signale bestätigen bei verschiedenen Arzneiformen oder Applikationssystemen dem Patienten die korrekte Ausführung bestimmter Handhabungsschritte. So dienen etwa Klick-, Pieps- oder Einrastgeräusche, aber auch einige Sekunden anhaltende summende oder surrende Betriebsgeräusche als akustisches Feedback beispielsweise bei Schnappdeckelbehältern, Pulverinhalatoren, Pens oder Insulinpumpen. Kann der Patient infolge eingeschränkten Hörvermögens diese **akustischen Kontrollsignale eines Handhabungsschrittes** nicht oder nur in vermindertem Umfang wahrnehmen, erhöht sich das Risiko von Fehlanwendungen. Dieser audiologische Aspekt muss daher vom betreuenden Apotheker, der einerseits Hörschwächen des Patienten und andererseits akustische Signale der Arzneiformen kennt, in entsprechenden Fällen berücksichtigt werden.

Systematische Recherchen zu diesem Aspekt der Arzneimittelapplikation konnten in der Literatur nur in einem Fall ansatzweise gefunden werden [89]. Daher sollen im Folgenden arzneiformenrelevante Gesichtspunkte des Charakterisierens, Messens und Wahrnehmens von Schallpegeln angesprochen werden.

4.3.1 Schallpegelmessung

Erhöht man die Schallintensität eines Tons oder Geräusches, nimmt die vom menschlichen Gehör empfundene Lautstärke (Dimension: Phon) nicht in gleichem Umfang zu. So wird etwa eine 10-fache Schallintensität nur als zweifache Lautstärke wahrgenommen. Anschaulich ausgedrückt, empfindet man das gleichzeitige Ertönen von 10 Hupen gegenüber einer Hupe nur als doppelt so laut, das Ertönen von 100 Hupen als dreimal so laut. Neben der Schallintensität beeinflusst auch die Frequenz des Schallsignals die wahrgenommene Lautstärke.

Messgrößen für Schallwerte

Die Schallintensität wird im medizinischen Bereich nicht in absoluten Werten (Dimension: Watt/m^2), sondern im Vergleich mit einer Bezugsintensität angegeben und dann als **Schallpegel** bezeichnet. Zur quantitativen Beschreibung dient die Dezibelskala. Bei der Bezeichnung Dezibel (dB) handelt es sich daher nicht um eine Einheit, sondern um ein Relativmaß logarithmischer Skalierung, dessen Bezugswert ähnlich wie bei einer Prozentangabe immer genannt werden muss (Schallpegel = 10 lg $\text{Schallintensität}_{\text{vorliegende}}/\text{Schallintensität}_{\text{Bezug}}$). In der Audiologie wird am häufigsten als Bezugswert die Hörschwelle junger Probanden mit völlig intaktem Gehör gebraucht (ausgedrückt durch die Bezeichnung dB HL; HL für Hearing Level). Die Angabe 0 dB bedeutet daher etwa nicht, dass kein Schallsignal gemessen wird, sondern dass die Amplitude des vorliegenden Signals gleich groß ist wie diejenige des Bezugssignals. Eine Steigerung eines Signalwertes um den Wert 10 dB bedeutet eine Verdoppelung in der subjektiv wahrgenommenen Lautstärke (bzw. einen Zuwachs um den Faktor 10 in der Schallintensität; vgl. oben).

Das menschliche Ohr ist in einem mittleren Frequenzbereich von etwa 1000 bis 4000 Hz am empfindlichsten, zu tieferen und zu höheren Frequenzen hin nimmt die Empfindlichkeit zunehmend ab. Daher besteht bei tiefen und hohen Frequenzen eine Differenz zwischen dem dB-Wert mit einem physikalisch definierten Bezugswert und dem dB-Wert mit der oben genannten Hörschwelle als Bezugswert. Beispielsweise beträgt der Unterschied bei 250 Hz und 8000 Hz ca. 10 dB.

Die Verwendung des Bezugswertes dB HL ist nur für Signale sinnvoll, deren Schallenergie auf einen schmalen Frequenzbereich begrenzt ist. Viele alltägliche Akustiksignale, wie auch die meisten Geräusche von Applikationssystemen, sind breitbandig. Um den Pegel solcher Signale dem menschlichen Hörvermögen entsprechend zu gewichten, verwendet man so genannte A-bewertete Schallpegel. Dabei werden vor der Pegelmessung die spektralen Komponenten des Signals (ungefähr) entsprechend ihrem Beitrag zum Höreindruck beim Normalhörenden gewichtet. Diese so bewerteten Schallpegelwerte bezeichnet man dann mit dB A. Bei den in diesem und weiteren Kapiteln angegebenen Schallpegelwerten handelt es sich stets um Pegel mit der Frequenzbewertung A.

Akustiksignale sind bzgl. Frequenz meist breitbandig

Der Wert 0 dB A entspricht damit der Hörschwelle eines jugendlichen Ohres, 130 dB A etwa der Schmerzschwelle. Einige dazwischen liegende Wertebeispiele aus dem Alltags- und Apothekenbereich sind in Tabelle 4.5 aufgeführt. Unterschiede im Schallpegelbereich von 1–3 dB A können von einem unversehrten Gehör gerade noch wahrgenommen werden.

Tab. 4.5: Schallpegel verschiedener Geräusche im Alltag und Apothekenbetrieb

Geräuschquelle (ggf. Gerätemodell)	Entfernung zwischen Geräuschquelle und Messgerät [m]	Schallpegel [dB A]
Sehr ruhiges Zimmer	–	20–30
PC-Tastatur (10-Fingersystem auf Standardtastatur)	1,5	Ca. 45
Elektronisches Blutdruckmessgerät, Signalton bei beendeter Messung (Tensoval® mobil)	0,5	Ca. 48
Barcode Scanner (Metrologic® Orbit)	1,5	Ca. 55
Rezeptdrucker (Epson® TM-U950 P)	1,5 0,1	Ca. 65 Ca. 75
Rauchmelder (mobiles Gerät für häuslichen Bereich)	3	Ca. 100
Presslufthammer	1,5	Ca. 120

4.3.2 Schallpegel von Kontrollgeräuschen verschiedener Arzneiformen

Tabelle 4.6 nennt beispielhaft die Schallpegel einiger akustischer Feedbacksignale von Arzneiformen und Applikationssystemen. Detaillierte Angaben finden sich in den entsprechenden Kapiteln.

Einfluss der Anwendungsweise auf den erzeugten Schallpegel

Da eine Vielzahl von Parametern der Arzneiform, des Patienten und des Raumes, in dem die Anwendung erfolgt, den erzeugten Schallpegel beeinflusst, handelt es sich bei den genannten dB-A-Werten um Durchschnittswerte aus mindestens 10 Messungen unter verschiedenen Bedingungen. So kann beispielsweise die Geschwindigkeit, mit welcher der Patient einen Handhabungsschritt ausgeführt, den resultierenden Schallpegel wesentlich beeinflussen. Weitere Einflussgrößen sind etwa die Stelle, an welcher der Anwender die Arzneiform fasst und die Art und Weise (Anzahl der benützten Finger, aufgewandte Kraft), mit der er dabei zugreift. Bei auf der Tischplatte stehenden Geräten beeinflusst wesentlich die Beschaffenheit der Platte ihre Resonanzeigenschaften und damit den Schallpegel des Gerätes.

Falls nicht anders angegeben, wurden alle im Buch genannten Schallpegelwerte mit einem Schallpegelmeter mit Datenlogger entspr. EN 60651, Kl. 2 (Voltcraft® 322), in einem praktisch echofreien Raum ermittelt.

Tab. 4.6: Schallpegel verschiedener Kontrollgeräusche bei der Handhabung von Arzneiformen und Applikationssystemen

Arzneiform, Applikationssystem (ggf. Fertigarzneimittel oder Medizinprodukt)	Entfernung zwischen Geräuschquelle und Messgerät [m]	Schall-pegel [dB A]
Vorwahl eines Dosierschrittes bei Insulinpens (verschiedene Modelle)	0,5	30–50
Einrasten des Kathederkupplungsteils einer Insulinpumpe in den Kanülenanschluss (Accu-Check® FlexLink Infusionsset)	0,5	40–55
Abzählen von Tropfen mithilfe eines frei gehaltenen, dünnwandigen Plastikbechers	0,5	Ca. 45
Einrasten des Schnappdeckels eines Tabletten-glases (Zentropil® Tabletten)	0,5	Ca. 45
Alarm- und Erorsignal einer Insulinpumpe (H-TRONplus, Lautstäre 4 eingestellt	1,0	Ca. 45
Sprühstoß eines Dosieraerosols in den Raum (Sultanol® FCKW-frei)	0,15	45–52
Einrasten der Verschlusskappe eines Pulverinha-lators (HandiHaler®)	0,5	Ca. 55
Betriebsgeräusch eines Zerstäuberkompressors (Pari Boy® S Kompressor)	0,5	Ca. 62
Rotieren der Hartkapsel in einem Pulverinhalator bei der Inhalation (Foradil® P Hartkapseln bei verschiedenen Strömungsgeschwindigkeiten)	0,15	65–80

4.3.3 Eingeschränktes Hörvermögen

Im Alter sinkt zunächst die Wahrnehmung hoher Frequenzen

Bei der (Alters-)Schwerhörigkeit befallen degenerative Veränderungen im Innenohr als erstes die Sinneszellen zur Wahrnehmung hoher Frequenzen, weshalb zuerst das Tonempfinden für diese Frequenzen (> ca. 2000 Hz) ausgeschaltet wird. Erst danach schreitet der Untergang der Haarzellen und nachgeordneter Neuronen für tiefere Frequenzen langsam fort. So beträgt etwa der durchschnittliche Hörverlust bei 71- bis 75-Jährigen bei 8000 Hz schon circa 60 dB HL und bei 1000 Hz erst etwa 30 dB HL [91].

Zur Quantifizierung der Höreinbuße eines Patienten können verschiedene (willkürliche) Einteilungen benützt werden, wie etwa die Angabe des Hörverlustes in Prozent oder in Schallpegeln. In Tabelle 4.7 ist eine Variante der zweitgenannten Klassifizierung wiedergegeben, um den Bezug zu den

Tab. 4.7: Hörverlustgrade (nach [90, 92])

Hörschwelle im Bereich 500–4000 hz	Hörverlustgrad	Auswirkungen
0–20 dB HL	Normalhörend	Keine
20–40 dB HL	Geringgradige Schwerhörigkeit	Probleme bei Gesprächen in Gruppen und bei manchen Geräuschen
40–55 dB HL	Mittelgradige Schwerhörigkeit	Regelmäßige Hörprobleme, Gespräche müssen laut geführt werden, Wörter werden falsch verstanden
55–70 dB HL	Hochgradige Schwerhörigkeit	Sprache wird meist nicht verstanden und verschlechtert sich, visuelle Hilfen sind erforderlich
70–90 dB HL	Höchstgradige Schwerhörigkeit	
> 90 dB HL	Taub oder an Taubheit grenzend	Geräusche werden nicht mehr wahrgenommen, Wahrnehmen von Vibrationen

bisherigen Ausführungen zu erleichtern. Sie wurde 1995 von der Schweizerischen Gesellschaft für Oto-Rhino-Laryngologie festgelegt und richtet sich nach der Hörschwelle im Frequenzbereich 500–4000 Hz [90]. Die 90-dB-HL-Grenze dient hier, wie in anderen vergleichbaren Klassifizierungen, als Kriterium zur Unterscheidung von Schwerhörigkeit und Gehörlosigkeit.

Schwerhörigkeit bei alten Menschen an dritter Stelle der chronischen Leiden

Bei alten Menschen steht die Schwerhörigkeit hinter der Hypertonie und den Krankheiten des Bewegungsapparates an dritter Stelle der chronischen Leiden. 50 bis 60 % aller älteren Patienten klagen über Hörbeschwerden. Trotzdem wird diese Behinderung wenig zur Kenntnis genommen. 38 % der älteren Menschen mit Hörproblemen haben deswegen noch nie einen Arzt aufgesucht, obwohl ungefähr die Hälfte von ihnen bereits länger als 5 Jahre unter einer Höreinbuße litt [91]. Diesen Aspekt muss der Apotheker beim Umgang mit hörbehinderten Kunden berücksichtigen. Ferner ist zu beachten, dass beim schwerhörigen Patienten nicht nur eine Hörminderung und ein Verlust der Frequenzspezifität vorliegen, sondern es kommt auch zu einem überproportionalen Lautheitsausgleich (Recruitment). Der Patient gibt zwar zu erkennen, dass er einen Aspekt nicht versteht, spricht man ihn aber lauter an, weist er darauf hin, dass man doch nicht so schreien soll. Die Schwellen für das Hören und für einen unangenehmen Höreindruck liegen beim Hörbehinderten enger beisammen [92].

Schwierigkeiten beim Verstehen von Sprache, insbesondere solcher in höherer Stimmlage (Frauen, Kinder) sind fast immer das erste Symptom der Schwerhörigkeit. Das Absinken der Hörschwelle und nachlassendes Unterscheidungsvermögen von Tönen wird bei gleichzeitig bestehenden Störgeräuschen, wie etwa durch ein Fernsehgerät, klapperndes Geschirr oder Unterhaltung anderer Personen, noch verstärkt empfunden. Diesen

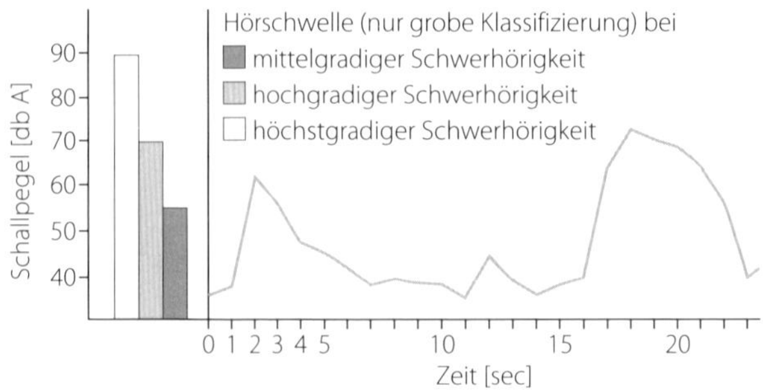

Abb. 4.2: Eingeschränktes Hörvermögen und Schallpegel bei der Anwendung eines Inhalators, der mt einer Hartkapsel befüllt wird.
Die drei Schallpegelspitzen werden verursacht durch das Entleeren der Blisterpackung, das Perforieren der Kapsel und das Rotieren der Kapsel im Inhalator (Foradil® P Kapseln in Aerolizer®, 50–60 l/min, 15 cm Abstand zum Messmikrofon).

Verständigungsschwierigkeiten folgt fast immer eine verminderte Wahrnehmung hoher Töne, beispielsweise das Klingeln von Telefon- und Türglocken oder das Piepsen elektronischer Geräte. Manche Patienten klagen auch über schlechte Qualität von Musik [92].

In gleicher Weise werden von Hörbehinderten die geschilderten **Kontrollgeräusche von Arzneiformen nicht oder nur eingeschränkt wahrgenommen**. Infolge verschiedener Einflussgrößen, wie etwa dem Frequenzspektrum des Arzneiformengeräusches oder gleichzeitig bestehender Störgeräusche, besteht keine exakte Korrelation zwischen dem Schallpegel des Arzneiformengeräusches und der Hörschwelle bzw. dem Schweregrad der jeweils vorliegenden Hörschwäche. Meist sind dem Patienten auch genaue Daten seiner Hörschwelle (Audiogramm) nicht bekannt. Dennoch geben die in Tabelle 4.6 und den einzelnen Kapiteln genannten Geräuschpegel dem betreuenden Apotheker einen Anhaltspunkt für den Schweregrad gehörbedingter Probleme. So wird beispielsweise ein Diabetiker mit mittelgradiger Schwerhörigkeit das Klicken seines Pens bei der Vorwahl der Insulindosis nicht wahrnehmen. Ein Asthmapatient mit mittel- bis hochgradiger Schwerhörigkeit kann beim Inhalieren den Einatemfluss nicht über die Intensität des surrenden Geräusches (verursacht durch die im Inhalator rotierende Kapsel) steuern (Abb. 4.2).

Kontrollgeräusche bei mittlerer Schwerhörigkeit nicht mehr wahrnehmbar

4.3.4 Lösungsmöglichkeiten bei gehörbedingten Applikationsproblemen

Vermutet der Apotheker beim betreuten Patienten eine Hörbehinderung mit Folgen für die Arzneimittelanwendung, sollte er den Sachverhalt in geräuscharmer Umgebung mit der Originalarzneiform oder einem entsprechenden Placebo überprüfen. Dabei ist auf praxisnahe Anwendungsbedingungen, insbesondere eine realistische Entfernung zwischen Arzneiform und besser hörendem Patientenohr zu achten. Bestätigt sich eine anwendungsrelevante Behinderung, ist der Patient und gegebenenfalls der behandelnde Arzt über die Konsequenzen und Lösungsmöglichkeiten zu informieren.

Eventuell lässt sich das Problem bereits durch eine geringfügig **modifizierte Anwendungstechnik** lösen. So etwa durch eine verkürzte Distanz zwischen Arzneimittel und besser hörendem Ohr, wobei das erste Gelenk des bedienenden Daumens ggf. auch am Mastoid (zur Knochenschallleitung) oder Tragus des Ohrs aufliegen kann. Auf diese Weise ist etwa das Einrastgeräusch von Verschlusskappen verschiedener Behälter oder von zugeklappten Bauteilen eines Pulverinhalators (Handihaler®) besser wahrnehmbar. Im Fall mancher Arzneiformen ist jedoch zu bedenken, dass ihr Positionieren vor dem Ohr eine gleichzeitige visuelle Kontrolle verhindert. Bei verschiedenen Pulverinhalatoren (z. B. Spinhaler®, Auto-Jethaler®, Inhalatormodelle mit rotierender Hartkapsel) kann es vorteilhaft sein, entgegen der Gebrauchsanweisung während der Inhalation auf das Mundstück zu beißen. Infolge der dadurch möglichen Knochenschallleitung lässt sich das Betriebsgeräusch des Inhalators besser kontrollieren.

In einigen Fällen lässt sich das Signalgeräusch der Darreichungsform auch durch einen zusätzlich angebrachten akustischen Resonanzkörper, wie etwa einen dünnwandigen leeren Plastikbecher verstärken. Beispielsweise verdoppelt sich die subjektiv empfundene Lautstärke des Geräusches bei der Dosisvorwahl eines Pens (Schallpegel steigt von etwa 40 dB A auf 50 dB A), wenn man den Pen beim Drehen des Dosierkopfes in den durchbohrten Boden eines Plastikbechers steckt.

Auf alternative Kontrollmöglichkeiten hinweisen

Besonders wichtig ist in vielen Fällen der Hinweis auf alternative **optische Kontrollmöglichkeiten** für die korrekte Ausführung des betreffenden Bedienungsschrittes. Entweder sind im System bereits derartige visuelle Signalgeber integriert oder es müssen entsprechende sichtbare Veränderungen am System gefunden werden. Erstgenannter Fall liegt vor etwa bei Pens (Dosisanzeige) oder einigen Pulverinhalatoren (z. B. Aerolizer®: leere Kapsel; Novolizer®: Farbänderung der Anzeige; Kap. 8.7.1), zweitgenannter Fall besteht beispielsweise beim Easylizer® (veränderte Stellung der Klappe hinter dem Mundstück; Kap. 8.7.2). Manche Systeme wie etwa der PipsiMed® Tropfenzähler (Kap. 6.3.2), der Auto-Jethaler® (Kap. 8.7.1) oder Insulinpumpen (Kap. 5.5.5) vermitteln dem Anwender ergänzend zum Geräusch auch **taktile Signale**, also tastbare, einmalige Erschütterungen oder länger dauernde Vibrationen. Vor allem wenn diese schwach ausgeprägt sind oder in der Gebrauchsanweisung nicht beschrieben werden (z. B. bei Aerolizer®), hat der Apotheker darauf hinzuweisen. Bei eingeschränkter Sensibilität der Fingerkuppen lassen sich Vibrationen von Pulverinhalatoren auch mit den Lippen wahrnehmen.

5 Arzneiformen zur parenteralen Anwendung

5.1 Einführung

Hinweise an den Kunden zu Parenteralia betreffen den Wärme- und Kälteschutz von Impfstoffen und Sera sowie die Aufbewahrung und Verabreichung von Insulinpräparaten und anderen Zubereitungen zur subkutanen, intramuskulären, intrakavernösen und intravenösen Injektion durch den Patienten selbst. Ferner fällt noch die Handhabung ambulant angewandter Systeme zur subkutanen oder intravenösen Infusion in diesen Beratungsbereich.

» Die **Schmerzintensität der subkutanen Injektion** lässt sich durch rechtzeitigen Austausch stumpf gewordener Kanülen, durch Erwärmen der Injektionslösung auf annähernd Körpertemperatur und durch langsames Injizieren **reduzieren**.

» Zur **intravenösen Injektion** bestimmte Zubereitungen dürfen in manchen Fällen wegen des Risikos lokaler Gewebereizungen **nicht subkutan** oder **intramuskulär** zugeführt werden.

» Unter dem Einfluss von **Temperaturschwankungen, intensiver Lichteinstrahlung, starkem Schütteln** oder **länger dauernden Vibrationen** können **Proteinzubereitungen** wie etwa Insulin-, Interferon- oder Erythropoetinpräparate sowie Impfstoffe **Aktivitätsverluste** erleiden.

» Das **Homogenisieren von Insulinsuspensionen** erfolgt durch langsames Rollen des Injektionsfläschchens bzw. des Pens oder durch oftmaliges, nicht zu rasches Kippen des Pens bis jeweils eine **völlig gleichmäßige Trübung** der Zubereitung vorliegt.

» Bei der **subkutanen, intramuskulären, intrakavernösen und intravenösen** Selbstinjektion bestehen u. a. Unterschiede bezüglich der zugeführten Arzneimittelmenge, der Notwendigkeit zur Hautdesinfektion, der Dimension der Kanüle und der Notwendigkeit zur Blutaspiration.

- » **Seh- oder feinmotorisch behinderte Patienten** sollten bei der Selbstinjektion mit Einmalspritzen und evtl. auch mit Pens zusätzliche **Hilfsmittel** verwenden. Gegebenenfalls können auch **Pflegepersonen** das Präparat im Voraus in Spritzen aufziehen; dabei sind unter anderem der **Kanülenschutz** und die **Aufbewahrungsbedingungen** bzw. die **Aufbrauchfrist** zu beachten.
- » **Insulinpatronen** müssen **vor dem Einsetzen in den Pen oder die Insulinpumpe** eine gewisse Zeit bei **Raumtemperatur** aufbewahrt werden.
- » Größere **Luftblasen in Zylinderampullen** haben eine Reihe **ungünstiger Effekte** und sind daher zu verhindern bzw. zu beseitigen.
- » Wechselt der Patient bei der **Subkutaninjektion** von der **Oberschenkel**- zur **Bauchregion**, ist die erhöhte **Resorptionsgeschwindigkeit** in diesem Areal zu beachten. Auch eine ausgeprägte **Durchblutungssteigerung** im Injektionsgebiet kann die systemische Verfügbarkeit des Wirkstoffs erhöhen.
- » Bei **Heparin- und Heparinoidpräparaten** verringern eine langsame Injektionsgeschwindigkeit und das weitgehende Entfernen des Präparates aus dem Stichkanal mittels einer kleinen Luftblase den **Injektionsschmerz** und das Risiko einer **Hämatombildung**.
- » Die **Aufbewahrungsbedingungen** und **Aufbrauchfristen von Selbstinjektabilia**, die aus Lyophilisaten rekonstituiert wurden, sind streng zu beachten.
- » **Nadellose Injektionssysteme** werden bei der subkutanen Injektion **in exakt senkrechter Position** auf die **ungefaltete** Haut aufgesetzt.
- » Bei den **am Körper getragenen Infusionspumpen** müssen die verschiedenen pumpenexternen Einflussgrößen, welche die **Abgaberate** verändern können, strikt beachtet werden. Ferner ist ein besonderes Augenmerk auf den **mikrobiellen Status der Injektionsstelle** des Katheters zu richten.
- » Die Effektivität der verschiedenen **Kühlbehälter für den Arzneimitteltransport** wird u. a. durch die richtige **Handhabung der Kühlelemente** bestimmt.

5.2 Parenteraler Applikationsweg

Subkutane Verabreichung

Areale der parenteralen Selbstverabreichung

Bei der **subkutanen Verabreichung**, der am häufigsten eingesetzten Form der parenteralen Selbstverabreichung, werden kleine Mengen der Zubereitung in das **Unterhautgewebe** (Abb. 5.1) gespritzt oder mit niedriger Rate infundiert. Das injizierte Arzneimittelvolumen beträgt dabei bis zu etwa zwei Milliliter, die Infusionsrate von entsprechenden, am Körper getragenen Infusionspumpen ca. zwei Milliliter pro Stunde. Bevorzugte Areale für die Injektion sind die Bauchregion unter Ausschluss der Nabel- und Leistengegend sowie die Vorder- und Außenseiten der Oberschenkel. Erforderlichenfalls können auch die oberen und äußeren Partien des Gesäßes sowie die seitlichen und rückwärtigen Areale der Oberarme genützt werden. Die Oberarmpartien sind jedoch nur eingeschränkt nutzbar, da hier

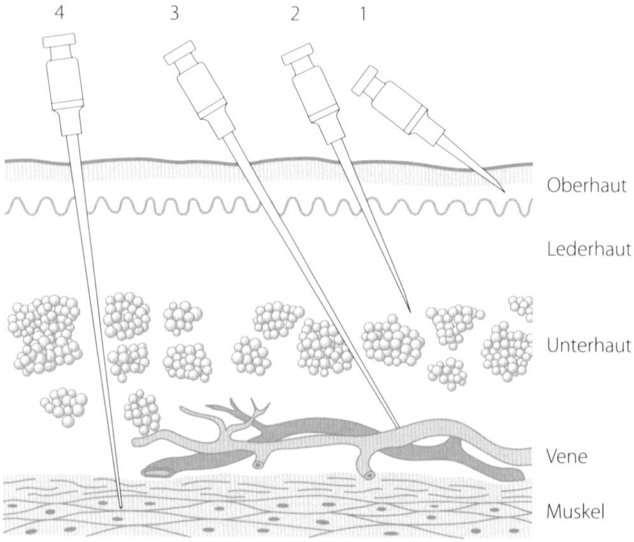

Abb. 5.1: Schematische Darstellung der wichtigsten Injektionsarten
1 – intrakutan; 2 – subkutan; 3 – intravenös; 4 – intramuskulär

keine Hautfaltung durch den Patienten selbst möglich ist. Die Infusion erfolgt in der Regel nur in die Bauchregion.

Das Subkutangewebe besteht aus lockerem und lamellär gestaltetem Bindegewebe und enthält in Abhängigkeit von der Körperregion und der Konstitution des Patienten mehr oder weniger zahlreich eingelagerte Fettzellen. Die Blutzufuhr erfolgt aus den großen Muskelgefäßen. Im Vergleich zur Ober- und Lederhaut (Kap. 14.2) findet sich im Unterhautgewebe viel interstitielle Flüssigkeit. Subkutan deponierte Arzneistoffe können sich in dieser Flüssigkeit lösen und von der Injektionsstelle weg diffundieren. Die systemische Zirkulation erreichen sie auf zwei Routen: Entweder diffundieren sie zu einem Blutgefäß und werden dort direkt resorbiert oder die interstitielle Flüssigkeit wird in lymphatischen Gefäßen gesammelt, fließt zu regionalen Lymphknoten und gelangt dort in den Blutstrom [1].

Aufgrund der unterschiedlichen Kapillardichte der Subkutis an verschiedenen Hautstellen können sich in Abhängigkeit von der Körperregion unterschiedliche Absorptionsgeschwindigkeiten ergeben. So wird etwa Insulin oder Somatropin aus der Subkutis der Bauchregion deutlich rascher in die Blutbahn aufgenommen als nach subkutaner Injektion in den Oberschenkel [2, 3].

Nadelfreie „Jet-Injektion“

Neben der herkömmlichen Injektionstechnik mittels Kanüle wird vereinzelt auch die nadelfreie „Jet-Injektion“ bei der subkutanen Selbstinjektion eingesetzt. Bei dieser Verabreichungstechnik können sich infolge der feineren Verteilung des Arzneimittels im Unterhautgewebe gegenüber der konventionellen Subkutaninjektion geringfügige Unterschiede in der Arzneistoffverfügbarkeit zeigen. So stieg der Plasmaspiegel von freiem Insulin nach der nadelfreien Injektion signifikant schneller an als nach der konventionellen Injektion [4–6]. Verschiedene Somatropin-Studien, bei denen zwei unterschiedliche, in Deutschland im Handel befindliche kanülenfreie Systeme eingesetzt wurden, zeigten dagegen keine bzw. nur geringe, nicht therapierelevante Unterschiede [7–9].

Zur **intramuskulären Verabreichung** injiziert man in das **Muskelgewebe**. Auch hier ist das Verabreichungsvolumen normalerweise klein, nämlich etwa ein bis drei Milliliter, selten bis zu zehn Milliliter. In der Regel werden Wirkstoffe aus dem Muskel rascher resorbiert als aus dem Unterhautgewebe (s. u.), doch ist die Bioverfügbarkeit intramuskulär verabreichter Medikamente großen Schwankungen unterworfen, da eine Vielzahl von lokalen und systemischen Faktoren die Resorptionsgeschwindigkeit beeinflusst. So hängt sie unter anderem ab von der Größe der Diffusionsfläche und der Durchblutung des Gewebes, also der Aktivität des Muskels. Auch hier führen verschiedene Körperregionen aufgrund unterschiedlicher Blutflussraten der entsprechenden Muskelpartien zu abweichenden Verfügbarkeiten. Beispielsweise werden aus dem Schultermuskel (M. deltoides) Wirkstoffe schneller resorbiert als aus der Oberschenkel- oder Gesäßmuskulatur [10]. Zur Selbstinjektion wählt man in der Regel den äußeren Teil des Oberschenkelmuskels (M. vastus lateralis).

Bioverfügbarkeit intramuskulär verabreichter Medikamente

Bei der **intrakavernösen Verabreichung** injiziert der Patient in einen der beiden **Penisschwellkörper**. Die Injektionsareale bei der Schwellkörper-Autoinjektionstherapie (SKAT) liegen bevorzugt an den seitlichen Bereichen im körpernahen Drittel des Penisschaftes. Die Erstunterweisung mit der Festlegung der zur Erektionsauslösung benötigten Dosis muss unter ärztlicher Aufsicht erfolgen. Nur durch eine Schwellkörperinjektion ist die erforderliche exakte Dosierung der hier eingesetzten vasoaktiven Substanzen (Alprostadil, Papaverin, Phentolamin) möglich, die bei systemischer Applikation in der erforderlichen Dosis multiple Nebenwirkungen zeigen würden [11, 12].

Schwellkörper-Autoinjektionstherapie

Bei der **intravenösen Verabreichung** durch den Patienten selbst wird üblicherweise in die **Venen des Unterarms** oder der **radialen** (daumenseitigen) **Seite der Ellenbeuge** injiziert, da hier die Verwechselungsgefahr mit Arterien gering ist. Diese Verabreichungsroute nutzt der Patient selbst ja nur in vergleichsweise wenigen Fällen, etwa bei der Substitutionsbehandlung von Hämophiliepatienten mit Blutgerinnungsfaktor-Konzentraten. Eine intravenöse Infusion erfolgt bei ambulanten Patienten mittels am Körper getragener Infusionspumpen.

Resorptionskinetik von Selbstinjektabilia

Bezüglich der **Resorptionskinetik** ist festzustellen, dass der Wirkstoff bei den drei erstgenannten parenteralen Applikationswegen von der deponierten Stelle zum nächstgelegenen Blut- oder Lymphgefäß diffundieren muss. Die Diffusionsgeschwindigkeit hängt dabei unter anderem vom Konzentrationsgradienten zwischen Injektionsort und Gefäß ab. Wird der Wirkstoff bei guter Durchblutung und Gefäßversorgung des betreffenden

Gewebes schnell abtransportiert, so bleibt ein hohes Konzentrationsgefälle über eine gewisse Zeitspanne bestehen. Deshalb führt die Injektion in das gut mit Gefäßen versorgte Muskelgewebe schneller zu therapeutisch wirksamen Blutspiegeln als die Injektion in das weniger gut vaskulierte Unterhautgewebe. Diese Unterschiede in der Resorptionskinetik sind wirkstoffspezifisch verschieden stark ausgeprägt und führen nicht bei allen Selbstinjektabilia zu therapierelevanten Zeitunterschieden bis zum Wirkungseintritt. Während sich etwa bei Insulinpräparaten klinisch bedeutsame Differenzen in der Blutzuckersenkung zeigen, ergibt die intramuskuläre Anwendung von Glucagon im Fall einer schwerwiegenden Hypoglykämie gegenüber der subkutanen Verabreichung keinen therapeutisch relevanten Zeitvorteil [1, 13–19].

Auch abhängig vom gewählten Hautareal zeigen sich bei der subkutanen Verabreichung einer Reihe von Selbstinjektabilia therapierelevante Unterschiede in der Resorptionsgeschwindigkeit. Hier wirkt sich unter anderem die unterschiedliche Blut- und Lymphgefäßdichte in der Subkutis der verschiedenen Bereiche aus. So werden etwa Erythropoietin und Insulin aus dem Bauchareal deutlich rascher in die systemische Zirkulation aufgenommen als nach Injektion in die Oberschenkelregion [13, 20].

Lokale Reizungen und Gewebeschädigungen

Bei der subkutanen Injektion ist wegen des langsameren Abtransportes des Wirkstoffes die Gefahr lokaler Reizungen und Gewebeschädigungen größer als bei der intramuskulären oder gar der intravenösen Verabreichung. Zur intravenösen Injektion bestimmte Zubereitungen dürfen deshalb nicht unbedenklich auch zur i. m.- oder s.c.-Injektion verwendet werden! In den Muskel oder das Unterhautgewebe injizierte Lösungen müssen ausdrücklich für diesen Verwendungszweck deklariert sein, denn vor allem bei der subkutanen Injektion können schon relativ kleine Abweichungen von der Isotonie oder der physiologischen Protonenkonzentration zu Schädigungen des Gewebes und zu Nekrosen führen [13, 14].

Faktoren für die Schmerzintensität

Der bei der **subkutanen Selbstinjektion empfundene Schmerz** ist durch Irritationen oder Schädigungen des kutanen Gewebes durch die Kanüle und/oder die Injektionslösung bedingt. Dabei aktivieren mechanische oder chemische Reize die Nozirezeptoren des peripheren Nervensystems in der Haut. Neben einer Vielzahl von wirkstoff- und formulierungsbedingten Einflussgrößen bestimmen u. a. folgende anwendergesteuerte Faktoren die Schmerzintensität:

» Form der Kanülenspitze und damit die Verwendungshäufigkeit der Kanüle,
» Kanülendurchmesser,
» Ort der Injektion,
» Temperatur der Injektionslösung und
» Injektionsgeschwindigkeit [15, 21–23].

Schmerz in Abhängigkeit von den Nadeleigenschaften

Den deutlichsten Effekt zeigt dabei die Form des vordersten Abschnitts der facettiert angeschliffenen Nadelspitze. Bei stumpfer werdenden Kanülen, d. h. Nadelspitzen mit mikroskopisch kleinen Verbiegungen, nimmt die

Schmerzintensität infolge ausgeprägterer Gewebetraumatisierung deutlich zu. Derartige Verformungen sowie das Entfernen des Gleitfilms aus Silikonöl auf der Nadeloberfläche ließen sich schon nach sehr wenigen Injektionen mit der betreffenden Kanüle nachweisen. Der Nadeldurchmesser scheint zumindest im Intervall von 0,35–0,50 Millimeter die Schmerzempfindung nur in geringerem Umfang zu beeinflussen. So wurde zwischen diesen beiden Werten des Kanülendurchmessers beispielsweise bei Insulininjektionen kein wahrnehmbarer Unterschied [22], bei Heparininjektionen ein gewisser Unterschied gefunden [15].

Schmerz in Abhängigkeit vom Injektionsort

Einen ausgeprägteren Effekt zeigt die Lage des Hautareals, in das gespritzt wird. Subkutaninjektionen in die Abdomen- oder Oberschenkelregion sind weniger schmerzhaft als Hautstiche in das Oberarmareal. Der Abdominalbereich gilt vergleichsweise als am wenigsten empfindlich. Da die Dichte des Hautnervenbesatzes in allen drei Regionen vergleichbar ist, wird die unterschiedliche Dicke des Subkutangewebes zur Erklärung dieses Phänomens herangezogen [23]. Besonders schmerzhaft wäre eine Injektion in den Oberarm, bei der die Kanülenspitze einer 12 Millimeter langen Nadel versehentlich intramuskulär bis in die Nähe des nervenreichen Periosts (Knochenhaut) gelangt [23].

Schmerz in Abhängigkeit von der Temperatur der Injektionslösung

Dem Kühlschrank entnommene Lösungen schmerzen nach subkutaner Zufuhr stärker als auf Raumtemperatur erwärmte Zubereitungen.

Schmerz in Abhängigkeit von der Injektionsgeschwindigkeit

Der schmerzmindernde Effekt einer geringen Injektionsgeschwindigkeit zeigt sich beispielsweise deutlich bei Heparinzubereitungen: 0,2 ml in 30 Sekunden injiziert bereiteten signifikant weniger Schmerzen als eine 10-Sekunden-Injektion, was mit einer erleichterten Akkomodation des Subkutangewebes an das Injektionsvolumen erklärt wird. Auch führt die langsame Heparininjektion zu einer deutlich geringeren Hämatombildung [15].

Kinder empfinden eine Peninjektion offensichtlich als weniger schmerzhaft, wenn die Kanüle nicht manuell durch sie selbst, sondern mittels einer Automatik eingestochen wird [24]. Eine gegenüber der herkömmlichen Injektionstechnik generell verminderte Schmerzintensität bei Verwendung nadelfreier Injektionssysteme wird kontrovers diskutiert [6, 25, 26].

5.3 Instabilitäten von Proteinarzneimitteln

Bei den durch Selbstinjektion verabreichten Arzneistoffen handelt es sich zum weitaus überwiegenden Teil um (rekombinante) Proteinwirkstoffe. So werden etwa Proteine aus folgenden pharmakologischen Gruppen von Patienten selbst gespritzt:

- Antianämika (z. B. Erythropoietin alfa, beta),
- Antidiabetika (z. B. Humaninsuline, Insulinanaloga),
- Antihypoglykämika (z. B. Glucagon),

» Blutgerinnungsfaktoren (Faktor VII, Faktor VIII, Faktor IX),
» Hypophysenhormone (z. B. Somatropin, Follitropine),
» Hypothalamushormone (z. B. Somatostatin),
» Mittel gegen erektile Dysfunktion (z. B. Alprostadil),
» monoklonale Antikörper (z. B. Adalimumab),
» Osteoporosemittel (z. B. Teriparatid),
» biologische Response Modifier (z. B. Anakinra, Etanercept, Glatiramer) und
» Zytokine (z. B. Interferone, PEG-Interferone).

Auch Antigene und polyklonale Antikörper in Impfstoffen und Seren, die zwar der Arzt verabreicht, deren Transport beziehungsweise Aufbewahrung der Patient aber teilweise übernimmt, stellen (z. T. rekombinante) Proteine dar. Alle diese so genannten Biologicals weisen eine hochkomplizierte und sensible räumliche Anordnung ihrer Moleküle auf. Verschiedene **vom Patienten steuerbare Faktoren, welche die komplexe Struktur der Proteine beeinflussen** können, müssen daher bei der Aufbewahrung und teilweise der Anwendung dieser Arzneimittel streng berücksichtigt werden [27]. Eine kurze Erläuterung solcher Einflussfaktoren sei deshalb der Schilderung konkreter Handhabungshinweise vorausgestellt.

Molekulare Strukturen von Proteinen

Die therapeutische Aktivität der (Gluco-)Proteinmoleküle wird nicht nur durch ihre Primärstruktur, also die Aminosäuresequenz, bestimmt, sondern auch durch die dreidimensionale Ausrichtung der Polypeptidkette in Sekundär-, Tertiär- und Quartärstruktur. Unter Sekundärstruktur versteht man die Art der Kettenfaltung, also etwa die Anordnung der Peptidkette in Form einer rechtswendigen Schraube (α-Helixstruktur) oder die Zusammenlagerung mindestens zweier Ketten zu einem ebenen Gebilde (β-Faltblattstruktur). Die Tertiärstruktur wird durch die die räumliche Anordnung dieser gefalteten Kettenabschnitte, also von Helix- und Faltblattstrukturen zueinander, definiert. Die Tertiärstruktur ist allerdings nicht starr, sondern zeigt eine gewisse Flexibilität – beispielsweise als Enzym, um ein Substrat aufzunehmen. Mehrere Polypeptidketten assoziieren in höherer Konzentration zu stabilen oligomeren Proteinen; diese Assoziate stellen schließlich die Quartärstruktur des Proteins dar. Die Ausbildung und Stabilität der Sekundär-, Tertiär- und Quartärstrukturen wird überwiegend durch nichtkovalente Bindungskräfte wie Wasserstoffbrücken, van-der-Waals-Kräfte oder hydrophobe Wechselwirkungen gewährleistet. Unter physiologischen Bedingungen liegt die dreidimensionale Struktur des Proteins jedoch immer in einem Gleichgewicht zwischen nativem und entfaltetem (ohne spezifische Sekundär- und Tertiärstruktur) Zustand vor. Die Differenz der freien Energie beider Formen ist relativ gering, weshalb bereits moderate Einflüsse wie etwa Wärme-, Licht- und Schüttelbelastungen zu einem Überwiegen der entfalteten, also biologisch unwirksamen Form führen können.

Einflüsse auf die Proteinstrukturen

Konsequenzen eines solchen Verlustes der charakteristischen Sekundär- und Tertiärstruktur (Denaturierung), einer rein physikalischen Instabilität also, sind u. a.:

- Aggregation (Zusammenlagerung denaturierter Proteinmoleküle),
- Präzipitation (Ausfällung zuvor gelösten Proteins),
- Adsorption an hydrophobe Grenzflächen (z. B. an Wasser/Glasoberflächen, Wasser/Luft-Grenzflächen).

Neben diesen physikalischen Veränderungen können bei Proteinarzneistoffen auch chemische Instabilitätsreaktionen auftreten wie etwa Hydrolyse (Polypeptidbindung, Deamidierung von Asparagin und Glutamin zur freien Säure), Oxidation (Reaktion schwefelhaltiger Aminosäuren mit Luftsauerstoff) oder Di-/Polymerisationsreaktionen.

Patientengesteuerte Einflüsse können zu Aktivitätsverlusten führen

Folgende patientengesteuerte Einflussfaktoren können die genannten chemischen und vor allem die physikalischen Veränderungen lyophilisierter oder in Wasser dispergierter Polypeptidwirkstoffe hervorrufen und damit klinisch relevante Aktivitätsverluste von Parenteralia verursachen:

- Temperatureinflüsse,
- Lichteinstrahlung,
- mechanische Belastungen wie starkes Schütteln oder länger dauernde Vibrationen,
- (zu) hohe Konzentrationen von Proteinlösungen [28–30].

Durch den Zusatz verschiedener, chemisch sehr unterschiedlicher Hilfsstoffe wie etwa Aminosäuren, Saccharide, Polyole und Polyethylenglykole lassen sich Proteine in wässriger Lösung stabilisieren und damit der Einfluss der genannten Faktoren mindern.

Einfluss der Temperatur

Trotzdem können selbst moderate **Temperaturerhöhungen** ausgeprägte physikalische und chemische Veränderungen gelöster Proteine verursachen. Erythropoietin beispielsweise kann bereits bei Raumtemperatur innerhalb von Stunden in klinisch relevantem Umfang dimerisieren [31]. Oftmals beeinflusst der physikalische Zustand des Proteins die Instabilitätsreaktion. So zeigt bei Temperaturen zwischen 40–60 °C gelöstes Insulin hauptsächlich eine Dimerisation, suspendiertes Insulin dagegen Deamidierungsreaktionen [32]. Auch **Frosttemperaturen** können physikalische Veränderungen hervorrufen (Kältedenaturierung). So kann es beim Einfrieren infolge unterschiedlicher Löslichkeit der Pufferkomponenten zu einer dramatischen pH-Wert-Verschiebung kommen sowie zur Aufkonzentration und Auskristallisation von Hilfsstoffen. Die Konsequenz ist häufig eine Aggregatbildung und Ausfällung der Proteine (freeze denaturation). Beim langsamen Einfrieren ist der Effekt der kältebedingten Denaturierung ausgeprägter, da die Zeit für zersetzende Reaktionen in dem konzentrierten Milieu verlängert ist [30]. Gefrorene und wieder aufgetaute Insulinsuspensionen etwa zeigten deutlich verringerte Aktivitäten [33].

Einfluss von Licht

Rekonstituierter Masern-Mumps-Röteln-Impfstoff kann durch Einwirkung von **Sonnenlicht** über nur fünf Minuten weitgehend inaktiviert werden. Auch Glühlampenlicht kann diesen Effekt nach längerer Einstrahlungszeit auslösen [34]. Eine lichtbedingte Aktivitätsminderung eines Lyophilisats wurde unter anderem bei BCG-Vakzinen nachgewiesen [35].

Scherkräfte wie sie etwa auftreten, wenn Lösungen Vibrationen oder Schüttelbewegungen ausgesetzt werden, können zur Denaturierung führen. Beispielsweise sind hier Vibrationen relevant, wie sie unter Umständen während längerer LKW-Transporte auftreten. Wärmebedingte Denaturierungen waren ausgeprägter, wenn die Dispersion gleichzeitig geschüttelt wurde [32]. Kommt es infolge Umschüttelns von Proteinlösungen zur Luftbläschen- bzw. Schaumbildung, orientieren sich hydrophobe Molekülabschnitte zu den hydrophoben Wasser/Luft-Grenzflächen, was ein Aufheben der charakteristischen Faltung zusätzlich begünstigt. Auch Adsorption und damit partielle Konformitätsänderungen des Proteinmoleküls an die hydrophobe Oberfläche von Glasbehältnissen werden beschrieben [28, 36–38]. Weiterhin führt das rasche Passieren einer Kapillare unter Umständen zur Aktivitätsminderung einer Proteinlösung [28]. Schließlich kann ein kräftiger Flüssigkeitsstrahl beim Einspritzen eines Lösungsmittels in eine Durchstechflasche mit einem Lyophilisat einen aktivitätsmindernden Scherstress ausüben.

Einfluss mechanischer Belastungen

Die Aggregation von Proteinen wird durch (zu) **hohe Konzentrationen in wässrigen Lösungen** begünstigt, was für eine Vielzahl von Wirkstoffen nachgewiesen wurde [28]. Spritzt etwa der Patient nicht die vollständige Lösungsmittelmenge zum Lyophilisat, kann neben verschiedenen Konsequenzen auch eine Aktivitätseinbuße des rekonstituierten Präparates infolge zu hoher Konzentration resultieren.

Einfluss der Lösungskonzentration

5.4 Impfstoffe und Sera

Impfstoffe und Sera (Immunglobuline) werden oftmals an Kunden abgegeben, die sie auf direktem Weg oder auch erst nach vorübergehender Aufbewahrung im häuslichen Bereich an das Personal der ärztlichen Praxis weiterreichen. Bezüglich des Wärmeschutzes auf diesem Transportweg sind entsprechend den Lagerungsbedingungen bei den Fachkreisen zwei Warengruppen zu unterscheiden.

Temperaturempfindlichkeit von Impfstoffen und Sera

1. Bei der einen handelt es sich um **kühl zu lagernde, aber nicht kühlkettenpflichtige** Präparate wie Immunglobuline und bestimmte Vakzinen. Zu diesen Impfstoffen gehören primär solche mit inaktivierten, Subunit- und Toxoidantigenen (Tab. 5.1), also beispielsweise Präparate zur Immunisierung gegen:

Nicht kühlkettenpflichtige Präparate

» Cholera,
» Diphtherie,
» Frühsommer-Meningoenzephalitis,
» Hepatitis A, -B,
» Influenza,
» Pertussis,
» Tetanus,
» Tollwut,
» Tuberkulose und
» Typhus.

Tab. 5.1: Daten von monovalenten Impfstoffen (Auswahl)

Impfstoff zur Immunisierung gegen	Präparatebeispiel(e) (Kurzbezeichnung)	Eingesetztes Antigen				Kühlkettenpflichtig	Eingesetztes Adsorbens	Vorliegende Arzneiform
		Lebend-attenuiert	Inaktiviert	Subunitantigene, Polysaccharide, Konjugate	Toxoide			
Diphtherie	Diphtherie-Adsorbat-Impfstoff für Erwachsene/ -für Kinder	–	–	–	Bakteriell	Nein	Aluminium-hydroxid	Suspension
Frühsommer-Meningoenzephalitis (FSME)	Encepur®, -K, FSME-Immun®	–	Viral	–	–	Nein	Aluminium-hydroxid	Suspension
Gelbfieber	Stamaril®	Viral	–	–	–	Nein	–	Lyophilisat
Haemophilus influenzae b (Hib)	Hibtiter®	–	–	Bakteriell	–	Nein	–	Lösung
	PedvaxHIB® Liquid	–	–	Bakteriell	–	Ja	Aluminium-hydroxid	Lyophilisat
Hepatitis A	Havrix® 1440	–	Viral	–	–	Nein	Aluminium-hydroxid	Suspension
	Vaqta®/ -K pro infantibus	–	Viral	–	–	Nein	Aluminium-hydroxid	Suspension
Hepatitis B	Engerix®-B/ -Kinder, HBVAXPRO® 5/–10/–40 Mikrogramm/ml	–	–	Viral	–	Nein	Aluminium-hydroxid	Suspension

Influenza	Begrivac®, Influsplit®, Influvac®, Mutagrip®	–	–	Viral	–	Nein	–	Suspension
Japan. Enzephalitis	(nur Importware verfügbar)	Viral	–	–	–	Ja	–	Lyophilisat
Masern	Masern-Impfstoff Merieux®	Viral	–	–	–	Ja	–	Lyophilisat
Meningokokken	Mencevax®, ACWY, Meningokokken-Impfstoff A+C Merieux®	–	–	Bakteriell	–	Nein	–	Lyophilisat
	Menjugate® (gg. Serogruppe C)	–	–	Bakteriell	–	Nein	–	Lyophilisat
Mumps (nur in Kombinationsimpfstoffen)	MMR Triplovax®	Viral	–	–	–	Ja	–	Lyophilisat
	Priorix®	Viral	–	–	–	Ja	–	Lyophilisat
Pertussis (azellulär)	Pac Merieux®	–	–	–	Bakteriell	Nein	Aluminiumhydroxid/(-phosphat)	Suspension
Pneumokokken	Pneumovax® 23	–	–	Bakteriell	–	Nein	–	Lösung
	Prevenar®	–	–	Bakteriell	–	Nein	–	Suspension
Poliomyelitis (Salk)	IPV-Virelon®	–	Viral	–	–	Nein	–	Suspension
Röteln	Röteln-Impfstoff HDC Merieux®	Viral	–	–	–	Ja	–	Lyophilisat

Tab. 5.1: Daten von monovalenten Impfstoffen (Auswahl, Fortsetzung)

Impfstoff zur Immunisierung gegen	Präparatebeispiel(e) (Kurzbezeichnung)	Eingesetztes Antigen				Kühlkettenpflichtig	Eingesetztes Adsorbens	Vorliegende Arzneiform
		Lebend-attenuiert	Inaktiviert	Subunitantigene, Polysaccharide, Konjugate	Toxoide			
Tollwut	Tollwut-Impfstoff (HDC) inaktiviert Merieux®, Rabipur®	–	Viral	–	–	Nein	–	Lyophilisat
Typhus (parenteral)	Typhim Vi®	–	–	Bakteriell	–	Nein	–	Lösung
Typhus (peroral)	Typhoral L®	Bakteriell	–	–	–	Ja	–	Hartgelatinekapseln
Varizellen	Varilix®, Varivax®	Viral	–	–	–	Ja	–	Lyophilisat

Diese Impfstoffe und die Immunglobuline können vom Patienten (nicht von Fachkreisen!) erforderlichenfalls einmalig drei bis vier Tage außerhalb des Kühlschranks ohne wesentlichen Wirksamkeitsverlust transportiert oder aufbewahrt werden. Temperaturen über 25 °C und Sonneneinwirkung sind dabei jedoch strikt zu vermeiden [34, 35, 39].

Kühlkettenpflichtige Präparate

2. Dagegen sind die **kühlkettenpflichtigen Präparate** (Tab. 5.1) auch durch das letzte Glied der Transportkette, den überbringenden Impfling, streng Temperatur schonend zu behandeln. In diese Präparategruppe fallen neben den Lebendimpfstoffen zur Immunisierung gegen

» Masern,
» Mumps,
» Röteln und
» Windpocken auch ein
» Impfstoff mit Polysaccharid-Antigenen gegen Haemophilus-influenzae-B-Meningitiden.

Der kühlkettenpflichtige Lebendimpfstoff gegen Japan-Enzephalitis ist in Deutschland nur als Importware verfügbar. (Die Vakzinen mit lebendem, abgeschwächtem Gelbfiebervirus sind nicht kühlkettenpflichtig; sie werden vom pharmazeutischen Unternehmer direkt an Gelbfieber-Impfstellen geliefert.)

Transport kühlkettenpflichtiger Impfstoffe

Wird ein kühlkettenpflichtiger Impfstoff entweder umgehend in eine nahe gelegene Arztpraxis gebracht oder in einer Kühlbox (Kap. 5.7) transportiert, so kann das Präparat im Kühlschrank der Praxis erneut bis zum späteren Verbrauch gelagert werden. Lässt sich dagegen ein kurzzeitiger Verbleib des Impfstoffs bei Temperaturen über 8 °C nicht vermeiden, so ist das Präparat anschließend sofort zu verimpfen. Das Praxispersonal muss daher bei der Aushändigung unbedingt von der Wärmebelastung der Vakzine unterrichtet werden.

Es sei betont, dass eine derartige, etwa eine Stunde dauernde Unterbrechung der Kühlkette durch den Patienten (nicht durch Fachkreise!) nur unter der Voraussetzung zu akzeptieren ist, dass der Impfstoff höchstens Raumtemperatur ausgesetzt und anschließend endgültig verbraucht, also keinesfalls weiteren Kälte-Wärme-Zyklen ausgesetzt wird. Detaillierte Limits hinsichtlich tolerierbarer Zeiträume und Temperaturen bei solchen Kühlkettenunterbrechungen sind präparatespezifisch und müssen daher beim pharmazeutischen Unternehmer abgerufen werden. Die relativ hohe Wärmebeständigkeit mancher kühlkettenpflichtiger Vakzinen [35, 40, 41] sowie die strengen Anforderungen des Arzneibuchs an die Thermostabilität der Impfstoffe (beispielsweise Prüfung auf Temperaturbeständigkeit des Masern-, Mumps- und Röteln-Lebendimpfstoffs bei jeweils 37 °C / 7 Tage nach Ph. Eur. 2005) dürfen keinesfalls zur Nachlässigkeit beim Einhalten der geforderten Temperaturintervalle verleiten. Eine einmalige Temperaturüberschreitung ist oftmals nicht so problematisch wie Kumulationseffekte durch mehrfache, auch jeweils nur kurzzeitige Überschreitungen [35, 39, 42].

Temperaturüberschreitungen

Lichtempfindlichkeit

Der Vollständigkeit halber sei neben der Wärmeempfindlichkeit auch auf die ausgeprägte Lichtempfindlichkeit einiger Vakzinen in ihren klartransparenten Ampullen oder Fertigspritzen hingewiesen. So kann eine nur fünfminütige Sonneneinstrahlung zur weitgehenden Inaktivierung eines Masern-Mumps-Röteln-Impfstoffes führen [34].

Frostempfindlichkeit von Sera und Impfstoffen

Auch Abweichungen der Temperatur unter 0 °C sind bei Sera und parenteralen Impfstoffen strikt zu vermeiden. Verwahrt etwa der Patient ein Präparat bis zum Arztbesuch im häuslichen Kühlschrank, darf dies keinesfalls im Tiefkühlfach geschehen, da das Gefrieren Wirksamkeits- oder Qualitätsverluste zur Folge haben kann. Gefährdet sind insbesondere Adsorbatimpfstoffe (Tab. 5.1), also verschiedene Nicht-Lebendimpfstoffe. Die bei ihnen als Adsorbens verwendeten Salze (Aluminiumhydroxid, -phosphat) ändern bei Temperaturen unterhalb des Gefrierpunktes ihr Gelbildungs- und Adsorptionsvermögen. Es bilden sich im Präparat Agglomerate, die sich auch durch heftiges Schütteln der Ampulle nicht in eine homogene Suspension überführen lassen. Die Verträglichkeit der Vakzine wird dadurch verschlechtert und ihre Wirksamkeit infrage gestellt. Auch nur partiell gefrorene Präparate sind deshalb zu verwerfen. Infolge des Gefrierens können ferner Haarrisse in den Glasampullen oder Fertigspritzen auftreten, die zur Unsterilität führen [35, 39, 42–44].

5.5 Insulinpräparate

Bei den Präparaten zur Injektion durch den Patienten selbst oder durch eine medizinisch nicht gebildete Pflegeperson handelt es sich in den meisten Fällen um Insulinzubereitungen.

5.5.1 Aufbewahrungsbedingungen von Insulinpräparaten

Stabilität von Insulinpräparaten

Folgende patientengesteuerte Einflussfaktoren können klinisch relevante Aktivitätsverluste von Insulinpräparaten verursachen (vgl. Kap. 5.3):

» Temperatur (Kälte, Wärme),
» Licht (Sonneneinstrahlung) und
» mechanische Belastungen (Vibrationen, starkes Schütteln).

Ein minimaler Verlust der biologischen Aktivität (2–5 %) wurde bei verschiedenen Insulinzubereitungen des Handels bei Aufbewahrungstemperaturen zwischen 2 und 8 °C erst innerhalb von Jahren gemessen. Bei 25 °C Aufbewahrungstemperatur trat eine derartige Aktivitätsminderung präparateabhängig in Zeiträumen zwischen etwa einem und 30 Monaten auf, und bei 40 °C wurden von verschiedenen Autoren für diverse Präparate entsprechende Zeiträume zwischen einigen Tagen und 15 Wochen ermittelt. Noch höhere Temperaturbelastungen bedingten eine überproportional starke Qualitätsminderung. So sank der Wirkwert einer Insulinlösung bei 60 °C innerhalb von 15 Stunden auf die Hälfte des Ausgangswertes. Minusgrade führten ebenfalls zu Einbußen der biologischen Aktivität, vor allem infolge nicht mehr vollständig redispergierbarer Niederschläge. Insbesondere Suspensionsformulierungen wurden durch Einfrieren in ihren Eigenschaften verändert; u. a. verschlechterten sich die Gewebeverträglichkeit und die Resorptionskinetik der wieder aufgetauten Präparate [32, 33, 45–49].

Ferner kann eine Bestrahlung der Insulinpräparate in ihren klartransparenten Behältnissen mit Sonnenlicht zu Aktivitätsverringerungen führen. Diese wurden nicht nur bei direkter Sonneneinstrahlung gemessen, sondern auch bereits unter dem Einfluss von diffusem Tageslicht [45, 49].

Aufbewahrung beim Patienten

Aus derartigen Befunden bzw. detaillierten, präparatespezifischen Stabilitätsdaten wurden von pharmazeutischen Unternehmern für die Aufbewahrung ihrer Präparate beim Patienten folgende Vorschriften abgeleitet [47, 49]:

» Vorräte an Insulindurchstechfläschchen, Penpatronen oder Einmalpens sollte man bei 2–8 °C, also im Kühlschrank, und zwar am besten im Gemüsefach, jedoch keinesfalls im Gefrierfach lagern.
» Angebrochene Insulinfläschchen für Einmalspritzen können bei Raumtemperatur, aber vor Lichteinwirkung geschützt, aufbewahrt werden. In den Pen eingelegte Insulinpatronen müssen sogar bei Raumtemperatur verbleiben, sofern die Kanüle nicht nach jeder Injektion abgeschraubt wird; bei Temperaturschwankungen würde durch die aufgesetzte Kanüle Insulin aus- und Luft eintreten (Kap. 5.5.3.4).

Auf Raumtemperatur erwärmtes Insulin verursacht nach der Injektion auch geringere lokale Irritationen als gekühltes Insulin. Von den verschiedenen Herstellerfirmen werden für ihre Insulinpräparate Aufbrauchfristen bei Raumtemperatur von 4 Wochen angegeben. Eine Ausnahme hiervon stellen verschiedene Präparate der Firma Novo Nordisk dar, für die eine 6-wöchige Aufbrauchfrist festgelegt wurde. Als Obergrenze der Raumtemperatur wird herstellerabhängig 25 oder 30 °C festgelegt; bei einer genauen diesbezüglichen Kundenberatung ist daher die jeweilige Packungsbeilage bzw. Fachinformation zu beachten.

Insulin für am Körper getragene Infusionspumpen kann man 6 Tage (Velosulin®) beziehungsweise 14 Tage (Insuman® Infusat) lang in der Pumpe belassen.

Temperaturbelastungen bis 40 °C, wie sie etwa im überhitzten Auto oder auf Reisen in tropischen Ländern auftreten können, sind für Zeitspannen von einigen Stunden bis zu einem Tag tolerabel; genaue präparatespezifische Daten müssen erforderlichenfalls bei der betreffenden Firma abgefragt werden. Nach Temperaturbelastungen über 40 °C werden Insulin-Fertigarzneimittel von den verschiedenen Herstellern übereinstimmend als nicht mehr verwendbar eingestuft.

Auf Reisen in heißen Regionen kann daher für den Insulintransport ein Wärme dämmender Behälter mit beigepackten Kühlelementen oder sogar eine aktiv kühlende Vorrichtung (Kap. 5.7) sehr nützlich sein.

Bei längerem Aufenthalt des Diabetikers unter Frostbedingungen wie etwa beim Skifahren oder auf Hochalpintouren soll das Insulin möglichst körpernah getragen werden, also in einer Innentasche oder einem Beutel am Körper. Während längerer Reisen darf sich der Diabetiker niemals vom Insulin selbst und den Injektionsutensilien trennen. Nach der Rückkehr ist mit kritischen Wärme- oder Kältetemperaturen belastetes Insulin sicherheitshalber nicht mehr zu verwenden.

Frosting-Phänomen

Vor allem reine NPH-Humaninsuline zeigen das sog. **Frosting-Phänomen** (auch als flocculation oder fibrillation bezeichnet), eine selten auftretende, deutliche Aktivitätsminderung, verbunden mit einer eiskristallähnlichen Ablagerung an der Innenwand von Fläschchen (nicht in Penpatronen) und einer Verklumpung des Insulins. Ursache dieses irreversiblen Vorganges ist eine partielle Änderung der Konformation des Insulinmoleküls an hydrophoben Grenzflächen, an die sich weitere derart veränderte Insulinmoleküle anlagern können. Diese Grenzflächenerscheinung wurde bei ordnungsgemäß aufbewahrten Insulinfläschchen beobachtet, ihr Entstehen scheint aber durch thermische und mechanische Belastungen des Insulins bei Vorhandensein hydrophober Grenzflächen (z. B. Luftblasen) begünstigt zu werden (Kap. 5.3). Der Anwender eines NPH-Präparates sollte es sich daher zur Gewohnheit machen, das Insulinbehältnis nicht nur bei der erstmaligen Verwendung, sondern auch während des gesamten Anwendungszeitraumes wiederholt auf Ablagerungen und Ausflockungen zu kontrollieren und im Falle einer derartigen Veränderung das Präparat keinesfalls mehr zu verwenden [33, 37, 38, 49, 50].

5.5.2 Insulin-Einmalspritzen

Trotz der weiten Verbreitung von Insulinpens ist die Einmalspritze für die Insulinanwendung nicht in allen Fällen überflüssig geworden. Manche Diabetiker bevorzugen diese bleistiftdicke Einmalspritze mit Graduierung in Insulineinheiten aus Handhabungsgründen oder verabreichen mit ihr eine Mischung zweier Präparate. So können bei der intensivierten Insulintherapie durch das gemeinsame Aufziehen der morgendlichen bzw. abendlichen Dosis an Verzögerungsinsulin mit dem jeweiligen Normalinsulin-Bolus zwei zusätzliche Injektionen eingespart werden. Ferner kann eine Insulinspritze bei Ausfall eines Pens oder einer Insulinpumpe als erstes Reserveinstrument dienen.

5.5.2.1 Befüllen der Insulin-Einmalspritzen

Homogenisieren von Insulinsuspensionen

Unmittelbar vor dem Aufziehen in die Spritze müssen **Insulinsuspensionen** homogenisiert werden. Dazu dürfen die Fläschchen nicht kräftig geschüttelt werden, da durch wiederholtes Schütteln bzw. Schaumbildung die

Insulinstabilität ungünstig beeinflusst werden kann (Kap. 5.3) [32, 37, 38]. Ferner sollten keine Luftbläschen und kein Schaum gebildet werden, da diese Lufteinschlüsse unter Umständen in die Spritze mit aufgezogen werden. Das Homogenisieren gelingt am besten durch langsames Rollen des waagerecht gehaltenen Fläschchens zwischen den Handflächen über eine ausreichend lange Zeit (Homogenität kontrollieren). Vielfach wird empfohlen, vor der Entnahme den Gummistopfen mit Isopropylalkohol 70 % zu reinigen bzw. zu desinfizieren. Danach wird eine der verordneten Insulindosis etwa entsprechende Menge Luft in das Fläschchen injiziert. Nach dem Umdrehen der Flasche mit noch eingestochener Spritze zieht man etwa fünf Einheiten mehr Insulin auf, als verordnet sind. Wurden keine Luftbläschen eingezogen, kann der Kolben sofort bis zur entsprechenden Marke zurückgeschoben werden, andernfalls drückt man die nach oben gestiegenen Luftbläschen (Spitze antippen) sorgfältig aus der Spritze. Aus ihrem Injizieren würde kein gesundheitliches Risiko resultieren, aber die verabreichte Insulindosis wäre verringert [51–56].

Luft in der Insulinspritze

Ein alternatives Vorgehen zur Entfernung der Luftblasen, bei dem der Kolben der in dem Fläschchen steckenden Spritze mehrmals rasch hin und her bewegt wird, ist ungünstiger zu beurteilen. Denn hierbei besteht das erhöhte Risiko, dass Spuren des Gleitmittels Silikonöl aus der Einmalspritze gespült und mit dem Insulin unter die Haut gespritzt werden [53, 54].

Mischen verschiedener Insulinpräparate

Das **Mischen von zwei verschiedenen Insulinpräparaten** in einer Spritze darf nur nach ärztlicher Anweisung erfolgen. Es wird dabei meist empfohlen, zuerst das schnell wirksame und dann das Verzögerungsinsulin aufzuziehen, um Verunreinigungen des Normalinsulins bzw. rasch wirkenden Insulinanalogs mit Verzögerungsinsulin zu vermeiden. Auf jeden Fall muss der Patient immer die gleiche Reihenfolge der Insulinsorten beim Aufziehen einhalten. Vor dem Aufziehen des Insulins müssen mit der eingesetzten Spritze beide Fläschchen, also auch im Voraus das mit Verzögerungsinsulin, belüftet werden. Das Insulinglargin-Präparat (Lantus® Lösung) darf wegen seines sauren Lösungsmittels (pH 4) nicht mit anderen Insulinpräparaten gemischt werden. Suspensionspräparate mit höheren Konzentrationen an Zinkionen (z. B. Ultratard®) sollten nicht mit phosphatpufferhaltigen Zubereitungen vermischt werden, da durch das Ausfallen von Zinkphosphat der Wirkungseintritt des Verzögerungsinsulins unkontrolliert beschleunigt werden kann. Manche Interaktionen (z. B. zwischen überschüssigem Protamin und Normalinsulin) treten in Abhängigkeit verschiedener Faktoren wie Mischungsverhältnis oder Temperatur erst eine gewisse Zeit nach dem Vermischen in klinisch relevantem Umfang auf. Inwieweit das sofortige Injizieren einer derartigen Mischung problemlösend sein kann, wird kontrovers diskutiert. Wegen der multifaktoriell beeinflussten Wechselwirkungen müssen Fragestellungen zur Mischbarkeit stets mithilfe von Kompatibilitätstabellen oder Auskünften des betreffenden pharmazeutischen Unternehmers geklärt werden. In ganz besonderem Maß gilt dies auch bei der im Folgenden geschilderten Aufbewahrung solcher Mischungen über Stunden oder Tage [51, 52].

Im Voraus befüllte Spritzen

Für Diabetiker, die in ihrer Feinmotorik oder ihrem Sehvermögen, etwa infolge diabetischer Neuro- oder Retinopathie, eingeschränkt sind, können Insulinpräparate vom Pflegepersonal für einige Zeit **im Voraus in die Spritze aufgezogen** werden. Die Nadeln der gefüllten Spritzen müssen dabei in den Schutzkappen stecken, nicht nur aus mikrobiologischen Gründen, sondern auch, um das Ausfällen und Eintrocknen gelösten Insulins in der Kanüle sowie Verletzungen zu verhindern. Spritzen mit Insulinsuspensionen sollten nicht stehend mit der Nadel unten gelagert werden, damit sedimentierende Insulinpartikel die Kanüle nicht verlegen. Spritzen mit unterschiedlichen Insulinmengen oder -sorten werden am besten deutlich getrennt voneinander aufbewahrt, beispielsweise in unterschiedlich geformten oder verschiedenfarbigen Behältern (z. B. Trinkbecher, Tabletts). Natürlich muss man bei Suspensionspräparaten die Spritze vor der Anwendung erneut mehrmals kippen. In diversen Untersuchungen zeigten sich bei einer derartigen Aufbewahrungsweise, abhängig von der Temperatur, dem eingesetzten Insulinpräparat und Material der Einmalspritzen unterschiedlich große Abnahmen der Insulin- und vor allem der Konservierungsmittelkonzentrationen. Als Ursache werden Wechselwirkungen mit den Plastikmaterialien (Polyethylen, -propylen) und dem Gleitmittel der Spritzen (Silikonöl) diskutiert. Der mikrobiologische Status verschlechterte sich, soweit er geprüft wurde, innerhalb von 4 Wochen nicht. Die tolerierbaren Aufbewahrungszeiten in der Einmalspritze, die aus den Wechselwirkungsrecherchen abgeleitet wurden, divergieren zwischen 1 und 4

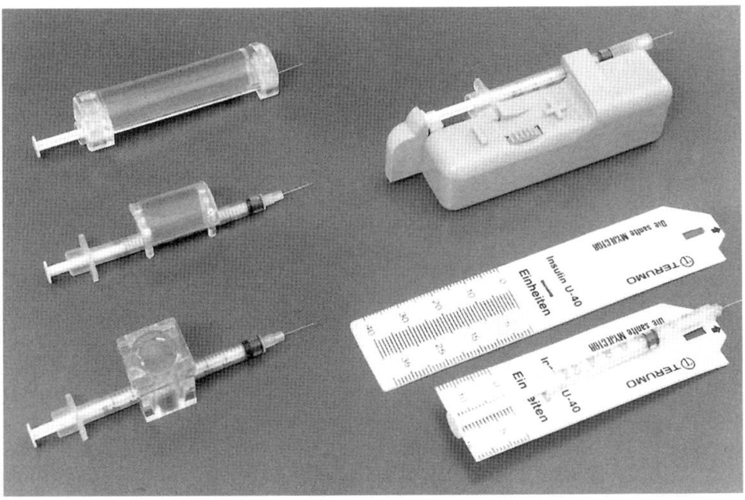

Abb. 5.2: Hilfsmittel für die Handhabung von (Insulin-) Einmalspritzen.
Links: Skalenlupen; rechts: Aufziehhilfen. Bezugsquellen s. Tab. 5.2

Wochen; übereinstimmend lässt sich daher ein Zeitraum von 8 Tagen festlegen [51, 57–59].

Bei Stabilitätsprüfungen von Insulin glargin (Lantus® Lösung) in Einmalspritzen zeigten sich bereits nach zwei Tagen Trübungen, die in Anhängigkeit des eingesetzten Spritzenmodells unterschiedlich intensiv ausgebildet waren. Der Hersteller dieses Insulinanalogons rät daher von seiner Aufbewahrung in vorgefüllten Einmalspritzen generell ab [47].

Werden in der Spritze herzustellende Mischungen für Tage im Voraus aufgezogen, sind evtl. verzögert auftretende Wechselwirkungen zu bedenken. In solchen Fällen sollte daher die Blutglucosekontrolle eine gewisse Zeit engmaschig erfolgen.

Tab. 5.2: Hilfsmittel für die Handhabung von (Insulin-)Einmalspritzen (Auswahl)

Artikel (Vertriebsfirma)	PZN	Charakterisierung / Funktion
BD ® Safe-Clip® (Becton Dickinson, 69 126 Heidelberg)	–	Gerät zum Abzwicken, Aufbewahren und Entsorgen von gebrauchten, nicht abziehbaren Kanülen
BD® Skalenlupe für 0,5–/1–/2-ml-BD® Insulinspritzen (Becton Dickinson, 69 126 Heidelberg)	–	Lupe zum Vergrößern der Skala und evtl. aufgezogener Luftblasen
Dosierhilfe (Count-a-dose®) (Rehaforum Medical, 48 336 Sassenberg)	–	Gerät zum Befüllen von Einmalspritzen (z. B. BD® U40, 1 ml) in Einerschritten an Insulineinheiten
Dosierhilfe für sehbehinderte Diabetiker (Terumo, 60 528 Frankfurt)	698 0778	Auf Myjector-Insulinspritzen fixierbarer Plastikstreifen zur jeweils einstellbaren Begrenzung der Einschiebtiefe des Kolbens beim Befüllen der Spritze
Medibox® Kanülensammler (B. Braun, 43 212 Melsungen)	301 6800	Gerät zum Demontieren, Aufbewahren und Entsorgen von gebrauchten, abziehbaren Kanülen
Monoject® Vergrößerungslupe für 1-ml-Spritzen (Büttner-Frank, 91 002 Erlangen)	248 7609	Lupe zum Vergrößern der Skala und evtl. aufgezogener Luftblasen
Rigi-Box twin 500 T (Rigling, 75 382 Althengstett)	–	Gerät zum Demontieren, Aufbewahren und Entsorgen von gebrauchten, abziehbaren Kanülen
Skalenlupe für Omnikan® 40-Spritzen (B. Braun, 43 212 Melsungen)	–	Lupe zum Vergrößern der Skala und evtl. aufgezogener Luftblasen

5.5.2.2 Aufziehhilfen für Insulinspritzen

Hilfsmittel für seh- und feinmotorisch behinderte Diabetiker

Die im Handel befindlichen Aufziehhilfen für Insulinspritzen (Tab. 5.2; Abb. 5.2) erleichtern insbesondere seh- und feinmotorisch behinderten Patienten ein genaues Einstellen des Spritzenkolbens auf die verordnete Insulindosis. Es gibt auf die Spritzenskala aufsetzbare Lupen, die nicht nur das Ablesen der Graduierung und der Kolbenstellung erleichtern, sondern auch die Kontrolle des Spritzeninhalts auf eventuell angesaugte Luftblasen. Mit Hilfe eines mechanischen Gerätes (Count-a-dose® Dosierhilfe) lassen sich Spritzen durch schrittweises Drehen eines Dosierrades in Einerschritten an Insulineinheiten befüllen. Diese Hilfsmittel sind teilweise nur mit den Spritzenmodellen eines bestimmten Herstellers kompatibel (Tab. 5.2).

5.5.3 Insulinpens

Vorteile des Insulinpens

Insulinpens ermöglichen in der Regel eine genauere und mit weniger Handgriffen durchführbare Insulinverabreichung als Einmalspritzen. Die höhere Dosierungsgenauigkeit gilt insbesondere für niedrige Insulindosierungen (ca. < 5 I. E.) und bei Benutzung durch Patienten mit vermindertem Sehvermögen. Die vergleichsweise einfache Handhabung der Pens ermöglicht auch ein rasches und diskretes Injizieren in öffentlichen Räumen [60–66, 139].

Qualitätsanforderungen an dieses Medizinprodukt (Klasse IIa) wie etwa konstruktive Charakteristika, Dosierungsgenauigkeit, mechanische oder elektromagnetische Belastbarkeit sowie Inhalt der Gebrauchsanweisung werden in der Europäischen Norm ISO 11 608 [138] festgelegt.

Die Bedienbarkeit mit relativ wenigen und einfachen Handhabungsschritten ist von besonderer Bedeutung für Patienten mit verminderten visuellen und feinmotorischen Fähigkeiten. Einschränkend ist jedoch zu ergänzen, dass die Bedienung einiger nichtautomatischer Penmodelle eine relativ hohe Fingerkraft erfordert (Kap. 5.5.3.2) [67]. Die Indikation für die Insulintherapie ergibt sich bei den zahlenmäßig dominierenden Typ-2-Diabetikern meist erst im fortgeschrittenen Lebensalter, in dem sich neben den Konsequenzen des physiologischen Alterungsprozesses auch diabetesassoziierte Spätfolgen wie verminderter Visus (Retinopathie) oder verringerte taktile Empfindlichkeit (sensorische Neuropathie) zeigen.

Insulinpens sind erklärungsbedürftig

Trotz ihrer relativ unkomplizierten Bedienung sind Insulinpens ein eklatantes Beispiel für erklärungsbedürftige Applikationssysteme. Sie gehören auch zu den Artikeln, die häufig wegen vermuteter Funktionsstörungen von Apotheken an das Zentrallaboratorium Deutscher Apotheker und an die Arzneimittelkommission Deutscher Apotheker gesandt werden. Als Ursache für die reklamierte Störung erweist sich dabei jedoch oftmals kein Gerätemangel, sondern eine Fehlbedienung durch den Patienten. Vor allem Einmalpens sind von derartigen Reklamationen betroffen [68].

5.5.3.1 Penmodelle

Die im Handel befindlichen Penmodelle können in folgende fünf bauliche Varianten unterteilt werden (Tab. 5.3; Abb. 5.3):

Verschiedene Penmodelle

- **Wiederbefüllbare Pens ohne Federmechanik für die Kolbenbewegung** (s. Abb. 5.4) stellen die „klassische" Konstruktionsvariante dar. Diese Penmodelle lassen sich mit industriell gefüllten Zylinderampullen, sog. Insulinpatronen, stets neu beladen. Ihre Kanüle wird manuell in die Haut gestochen und anschließend der Kolben in der Insulinpatrone durch Fingerdruck auf den Dosierknopf verschoben.
- **Einmalpens**, auch als Insulin-Fertigspritzen oder Fertigpens bezeichnet, sind nach der Entleerung der Insulinpatrone nicht wieder beladbar. Die Insulinampulle und die Dosiermechanik bilden bei diesem Typ eine integrale Einheit, die nach dem Aufbrauchen des Ampulleninhalts insgesamt verworfen wird. Im Übrigen entsprechen sie in ihrer Handhabung weitgehend den erstgenannten Systemen.
- Bei **halbautomatischen Pens** sticht der Patient die Kanüle manuell in das Subkutangewebe, das anschließende Verschieben des Kolbens erfolgt jedoch mittels einer Federmechanik. Diese Mechanik wird beim

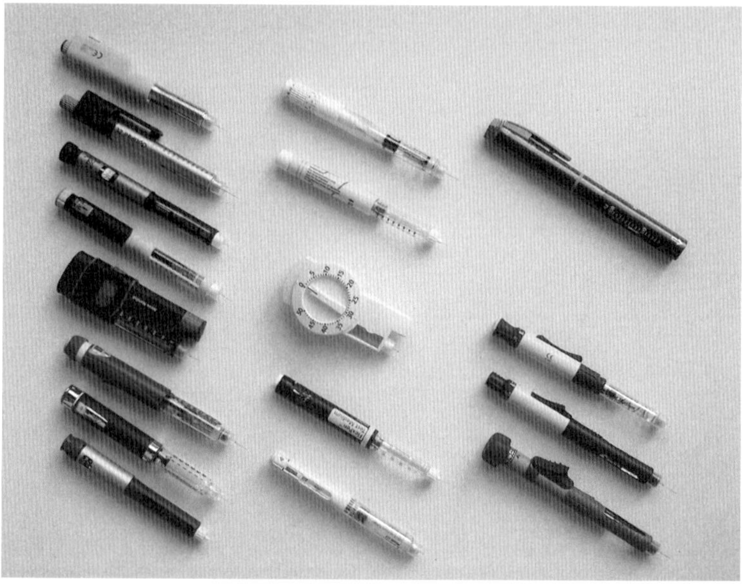

Abb. 5.3: Insulinpens.
Von oben nach unten. Links wiederbefüllbare nicht automatische Pens: OptiPen® Pro, OptiPen®, NovoPen® 4, NovoPen® 3, Innovo®, Humapen®, Ergo, HumaPen® Luxura, BerliPen® aero.
Mitte Einmalpens: OptiSet®, NovoLet®, InnoLet®, FlexPen®, Humalog®.
Rechts oben vollautomatischer Pen: Diapen® 3. Rechts unten halbautomatische Pens: Omnican® Pen, BerliPen®, Autopen®

Tab. 5.3: Charakteristika von verschiedenen Insulinpens

Modell (Herstellerfirma/Vertriebsfirma)	PZN	Pen wieder-belad-bar	Auslösen der Injektion	Anzeigeart der vorge-wählten Dosis	Dosier-schritte	Höchste vorwähl-bare Dosis	Höhere Dosis vor-wählbar als im Pen noch enthalten	Anzeige der zu-letzt ge-spritzten Dosis
Autopen®		Ja	Halb-	Analog	1 I.E.		Ja	Nein
- 3/1	141 5358		automatisch		2 I.E.	21 I.E.		
- 3/2	771 1046				2 I.E.	42 I.E.		
- Cristall 3/1	283 3661				1 I.E.	21 I.E.		
- Cristall 3/2	283 3678				2 I.E.	42.I.E.		
- Junior 3/1	351 3438				1 I.E.	21 I.E.		
- Junior 3/2	351 3579				2 I.E.	42 I.E.		
- 24 3/1	410 8935				1 I.E.	21 I.E.		
- 24 3/2	410 8941				2 I.E.	42 I.E.		
(Owen Mumford UK/Owen-Mumford)								
BerliPen® 301	722 1483	Ja	Halb-	Analog	1 I.E.	21 I.E.	Ja	Nein
- 302	722 1508		automatisch		2 I.E.	42 I.E.		
(Owen Mumford UK/Berlin-Chemie)								
BerliPen® aero	339 0668	Ja	Manuell	Analog	1 I.E.	60 I.E.	Nein	Nein
anthrazit				(Sicht-	1 I.E.	60 I.E.		
- rubinrot	339 0674			fenster)				
(Haselmeier.com/Berlin-Chemie)								
Diapen 3.1	159 5573	Ja	Voll-	Digital	1 I.E.	28 I.E.	Nein	Nein
- 3.2	159 5604		automatisch	(mecha-	2 I.E.	56 I.E.		
(Haselmeier.com/Haselmeier.com)				nisch in				
				Sicht-				
				fenster)				

Flexpen® (Novo-Nordisk DK/Novo-Nordisk)	Je nach enthaltenem Präparat	Nein	Manuell	Digital (mechanisch in Sichtfenster)	1 I.E.	60 I.E.	Nein	Nein
Humalog®, Huminsulin® (Lilly, IN, USA/ Lilly)	Je nach enthaltenem Präparat	Nein	Manuell	Digital (mechanisch in Sichtfenster)	1 I.E. 1 I.E.	60 I.E. 60 I.E.	Nein	Nein
HumaPen® Ergo grün – Ergo burgund – Luxura burgund – Luxura champagne (Lilly, IN, USA/ Lilly)	885 5907 095 9820 426 1826 455 5781	Ja	Manuell	Analog (Sichtfenster)	1 I.E. 1 I.E.	60 I.E. 60 I.E.	Ja	Nein
Innolet® (Novo-Nordisk DK/Novo-Nordisk)	Je nach enthaltenem Präparat	Nein	Manuell	Analog	1 I.E.	50 I.E.	Nein	Nein
Innovo® grün – orange (Novo-Nordisk DK/Novo-Nordisk)	053 9940 055 8630	Ja	Manuell	Digital (LC-Display)	1 I.E. 1 I.E.	70 I.E. 70 I.E	Nein	Ja (inkl. zeitl. Abstand)
NovoLet® 3 ml (Novo-Nordisk DK/Novo-Nordisk)	Je nach enthaltenem Präparat	Nein	Manuell	Analog (1 Grob- und 1 Feinskala)	2 I.E.	78 I.E.	Nein	Nein

Tab. 5.3: Charakteristika von verschiedenen Insulinpens (Fortsetzung)

Modell (Herstellerfirma/Vertriebsfirma)	PZN	Pen wieder-belad-bar	Auslösen der Injektion	Anzeigeart der vorge-wählten Dosis	Dosier-schritte	Höchste vorwähl-bare Dosis	Höhere Dosis vor-wählbar als im Pen noch enthalten	Anzeige der zu-letzt ge-spritzten Dosis
NovoPen® 3 blau – 3 dezent blau – 3 dezent grün – 3 rot – 3 silber – 3 Demi – Junior gelb – Junior grün (Novo-Nordisk DK/Novo-Nordisk)	715 1469 858 6063 858 6086 715 1475 479 6823 066 2741 141 5341 141 5335	Ja	Manuell	Analog (Sicht-fenster)	1 I.E. 1 I.E. 1 I.E. 1 I.E. 1 I.E. 0,5 I.E. 0,5 I.E. 0,5 I.E.	70 I.E. 70 I.E. 70 I.E. 70 I.E. 70 I.E. 35 I.E. 35 I.E. 35 I.E.	Ja	Nein
NovoPen® 4 blau – 4 silber (Novo-Nordisk DK/Novo-Nordisk)	000 9343 000 9366	Ja	Manuell	Analog (Sicht-fenster)	1 I.E.	60 I.E.	Nein	Nein
Omnican® Pen 31 – 32 (Owen-Mumford UK/B. Braun)	098 0599 098 0607	Ja	Halbauto-matisch	Analog	1 I.E. 2 I.E.	21 I.E. 42 I.E.	Ja	Nein
Opticlik® blau – grau (Ypsomed CH/ Sanofi-Aventis)	104 7469 104 7475	Ja	Manuell	Digital (LC-Display)	1 I.E.	80 I.E.	Nein	Ja (2 Min. lang)
Optipen® 1 E, blau – 1 E, rot – 2 E, blau – 2 E, rot (Ypsomed CH/ Sanofi-Aventis)	012 5523 012 5517 012 5546 012 5552	Ja	Manuell	Digital (LC-Display)	1 I.E. 1 I.E. 2 I.E. 2.I.E.	60 I.E. 60 I.E. 60 I.E. 60 I.E.	Nein	Ja (2 Min. lang)

Optipen®Pro 1, blau – 1, gelb – 1, grün – 2, blau – 2, grün – 2, rot (Ypsomed CH/ Sanofi-Aventis)	886 1523 250 3320 250 3337 886 1569 250 3366 250 3343	Ja	Manuell	Digital (LC-Display)	1 I.E. 1 I.E. 1 I.E. 2 I.E. 2 I.E. 2 I.E.	60 I.E. 60 I.E. 60 I.E. 60 I.E. 60 I.E. 60 I.E.	Nein	Ja (2 Min. lang)
OptiSet® (Ypsomed CH/ Sanofi-Aventis)	Je nach enthaltenem Präparat	Nein	Manuell	Analog	2 I.E.	40 I.E.	Ja [2]	Ja
Ypsomed Pen 10 – 12,5 – 25 [1] (Ypsomed CH/Ypsomed)	– – –	Ja	Manuell	Digital (LC-Display)	1 I.E. (U 100)/ 0,5 I.E. (U 40)/ 1 I.E. (U 40)	80 I.E. (U 100)/ 40 I.E. (U 40)/ 40 I.E. (U 40)	Nein	Ja (2 Min. lang)

[1] Die Ampulle dieses Gerätes kann vom Patienten mit U40- oder U100-Insulinpräparaten (oder auch anderen Arzneimitteln) gefüllt werden.
[2] Der Injektionsknopf ist aber nur bis zur Marke des Restvolumens herausziehbar.

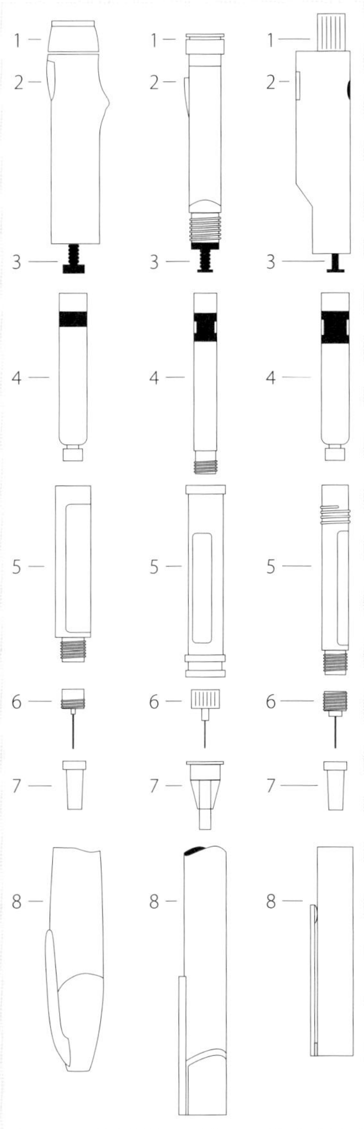

Abb. 5.4: Wiederbefüllbare Pens ohne Federmechanik für die Kolbenbewegung, in Teile zerlegt, soweit es zum Wechseln der Patronen oder Kanülen erforderlich ist.
1 – Dosier- bzw. Injektionsknopf;
2 – Dosisanzeige;
3 – Kolbenstange;
4 – Insulinpatrone mit Gummikolben;
5 – Halterung für Insulinpatrone;
6 – Kanüle;
7 – innere Schutzkappe für Kanüle;
8 – Verschlusskappe

Drehen des Dosierknopfes gespannt und durch Drücken und Festhalten eines seitlich am Pen angebrachten Schiebeknopfes ausgelöst. Die Geschwindigkeit der Insulinabgabe ist bei diesem Pentyp also unabhängig von der ausgeübten Fingerkraft. Ansonsten entspricht auch die Bedienung dieses Typs im Wesentlichen den erstgenannten Systemen.

» Bei einem im Handel befindlichen **vollautomatischen Penmodell** (Diapen®) wird durch kräftiges Eindrücken einer Kappe ein Federmechanismus gespannt, der nach kurzem Drücken eines Auslöseknopfes sowohl die Kanüle in die Haut sticht als auch den Ampullenkolben verschiebt. Das Wechseln der Kanüle und der Insulinpatrone erfolgt auch hier wie bei den nichtautomatischen Pens.

» Ein **Penmodell mit vom Patienten füllbaren Zylinderampullen** (Ypsomed® Pen) wird mit einer Aufziehhilfe geliefert, die es dem Patienten oder seiner Pflegeperson ermöglicht, beliebige Injektionslösungen aus Durchstechflaschen in die leere 3-ml-Ampulle dieses Pens zu überführen. In seinen sonstigen Konstruktions- und Bedienungsmerkmalen entspricht auch dieses Modell den zuerst genannten Systemen (s. o.).

5.5.3.2 Erforderliche Kraft bei der Handhabung nichtautomatischer Pens

Kraftaufwand im Vergleich zur Einmalspritze

Das Verschieben des Kolbens in der Penpatrone bei der Injektion erfordert eine wesentlich höhere Fingerkraft als das Nach-unten-Drücken des Kolbens einer Einmalspritze. Um gleiche Insulinvolumina durch gleich dicke Nadeln in das Subkutangewebe zu pressen, ist mit Pens und Spritzen zwar (weitgehend) dieselbe Arbeit zu leisten, doch ist die Kraft, die dabei auf den Penkolben wirken muss, deutlich größer als die auf den Spritzenkolben auszuübende. Der Penkolben hat einen größeren Durchmesser und muss daher über eine kürzere Strecke mit größerer Kraft bewegt werden. Die Kolbenhübe und damit die Kraftbeträge unterscheiden sich bei einem Pen und einer U100-Insulinspritze etwa um den Faktor 10 (bei Vergleich des Pens mit einer U40-Spritze resultiert infolge der unterschiedlichen Dosisvolumina ein Faktor von ca. 4) [67].

Bei den halb- und vollautomatischen Pens mit federgetriebenem Kolben ist dieser Kraftaspekt weniger relevant. Beispielsweise erfordert das Niederdrücken und Festhalten des bei halbautomatischen Pens seitlich angebrachten Schiebeknopfes nur einen geringen Kraftbetrag (beim Autopen® ca. 6 Newton, entspr. einer Gewichtskraft eines 600-g-Gewichtsstücks). Er liegt zwar über der Krafterfordernis von Einmalspritzen, aber unterhalb der von nichtautomatischen Pens [67]. Derartige Penmodelle bieten sich daher für Patienten mit Einschränkungen der motorischen Fähigkeiten besonders an [67, 140].

Auch dauert die Insulinabgabe aus Pens in der Regel länger als aus herkömmlichen Spritzen. Diese längeren Abgabezeiten resultieren aus den kompressiblen Bauelementen im Pen (z. B. Kolben und Durchstechstopfen aus Gummi, evtl. Luftblasen, Kap. 5.5.3.4) und aus einer ggf. zu geringen Kraftausübung auf den Druckknopf. Sowohl der vergleichsweise höhere Kraftaufwand als auch die längere Abgabezeit bei den Pens werden noch verstärkt durch den teilweise geringeren Durchmesser der Penkanülen (0,25 oder 0,33 mm im Vergleich zu 0,30 und 0,33 mm bei den Spritzennadeln, jeweils bei den kurzen dünnen Kanülen) [60, 63, 67].

Unterschiedlicher Kraftaufwand je nach Penmodell

Die Kraft, die der Patient zur Insulinabgabe ausüben muss, unterscheidet sich bei einigen nichtautomatischen Modellen um mehr als den Faktor 3. So beträgt beispielsweise die Kraft, die erforderlich ist, um 90 % einer Dosis von 20 I. E. NPH-Insulin (Standardmischinsulin der jeweiligen Firma) innerhalb von 10 Sekunden abzugeben, je nach Penmodell zwischen 7 und 26 N (Abb. 5.5). Ein Kraftbetrag von 1 N (Newton) entspricht etwa der Gewichtskraft eines 100-g-Massestücks, 26 N werden also durch ein Gewicht von 2,6 kg ausgeübt. Im Falle eines nachfüllbaren Penmodells (OptiPen® Pro 2) wird die genannte Abgabekinetik zwar bereits bei circa 16 N Kraftausübung erreicht, zum erforderlichen Einrasten des Dosierknopfes in die Endstellung muss jedoch noch ein zusätzlicher Kraftbetrag von etwa 10 N aufgebracht werden. 2 Einmalpens (Innolet®, Novolet®) und der zuletzt eingeführte (Mai 2006), wiederbefüllbare Pen (NovoPen® 4) erfordern den geringsten Kraftbetrag [67]. In einer japanischen Recherche wurden für einige der in Abbildung 5.5 genannten Modelle Kraft/Weg-Diagramme (Weg des Dosierknopfes) ermittelt und dabei die in der Abbildung wiedergegebenen Kraftwerte weitgehend bestätigt [137].

Fehler durch zu kurze Injektionsdauer

Das Erbringen von Kraftbeträgen über circa 20 N für mehrere Sekunden kann für Patienten mit eingeschränkter Feinmotorik ein Problem darstellen (Kap. 4). Bei zu geringer Krafteinwirkung auf den Dosierknopf erhöht sich jedoch die zur Freisetzung der gewählten Insulinmenge erforderliche Zeit deutlich (Abb. 5.6). Es können dabei Zeitspannen (z. B. > ½ Minute für 20 I. E.) erforderlich werden, über welche die erforderliche Fingerkraft nicht ausgeübt werden kann und welche die vom Patienten gewählte Verweildauer der Nadel im Subkutangewebe überschreiten [67].

Variation der Injektionstechnik zur leichteren Injektion

Um die für die Injektion erforderliche Kraft steigern zu können, wird eine Variation der konventionellen subkutanen Injektionstechnik (Kap. 5.5.4.1) mit Umgreifen empfohlen: Dazu lässt die nicht dominante Hand, mit der die Hautfalte gebildet wurde, nach dem Einstechen der Kanüle das gefaltete Hautareal vorsichtig los und fasst den eingestochenen Pen fest am vorderen Ende. Mit der anderen Hand muss nun nicht mehr der Pen geführt werden, sondern man kann sie ausschließlich zum Drücken des Dosierknopfes einsetzen [135].

In ihren feinmotorischen Fähigkeiten eingeschränkte Penanwender versuchen jedoch oftmals, ihre Probleme durch unsachgemäß modifizierte Anwendungstechniken zu lösen. So wurde unter anderem ein beidhändiges Fassen des Pens ohne Hautfaltung oder ein fraktioniertes Spritzen der Dosis mit Insulinverlust beobachtet [67].

Üben an Placebopens

Es ist deshalb Aufgabe der betreuenden Apotheke, derartige Schwierigkeiten des Penanwenders zu eruieren und erforderlichenfalls problemlösend zu intervenieren. Am sichersten werden solche Insuffizienzen erkannt, wenn man dem Kunden einen Placebopen zum gemeinsamen Üben der erforderlichen Handhabungsschritte vorlegt. Eine Intervention der Apotheke kann neben dem Demonstrieren der genannten Injektionstechnik auch darin bestehen, dem behandelnden Arzt ein ergonomisch geeigneteres

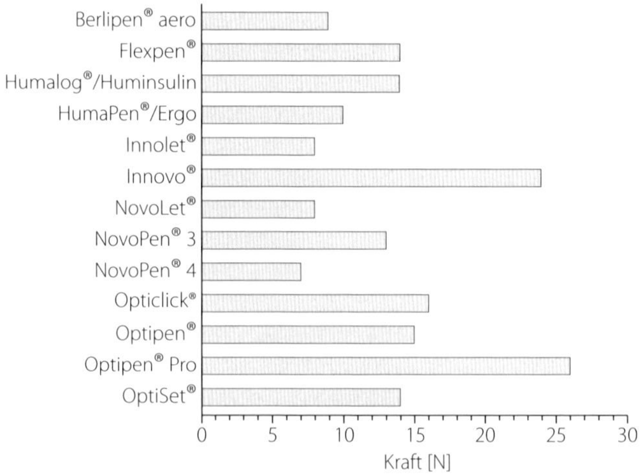

Abb. 5.5: Erforderliche manuelle Kraft zur Freisetzung von Insulin aus verschiedenen Penmodellen (nach [67]).
Auf den Dosierknopf auszuübende Kraft, um 90 Prozent von 20 I.E. Verzögerungsinsulin innerhalb von 10 Sekunden (± 1 s) freizusetzen; Abgabe in ein offenes Gefäß gravimetrisch bestimmt, jeweils mit montierter 0,25 mm x 8 mm-Kanüle; Mittelwerte aus 10 aufeinander folgenden Bestimmungen mit jeweils 2 Exemplaren eines Penmodells

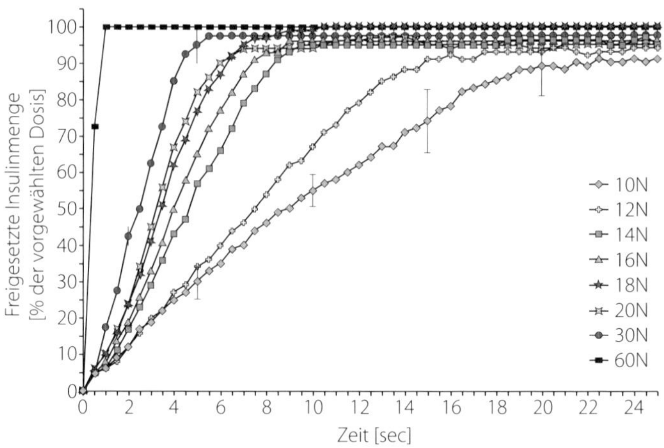

Abb. 5.6: Freisetzung von Insulin aus einem nachfüllbaren, nichtautomatischen Pen in Abhängigkeit der auf den Dosierknopf ausgeübten Kraft (nach [67]).
Freisetzung von 20 I.E. Insuman® Comb 25 aus einem OptiPen® 2 mit 0,25 x 8 mm-Kanüle; Mittelwert-Kurven und Standardabweichungen aus jeweils 10 Einzelkurven

Penmodell, also etwa einen Einmalpen oder ein halb- bzw. vollautomatisches Modell vorzuschlagen. Die Tauglichkeit dieses Alternativmodells für den Patienten muss vorher ebenfalls mithilfe eines entsprechenden Placebopens geprüft werden [67].

5.5.3.3 Handhabung von Insulinpens

Unterschiede in der Handhabung der Penmodelle bestehen neben den in Kapitel 5.5.3.1 genannten Aspekten vor allem hinsichtlich der erforderlichen Manipulationen beim Wechseln der Insulinpatrone und beim Verringern der eingestellten Insulindosis.

Kombination von Pen und Patrone verschiedener Firmen nur in Ausnahmefällen

Penpatronen dürfen aus fachlicher und juristischer Sicht nur mit den von ihrer Vertriebsfirma jeweils empfohlenen Penmodellen angewandt werden. Wenngleich die **Austauschbarkeit von Kartuschen** bzw. Penmodellen durch firmenfremde Produkte in Einzelfällen unter technologischen Aspekten belegt wurde, sollten nur in begründeten Situationen und nur nach Absprache zwischen beteiligtem Arzt und Apotheker Patronen mit dem Pen einer Fremdfirma kombiniert werden. Das Gewinde für die Kanüle befindet sich bei allen Penmodellen mit Ausnahme der Geräte von Novo-Nordisk an der Penspitze, weshalb Novo-Nordisk-Patronen auch aus technischen Gründen nicht in firmenfremde Pens eingesetzt werden können. Äußerlich gleich aussehende Patronen können in weiteren Spezifikationen (z. B. innerer Patronendurchmesser, Losbrechwiderstand und Gleitwert des Kolbens in der Patrone) Unterschiede aufweisen, wodurch die einwandfreie Funktion nicht evaluierter Kombinationen infrage gestellt wird. So wurde über einen schwerwiegenden diabetologischen Zwischenfall infolge Einsetzens einer firmenfremden Kartusche berichtet [69, 70].

Bei Penmodellen, die von Firmen in den Handel gebracht werden, die gleichzeitig keine Insulinpräparate anbieten, ist die Kompatibilität mithilfe der Packungsbeilage oder einer Firmenanfrage jeweils zu klären. Beispielsweise können der Autopen®24 für Patronen der Firma Sanofi-Aventis, die restlichen Autopen®-Modelle für Patronen der Firmen B. Braun ratiopharm®, Berlin Chemie und Lilly und der Diapen® 3.1 und 3.2 für Patronen der Firmen Sanofi-Aventis, B. Braun ratiopharm®, Berlin Chemie und Lilly eingesetzt werden.

Vor dem Einsetzen der Insulinpatrone beachten

Die Insulinpatrone sollte nach der Entnahme aus dem Kühlschrank und vor dem Einsetzen in den Pen möglichst etwa 1 bis 2 Stunden bei Raumtemperatur liegen, damit Luftblasen, die sich bei Raumtemperatur aus der gelösten Luft bilden, erkannt und entfernt werden können.

Kombinierbarkeit von Pen und Kanülen unterschiedlicher Firmen

Die von Kanülenherstellern für einen bestimmten Pen als kompatibel ausgewiesenen Pennadeln lassen sich dagegen alternativ zu den Originalkanülen der Pen-Vertriebsfirma verwenden. Zu beachten ist dabei jedoch, dass die Kanülengewinde der älteren OptiPen®-/OptiPen® Pro- und OptiSet®-Penmodelle von den Gewinden der Pens anderer Firmen abweichen. Diese älteren Modelle mit einem so genannten zweigängigem Gewinde sind an dem Aufdruck „Aventis“ erkennbar und erfordern „BD Micro-Fine™ +

Pen-Nadeln für OptiPen®", während die neuen Modelle, erkennbar am „sanofi aventis"-Aufdruck das gleiche eingängige Gewinde wie die Pens anderer Firmen aufweisen und deshalb mit BD Micro-Fine™ + Pen-Nadeln kombiniert werden können. Die Optifine™-Nadeln sind dagegen mit allen, also alten und neuen OptiPen®- und OptiSet®-Modellen kompatibel. Sie können alternativ aufgeschraubt oder aufgesteckt („aufgeklickt") werden, das Demontieren erfolgt immer durch Abschrauben. Auch der OptiClik®-Pen weist das neue eingängige Kanülengewinde auf.

Feinmotorisch behinderte Patienten, die den zur Injektion erforderlichen Daumendruck nur mit Mühe oder nur kurzzeitig aufbringen können, sollten nicht die sehr dünneren Penkanülen (Durchmesser 0,25 mm) mit hohem Durchflusswiderstand verwenden, sondern nur solche mit 0,30 oder 0,33 mm Außendurchmesser [67]. Erläuterungen bezüglich der Länge der eingesetzten Kanülen (zwischen 5 und 12 mm) siehe Kapitel 5.5.4.1.

Aufbewahrung der Penpatronen

Entsprechend den Insulinpräparaten in Durchstechfläschchen müssen auch die Vorräte an Penpatronen und Einmalpens im Kühlschrank bei +2° C bis +8° C aufbewahrt werden, während geladene, im Gebrauch befindliche Pens bei Raumtemperatur gelagert werden können. Vor dem Einsetzen in den Pen sollte man Penpatronen ein bis zwei Stunden bei Raumtemperatur aufbewahren, um einen Insulinverlust infolge wärmebedingten Expandierens der Lösung oder Suspension (Kap. 5.5.3.4) zu verhindern. Analog sollten Pens mit montierter Kanüle vor niedrigen Temperaturen (z. B. Kühlschrank, winterliche Außentemperaturen) geschützt werden, um so ein Luftansaugen durch kontrahierendes Insulin zu vermeiden (Kap. 10.3.4).

Homogenisieren von Insulinpatronen

Zum **Homogenisieren von Insulinsuspensionen** ist der Pen vor jedem Gebrauch so oft langsam zu kippen bzw. um 180° zu schwenken bis eine homogene Trübung der Zubereitung vorliegt. Das Aufschütteln von Insulinsuspensionen in Penpatronen ist wegen der höheren Insulinkonzentrationen und des fehlenden Leerraumes schwieriger als in konventionellen Durchstechfläschchen. Deshalb enthalten die entsprechenden Kartuschen der Firma Aventis drei Stahlkügelchen, die der Firmen Berlin Chemie, Novo Nordisk und Lilly jeweils ein Glaskügelchen, die den Mischvorgang unterstützen. Während verschiedene Autoren in Patientenbroschüren und einige Hersteller in ihren Packungsbeilagen zu einem mehrmaligen oder zehnmaligen Kippen der Pens anleiten, erwies sich in einer Untersuchung an verschiedenen Präparaten die letztgenannte Kipphäufigkeit als nicht ausreichend. Erst nach 20 Kipp- bzw. Schwenkbewegungen waren die Präparate vollständig resuspendiert [71]!

Einstellen der Insulindosis

Das **Einstellen der zu spritzenden Insulindosis** erfolgt durch schrittweises Drehen des Dosierknopfes oder eines anderen drehbaren Bedienungselementes, wobei jeder Drehschritt deutlich spür-, sicht- und hörbar mitverfolgt werden kann. Bei der Betreuung hörbehinderter Diabetiker ist zu berücksichtigen, dass bei den verschiedenen Penmodellen die beim Drehen pro Dosierschritt hörbaren Klickgeräusche unterschiedlich laut sind. In Tabelle 5.4 sind diese Geräuschpegel grob klassifiziert. Im Hör- und eventu-

Tab. 5.4: Handhabung von verschiedenen Insulinpens

Modell	Einstellen der Dosis (Intensität des pro Dosierschritt auftretenden Kontrollgeräusches[1])	Korrektur (Verringerung) der eingestellten Dosis	Abgabe des Insulins	Zurückstellen der Kolbenstange beim Einsetzen einer neuen Patrone
Autopen®	Dosierknopf drehen (mittellautes Geräusch)	Verwerfen der falsch eingestellten Dosis	Auslöseknopf drücken und festhalten[2]	Zurückschrauben (Kolbenführung halten, Penoberteil drehen)
BerliPen® –301/–302	Dosierknopf drehen (mittellautes Geräusch)	Verwerfen der falsch eingestellten Dosis	Auslöseknopf drücken und festhalten[2]	Zurückschrauben (Kolbenführung halten, Penoberteil drehen)
BerliPen® aero anthrazit/ – rubinrot	Dosierknopf drehen (mittellautes Geräusch)	Dosierknopf zurückdrehen	Dosierknopf langsam durchdrücken	Zurückschrauben (Rückstellring halten, Penoberteil drehen)
Diapen 3.1/– 3.2	Dosierknopf drehen (leises Geräusch)	Dosierknopf zurückdrehen	Auslöseclip kurz drücken[3]	Nicht erforderlich (durch Abschrauben des Kartuschencontainers wird sie zurückgeschoben)
FlexPen®	Dosierknopf drehen (mittellautes Geräusch)	Dosierknopf zurückdrehen	Dosierknopf langsam durchdrücken	–
Humalog®/Huminsulin	Dosierknopf herausziehen, drehen (leises Geräusch)	Dosierknopf zurückdrehen	Dosierknopf langsam durchdrücken, zurückdrehen	–
HumaPen® Ergo/–Luxura	Dosierknopf drehen (mittellautes Geräusch)	Dosierknopf zurückdrehen	Dosierknopf langsam durchdrücken	Nicht erforderlich (Patronenkolben drückt beim Einsetzen Kolbenstange zurück)

Tab. 5.4: Handhabung von verschiedenen Insulinpens (Fortsetzung)

Modell	Einstellen der Dosis (Intensität des pro Dosierschritt auftretenden Kontrollgeräusches[1])	Korrektur (Verringerung) der eingestellten Dosis	Abgabe des Insulins	Zurückstellen der Kolbenstange beim Einsetzen einer neuen Patrone
InnoLet®	Drehschalter drehen (mittellautes Geräusch)	Drehschalter zurückdrehen	Injektionsknopf langsam durchdrücken	–
Innovo® grün/–orange	Dosierknopf drehen (leises Geräusch)	Dosierknopf zurückdrehen	Injektionsknopf langsam durchdrücken	Zurückziehen (Schlitten herausziehen)
NovoLet® 3 ml	Verschlusskappe drehen (sehr leises Geräusch)	Dosierknopf zurückdrehen	Injektionsknopf langsam durchdrücken	–
NovoPen® 3 versch. Farben/ – 3 Demi/ -Junior verschiedene Farben	Dosierknopf drehen (mittellautes Geräusch)	Patronenhalterung vom Pen-Oberteil wegziehen, gleichzeitig Dosierknopf auf Null zurückdrücken	Dosierknopf langsam durchdrücken	Zurückschrauben (Ring am Penoberteil drehen)
NovoPen® 4 versch. Farben	Dosierknopf herausziehen und drehen (mittellautes Geräusch)	Dosierknopf zurückdrehen	Dosierknopf langsam durchdrücken	Mit kleiner Kraft hineinschieben
OptiClik®	Startknopf drücken, Dosierknopf drehen	Dosierknopf zurückdrehen	Dosierknopf langsam durchdrücken	Entfällt, da Modul mit Patrone und Kolbenstange ausgetauscht wird
Omnican® Pen 31/–32	Dosierknopf drehen (sehr lautes Geräusch)	Verwerfen der falsch eingestellten Dosis	Auslöseknopf drücken und festhalten[2]	Zurückschrauben (Kolbenstangenführung halten, Penoberteil drehen)

Tab. 5.4: Handhabung von verschiedenen Insulinpens (Fortsetzung)

Modell	Einstellen der Dosis (Intensität des pro Dosierschritt auftretenden Kontrollgeräusches[1])	Korrektur (Verringerung) der eingestellten Dosis	Abgabe des Insulins	Zurückstellen der Kolbenstange beim Einsetzen einer neuen Patrone
OptiPen® 1 E/–2 E, jeweils verschiedene Farben	Startknopf drücken, Dosierknopf drehen (sehr lautes Geräusch)	Verwerfen der falsch eingestellten Dosis	Dosierknopf langsam durchdrücken	Zurückschrauben, solange bis Widerstand spürbar, dann Dosierknopf bis zum Einrasten nach rechts drehen
OptiPen® Pro 1 E/–2 E, jeweils verschiedene Farben	Startknopf drücken, Dosierknopf drehen (leises Geräusch)	Dosierknopf zurückdrehen	Dosierknopf langsam durchdrücken	Kolbenstange fällt in Ausgangsposition zurück, wenn Dosierknopf etwas hineingedrückt und nach links gedreht wird
OptiSet®	Dosierring drehen (sehr leises Geräusch)	Dosierknopf zurückdrehen (in der Regel nicht nötig, da Dosis eingestellt bleibt)	Injektionsknopf herausziehen und dann durchdrücken	–
Ypsomed Pen 10/–12,5/–25	Startknopf drücken, Dosierknopf drehen (mittellautes Geräusch)	Dosierknopf zurückdrehen	Dosierknopf langsam durchdrücken	Zurückschrauben (Startknopf drücken, Dosierknopf nach links drehen)

1 sehr leises Geräusch: < ca. 30 dB A, leises Geräusch: ca. 30–36 dB A, mittel-lautes Geräusch: ca. 37–40 dB A; sehr lautes Geräusch: > ca. 40 dB A; Schallpegel in 50 cm Entfernung gemessen; Durchschnittswert aus 10 Messungen

2 Bei diesen Geräten erfolgt das Verschieben des Kolbens durch einen Federmechanismus.

3 Bei diesem Gerät erfolgt das Verschieben des Kolbens und das Einstechen der Kanüle durch einen Federmechanismus.

ell zusätzlich im Sehvermögen eingeschränkte Patienten müssen bei Vorliegen eines vergleichsweise leisen Gerätes entsprechend unterwiesen werden (vgl. Kap. 4.3.4). Bei Patienten mit diesen sensorischen Einschränkungen können leise Kontrollgeräusche zu verminderter Compliance und verringerter Dosierungsgenauigkeit führen [141].

Korrektur der eingestellten Insulindosis

Je nach Gerätevariante entspricht bei der Dosisvorwahl ein Drehschritt einer Dosierung von 0,5, 1 oder 2 Insulineinheiten. Wurde versehentlich eine zu hohe Insulindosis eingestellt, dann ist es bei einigen Gerätetypen nicht möglich, diese Falscheinstellung allein mittels Zurückdrehen des Dosierknopfes zu korrigieren (Tab. 5.4). Es sind dann zusätzliche Manipulationen, wie etwa ein kurzzeitiges Lockern der Verbindung zwischen Dosiermechanik und Kartuschenbehälter nötig. Alternativ kann auch die falsch gewählte Insulindosis verworfen und das Gerät neu eingestellt werden. Halbautomatische Pens ermöglichen nur eine solche Dosiskorrektur mit Insulinverlust. Keinesfalls ist es möglich, bei zu hoch eingestellter Insulindosis durch unvollständiges Eindrücken des Dosierknopfes die abgegebene Insulinmenge zu verringern.

Einsetzen der Patrone

Beim **Einsetzen einer neuen Insulinkartusche** in den Pen ist bei vielen Geräten die Kolbenstange zurückzuschrauben. In einigen Fällen lässt sie sich zurückschieben oder passt sich in der Auszuglänge automatisch der neuen Kartusche an (Tab. 5.4).

Vor dem eigentlichen Injizieren ist die Spritzbereitschaft des Pens zu überprüfen. Dazu stellt man eine Dosis von ein bis zwei Einheiten ein und achtet beim Auslösen der Abgabe auf das Austreten des Insulintropfens an der Nadelspitze. Das Einstechen der Pennadel in das Unterhautgewebe erfolgt entsprechend der Injektionstechnik mit Einmalspritzen und kurzen Kanülen (Kap. 5.5.4.1).

Besondere Injektionstechnik bei vollautomatisch einstechendem Pen

Eine Ausnahme von der üblichen subkutanen Injektionstechnik bildet der **vollautomatisch einstechende Pentyp** (Diapen® 3.1/-3.2). In seiner Gebrauchsanleitung wird die Injektion in die ungefaltete Haut empfohlen. Damit hierbei eine versehentlich intramuskuläre Verabreichung sicher vermieden wird, ist die stufenlos regelbare Einstichtiefe der Kanüle entsprechend klein zu wählen (z. B. 5 mm; Kap. 5.5.4.1). Der Federmechanismus dieses Modells wird nicht wie bei den halbautomatischen Pens durch Drehen des Dosierknopfes gespannt, sondern vor der Dosiseinstellung muss eine Kappe auf die Patronenhalterung gesetzt und gegen einen starken Widerstand hinein geschoben werden. Bereitet dieser Kraft fordernde (ca. 36 N) Bedienungsschritt einem manuell behinderten Patienten Probleme, kann er den Pen mit der Spannkappe nach unten auf eine fest Unterlage (z. B. Tischplatte) aufsetzen und den Pen mit der dominierenden Hand oder auch beiden Händen auf diese Unterlage drücken. Zum Spritzen wird diese Spannkappe anschließend wieder abgenommen.

Applikation der vorgewählten Insulindosis

Die Insulinabgabe aus einem Pen dauert wegen des elastischen Gummikolbens und -stopfens, die bei der Injektion zunächst komprimiert werden, länger als aus einer Einmalspritze. Auch evtl. eingeschlossene Luftblasen fungieren als elastische Puffer (Kap. 5.5.3.4). Beim Injizieren mit allen

Penmodellen ist deshalb zu beachten, dass nach dem vollständigen Niederdrücken des Injektionsknopfes bzw. Zurückspringen des Dosierknopfes in die Nullstellung die Kanüle mindestens noch 5–10 Sekunden in der Subkutis verbleibt. In folgenden Situationen kann sogar ein Ausdehnen dieser Zeitspanne über 10 Sekunden hinaus erforderlich sein:

» Eine sehr große Luftblase befindet sich in der Insulinpatrone (Kap. 5.5.3.4);
» der Patient kann nur eine geringe Fingerkraft aufbringen (Kap. 5.5.3.2);
» die Kanüle ist geknickt oder durch eingetrocknete Insulinreste teilweise verlegt;
» der Patient komprimiert die Hautfalte, in die er injiziert, sehr stark.

Ferner sollte der Pen nach dem Herausziehen der Kanüle aus der Haut stets auf ein „Nachtropfen" kontrolliert werden [67].

Kontrolle nach der Injektion

Bei einigen Pentypen lässt sich eine größere Insulindosis vorwählen, als im Pen noch enthalten ist (Tab. 5.3). Die nach der Injektion mit einer unzureichend gefüllten Patrone noch fehlende Anzahl an Insulineinheiten kann dann an der Dosisanzeige abgelesen werden. Bei solchen Geräten sollte deshalb der Anwender nach jeder Injektion das Anzeigefeld kontrollieren, um eine eventuell fehlende Restdosis nicht zu übersehen.

Die Verschlusskappen sind nach Gebrauch des Pens auch bei aufgesetzter Kanülenschutzkappe stets wieder auf den Pen zu schrauben, da sie nicht nur einen mechanischen Schutz darstellen, sondern auch eine Lichtschutzfunktion für die transparente Insulinpatrone ausüben.

Aktivität von Spritzeninsulin und Peninsulin

Die Penkartuschen enthalten Insulin mit einer Aktivität von 100 I. E. pro Milliliter (U100-Insulin), also 2,5fach konzentrierteres Insulin als bei der Verabreichung mittels Einmalspritzen. Daher darf im Falle eines Verlustes oder einer Betriebsstörung des Pens keinesfalls dieses Insulin mit einer herkömmlichen U40-Insulinspritze aus den restlichen Kartuschen aufgezogen und appliziert werden! Für den Notfall sind Einmalspritzen mit einer 100-I. E./ml-Skala im Handel. Penbenützern sollte empfohlen werden, sich mit derartigen Einmalspritzen vertraut zu machen und einige wenige in Reserve zu halten. Auf Reisen, vor allem in Ländern der Dritten Welt, sollten sie sicherheitshalber mit dem Pen und dem Insulin im Handgepäck mitgeführt werden. Fernreisende Patienten sind auch zu informieren, dass im Ausland ausschließlich Insulinpräparate mit 100 I. E./ml und entsprechende Spritzutensilien im Handel sind.

Pen mit füllbaren Zylinderampullen

Das **Pen-Modell mit leeren, vom Patienten füllbaren Zylinderampullen** (Ypsomed® Pen) wird mit einer Aufziehhilfe geliefert. Diese ermöglicht es dem Patienten oder dem Pflegepersonal, beliebige Injektionslösungen aus Durchstechflaschen in die leere 3-ml-Ampulle dieses Pens zu überführen. Mittels der Aufziehhilfe lässt sich der Gummikolben in der Zylinderampulle mit Luer-Ansatz bewegen und damit die Ampulle blasenfrei befüllen. Mit diesem Pensystem können daher neben U100-Insulin-Präparaten auch U40-Insuline oder Präparatemischungen sowie andere Injektionslösungen verabreicht werden. Die hier eingesetzten Zylinderampullen entsprechen den Vorratsgefäßen einer Insulinpumpe (Typ Accu-Chek® Spirit, Kap. 5.5.5), weshalb sich mit diesem Pen auch ein Pumpenausfall überbrücken lässt.

Gesonderte Pens bei Verwendung verschiedener Insulinsorten

Für die Therapie mit verschiedenen Insulinen ist für jede Insulinsorte ein gesonderter Pen zu verwenden, da das jeweilige Wechseln der Kartuschen zeitaufwändig und mit Insulinverlusten verbunden wäre. Die Pens sind hierfür in unterschiedlichen Farbtönungen oder mit auswechselbaren Farbmarkierungen lieferbar. Für Patienten mit eingeschränktem Visus weisen einige Pentypen entsprechend der unterschiedlichen Farbe auch verschiedene Tastsymbole auf. Baugleiche Modelle ohne derartige Markierungen lassen sich etwa durch einen aufgeklebten Pflasterstreifen fühlbar unterscheiden.

5.5.3.4 Luftblasen in Penpatronen

Ansaugen von Luft in Penpatronen

Sind Pens mit montierter Kanüle einer Temperaturveränderung ausgesetzt, gelangen kleine Luftmengen von außen in die Kanüle und in die Insulinkartusche. Da diese Luft nur zu einem sehr kleinen Teil in der Insulinzubereitung löslich ist, bildet sie eine kleine Blase. Entsprechende Temperaturschwankungen können etwa tageszeitbedingt sein sowie durch einen Wechsel des Aufenthaltsortes des Patienten (z. B. verschiedene Räume, PKW, öffentliche Verkehrsmittel, Straße) oder der Aufbewahrungsstelle des Pens (z. B. Sakkoinnentasche, Aktenkoffer, Schublade, Handschuhfach). Fällt etwa die Temperatur der Insulinpatrone ab, wird infolge Kontrahierens der Insulinlösung oder -suspension Luft von außen durch die Nadel in die Kartusche gesaugt. Entsprechend bildet sich auch nach einer Wärmebelastung und anschließendem Wiederabkühlen auf Raumtemperatur eine Luftblase in der Kartusche. Weil dabei zunächst eine kleine Menge des sich ausdehnenden Insulins aus der Patrone austritt, kann es bei Suspensionspräparaten ferner zu einer Veränderung des Mischungsverhältnisses zwischen gelöstem und sedimentiertem Insulinanteil kommen.

Die jeweils eingesaugte Luftmenge erhöht sich mit zunehmender Temperaturdifferenz und zunehmendem Füllungsgrad der Insulinkartusche. Wiederholt auftretende Temperaturschwankungen, wie sie im Patientenalltag wohl häufig zu beobachten sind, können zu kumulierten Effekten führen. Bei einer halb vollen Kartusche verursachte ein Temperaturwechsel von 10 °C eine 15 µl große Luftblase. Bei diesem Füllungsgrad kann daher etwa aus einem zwei- bis dreimaligen Wechsel von einem klimatisierten Raum in einen überhitzten PKW ein Lufteinschluss von ca. 50 µl resultieren; bei einer weitgehend vollen Kartusche und einem sechsmaligen Temperaturwechsel eine 200-µl-Luftblase [72, 73].

Auch ein Abfall des atmosphärischen Luftdrucks, bedingt durch meteorologische Vorgänge oder Aufbewahrung bei zunehmender Höhe über dem Meeresspiegel, etwa in einem steigenden Flugzeug oder einer bergauf fahrenden Bahn, kann eine Vergrößerung einer bestehenden Luftblase verursachen.

In diesem Zusammenhang ist zu beachten, dass sich auch in unbenutzten, bei Kühlschranktemperaturen gelagerten Insulinpatronen kleine Luftblasen (< 2 mm Durchmesser) finden können, da sich ein völlig luftblasenfreies Befüllen von Zylinderampullen mit vertretbarem Aufwand nicht bewerkstelligen lässt. In einer Überprüfung unterschiedlicher, im Gebrauch befindlicher Penmodelle von 120 Diabetikern (welche die Nadel nicht nach jeder Injektion wechselten), fanden sich in 45 % der Penpatronen Luftblasen [74]. Bei weitgehend geleerten Patronen, die von 30 Penbenützern eingesammelt wurden, fanden sich sogar bei 85 % der Ampullen Luftblasen mit einem Durchmesser über zwei Millimeter [67].

Folgen eingesaugter Luft

Kleine Luftblasen bis etwa zwei Millimeter Durchmesser führen zu keinen therapierelevanten Konsequenzen. Größere Luftmengen können jedoch infolge zweier Effekte eine therapierelevante Unterdosierung des Insulins verursachen:

Erstens aufgrund der Volumenreduzierung der verabreichten Insulindosis. Beispielsweise weist eine Luftblase mit einem Durchmesser zwischen vier und sechs Millimeter ein Volumen zwischen 30 und 115 µl auf; wird sie anstelle dieser Insulinmenge injiziert, bewirkt sie eine Unterdosierung zwischen 3 und 11 I. E. Zweitens kommt es infolge einer größeren Luftblase zu einer zeitlich verzögerten Abgabe des Insulins aus dem Pen. Durch den Überdruck in der Penkartusche, den die Kolbenbewegung bei der Insulinabgabe aufbaut (ca. 0,1 bar in einer Kartusche mit einer 0,33-mm-Kanüle), wird nicht nur das Insulinpräparat durch die dünne Kanüle gepresst, sondern auch die Luftblase komprimiert. Nach dem partiellen Abbau des Überdrucks in der Kartusche infolge des ausgetretenen Insulins expandiert die Luftblase wieder langsam auf ihr ursprüngliches Volumen und drückt dadurch noch die fehlende Insulinrestmenge verzögert durch die Kanüle. Der Patient bemerkt diese verzögerte Insulinabgabe unter Umständen an einem „Nachtropfen" des zu früh aus dem Subkutangewebe gezogenen Pens [67].

Am deutlichsten ist dieser luftblasenbedingte Verzögerungseffekt erwartungsgemäß bei Einwirkung geringer Fingerkraft auf den Dosierknopf (z. B. 15 N) und gleichzeitiger Verwendung dünner Penkanülen (0,25 mm Außendurchmesser) ausgeprägt (Abb. 5.7): Aus blasenfreien Patronen wurden 90 % der vorgewählten Insulindosis von 20 I. E. innerhalb von 7 Sekunden abgegeben, bei einem Lufteinschluss von 100 µl innerhalb von 12 Sekunden und bei 200 µl Luft erst innerhalb von 25 Sekunden. Allein die Zeitspanne zwischen dem Einrasten bzw. Zurückspringen des Dosierknopfes auf die Nullstellung und dem Zeitpunkt, an dem 20 I. E. nahezu vollständig (90 %) abgegeben wurden, betrug bei der 200 µl großen Luftblase über 10 Sekunden! Bei diesen Messungen wurde die Insulinabgabe in ein offenes Gefäß bestimmt, eine Berücksichtigung des Gegendrucks des Subkutangewebes würde die genannten Zeitspannen nochmals etwa um den Faktor 1,3 steigern [67].

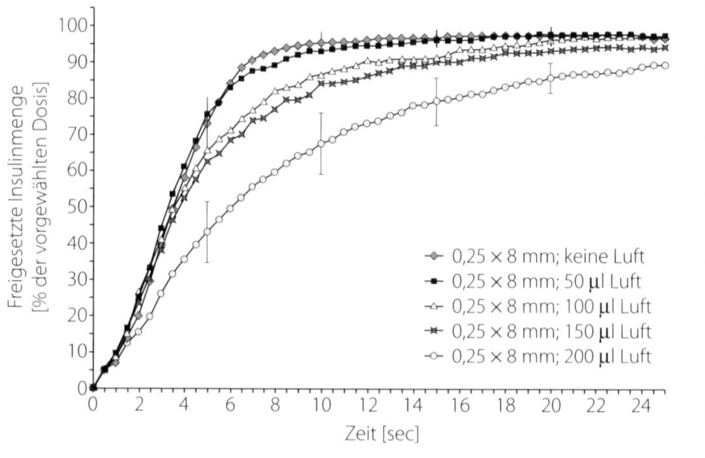

Abb. 5.7: Freisetzung von Insulin aus einem halbautomatischen Pen in Abhängigkeit der in der Patrone enthaltenen ungelösten Luftmenge (nach [67]).
Abgabe in offenes Gefäß gravimetrisch bestimmt, 20 I.E. NPH-Insulin, auf Kolben ausgeübte Kraft: ca. 15 N, 0,25 x 8 mm-Kanüle; Mittelwert-Kurven und Standardabweichungen aus jeweils 10 Einzelkurven

„Entlüften" der Penpatrone

In der geschilderten Weise temperaturbelastete Geräte sollten daher vor der nächsten Anwendung „entlüftet" werden. Dazu hält man sie mit der Nadel noch oben und klopft mit dem Finger leicht an die Patronenhülse, wodurch die Luftblase zur Nadel steigt. In dieser Stellung betätigt man anschließend den Injektionsmechanismus mit kleinen Dosierschritten so oft, bis Insulin an der Kanülenspitze austritt. Eine kleine Luftblase bleibt dabei jedoch meist aufgrund des Kanülenüberstandes an der Innenseite der Gummikappe der Patrone zurück.

Mehrfachverwendung von Kanülen

Das Luftansaugen lässt sich natürlich auch vermeiden, indem man die Nadel, wie in den Bedienungsanleitungen der Pens gefordert, nach jeder Injektion sofort abnimmt und erst unmittelbar vor der nächsten Injektion eine neue Nadel montiert. Jedoch wird in vielen Broschüren und Büchern für Diabetiker und häufig in der ambulanten Praxis die Mehrfachverwendung der Kanülen empfohlen, da ein 5- bis 10-maliger Einsatz der gleichen Kanüle in der Regel keine mikrobiologischen Risiken birgt. Als Kompromisslösung beim Umgang mit diesem sterilen Einmalartikel wird verschiedentlich ein zumindest tägliches Wechseln der Kanüle diskutiert. Sie soll dabei jeweils abends abgeschraubt und verworfen werden. Bei diesem Vorgehen werden die geschilderten Luftblasenphänomene und ökonomische Aspekte, nicht aber die Rechtslage berücksichtigt (Kap. 5.5.4.2)

Vermeiden des Ansaugens von Luft

Neue, dem Kühlschrank entnommene Patronen sollte man zur Vermeidung des oben geschilderten Effektes einer Erwärmung vor dem Einlegen in den Pen 1 bis 2 Stunden bei Raumtemperatur temperieren. Pens mit montierter Kanüle sollten nicht im Kühlschrank aufbewahrt werden. Im Hinblick auf den luftdruckbedingten Effekt sollte bei zu erwartendem Druckabfall die Kanüle abgeschraubt werden; dies ist etwa bei raschem Ansteigen mittels PKW, Bergbahn oder Flugzeug der Fall.

Eine weitere unerwünschte Konsequenz des temperaturbedingten Luftansaugens, die sich nur durch jeweiliges Verwenden einer neuen Nadel verhindern lässt, besteht im Einsaugen von Fremdstoffen aus der Kanüle in die Penpatrone. So ließ sich in mehr als der Hälfte von 120 mit gleicher Kanüle mehrmals verwendeten Penpatronen biologisches Material wie Schuppen- und Epithelzellen nachweisen [74]. In einer weiteren Untersuchung wurden in 4 % von 146 Pens jeweils mehr als 0,3 µl Blut nachgewiesen [75].

Schließlich kann es bei mehrmals verwendeter und damit insulingefüllter Kanüle auch noch zum partiellen oder vollständigen Verlegen der Kanüle durch eingetrocknetes Insulin und damit zu Störungen der Injektion kommen [67].

5.5.3.5 Zubehör für Pens

Zubehörteile zur erleichterten Penbedienung

Für verschiedene Penmodelle sind diverse Zubehörteile lieferbar (Tab. 5.5). Die Artikel werden teilweise von den Penvertriebsfirmen auf Anforderung kostenlos abgegeben. Sie dienen beispielsweise dazu, die Kanüle des Pens auf Knopfdruck mechanisch in die Haut zu stechen oder das Wiederaufste-

Tab. 5.5: Zubehör für Insulinpens (Auswahl)

Bezeichnung (Vertriebsfirma)	PZN	Funktion	Passend für folgende Penmodelle
Nadelsafe (Sanofi-Aventis)	–	Einfacheres Aufstecken der inneren Nadelschutzkappe	OptiClik®, OptiPen®-Modelle, OptiSet®
Needle-Remover (Novo-Nordisk)	–	Abschrauben von gebrauchten Pennadeln ohne Verletzungsrisiko	Alle Penmodelle mit Ausnahme von Innovo®, Innolet®, OptiClik®, OptiPen®, OptiSet®
NovoPen® PenMate™ (Novo-Nordisk)	–	Automatisches Einstechen der Kanüle	NovoPen®
Uniguard Sicherheitskappe für Insulinpennadeln (Owen Mumford)	3797536 (Packung mit 50 Stück)	Abschrauben und Entsorgen von gebrauchten Pennadeln ohne Verletzungsrisiko	Alle Penmodelle mit Ausnahme von Diapen®, Innovo®, Innolet®
Zylinderampulle mit Aufziehhilfe (Ypsomed)	–	Leere 3 ml-Zylinderampulle mit Hilfsmittel zum Befüllen durch Patienten	Ypsomed®-Pen, OptiPen®-Modelle

cken der Kanülenschutzkappe, das Wechseln der Kanüle, das Ablesen der Dosisanzeige oder das Unterscheiden von baugleichen Pens mit verschiedenen Insulinsorten zu erleichtern bzw. sicherer zu gestalten. Die Hilfsmittel, welche die Verletzungsgefahr durch die mit Blut verunreinigten Kanülen verringern, dienen insbesondere auch der Sicherheit von Pflegekräften. In Hinblick auf die Risiken durch infiziertes Blut fordert die Berufsgenossenschaft für Gesundheitsdienst und Wohlfahrtspflege für jede vom Pflegepersonal vorgenommene Injektion eine neue Nadel und den Einsatz der genannten Hilfsmittel [76]. Das gefahrlose Abschrauben sowie die sichere Aufbewahrung und Entsorgung gebrauchter Pen- und Spritzen-Kanülen erleichtern spezielle Hartplastikgefäße mit verschiedenenförmigen Öffnungen zum Fixieren unterschiedlicher Kanülenfassungen (Tab. 5.2).

5.5.3.6 Verwendbarkeitsdauer von Pens

Verwendbarkeitsdauer verschiedener Penmodelle

Die Packungsbeilagen verschiedener wiederbefüllbarer Penmodelle machen teilweise keine, teilweise unterschiedliche Angaben zur Verwendbarkeitsdauer der Pens. Neben unterschiedlich langen Verwendungszeiträumen (z. B. 2 Jahre bei Diapen, 3 Jahre bei HumaPen® Luxura und bei NovoPen® 4) werden auch verschiedene Garantiezeiträume (z. B. 2 Jahre bei Berlipen® aero, 3 Jahre bei Omnican® Pen) genannt.

Bei den verschiedenen OptiPen®-Varianten blinkt vier Wochen vor Ablauf ihrer zweijährigen Garantiezeit im Anzeigefeld ein Symbol (2 oder 3 waagerechte Striche), das den Patienten auffordert, sich einen neuen Pen verordnen zu lassen und das alte Gerät ohne Patrone und ohne Nadel in die Apotheke zu bringen. Nach Ablauf der vier Wochen bleibt das Symbol auch beim Drehen des Dosierknopfes sichtbar (beim OptiPen® Pro wechselt das Symbol zusätzlich zu 6 Strichen); der Pen funktioniert dann zwar noch mechanisch, er sollte jedoch sicherheitshalber nicht mehr verwendet werden. Auch beim Modell Innovo® zeigt ein blinkendes Display an, dass die nicht austauschbare Batterie bald aufgebraucht ist.

Früher von verschiedenen pharmazeutischen Unternehmern angebotene Programme zur Rücknahme bzw. Entsorgung gebrauchter (Einmal-)Pens wurden wieder eingestellt.

5.5.3.7 Funktionskontrolle von Insulinpens in der Apotheke

Vorgehen in der Apotheke bei Funktionsstörungen

Bringt der Patient seinen in Gebrauch befindlichen Pen zur Behebung einer Funktionsstörung in die Apotheke, sollte zunächst eine verstopfte Kanüle als Ursache für die Störung ausgeschlossen werden. Das hierzu erforderliche Wechseln der Kanüle birgt bekanntlich ein Verletzungs- und damit auch ein Infektionsrisiko. Die Arzneimittelkommission Deutscher Apotheker empfiehlt deshalb, den Nadelaustausch vom Patienten selbst durchführen zu lassen [136]. Es ist jedoch bei den weiteren Handhabungsschritten zu beachten, dass auch austretender Patroneninhalt infolge eingesaugten biologischen Materials (Kap. 5.5.3.4) infektiös sein kann [74, 75].

Eine aus dem Pen abgegebene Dosis kann gravimetrisch (z.B. mittels elektronischer Analysenwaage) leicht abgeschätzt werden. Da die Dichte von Insulinpräparaten nur gering über der von Wasser liegt, entspricht beispielsweise eine Dosis von 20 I.E. einem Gewicht von circa 200 mg.

Sollte ein postalisches Versenden des Pens an den Hersteller, das Zentrallaboratorium Deutscher Apotheker oder den Kunden erforderlich sein, muss dies sicherheitshalber mit abgeschraubter Kanüle geschehen; auch dürfen keine gebrauchten Kanülen beigelegt werden.

5.5.4 Verabreichung des Insulins mit Spritze und Pen

5.5.4.1 Technik der Insulininjektion

Injektionstechnik mit Spritze und Pen

Von entscheidender Wichtigkeit ist die richtige Injektionstechnik, da sie einen nicht unerheblichen Einfluss auf die Resorptionsgeschwindigkeit der Insuline hat. Die Selbstinjektion erfolgt im Regelfall **subkutan**, nur in begründeten Ausnahmen, beispielsweise bei diabetischem Präkoma, spritzt der eingehend geschulte Patient intramuskulär. Die intravenöse Zufuhr bleibt dagegen ärztlicher Intervention beim diabetischen Koma vorbehalten. Zur subkutanen Anwendung spritzt der Patient am besten in eine Hautfalte, die sich bildet, wenn er mit der nicht dominanten Hand eine etwa drei Finger breite Hautpartie leicht zusammenschiebt und damit vom Muskel abhebt [51, 52, 55, 56, 77].

Die Länge der eingesetzten Kanüle und der Einstichwinkel sind der jeweils vorliegenden Dicke des Unterhautfettgewebes anzupassen, wobei dünnes Subkutangewebe kurze Kanülen bzw. flache Winkel erfordert. Einmalspritzen sind mit Kanülen in den Längen 8, 12 und 13 Millimeter lieferbar, Kanülen für Pens in den Längen 5, 6, 8, 10 und 12 Millimeter. Mit langen Nadeln (ca. 10–13 mm) sticht man in einem Winkel von etwa 45° in die erforderliche Tiefe. Kurze Nadeln (ca. 5–8 mm) können bei dickem Subkutangewebe senkrecht bis zum Ansatzstück der Nadel eingestochen werden. Die Gefahr, versehentlich ein Blutgefäß zu punktieren, ist bei dieser Injektionstechnik sehr gering. Deshalb kann die früher empfohlene Prüfung auf Blut durch Zurückziehen des Kolbens entfallen; bei den heute eingesetzten, sehr dünnen Nadeln müsste auch mehrere Sekunden gewartet werden, bis Blut in der Spritze sichtbar würde. Bei der Peninjektion ist eine derartige Kontrolle grundsätzlich nicht möglich. Bei dem vereinzelt empfohlenen Stechen durch die gestraffte, ungefaltete Haut besteht ein erhöhtes Risiko, das Insulin in Muskelfasern zu deponieren (s.u.).

Nach dem langsamen Hineinschieben des Kolbens in den Spritzenzylinder bis zum Anschlag bzw. dem Betätigen des Penknopfes und Warten für mehrere Sekunden (Kap. 5.5.3.3) wird die Nadel rasch im gleichen Winkel wie beim Einstechen aus der Haut gezogen. Verschiedentlich wird empfohlen, unmittelbar nach dem Zurückziehen der Kanüle auf die Hautstelle für ein paar Sekunden einen leichten Druck ohne Reiben der Haut auszuüben. Wenn nach dem Entfernen der Nadel etwas Insulin aus der Injektionsstelle austritt, darf der Patient deswegen keinesfalls Insulin „nachspritzen". Er kann nämlich die ausgetretene Menge, die häufig in der Größenordnung einer Einheit liegt, nicht genau abschätzen. Eventuell sollte er die Blutglucose einige Zeit nach der Injektion messen, wobei die Zeitspanne zwischen Injektion und Messen entsprechend dem jeweiligen Insulintyp zu wählen ist. Schildert der Patient ein wiederholtes Auftreten dieses Injektionszwischenfalls oder das Austreten von Blut, ist natürlich die Injektionstechnik zu überprüfen (u. a. nach Luftblasen in der Patrone und oftmals verwendeten Kanülen fahnden) und erforderlichenfalls zu korrigieren [51, 55, 56].

Versehentliche intramuskuläre Insulinzufuhr

Die versehentliche **intramuskuläre Injektion** von Insulin hat eine raschere Verfügbarkeit des Insulins zur Folge als die subkutane Zufuhr und scheint häufig eine nicht berücksichtigte Ursache von unklaren Blutzuckerschwankungen. Mit den heute üblichen, sehr dünnen Injektionsnadeln von Einmalspritzen und Pens ist eine unbemerkte, weil fast schmerzlose Injektion in den Muskel leicht möglich. Die subkutane Fettschicht ist oft selbst bei Diabetikern mit Normalgewicht relativ dünn. Ihre Dicke kann am seitlichen Oberschenkel von normalgewichtigen Männern zwischen drei und sieben Millimetern, an der Schenkelvorderseite zwischen fünf und zehn Millimeter betragen. Bei untergewichtigen männlichen Diabetikern wurden entsprechende Werte zwischen zwei und sieben Millimetern bzw. drei und acht Millimetern gemessen (Abb. 5.8). Wenn in solchen Fällen ohne Hautfaltenbildung mit einer 12 Millimeter langen Kanüle senkrecht gespritzt wird, kommt es zwangsläufig zur intramuskulären Zufuhr. Bei normal- und untergewichtigen Kindern und Jugendlichen ließ sich durch Verwendung von 8 Millimeter langen Kanülen anstelle von 12-Millimeter-Nadeln die Quote der versehentlichen intramuskulären Injektionen signifikant senken [77–79].

Andererseits können gut geschulte Diabetiker die intramuskuläre Injektionsart vorteilhaft nutzen, um die Wirkung des injizierten Normalinsulins vor dem Verzehr rasch resorbierbarer Kohlenhydrate oder im Falle einer ketoazidotischen Entgleisung zu beschleunigen. Bei NPH-Insulinpräparaten wird allerdings wegen einer Verkürzung der Wirkdauer und einer Erhöhung der Variabilität der Wirkung von der intramuskulären Injektion dringend abgeraten [77].

Injektionsschmerz

Der **bei der subkutanen Insulininjektion empfundene Schmerz** nimmt bei Verwendung stumpf gewordener Nadeln deutlich zu (vgl. Kap. 5.2); dagegen ist er nicht vom Injektionsvolumen (im Bereich von 0,025 bis 0,5 ml) abhängig [77, 78]. Subkutaninjektionen in die Abdomen- oder Oberschenkelregion sind weniger schmerzhaft als Hautstiche in das Oberarmareal. Der Abdominalbereich gilt vergleichsweise als am wenigsten empfindlich. Da die Dichte des Hautnervenbesatzes in allen drei Regionen vergleichbar ist, wird die unterschiedliche Dicke des Subkutangewebes zur Erklärung dieses Phänomens herangezogen (Kap. 5.2) [23]. Über leichten, gut tolerierbaren Injektionsschmerz wurde in klinischen Prüfungen bei der Verabreichung von Insulinglargin etwas häufiger berichtet als beim Spritzen von NPH-Insulinen [79].

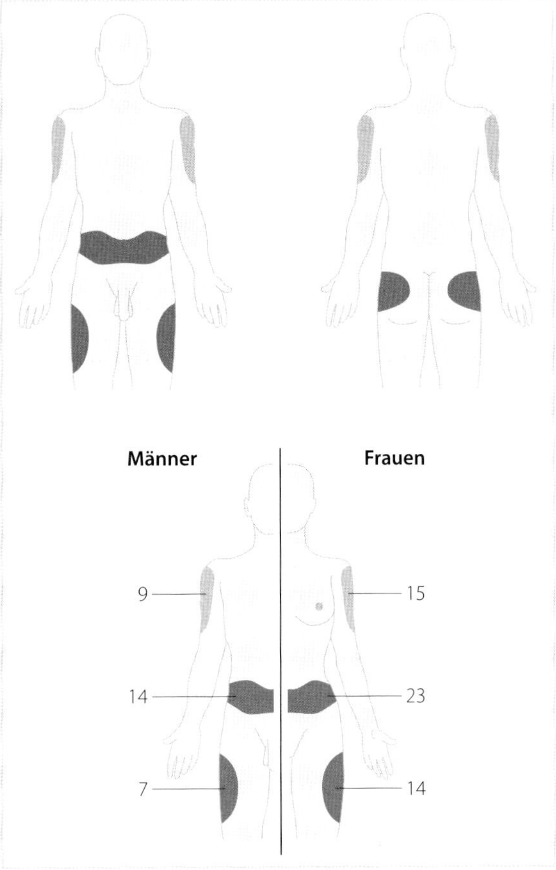

Abb. 5.8: Körperareale zur subkutanen Selbstinjektion von Insulin.
Oben: dunkelgraue Areale: Gut geeignete Körperregionen; hellgraue Areale: bedingt geeignete Körperregionen.
Unten: Durchschnittlicher Abstand (in mm) von der Hautoberfläche zum Muskel

Verwendung von Desinfektionsmitteln

Vor der Injektion sollte sich der Patient die Hände gründlich waschen. Hinsichtlich weiterer **aseptischer Vorsichtsmaßnahmen bei der Injektion** sowie der Verwendungshäufigkeit von Einmalartikeln bestehen in Fachkreisen teilweise divergierende Meinungen. Entsprechende Kundenfragen sind patientenspezifisch, evtl. nach Rücksprache mit dem behandelnden Arzt zu beantworten. Ein Säubern beziehungsweise Desinfizieren der Injektionsstelle mit Alkohol getränkten Tupfern (z. B. Isopropanol 70 %) wird bei Hygiene bewussten Patienten im ambulanten Bereich in der Regel nicht mehr als notwendig erachtet; es kann wegen der chronischen Entfettung sogar Haut irritierend wirken. Ärzten, Krankenschwestern und Pflegepersonal ist es aus haftungsrechtlichen Gründen vorgeschrieben [52, 81–83]. Für die Selbstinjektion scheint diese Manipulation nur bei verschmutzter Haut, unter ungünstigen hygienischen Bedingungen oder bei erhöhtem Infektionsrisiko angebracht, also etwa auf Tropenreisen, in Flugzeugtoiletten, bei Aufenthalten in Pflegeheimen oder Krankenhäusern. Dabei ist nach dem Wischen unbedingt mindestens eine halbe Minute Einwirkungszeit einzuhalten. Auch die Injektion durch übliche Hauskleidung birgt keine Infektionsgefahr. Weitere Vorbehalte wie Abstreichen der Nadelbeschichtung oder Einstanzen von Stofffasern in die Haut lassen sich bei den heute gebräuchlichen Kanülen nicht mehr aufrechterhalten [83]. Als Nachteile sind nur zu nennen, dass die Hautfaltenbildung erschwert ist und Blut- oder Insulinaustritt an der Injektionsstelle nicht erkannt werden. Dagegen erleichtert die relativ unauffällige Injektion durch die Kleidung die diskrete Insulinanwendung in öffentlichen Räumen ganz erheblich [81, 83].

5.5.4.2 Mehrfachverwendung von Einmalspritzen und Penkanülen

Mehrfache Verwendung von Injektionsutensilien

Bei Einmalspritzen und Penkanülen handelt es sich um sterile Medizinprodukte, die nicht zur Mehrfachverwendung bestimmt sind. Die Hersteller, welche diese Produkte auch ausdrücklich als Einmalprodukte kennzeichnen (auf Karton aufgedrucktes Symbol: eine durchgestrichene „2" in einem Kreis), haften daher nicht für Schäden, die sich infolge einer wiederholten Verwendung dieser Artikel ergeben. Trotz dieser Rechtslage ist das Wiederverwenden dieser Artikel im Patientenalltag weit verbreitet. Das mikrobiologische Risiko, das aus einer wiederholten, mehrtägigen Verwendung (insgesamt für ca. 5- bis 10 Injektionen) von Spritzen und Penkanülen resultiert, scheint sehr gering. Auch ein Spülen oder Aufbewahren der Nadeln in verdünntem Ethanol oder Isopropanol zwischen den Anwendungen wird als überflüssig und wegen der Wechselwirkung des Insulins mit Alkoholresten und dem Weglösen des Silikonfilms von der Kanüle als nachteilig beurteilt. Die in den Insulinpräparaten enthaltenen Konservierungsmittel m-Kresol und Phenol gewährleisten einen ausreichenden mikrobiologischen Status der wiederholt benutzten Kanülen. Ferner zeigen die inneren und äußeren Metalloberflächen der Nadeln einen gewissen mikrobiziden Effekt [51, 81, 84–88].

Der Patient muss jedoch in der Lage sein, allein oder mithilfe eines Betreuers die Nadelkappe nach jeder Injektion wieder sicher auf die Spritze oder den Pen zu stecken. Einschränkungen des Sehvermögens oder der Feinmotorik können ihn daran hindern und somit die Mehrfachverwendung der Spritze oder der Penkanüle ausschließen. Beim Aufsetzen der Nadelkappe empfiehlt es sich, die Kappe auf eine feste Unterlage zu stellen, erforderlichenfalls festzuhalten, und die Kanüle zu ihr hin zu bewegen; ein gleichzeitiges Bewegen beider Teile erhöht das Verletzungsrisiko durch Nadelstiche.

Begrenzt wird die Verwendungshäufigkeit einer Kanüle primär durch das Stumpfwerden ihrer Spitze. Die Nadelspitzen sind facettiert angeschliffen und ermöglichen so ein schmerzarmes, die Haut wenig traumatisierendes Einstechen (Kap. 5.2). Durch wiederholten Gebrauch kommt es insbesondere bei Einmalspritzen, deren Nadeln auch das Gummiseptum des Insulinfläschchens durchstechen müssen, zu einem Verringern der Schärfe, einem Deformieren des vordersten Teils der Nadelspitze (mikroskopisch kleine „Hakenbildung") sowie einem Entfernen des Silikonölfilms, der für den schmerzfreien Einstich mitverantwortlich ist. Durch solche Veränderungen wird die Haut stärker traumatisiert, die Injektion schmerzhafter. Das weitgehende Entfernen des Silikonfilms lässt sich nach etwa zwei Injektionen nachweisen, die schmerzverstärkende Verformung von Penkanülen etwa nach sechs bis acht Injektionen [51, 81, 86–88, 134]. Die häufig gestellte Frage, ob Penkanülen auch schon nach ein bis zwei Injektionen schmerzinduzierende Deformationen aufweisen können, wird kontrovers diskutiert. In einer umfangreichen kontrollierten Studie wurden entsprechende Veränderungen mittels sensorischer Prüfungen an Probanden und REM-Aufnahmen gebrauchter Nadeln für bis zu fünf Injektionen mit zwei aktuellen Typen von Penkanülen (BD Micro-Fine® 0,25 mm, Novofine® 0,3 mm) ausgeschlossen [134].

Wie bei den Pens fordert die Berufsgenossenschaft für Gesundheitsdienst und Wohlfahrtspflege auch bei Injektionen mittels Einmalspritzen durch Pflegekräfte jeweils die Verwendung einer neuen Kanüle. Um einen Missbrauch durch spielende Kinder oder Drogenabhängige auszuschließen, sollte man gebrauchte Spritzen durch Knicken der Nadel oder des Zylinders unbrauchbar machen und sicher entsorgen. Ein einfaches Hilfsmittel (BD® Safe-clip; Tab. 5.2) erleichtert das Abzwicken und Entsorgen von Kanülen, die mit der Spritze verschweißt sind. Abziehbare Kanülen können mittels spezieller Behälter (Tab. 5.2) sicher abgenommen und entsorgt werden.

Entsorgung der Kanülen

Weitere Probleme, die insbesondere aus der Mehrfachverwendung von Penkanülen resultieren können, werden in Kapitel 5.5.3.4 erläutert.

5.5.4.3 Körperareale für die Insulininjektion

Verschiedene Injektionsareale

Als Injektionsareale werden Hautpartien mit ausreichendem Fettgewebe bevorzugt, wie

- » die seitlichen Bauchdeckenfalten in Höhe und unterhalb des Nabels (wobei um den Nabel ein mindestens zwei Zentimeter breiter Ring freigelassen wird),
- » die Außenseiten der Oberschenkel (wobei eine Handbreit über dem Knie freigelassen wird),
- » die seitlichen und rückwärtigen Areale der Oberarme sowie
- » die oberen und äußeren Partien des Gesäßes (Abb. 5.8).

Bauch und Oberschenkel reichen jedoch heute bei den sehr dünnen Nadeln der Einmalspritzen und Pens in der Regel als Injektionsgebiete aus. An den Oberarmen ist auch durch den Patienten selbst keine korrekte Hautfaltung möglich (notfalls gelingt eine leichte Faltung mithilfe einer Stuhllehne oder einer Türkante). Kinder empfinden oft Unbehagen vor einer Injektion „in den Bauch", weshalb bei ihnen die Stellen am Oberschenkel am beliebtesten sind. Die Injektionsstellen müssen in jedem Fall regelmäßig gewechselt werden, um Veränderungen des Subkutangewebes im Injektionsareal zu vermeiden. Spritzt der Patient häufig an genau derselben Hautstelle kann es zur Ausbildung von Narbengewebe oder auch Neubildung von Blutgefäßen kommen. Ferner besteht hier die Gefahr einer insulinbedingten Lipohypertrophie (Lipom) oder einer Lipoatrophie. Im erstgenannten Fall handelt es sich um eine Mehrbildung des Fettgewebes, die sich in Form einer tastbaren oder auch sichtbaren Hautverdickung zeigt, im zweiten Fall um eine Rückbildung des Fettgewebes, die zu einer deutlich sichtbaren Hautmulde führen kann. Die beiden letztgenannten Veränderungen treten bei Jugendlichen häufiger auf als bei Erwachsenen und bei Mädchen häufiger als bei Jungen. Da ihre Rückbildung oft Monate dauert, können sie ein kosmetisches Problem darstellen. Keinesfalls darf in so veränderte Areale injiziert werden, da dort die Insulinresorption deutlich verändert erfolgt. Vor allem Kinder injizieren mit Vorliebe immer wieder in einen eng begrenzten Bezirk von ein bis zwei Quadratzentimeter, da offenbar ein solches Areal im Laufe der Zeit weniger schmerzempfindlich wird. Der Abstand der Einstiche sollte jedoch immer ein bis zwei Zentimeter betragen [20, 51, 52, 55, 56, 77, 89].

Der **Wechsel der Injektionsstellen** darf nicht wahllos, sondern sollte nach Plan erfolgen, da das Insulin aufgrund unterschiedlicher Kapillarendichte in der Subkutis der verschiedenen Injektionsareale unterschiedlich schnell resorbiert wird. So wird es deutlich rascher aus der Bauchregion in die Blutbahn aufgenommen als nach der Injektion in den Oberschenkel; die Injektion in den Oberarm nimmt diesbezüglich eine Zwischenstellung ein. Es empfiehlt sich daher bei der konventionellen Insulintherapie morgens in die Bauchdecke und abends in den Oberschenkel zu injizieren und bei der intensivierten konventionellen Therapie das Basalinsulin in den Oberschenkel und das Mahlzeiten- bzw. Korrekturinsulin in die Bauchdecke zu spritzen. In genau dieselbe Stelle soll nicht öfter als etwa einmal pro Monat injiziert werden. Bei versehentlichem Einspritzen in die Epidermis oder das Korium, also bei zu flachem Einstichwinkel, kann eine weißliche Quaddel oder eine schmerzhafte Schwellung, evtl. auch ein kleines Hämatom auftreten. Als Folge einer solchen intradermalen Injektion kann es zu einer Hyperglykämie kommen [13, 20, 51, 52, 55, 56, 77, 89].

Folgen von Erwärmen und Massieren der Injektionsstelle

Eine **Durchblutungssteigerung im Injektionsgebiet**, beispielsweise durch vasodilatierende Dermatika, ein heißes Bad, das Auflegen einer Wärmflasche, eine Massage oder Sonnenbaden hat eine schnellere Aufnahme des Insulins in die Blutbahn zur Folge. Diese Effekte sind so ausgeprägt, dass sie klinisch relevante Auswirkungen auf die Blutzuckereinstellung haben können und daher zu vermeiden sind. Die stärkste Beschleunigung der Insulinabsorption lässt sich durch eine leichte Massage der Injektionsstelle unmittelbar nach der Applikation erzielen [90, 91]. Ein Saunagang verursacht entgegen der Erwartung keine voraussehbare Steigerung der Absorptionsgeschwindigkeit. Hier scheinen sich eine Reihe von teilweise gegensätzlichen Effekten auf die Insulinabsorption zu überlagern [77]. Eine starke Beanspruchung der Muskeln des Injektionsareals kann zwar unter bestimmten Bedingungen die Insulinwirkung beschleunigen. Dieser Effekt darf aber nicht überschätzt werden und begründet keinesfalls einen Wechsel der Injektionsstelle in ein Körperareal, das nicht oder nur wenig an den geplanten Bewegungen beteiligt ist [13, 91, 92].

5.5.5 Tragbare Insulinpumpen

Tragbare Insulinpumpen sind am Körper getragene, batteriebetriebene Infusionspumpen, etwa mit dem Format einer Scheckkarte und ca. 1,5 Zentimeter dick, die eine Dauerinfusion von Normalinsulinen (U100-Insuline oder rezepturmäßig „verdünnte" Präparate) oder Insulinanaloga in das Subkutangewebe ermöglichen, also eine kontinuierliche subkutane Insulininfusion (**c**ontinuous **s**ubcutaneous **i**nsulin **i**nfusion; **CSII**-Therapie). Bei den verschiedenen Modellen der Insulinpumpen (Tab. 5.6; Abb. 5.9) handelt es sich um **mikroprozessorgesteuerte Pumpen mit Zylinderampulle** (Kap. 5.6.7). Es sind sog. Open-Loop-Systeme, deren Steuerung aufgrund anderweitig gemessener diabetologischer Parameter (z. B. Blutglucosewerte, zugeführte Kohlenhydratmengen, Körpergewicht) erfolgt. Closed-Loop-Systeme, also über einen Glucosesensor gesteuerte, wie auch intraperitoneal zuführende oder implantierte Insulinpumpen stellen derzeit noch keine etablierten Therapieverfahren dar. Bei einem Vergleich der Dosierungsgenauigkeiten bei der Abgabe geringer Insulindosen (≤ 5 I. E.) war eine Pumpe (H-TRON®) verschiedenen Insulinpens überlegen [65].

Funktionsprinzip von Insulinpumpen

Bei den verschiedenen Pumpenmodellen erbringt jeweils ein durch zwei Mikrochips gesteuerter Präzisionsmotor die zur Förderung der Insulinzubereitung erforderliche Leistung. Er verschiebt über eine Gewindestange sehr präzise den Gummistopfen einer Zylinderampulle mit dem Insulinpräparat wie einen Kolben in einer Spritze (Abb. 5.9). Die elektronische Steuerung dieser Pumpe erlaubt z. B. eine stündliche Programmierung der Dauerinfusion (Basalrate, z. B. 1 I. E. pro Stunde), die der Patient bei Bedarf, z. B. bei körperlicher Anstrengung, an die von ihm gemessenen Blutglucosekonzentrationen gezielt anpassen kann. Ferner lassen sich durch Knopfdruck zusätzliche Boli abrufen für den mahlzeitenbedingten Mehrbedarf und ggf. zur Blutglucosekorrektur. Das Einstellen der verschiedenen Betriebsparameter erfolgt menügesteuert, also vergleichbar etwa dem Vorgehen beim Programmieren eines Handys [93].

Pumpenmodelle

In Deutschland werden im Wesentlichen Insulinpumpen von zwei Vertriebsfirmen eingesetzt (Tab. 5.6). Die konstruktiven Unterschiede der verschiedenen Modelle sind marginal. Die Disetronic-H-Pumpe kann je nach Ausführung entweder mit U40- oder U100-Insulinen beladen werden, während bei den Minimed-Pumpen der Patient die jeweils verwendete Insulinkonzentration einstellt. Bei den verschiedenen Pumpen sind unterschiedliche Basalratenmuster programmierbar. Das Insulinreservoir besteht bei zwei Pumpenmodellen aus einer speziellen Zylinderampulle mit ca. drei Milliliter Volumen, die entweder der Patient mit dem gewünschten Insulin füllt, oder die er bereits industriell gefüllt bezieht. Die Disetronic-D-Tron-Pumpe belädt man dagegen mit einer 3,0-Milliliter-Penpatrone. Das diesen Behältnissen entnommene Insulin wird über einen dünnen Polyethylenschlauch und eine auf der Haut fixierte Kanüle subkutan infundiert. Dieser Katheter muss regelmäßig gewechselt werden, da sich das Risiko lokaler Infektionen und Abszesse mit seiner Einsatzdauer deutlich erhöht. Zahlreiche

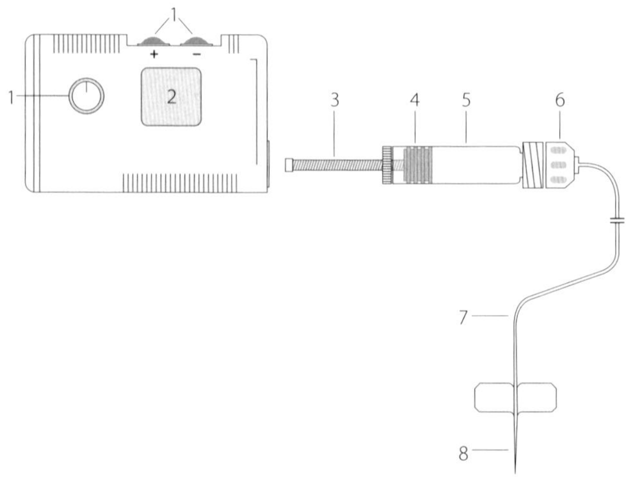

Abb. 5.9: Insulinpumpe (H-TRON®) mit entnommener Zylinderampulle.
1 – Bedienungsknöpfe; 2 – Display (LCD-Anzeige); 3 – Gewindestange; 4 – Gummistopfen; 5 – mit Insulin gefüllte Zylinderampulle; 6 – Adapter für Katheterschlauch; 7 – Katheterschlauch; 8 – Subkutankanüle

Tab. 5.6: Charakteristika von am Körper getragenen Insulinpumpen

	Accu-Chek® D-Tron® plus	Accu-Chek® Spirit	MiniMed Paradigm 512
Vertriebsfirma	Roche Diagnostics, 68 305 Mannheim www.disetronic.de	Roche Diagnostics, 68 305 Mannheim www.disetronic.de	Medtronic MiniMed, 40 547 Düsseldorf www.medtronic.de
Abmessungen	105×48×21 mm	81×55×20 mm	80×50×19 mm
Gewicht mit Batterien	ca. 120 g	ca. 100 g	ca. 90 g
Insulinreservoir	3,0 ml Penpatrone	3,15 ml Zylinderampulle aus Polypropylen	1,8 ml Zylinderampulle aus Polypropylen
Basalraten-Einstellung (U 100-Insulin)	24 Basalraten in 0,1 I.E.-Schritten in 60 Minuten-Intervallen	24 Basalraten in 0,1 I.E.-Schritten in 60 Minuten-Intervallen	Bis zu 48 Basalraten in 0,1 I.E.-Schritten in 30 Minuten-Intervallen
Basalratenprofile	2	5	3

Tab. 5.6: Charakteristika von am Körper getragenen Insulinpumpen (Fortsetzung)

	Accu-Chek® D-Tron® plus	Accu-Chek® Spirit	MiniMed Paradigm 512
Abgabe des Standard-Bolus (U 100-Insulin)	0,1 bis 25 I. E. in 0,5 I.E.-Schritten	0,1 bis 25 I. E. in 0,5 oder 1,0 I.E.-Schritten	0,1 bis 25 I. E. in 0,1 oder 0,5 oder 1,0 I. E.-Schritten
Abgabegeschwindigkeit	6 I. E./30 sec	6 I. E./30 sec	1 I. E./30 sec
Fernbedienung der Bolusabgabe möglich	Nein	Nein	Ja
Alarm u. a. bei			
– Druckanstieg im Insulinreservoir	Ja	Ja	Ja
– Druckabfall im Insulinreservoir	Ja	Ja	Nein
Vibrationsalarm möglich	Ja	Ja	Ja
Datenspeicheranzeige der			
– abgegebenen Insulinmenge	Letzte 7 Tage	Letzte 30 Tage	Letzte 14 Tage
– abgegebenen Boli	Letzte 10 Boli mit Uhrzeit/Datum	Letzte 30 Boli mit Uhrzeit	Letzte 24 Boli mit Uhrzeit/Datum
– Errors/Alarme	Letzte 10 Errors/Alarme mit Uhrzeit/Datum	Letzte 30 Errors/Alarme mit Uhrzeit	Letzte 12 Errors/Alarme mit Uhrzeit/Datum
Verfügbare Software	Zum Auslesen	Zum Auslesen, zum Konfigurieren	(keine Mitteilung der Firma)

Warnfunktionen der Insulinpumpen

Sicherheitsfunktionen der Pumpe warnen den Patienten optisch (auf dem Display), akustisch und/oder per Vibrationsalarm vor Betriebsstörungen wie etwa Katheterverstopfung, leerer Insulinpatrone, Leistungsabfall der Batterie, Störungen der Steuerelektronik und teilweise auch undichter Patrone. Nicht aber angezeigt werden können im Katheter befindliche Luftblasen oder das Herausgleiten der Kanüle aus der Unterhaut. Das umgehende Korrigieren von Pumpenstörungen und Katheterdislokationen ist nötig, da die Pumpen mit modifiziertem Altinsulin oder Insulinanaloga arbeiten und bei ihren niedrigen Basalraten kein oder nur ein ganz minimales subkutanes Insulindepot bilden. Aus den genannten Störungen resultiert daher kurzfristig ein hohes Hyperglykämierisiko [93–98].

Handhabung des Pumpenkatheters, Platzierung, Wechsel

Zur korrekten Handhabung der Insulinpumpe mit jeweils optimalen Dosierungsraten muss der Patient neben allgemeingültigen Sachverhalten eine Reihe von personenbezogenen und pumpentypspezifischen Aspekten in einer mehrtägigen, ambulanten oder stationären Pumpenschulung lernen. Er sollte auch danach stets mit einem in der Pumpentherapie erfahrenen Arzt Kontakt halten. Der betreuende Apotheker sollte mindestens mit den im Folgenden dargelegten, generell zu beachtenden Gebrauchshinweisen vertraut sein. Informationsmaterial über Handhabungsdetails spezieller Pumpentypen können bei den in Tabelle 5.6 genannten Firmen abgerufen werden.

Im Gegensatz zur Therapie mit Einmalspritze oder Pen verbleibt die Kanüle bei der Pumpenbehandlung bis zu 3 Tagen im Subkutangewebe der vorderen oder seitlichen Bauchwand. Es sind Katheter mit Schlauchlängen zwischen 30 und 110 Zentimeter und mit Stahl- oder Teflonkanülen im Handel. Die Stahlnadeln haben einen Durchmesser von circa 0,4 Millimeter und sind gegenüber dem Schlauchende mit einem Winkel von etwa 30° oder rechtwinkelig gebogen. Katheter mit leicht gebogener Kanüle (z. B. Disetronic Classic, MiniMed Polyfin) werden mit oder ohne Stoffflügel an der Kanüle angeboten. Diese Flügel dienen u. a. dem Fixieren des Nadeloberteils auf der Haut. Die Katheter mit senkrechter Kanüle (z. B. Accu Check® Rapid/Contact, MiniMed Easy-Set) haben Nadellängen von 8, 10 oder 12 Millimeter und eine sog. Rondelle, dies ist eine nach dem Andrücken selbsthaftende Fixierplatte aus Plastik. Teilweise sind die Katheter als sog. Quick-Release-Katheter lieferbar (z. B. Accu Chek® rapid D Link, MiniMed Easy-Set), d. h. sie sind an einem Koppelstück nahe der Kanüle rasch und ohne Insulinverlust trennbar und ermöglichen so ein kurzfristiges Abnehmen der Pumpe ohne gleichzeitiges Entfernen der Nadel. Bei den Teflonkathetern wird anstelle der Stahlkanüle ein Teflonschlauch (Durchmesser ca. 0,5 mm) mithilfe eines Metallmandrins ins Subkutangewebe eingebracht. Den Mandrin entfernt man danach und die flexible Teflonkanüle bleibt subkutan liegen. Vorteilhaft ist u. a. bei diesem Kathetermodell, dass es zu keiner allergischen Reaktion auf Nickel und zu keinem „Kratzen" auf der Muskelfaszie, beispielsweise beim Sport, kommen kann. Diese Kathetertypen (z. B. Accu Chek® TenderLink, Accu Check® FlexLink, Minimed Sof-Set, MiniMed Quick-Set) werden mittels Rondelle oder mit einem Stoffflügel fixiert und verfügen alle über eine Schnellkupplung. Zum leichteren Einstechen der Kanüle werden für manche Katheter Einstechhilfen angeboten (z. B. MiniMed Quick-Serter™/Sof-Serter™).

Zwischen Kanüleneinstichstelle und Nabel oder narbigen Hautveränderungen ist ein Abstand von mindestens drei Zentimetern einzuhalten. Ferner sollte die Kanüle nicht im Bereich des Hosen- bzw. Rockbundes oder bei Autofahrern unter dem Sicherheitsgurt liegen, um mechanische Belastungen zu vermeiden. Wegen der langen Verweildauer von bis zu drei Tagen besteht die Gefahr einer bakteriellen Besiedlung der nadelbedingten Hautläsion, einer Hautveränderung (Verhärtung, Verdickung des Subkutangewebes) und einer Hautreizung durch das Pflaster. Durch **Wechseln des Kathe-**

ters mit Kanüle an jeweils neue Einstichstellen im ein- bis dreitägigem Abstand unter aseptischer Vorgehensweise (u. a. gründliches Händewaschen; kein Berühren der Kanüle; ausreichende Einwirkzeit eines Hautdesinfektionsmittels z. B. auf Isopropanol/quart.-Ammoniumsalz-Basis) lassen sich Hautkomplikationen auf ein vertretbares Maß reduzieren. Von einigen Pumpenzentren wird zusätzlich empfohlen, an dem Bereich der Kanüle, der am oberen Ende des Stichkanals in der Haut zu liegen kommt (nicht an der Kanülenspitze!), eine kleine Menge einer mikrobiziden Salbe, etwa Jod-PVP-Salbe aufzutragen. Alternativ kann man ein kleines durchsichtiges Pflaster (z. B. Tegaderm®) auf die Haut kleben oder einen wasserdampfdurchlässigen Schutzfilm (z. B. Cavilon®) aufsprühen und dann hindurchpunktieren. Dadurch werden weniger Hautkeime in den Stichkanal eingebracht und die Hautstelle weniger strapaziert. Zum Punktieren wird meistens eine Hautfalte gebildet. Bei Kathetern mit Rondelle folgt der Einstich senkrecht, bei Kathetern mit abgeschrägter Nadel wird im vorgegebenen Winkel eingestochen.

Weiterhin ist zu beachten, dass der neue Katheter komplett mit Insulin gefüllt ist, also keine Luftblasen enthält. Vor dem Einstechen sollte sicherheitshalber ein Bolus von 1 I. E. abgerufen werden, der deutlich sichtbar aus der Nadel austreten muss. Um bei einem unabsichtlichen Zug am gelegten Katheter eine Hautverletzung oder ein Herausgleiten der Kanüle aus der Haut zu vermeiden, kann der Katheterschlauch vor der Nadel mit einem Bogen (Entlastungsschleife) auf der Haut fixiert werden [99, 100].

Der Katheter und ggf. das Insulinreservoir sind sofort zu erneuern, wenn:

» ein unerklärlich hoher Blutzuckerwert gemessen wird,
» die Einstichstelle juckt, brennt, schmerzt, gerötet oder angeschwollen ist,
» Flüssigkeit aus der Einstichstelle ausfließt oder außen am Katheter zurückläuft,
» Blut oder Gewebeflüssigkeit in den Katheterschlauch eindringen,
» der Katheter undicht oder nur eingeschränkt durchgängig ist [99].

Vor dem **Wechseln der Insulinampulle** oder anderen Manipulationen am Insulinreservoir muss stets die Katheternadel aus dem Unterhautfettgewebe gezogen werden. Bei steckender Nadel könnte Insulin aus dem abgekoppelten Katheter der Schwerkraft folgend ins subkutane Gewebe fließen. Die Füllmenge an U100-Insulin eines Schlauchstückes von 10 Zentimetern Länge entspricht etwa 1 I. E. Weiterhin kann beim Einschrauben einer vom Patienten übermäßig gefüllten Patrone unbemerkt ein erheblicher Bolus abgegeben werden. Die neue Insulinampulle muss körperwarm in die Pumpe eingelegt werden, damit sich während des Pumpeneinsatzes im Insulinbehältnis keine Luftblase bildet (infolge zuvor im kalten Insulin gelöster Luft) und die wärmebedingte Insulinausdehnung zu keiner Überdosierung führt. Man bewahrt die Insulinpatrone daher bei Zimmertemperatur auf und trägt sie vor der Verwendung etwa zwei Stunden in einer Hosen- oder Brusttasche. Um evtl. in der Ampulle gebildete Blasen beim

Katheterwechsel zu entfernen, stellt man die Pumpe senkrecht und klopft leicht gegen das Ampullenfach [100].

Das Insulin kann man 6 Tage (Velosulin®) beziehungsweise 14 Tage (Insuman® Infusat) lang in der angelegten Pumpe belassen.

Duschen, Baden und Schwimmen mit der Insulinpumpe

Der Diabetiker kann das Duschen oder Baden mit dem Katheterwechsel kombinieren; bei einem etwa halbstündigen Ablegen der Pumpe ist das Insulindefizit meist so klein, dass zu seinem Ausgleich keine zusätzlichen Boli abgerufen werden müssen. Bei Wassersportarten empfiehlt es sich , die Pumpe abzunehmen; beim Tauchen, bei Saunagängen, Dampf- oder Moorbädern sowie bei der Ausübung von Sportarten mit aggressivem Körperkontakt ist sie zwingend abzulegen. Die fehlende Basalrate kann bei sportlicher Betätigung u.a. durch das erhöhte Maß an körperlicher Aktivität ausgeglichen werden [93, 99].

Eine Beeinträchtigung der Pumpenfunktionen durch externe elektrische Störquellen, also Geräte, die starke elektromagnetische Felder aufbauen können, wurde in Einzelfällen beschrieben. Dabei bestand jedoch stets ein direkter Berührungskontakt zwischen den Geräten (z. B. Pumpe – Handy) oder dem Störgerät und dem Patienten (z. B. Patient berührte leitendes Teil eines Generators für elektrostatische Ladungen) [101, 102].

Ein vielfältiges Angebot an Beuteln, Taschen und Tragesystemen ermöglicht dem Diabetiker das Tragen der Pumpe in unterschiedlichen Situationen wie etwa bei körperlicher Arbeit oder verschiedenen Sportdisziplinen.

5.5.6 Injektionssysteme ohne Kanüle

Vor- und Nachteile der nadelfreien Insulininjektion

Nadellose Injektionssysteme (Kap. 5.6.4) werden vereinzelt auch zur Insulinzufuhr eingesetzt. Neben den in Kapitel 5.6.4 genannten Vorteilen lassen Einzelberichte erhoffen, dass derartige Injektoren eine günstigere Applikationsform für Diabetiker sein könnten, die trotz Injektionsstellenwechsel zu ausgeprägten Lipoatrophien neigen. Diese Systeme stellen aber derzeit keine Routinealternative zu den konventionellen Injektionssystemen dar [51].

In der Verfügbarkeit des Insulins zeigen sich infolge einer größeren Verteilung des subkutanen Depots geringfügige, aber u. U. therapierelevante Unterschiede. So stieg der Plasmaspiegel von freiem Insulin nach der nadelfreien Applikation signifikant schneller als nach der konventionellen Injektion ($t_{max}\downarrow, c_{max}\uparrow$) weshalb beim Wechsel der Injektionsart engmaschige Blutzuckerkontrollen durchzuführen sind [4, 5].

Für verschiedene Proteinwirkstoffe diskutiert man Stabilitätsprobleme infolge der starken Scherbeanspruchung der Zubereitung beim raschen Passieren der sehr dünnen Injektordüse (Kap. 5.3). Für eine Reihe von Normal- und Verzögerungsinsulinen wurde jedoch eine unveränderte Düsenpassage festgestellt. Bei einigen Suspensionspräparaten (Insulin lente, Insulin ultralong und ultratard) wird jedoch wegen des Risikos einer Verlegung der Düse von der nadelfreien Anwendungstechnik abgeraten [103].

5.6 Weitere Präparate zur Selbstinjektion

Weitere durch Selbstinjektion applizierbare Wirkstoffe

Neben Insulinen wird eine immer umfangreicher werdende Palette weiterer Arzneimittel durch den Patienten selbst oder erforderlichenfalls durch eine Begleitperson parenteral verabreicht. Bei den enthaltenen Wirkstoffen handelt es sich größtenteils um rekombinante Proteine (Kap. 5.3), aber auch Stoffe wie Epinephrin, Papaverin, Phentolamin oder Sumatriptan werden durch Selbstinjektion appliziert. Meistens nützt man dabei die subkutane Anwendungsroute, jedoch auch auf intramuskulärem, intrakavernösen und in Einzelfällen intravenösem Weg führen Patienten sich diese Präparate ohne Hilfe von medizinischem Fachpersonal zu (Tab. 5.7).

Während einige wenige dieser Arzneimittel vom Patienten nach ärztlicher Unterweisung mittels konventioneller Einmalspritzen aufgezogen und verabreicht werden, stehen für die meisten Zubereitungen spezielle, **laiengeeignete Injektionsvorrichtungen** (Tab. 5.7) zur Verfügung. Es sind dies

» vorgefüllte Fertigspritzen,
» verschiedene Pensysteme und
» Injektionssysteme ohne Kanüle.

Obwohl bei diesen verschiedenen Injektionsvorrichtungen ein Desinfizieren der Hauteinstichstelle erforderlich ist, sind den verschiedenen Injektionspräparaten oftmals keine mit Alkohol getränkten Tupfer beigepackt. Beispielsweise werden die mit Heparinoiden gefüllten Fertigspritzen ohne Tupfer geliefert. In solchen Fällen muss die Apotheke bei der Abgabe entsprechend ergänzen.

5.6.1 Konventionelle Einmalspritzen und Ampullen

Die Selbstinjektion mit konventionellen Einmalspritzen, also Einmalspritzen ohne Injektionshilfen, die vom Patienten aus einer Ampulle oder Durchstechflasche befüllt werden, erfordert in der Regel eine patienten- und arzneimittelbezogene Einweisung des Anwenders durch Arzt oder Apotheker.

Öffnen der verschiedenen Ampullentypen

Folgende drei Varianten von Glasampullen lassen sich bezüglich der Art ihres Öffnungsvorganges unterscheiden (Abb. 5.10):

» **Ampullen ohne Öffnungshilfe**, deren Hals mit einer Ampullenfeile angeritzt und dann dort abgebrochen wird.
» **Brechringampullen** mit einem Farbring (meist weiß) am verengten Halsteil, die sich ohne Hilfsmittel durch Biegen des Spießes in eine beliebige Richtung öffnen lassen.
» **Brechpunktampullen** mit einem Farbpunkt oberhalb der Sollbruchstelle an der Ampullenzwiebel, die durch Drücken des Spießes in die dem Farbpunkt entgegengesetzte Richtung geöffnet werden.

Tab. 5.7: Auswahl von Fertigarzneimitteln zur Selbstinjektion (ohne Insuline und Heparine/Heparinoide)

Fertigarzneimittel	Wirkstoff	Indikation (z.T. nur Kurzangabe)	Art des Injektionssystems/ Darreichungsform des Arzneimittels	Aufbewahrungsbedingung des Präparates/ kühlkettenpflichtig (ja/nein)/ maximal tolerierbare Aufbewahrungszeit bei 15–25 °C beim Patienten	Ggf. Aufbrauchfrist und Aufbewahrungsbedingungen nach Anbruch		Injektionstechnik[1]
					der gebrauchsfertig gelieferten Lösung	des rekonstituierten Lyophilisats	
Anapen® [2]	Epinephrin-HCl	Anaphylaxie	Vorgefüllte Fertigspritze (Autoinjektor)/ Lösung, gebrauchsfertig	Nicht über 25 °C, lichtgeschützt	(Entfällt, da Einzeldosis in Spritze)	–	i. m.
APO-go®	Apomorphin-HCl	Parkinson (On-Off-Phänomen)	Einmalpen[2]/ Lösung, gebrauchsfertig	Nicht über 25 °C, vor Licht geschützt	48 Stunden	–	s.c.
Aranesp® [2]	Darbepoetin alfa (Erythropoietin)	Anämie	Vorgefüllte Fertigspritze (SureClick™-Injektor)/ Lösung, gebrauchsfertig	2–8 °C, nicht einfrieren, vor Licht geschützt/ kühlkettenpflichtig/ 7 Tage	(Entfällt, da Einzeldosis in Spritze)	–	s.c.
Avonex®	Interferon beta-1a	Multiple Sklerose	Vorgefüllte Fertigspritze[2]/ Lösung, gebrauchsfertig	2–8 °C/ kühlkettenpflichtig/ 12 Stunden vor der Injektion	(Entfällt, da Einzeldosis in Spritze)	–	i. m.

Tab. 5.7: Auswahl von Fertigarzneimitteln zur Selbstinjektion (ohne Insuline und Heparine/Heparinoide, Fortsetzung)

Fertigarzneimittel	Wirkstoff	Indikation (z. T. nur Kurzangabe)	Art des Injektionssystems/ Darreichungsform des Arzneimittels	Aufbewahrungsbedingung des Präparates/ kühlkettenpflichtig (ja/nein)/ maximal tolerierbare Aufbewahrungszeit bei 15–25 °C beim Patienten	Ggf. Aufbrauchfrist und Aufbewahrungsbedingungen nach Anbruch		Injektionstechnik[1]
					der gebrauchsfertig gelieferten Lösung	des rekonstituierten Lyophilisats	
Caverject® Impuls[2]	Alprostadil (Prostaglandin E1)	Erektile Dysfunktion	Vorgefüllte Fertigspritze (Doppelkammerfertigspritze) erforderlichenfalls mit PenInject 2.25 Injektionsautomat/ Lyophilisat und Lösungsmittel	Nicht über 25 °C	–	24 h bei 25 °C	i.k.
Copaxone®	Glatirameracetat	Multiple Sklerose	Vorgefüllte Fertigspritze[3] erforderlichenfalls mit Autoject®[3] Injektionsautomat/ Lösung, gebrauchsfertig	2–8 °C/ kühlkettenpflichtig/ 7 Tage	(Entfällt, da Einzeldosis in Spritze)	–	s.c.
Enbrel®[2]	Etanercept (TNF-Blocker)	Rheumatoide Arthritis Psoriasis	Einmalspritze, Durchstechflasche mit Spritzenadapter/ Lyophilisat und Lösungsmittel (Wasser) und vorgefüllte Fertigspritze/Lösung gebrauchsfertig	Lyophilisat und gebrauchsfertige Lösung: 2–8 °C, nicht einfrieren/ nicht kühlkettenpflichtig/ –	(Fertigspritze: entfällt, da Einzeldosis in Spritze)	6 h bei 2–8 °C	s.c.
Erypo®[2]	Epoetin alfa (Erythropoietin)	Anämie	Vorgefüllte Fertigspritze, erforderlichenfalls mit Autoject® mini-Injektionsautomat/ Lösung, gebrauchsfertig	2–8 °C, nicht einfrieren, nicht schütteln, vor Licht geschützt/ nicht kühlkettenpflichtig/	(Entfällt, da Einzeldosis in Spritze)	–	s.c., i.v.

Fastjekt®	Epineph-rin-HCl	Anaphylaxie	Vorgefüllte Fertigspritze (Autoinjektor)/ Lösung, gebrauchsfertig	Nicht über 25 °C, lichtgeschützt	(Entfällt, da Einzeldosis in Spritze)	–	I.m.
Forsteo®	Teripara-tid (Parathor-monfrag-ment)	Manifeste Osteoporose	Einmalpen (ohne Dosisvorwahl)/ Lösung, gebrauchsfertig	2–8 °C/ kühlkettenpflich-tig/ –	2–8 °C; 28 Tage	–	s.c.
Genotropin®[3]	Somatro-pin	Hypophysärer Minderwuchs	Vorgefüllte Fertigspritze (Miniquick) oder Pen (Genotropin® Pen), beide Formen mit Zweikammerpatrone/ Lyophilisat und Lösungsmittel	2–8 °C/ nicht kühlketten-pflichtig/ Fertigspritze: 6 Monate Pen: 4 Wochen	–	Miniquick: sofortiger Verbrauch Pen: 2–8 °C	s.c.
GlucaGen® HypoKit	Gluka-gon-HCl	Hypoglyk-ämie	Vorgefüllte Fertigspritze (enthält Lösungsmittel)/ Lyophilisat und Lösungsmittel	2–8 °C, nicht einfrieren, lichtge-schützt/ nicht kühlketten-pflichtig/ –	–	Zum sofortigen Verbrauch bestimmt	s.c., i. m., (i. v.)
Gonal-F®[2]	Follitropin alfa (FSH)	Anovulation	Vorgefüllte Fertigspritze (enthält Lösungsmittel) und Durchstechflasche oder Pen (Gonal-F®-Pen)/ Durchstechflasche: Lyophilisat Pen: gebrauchsfertige Lösung	Lyophilisat: Nicht über 25 °C Lösung: 2–8 °C/ nicht kühlketten-pflichtig/ –	2–8 °C, 28 Tage < 25 °C	28 Tage bei 2–8 °C	s.c.

Tab. 5.7: Auswahl von Fertigarzneimitteln zur Selbstinjektion (ohne Insuline und Heparine/Heparinoide, Fortsetzung)

Fertigarzneimittel	Wirkstoff	Indikation (z.T. nur Kurzangabe)	Art des Injektionssystems/ Darreichungsform des Arzneimittels	Aufbewahrungsbedingung des Präparates/ kühlkettenpflichtig (ja/nein)/ maximal tolerierbare Aufbewahrungszeit bei 15–25 °C beim Patienten	Ggf. Aufbrauchfrist und Aufbewahrungsbedingungen nach Anbruch		Injektionstechnik[1]
					der gebrauchsfertig gelieferten Lösung	des rekonstituierten Lyophilisats	
Imigran® Inject	Sumatriptanhydrogensuccinat	Migräne	Vorgefüllte Fertigspritze (GlaxoPen)/ Lösung, gebrauchsfertig	Nicht über 30 °C, lichtgeschützt	(Entfällt, da Einzeldosis in Spritze)	–	s.c.
Immunate® Stimplus[2]	Blutgerinnungsfaktor VIII	Blutgerinnungsfaktor-VIII-Mangel	Konventionelle Einmalspritze (mit Vorrichtung zur Rekonstitution und Perfusionsbesteck)/ Lyophilisat und Lösungsmittel	2–8 °C/ nicht kühlkettenpflichtig/ 1 Jahr	–	Zum sofortigen Verbrauch bestimmt	i.v.
IntronA®[2]	Interferon alfa-2b	Chronische Hepatitis B/C, Leukämie	Pen (IntronA® Pen)/ Lösung, gebrauchsfertig	2–8 °C/ nicht kühlkettenpflichtig/ –	27 Tage bei 2–8 °C	–	s.c.
Kineret® 100 mg	Anakinra (IL-Rezeptorantagonist)	Rheumatoide Arthritis	Vorgefüllte Fertigspritzen erforderlichenfalls mit SimpleJect™-Injektionsautomat/ Lösung, gebrauchsfertig	2–8 °C, nicht einfrieren, lichtgeschützt/ kühlkettenpflichtig/ 12 h	(Entfällt, da Einzeldosis in Spritze)	–	s.c.

NeoRecormon®[2]	Epoetin beta (Erythropoietin)	Anämie	Vorgefüllte Fertigspritzen oder Pen (Reco-Pen® mit Zweikammerpatrone)/ Fertigspritzen: Lösung Pen: Lyophilisat und Lösungsmittel	2–8 °C/ Lösungen sind kühlkettenpflichtig/ –	Fertigspritzen: 2–8 °C, 3 Tage < 25 °C	Pen: 28 Tage bei 2–8 °C, 5 Tage < 25 °C	s.c
Norditropin® simpleXX®[2]	Somatropin	Hypophysärer Minderwuchs	Pen (NordiPen™)/ Lösung, gebrauchsfertig	2–8 °C, nicht einfrieren/ nicht kühlkettenpflichtig/ –	28 Tage bei 2–8 °C oder 21 Tage < 25 °C	–	s.c.
NutropinAq™	Somatropin	Hypophysärer Minderwuchs	Pen (NutropinAq™ Pen)/ Lösung, gebrauchsfertig	2–8 °C/ kühlkettenpflichtig/ –	28 Tage bei 2–8 °C, täglich max. 1 h < 25 °C	–	s.c.
Pegasys®[2]	Peginterferon alpha-2a	Chronische Hepatitis C	Vorgefüllte Fertigspritze/ Lösung, gebrauchsfertig	2–8 °C, nicht einfrieren/ nicht kühlkettenpflichtig/ –	(Entfällt, da Einzeldosis in Spritze)	–	s.c.
PegIntron®[2]	Peginterferon alpha-2b	Chronische Hepatitis C	Vorgefüllte Fertigspritze (vorgefüllter PegIntron-Injector mit Zweikammerpatrone)/ Lyophilisat und Lösungsmittel	2–8 °C/ nicht kühlkettenpflichtig/ –	–	24 h bei 2–8 °C	s.c.
Profilate®[2]	Blutgerinnungsfaktor VIII	Blutgerinnungsfaktor-VIII-Mangel	Vorgefüllte Fertigspritze (mit Zweikammerampulle und Perfusionsbesteck)/ Lyophilisat und Lösungsmittel (Wasser)	2–8 °C, nicht einfrieren, lichtgeschützt/ nicht kühlkettenpflichtig/ –	–	Zum sofortigen Verbrauch bestimmt	i.v.

Tab. 5.7: Auswahl von Fertigarzneimitteln zur Selbstinjektion (ohne Insuline und Heparine/Heparinoide, Fortsetzung)

Fertigarzneimittel	Wirkstoff	Indikation (z.T. nur Kurzangabe)	Art des Injektionssystems/ Darreichungsform des Arzneimittels	Aufbewahrungsbedingung des Präparates/ kühlkettenpflichtig (ja/nein)/ maximal tolerierbare Aufbewahrungszeit bei 15–25 °C beim Patienten	Ggf. Aufbrauchfrist und Aufbewahrungsbedingungen nach Anbruch		Injektionstechnik[1]
					der gebrauchsfertig gelieferten Lösung	des rekonstituierten Lyophilisats	
Rebif®[2]	Interferon beta-1a	Multiple Sklerose	Vorgefüllte Fertigspritze (ggf. mit Rebiject II™-Injektionsautomat)/ gebrauchsfertige Lösung	2–8 °C, nicht einfrieren/ nicht kühlkettenpflichtig/ 30 Tage	(Entfällt, da Einzeldosis in Spritze)	–	s.c.
Roferon®[2]	Interferon alfa-2a	Leukämie, chronische Hepatitis B/C u. a.	Vorgefüllte Fertigspritze oder Pen (Roferon®-Pen)/ Lösung, gebrauchsfertig	2–8 °C, nicht einfrieren, lichtgeschützt/ nicht kühlkettenpflichtig/ –	28 Tage < 25 °C	–	s.c., i. m.
Saizen®[2]	Somatropin	Hypophysärer Minderwuchs	Pen (One-click™) oder nadelfreier Injektor (Cool.click™)/ Lyophilisat und Lösungsmittel	Nicht über 25 °C	–	28 Tage bei 2–8 °C	s.c.
Sandostatin®[3]	Octreotidacetat (Somatostatinanalogon)	Hormonbildende Tumore des GI-Traktes u. a.	Einmalspritzen (aus Ampulle oder Durchstechflasche zu befüllen) oder Pen (Ypsome®-Pen)/ gebrauchsfertige Lösung	2–8 °C/ nicht kühlkettenpflichtig	Ampullen, Durchstechflaschen: 14 Tage < 25 °C; Pen: 30 Tage < 25 °C		s.c.

Viridal®[2]	Alprostadil (Prostaglandin E1)	Erektile Dysfunktion	Vorgefüllte Fertigspritze (Easy Duo-Injektor mit Zweikammerampulle)/ Lyophilisat und Lösungsmittel	2–8 °C/ nicht kühlkettenpflichtig/ –	–	Zum sofortigen Verbrauch bestimmt	i.k.
Zomacton® 4 mg[3]	Somatropin	Hypophysärer Minderwuchs	Einmalspritzen (aus Durchstechflasche/ Ampulle zu befüllen) ggf. mit AutoJect®2-Injektionsautomat oder vorgefüllte Fertigspritze (ZomaJet®2 Vision zur Injektion ohne Kanüle)/ Lyophilisat und Lösungsmittel	2–8 °C/ nicht kühlkettenpflichtig/ –	–	14 Tage bei 2–8 °C	s.c.

[1] i.k. – intrakavernös, i.m. – intramuskulär, i.v. – intravenös, s.c. – subkutan
[2] Das Präparat ist in verschiedenen Stärken und/oder mit verschiedenen Injektionshilfen auf dem Markt.
[3] Das Präparat ist neben der genannten Darreichungsform noch in einer anderen parenteralen Form auf dem Markt.

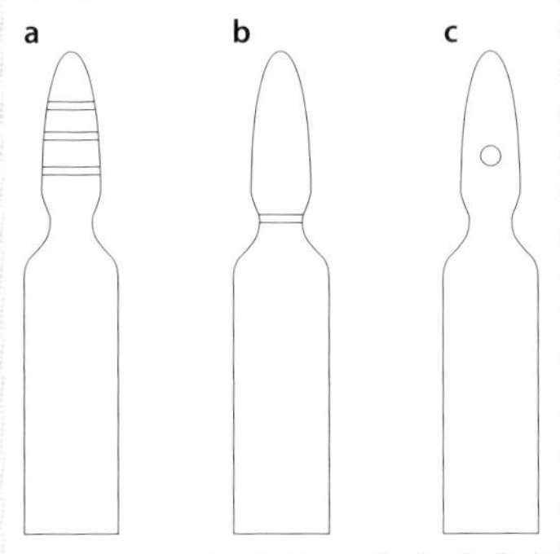

Abb. 5.10: Farbmarkierungen bei verschiedenen Ampullenarten.
a Farbige Ringe am Ampullenkopf kennzeichnen das Präparat; **b** ein farbiger (meist weißer) Ring am Ampullenhals markiert die Bruchstelle einer Brechringampulle; **c** ein farbiger Punkt am Ampullenkopf weist auf eine Brechpunktampulle hin bzw. zeigt die Druckstelle beim Öffnen dieses Ampullentyps

Der farbige Ring der Brechringampullen besteht aus anorganischen Salzen, die nach dem Einbrennen einen anderen Ausdehnungskoeffizienten als Glas haben. Dadurch wird eine Spannung im Glas und folglich eine Sollbruchstelle mit allseitiger Brechbarkeit erzeugt. Neben diesen Brechringampullen sind auch Ampullen auf dem Markt, bei denen durch eine rundum laufende Anritzung eine Sollbruchstelle erzielt wird (sog. Scoringampullen). Bei Brechpunktampullen (auch als **O**ne-**P**oint-**C**ut-Ampullen, OPC-Ampullen, bezeichnet) wird die gewünschte Bruchstelle durch ein feines Anritzen beim Hersteller präformiert. Der oberhalb der Ritzstelle angebrachte Farbpunkt hat die Funktion eines Druckpunktes. Die bei den meisten Präparaten am Ampullenkopf angebrachten farbigen Ringe markieren keine Bruchstelle, sondern dienen der Kennzeichnung des Präparates [554, 104–106].

Beim Aufbrechen sämtlicher Ampullentypen kann man zwischen einem „biegenden" und einem „ziehenden" Brechen unterscheiden. Beim biegenden Vorgehen wird der Ampullenrumpf mit der einen und der Spieß mit der anderen Hand gefasst und die Ampulle bis zum Bruch gebogen, wobei die Daumennägel oder das Mittelglied des Zeigefingers auf der der Anritzstelle gegenüberliegenden Seite des Ampullenhalses als Widerlager dienen. Zum ziehenden Bruch werden Ampullenrumpf und -spieß ruckartig ohne Biegemoment auseinander gezogen. Das biegende Brechen erfordert einen geringeren Kraftaufwand als das ziehende Öffnen, führt aber in vielen Fällen zu mehr Glasbruchstückchen [105]. In der Praxis wendet man meist beide Öffnungstechniken kombiniert an.

Kanülendimension ist der Injektionstechnik anzupassen

Die **Dimension der eingesetzten Kanüle** ist innerhalb gewisser Intervalle der jeweils gewählten Injektionstechnik anzupassen [55, 56]. Subkutannadeln sind in der Regel kürzer und dünner als i. m.- oder i. v.-Kanülen; die Schwellkörperinjektion erfordert sehr dünne und kurze Nadeln. Es gibt zwei Systeme zur Kennzeichnung der Maße von Stahlkanülen:

» die internationale Norm in Gauge (Angabe in Zahlen vor einem „G", meist kombiniert mit der Längenangabe der Kanüle in Zoll, z. B. 20 G x 1½ ") und
» die deutsche Pravaz-Norm in Nummern (Angabe in „Nr." mit Zahl).

Bei beiden Systemen bezeichnen kleine Zahlen große Kanülendurchmesser. Die Kunststoffansatzstücke der Einwegkanülen sind entsprechend einem international gültigen Farbcode für die verschiedenen Nadelgrößen eingefärbt. Aufgrund dieser Kunststoffansätze sind die Einwegkanülen nicht autoklavierbar. Tabelle 5.8 gibt eine Übersicht über häufig eingesetzte Kanülengrößen.

Für die intravenöse Selbstinjektion (und ärztlicherseits zur Infusion und zum Punktieren schwieriger Venen) wird oft ein sog. **Venenpunktionsbesteck** (Kap. 5.6.2) eingesetzt, also eine dünnwandige Kanüle mit zwei flexiblen Plastikflügeln zum leichteren Fassen und Fixieren sowie mit einem kurzen, transparenten Schlauch mit Luer-Anschlussstück für die Spritze. Damit kann der Selbstanwender leichter stechen, und er muss die Spritze nicht ruhig und nicht in eine bestimmte Richtung halten.

Injektionsautomaten für feinmotorisch ungeschickte oder behinderte Patienten

Für Einmalspritzen mit Präparaten zur subkutanen, intramuskulären oder intrakavernösen Verabreichung stehen verschiedene **Injektionsautomaten** (Tab. 5.9; Abb. 5.11) zur Verfügung. Sie erleichtern vor allem Kindern, Patienten mit feinmotorischer Behinderung oder ausgeprägter Aversion gegen Kanülen die Eigeninjektion [107]. Diese Geräte können vom Anwender mit verschiedenen kleinvolumigen Einmalspritzen beladen werden, die entweder bereits vom pharmazeutischen Unternehmer befüllt wurden oder in die erst unmittelbar vor der Injektion vom Patienten Arzneimittel aufgezogen wird (handelsübliche 0,25-/0,5-/1-ml-Spritzen mit eingeschweißter Kanüle). Einige Injektionsautomaten werden präparateunabhängig in den Handel gebracht und sind bei beliebigen Spritzen einsetzbar,

Tab. 5.8: Maße von Injektionskanülen

Außendurchmesser [mm]	Länge [mm]	Gauge	Nr.	Farbcode	Besonders geeignet für folgende Injektionstechnik[1]
0,9	40	20	1	Gelb	i. v. (vor allem dickflüssige Lösungen), i. m.
0,8	40	21	2	Grün	i. v., i. m.
0,7	30	22	12	Schwarz	i. v., i. m.; s.c.
0,6	25	23	16	Blau	i. v. (Kleinmengen), i. m. (Kleinmengen), s.c
0,55	25	24	17	Lila	s.c.
0,45	25	26	18	Braun	s.c.
0,4	20	27	20	Grau	s.c.
0,4	12	27		Grau	s.c. (Insulin), i.k.

[1] i.k. – intrakavernös, i. m. – intramuskulär, i. v. – intravenös, s.c. – subkutan

Tab. 5.9: Injektionsautomaten für gefüllte Einmalspritzen (Auswahl)

Bezeichnung (Hersteller/ Vertriebsfirma)	PZN	Funktion	Wesentliche Manipulation zum Spannen der Federmechanik	Wesentliche Manipulation zur Injektion	Beispielsweise einsetzbar für folgende Einmalspritzen	Von pharmazeutischen Unternehmern für folgende Präparate vertrieben (teilweise präparatespezifisch modifiziert)
Autoject®2 für Spritzen mit fest verschweißten Kanülen (Owen Mumford UK/ Owen Mumford, 63 785 Obernburg)	853 7774	Einstechen der Kanüle, Entleeren der Spritze	Abgeschraubtes Injektorunterteil mit dünner Seite und aufgesteckter Verlängerung in Oberteil bis zum Einrasten drücken	Injektor am Oberteil fassen und leicht auf Injektionsstelle drücken, Auslöseknopf kurz drücken	BD® Plastipak 0,5/1/2 ml, Braun Omnikan® 0,5/1 ml, Terumo® 0,25/0,5/1 ml	Betaferon® (als Betaject® Light), Copaxone®, Rebif® (als Rebiject II™), Zomacton® 4 mg
Autoject®2 für Spritzen mit aufsteckbaren Kanülen (Owen Mumford UK/ Owen Mumford, 63 785 Obernburg)	019 4406	Entspricht Autoject®2 für Spritzen mit fest verschweißten Kanülen			BD® Plastipak 1 ml mit 27 G oder 30 G 12-mm-Kanüle	–
Autoject® mini (Owen Mumford UK/ Owen Mumford, 63 785 Obernburg)	– (wird nur in Zusammenhang mit Präparat vertrieben)	Einstechen der Kanüle, Entleeren der Spritze	Abgeschraubtes Injektoroberteil mit Kolbenstange auf feste Unterlage drücken	Auslöseknopf durch Drehen auf ON-Position entriegeln und kurz drücken	–	Erypo®

Inject-Ease (Palco, CA,USA/ Sunny Product, 71 336 Waiblingen)	772 9796	Einstechen der Kanüle	T-förmigen Hebel bis zum Einrasten nach oben ziehen	Auslöseknopf kurz drücken, Spritzen-kolben nach unten drücken	BD® Plastipak 0,5/1/2 ml, Pharmaplast verschiedene Volumina, Terumo® 0,5/1 ml	–
PenInject 2.25 (Scandinavian Health Schweden/ Pfizer, 76 139 Karlsruhe)	869 1765	Einstechen der Kanüle, Entleeren der Spritze	Spanndorn in abgeschraubtes Injektoroberteil einführen und bis zum Einrasten drücken	Druckknopf durch Drehen entriegeln und kurz drücken	BD® Hypak 2,25 ml mit 10–16-mm-Kanüle	Caverject®
Rebiject™ mini (Owen Mumford UK/ Serono, 85 716 Unterschleißheim)	– (nicht mehr im Vertrieb)	Einstechen der Kanüle, Entleeren der Spritze	Abgeschraubtes Injektoroberteil mit Kolbenstange auf feste Unterlage drücken	Injektor durch Drehen des Knopfes am Injektoroberteil entriegeln und auf Injektionsstelle drücken	–	Rebif®
SimpleJect® (Owen Mumford UK/ Amgen, 80 992 München)	251 7799	Einstechen der Kanüle, Entleeren der Spritze	Injektoroberteil bis zum Einrasten auf blauen Dorn in der Aufbewahrungsbox drücken	Injektor durch Drehen des grauen Rings entriegeln und auf Injektions-stelle drücken	–	Kineret®

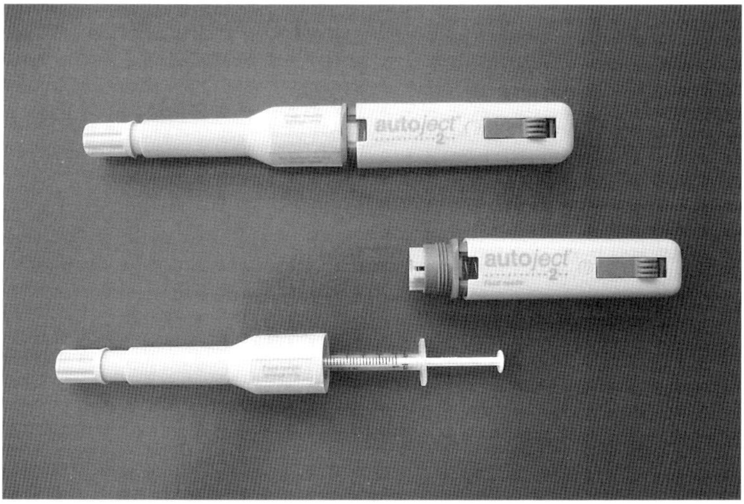

Abb. 5.11: Injektionsautomat Autoject® 2 zum Beladen mit verschiedenen Einmalspritzen.
Oben: geschlossen; unten: zum Beladen und Spannen geöffnet

andere Modelle werden von pharmazeutischen Unternehmern speziell für bestimmte Fertigarzneimittel vertrieben (Tab. 5.9). Die letztgenannten Modelle sind nicht nur hinsichtlich ihrer Formgebung, sondern auch in der Stärke ihrer Kraftausübung auf den Kolben an das betreffende Präparat adaptiert.

Bei den verschiedenen Modellen wird durch Drücken eines Auslöseknopfes oder Drücken des Injektors auf die Injektionsstelle ein zuvor gespannter Federmechanismus aktiviert, der die Nadel in die Haut sticht und danach die Spritze automatisch entleert. Die Stichtiefe kann dabei stufenlos eingestellt und damit der Injektionstechnik und Hautbeschaffenheit angepasst werden. Bei einigen Geräten muss vor der Injektion zusätzlich eine Sicherheitsverriegelung durch einen Dreh- oder Druckknopf gelöst werden. Bei dem einfacheren Gerät Inject-Ease erfolgt nur der Einstich in die Haut durch die Mechanik, während das anschließende Spritzenentleeren wie gewohnt mit dem Zeigefinger erfolgen muss.

5.6.2 Vorgefüllte Fertigspritzen

Vorgefüllte Fertigspritzen, auch als vorgefüllte Spritzampullen oder Preloaded Syringes bezeichnet, stellen präparatespezifische Einwegspritzen dar, die oftmals mit speziellen Injektionshilfen kombiniert sind, also Vorrichtungen zum (halb-)automatischen Einstechen und Entleeren (Tab. 5.7). Der gebrauchsfertige oder zu rekonstituierende Inhalt dieser sehr unterschiedlich aufgebauten Systeme ist in der Regel für **eine** Anwendung bemessen [108–110].

Fertigspritzen ohne zusätzliche Injektionshilfen können für Patienten, bei denen Deformierungen der Fingergelenke die feinmanuelle Fertigkeit beeinträchtigen, eine Schwierigkeit darstellen. Dieses Problem gewinnt an Bedeutung, da zunehmend rekombinante Wirkstoffe wie etwa TNF-Antagonisten oder IL-Rezeptorantagonisten bei der Therapie der rheumatoiden Arthritis durch Selbstinjektion verabreicht werden (Tab. 5.7). Diese Fertigspritzen sind mit den im Kapitel 5.6.1 geschilderten Injektionsautomaten meist nicht kompatibel, weshalb evtl. Familienangehörige eingebunden werden müssen. In manchen Fällen kann auch ein Ergotherapeut mit spezieller Erfahrung bei Rheumatikern problemlösend agieren [110, 112].

Intravenöse Selbstinjektion

Nur in wenigen Fällen werden Arzneimittel mittels Fertigspritzen auf **intravenösem Weg** selbst injiziert. Bei einer derartigen „kontrollierten Selbstbehandlung" sind natürlich eine fundierte Patientenschulung und eine kontinuierliche ärztliche Überwachung unumgänglich. Deshalb sollen im Folgenden nur einige wenige Hinweise zu der am häufigsten eingesetzten Variante der intravenösen Selbstverabreichung, nämlich der unter Verwendung eines **Venenpunktionsbestecks**, gegeben werden:

» Nur in Venen des Unterarms oder des daumenseitigen Gebietes der Ellenbeuge wegen der dort geringen Verwechselungsgefahr mit Arterien injizieren.
» Die Injektionsstelle deckend mit Desinfektionslösung einsprühen und die Lösung mindestens 60 Sekunden einwirken lassen (Kap. 14.3.1.13).
» Eine Staubinde am Oberarm anlegen und nicht zu fest anziehen, da sonst auch der arterielle Zufluss unterbunden würde. Wird statt der Binde eine Blutdruckmanschette verwendet, diese auf einen Wert zwischen systolischem und diastolischem Blutdruck aufpumpen; danach die Hand mehrmals zur Faust ballen.
» Bei schwierigen Venenverhältnissen können vor dem Anlegen der Binde folgende Maßnahmen ergriffen werden: die Injektionsregion beklopfen, mit Alkoholtupfer abreiben (Isopropanol wirkt gefäßdilatierend), mit heißem Wasser getränktes Tuch auflegen oder ein Armbad nehmen (10–15 Minuten in warmem Wasser).
» Flügelkanüle in einem Winkel von etwa 30° langsam und gleichmäßig mit nach oben gerichtetem Anschliff in die Vene stechen. Bei richtiger Lage der Kanüle füllt sich ein kurzes Stück des Besteckschlauchs mit Blut.
» Die Staubinde öffnen und Flügelkanüle mit Pflaster fixieren.
» Verschlusskappe des Luer-Ansatzstücks am Schlauch des Venenpunktionsbestecks abschrauben. Wenn sich der Schlauch vollständig mit Blut gefüllt hat, Fertigspritze anschließen und langsam injizieren. Bei auftretenden Missempfindungen Injektion sofort abbrechen.

» Nach vollständiger Injektion Kanüle schnell aus der Vene ziehen, mit einem Tupfer leicht auf die Einstichstelle drücken und den Arm hochhalten. Wenn die Blutung sicher steht, kann ein Pflaster auf die Haut geklebt werden [55, 56].

Intrakavernöse Selbstinjektion

Bei der **intrakavernösen Verabreichung** injiziert der ärztlich unterwiesene Patient in einen der beiden Penisschwellkörper. Die Injektionsgebiete liegen dabei bevorzugt an den seitlichen Bereichen nahe der Peniswurzel. Bei jeder Verabreichung sollte die Penisseite und innerhalb des jeweiligen Injektionsareales die Einstichstelle gewechselt werden. Die sehr feine und etwa ein Zentimeter lange Kanüle wird im rechten Winkel zur Penishaut in den gestreckten Penis eingestochen, um eine subkutane Injektion zu vermeiden. Auch ein Injizieren in sichtbare Blutgefäße sollte vermieden werden. Die Injektion muss langsam über einen Zeitraum von fünf bis zehn Sekunden erfolgen. Die Injektionsstelle ist vor dem Einstechen mit einem Alkoholtupfer zu desinfizieren und nach der Injektion zwei bis fünf Minuten mit dem Tupfer zu komprimieren, um die Bildung eines Hämatoms zu vermeiden. Verbleibende Arzneimittelrestmengen muss man verwerfen [11, 113, 114].

Subkutane und intramuskuläre Selbstinjektion

Die speziellen Handhabungsdetails der einzelnen Fertigspritzensysteme sind den jeweiligen Bedienungsanleitungen zu entnehmen bzw. mit dem behandelnden Arzt abzustimmen. Grundsätzlich ist bei der **subkutanen oder intramuskulären Injektion** folgendermaßen vorzugehen [55, 56, 110]:

» Vor dem Umgang mit den Injektionsutensilien die Hände gründlich waschen.
» Die Injektionslösung auf Verfärbung, Trübung und Ausfällungen kontrollieren. Eventuell vorhandenen Schaum zusammenfallen lassen.
» Die Haut an der Injektionsstelle mit einem Alkoholtupfer oder anderem Desinfektionsmittel säubern bzw. desinfizieren (das bei der Insulininjektion empfohlene Vorgehen ohne Desinfizieren darf nicht für die subkutane Injektion verallgemeinert werden); das Desinfektionsmittel dabei 60 Sekunden einwirken lassen (Kap. 13.3.1.13).
» Falls vorhanden, die Kanülenschutzkappe(n) vorsichtig abziehen, ohne die Nadel zu berühren.
» Niemals in ödematöses, narbiges, entzündetes oder infiziertes Gewebe injizieren. Zum einen sind hier die Resorptionsverhältnisse nicht reproduzierbar, zum anderen können Keime in tiefer liegendes Gewebe verschleppt werden. Das Injektionsareal ist vom verordnenden Arzt zu bestimmen, wobei zur subkutanen Injektion grundsätzlich die bei der Insulinapplikation genannten Areale geeignet sind, während zur intramuskulären Injektion meist die Oberschenkelvorder- oder -außenseite gewählt wird. Die Selbstinjektion in den Oberarmmuskel sollte wegen der erhöhten Gefahr von Gefäß und Nervenläsionen nur in begründeten Ausnahmefällen gewählt werden.
» Das Gerät leicht auf die Haut aufdrücken und die Einstechautomatik auslösen oder erforderlichenfalls die Nadel mit einer schnellen Bewegung einstechen. Je nach Präparat subkutan oder intramuskulär, nie-

mals aber intravasal stechen. (Die Kanülen bzw. Einstichtiefen sind bei den verschiedenen Systemen entsprechend der jeweils vorgeschriebenen Injektionstechnik dimensioniert.)

» Bei der intramuskulären Verabreichung vor der Injektion zur Vermeidung gefäßbedingter Komplikationen den Spritzenkolben kurz etwas zurückziehen und die Spritze auf eingesaugtes Blut überprüfen. Im positiven Fall oder auch beim Auftreten von Schmerzen oder lokaler Hautabblassung die Injektion sofort abbrechen.
» Kolben mithilfe der Automatik oder mit der freien Hand langsam bis zum Anschlag in die Spritze hineindrücken.
» Nadel in einem Zug schnell aus der Haut ziehen, gegebenenfalls Hautfalte langsam zurückgleiten lassen, einen Tupfer einige Sekunden auf die Einstichstelle drücken.
» Eventuellen Restinhalt von gebrauchten Spritzen nicht aufbewahren.
» Gebrauchte Spritzen mittels durchstechsicherem Behältnis ordnungsgemäß entsorgen.

Selbstinjektion von Heparin und Heparinoiden

Bei **Heparin- und Heparinoidpräparaten** ist ein an der Kanüle haftender Lösungstropfen vor der Injektion abzuwischen, da ein Nachlaufen der Lösung in den Einstichkanal zu einem ungefährlichen, oberflächlichen Bluterguss bzw. in seltenen Fällen zu einer lokalen allergischen Reizung führen kann. Deshalb sind auch die in Fertigspritzen enthaltenen kleinen Luftblasen nicht aus der Spritze zu entfernen, sondern im Anschluss an die Lösung durch die Nadel bzw. den Einstichkanal zu drücken (die Luft dient ferner dazu, das relativ kleine Flüssigkeitsvolumen vollständig aus der Spritze zu entfernen). Weiterhin verringert bei dieser Wirkstoffklasse eine langsame Injektionsgeschwindigkeit (z. B. 0,2 ml in 30 Sekunden) deutlich den Injektionsschmerz und das Risiko einer Hämatombildung [15].

Zum Teil müssen die Injektoren zusätzlich beladen, gespannt und unmittelbar vor der Injektion entsichert werden. Ferner ist bei einigen Modellen die Einstichtiefe regelbar. Die Geräte dürfen nach dem Auslösen nicht zu früh (teilweise erst nach zehn Sekunden) von der Haut abgehoben werden, um eine unvollständige Arzneimittelabgabe zu vermeiden.

5.6.3 Pensysteme

Subkutane und intramuskuläre Selbstinjektion mit Pensystemen

Die verschiedenen Pensysteme, auch als Multidose Pens bezeichnet, für Nicht-Insulinpräparate enthalten jeweils ein Arzneimittelreservoir für mehrere, exakt vorwählbare Einzeldosenvolumina zur subkutanen oder intramuskulären Injektion (Tab. 5.10). Manche Injektionsvorrichtungen zur Verabreichung nur jeweils **einer** Einzeldosis werden von den pharmazeutischen Unternehmern ebenfalls als „Pens“ deklariert, sie entsprechen aber nicht der genannten Beschreibung und werden hier unter den vorgefüllten Fertigspritzen mit zusätzlichen Injektionshilfen (Kap. 5.6.2) subsummiert. Die Pensysteme im engeren Sinn setzt man hauptsächlich zur Applikation ver-

Tab. 5.10: Pensysteme für Nichtinsuline (Auswahl von Modellen mit Mehrfachdosierung)

Fertigarzneimittel (Bezeichnung des Pens)	Wirkstoff	Pentyp	Hersteller des Pens	Entspricht baulich weitgehend folgendem Insulinpen
APO-go® Pen 10 mg/ml (APO-go® Pen)	Apomorphin-HCl	Einmalpen	Aguettant, F-Lyon	–
Forsteo® (Forsteo® Pen)	Teriparatid (Parathormon-fragment)	Einmalpen (ohne Dosisvorwahl)	Lilly, IN, USA	Humalog® Pen
Genotropin® (Genotropin-Pen)	Somatropin	Wiederbelad-barer Pen	Ypsomed, CH-Burgdorf	Optipen®
Gonal-f® (Gonal-f® FbM Fertig-Pen)	Follitropin alfa (FSH)	Einmalpen	Ypsomed, CH-Burgdorf	OptiSet®
Humatrope® (Humatro Pen® mg)	Somatropin	Wiederbelad-barer Pen	Ypsomed, CH-Burgdorf	Optipen®
Intron A® (IntronA®-Pen)	Interferon alfa-2b	Einmalpen	Novo-Nordisk, DK-Kopenhagen	NovoLet®
NeoRecormon® (Reco-Pen®)	Epoetin beta (Erythropoie-tin)	Wiederbelad-barer Pen	Ypsomed, CH-Burgdorf	Optipen®
Norditropin® Simplex (NordiPen™)	Somatropin	Wiederbelad-barer Pen	Novo-Nordisk, DK-Kopenhagen	NovoPen® 3
Norditropin® Nordiflex (Nordiflex® Pen)	Somatropin	Einmalpen	Novo-Nordisk, DK-Kopenhagen	FlexPen®
NutropinAq™ (NutropinAq™ Pen)	Somatropin	Wiederbelad-barer Pen	Ypsomed, CH-Burgdorf	Optipen®
Puregon® (Puregon® Pen)	Follitropin beta (FSH)	Wiederbelad-barer Pen	Becton Dickinson, USA, NJ, Franklin Lakes	BD® Pen (nicht mehr im Vertrieb)
Roferon® (Roferon®-Pen)	Interferon alfa-2a	Wiederbelad-barer Pen	Ypsomed, CH-Burgdorf	Optipen®
Saizen® (one.click®)	Somatropin	Wiederbelad-barer Pen	Haselmeier.com, 70 567 Stuttgart	Diapen®
Sandostatin® (Ypsomed Pen)	Octreotidace-tat	Wiederbelad-barer Pen	Ypsomed, CH-Burgdorf	Optipen®

schiedener rekombinanter Proteine ein. Ebenso wie die Insulinpens ermöglichen sie im Vergleich zu herkömmlichen Einmalspritzen eine genauere [115] und einfacher durchzuführende Injektion [115–119]. Es lassen sich auch hier Modelle mit auswechselbaren Kartuschen unterscheiden von Einmalpens, also nicht nachfüllbaren Gerätevarianten. Halbautomatische Modelle sind für die hier besprochenen Wirkstoffe nicht im Handel, vollautomatische Systeme nur in Einzelfällen (z. B. one.click®). Die meisten Modelle weisen die gleichen Bauelemente wie die in Kapitel 5.5.3 beschriebenen Insulinpens auf, manche variieren in Aufbau und damit ihrer Bedienung sehr geringfügig gegenüber den ihnen entsprechenden Insulinpens; nur bei einem Modell gibt es kein Gegenstück zur Insulinverabreichung (Tab. 5.10). In Hinblick auf luftblasenbedingte Dosierungsfehler (Kap. 5.5.3.4) muss auch hier bei jeder Injektion eine neue Kanüle aufgeschraubt werden; damit entfällt auch das für seh- und feinmotorisch behinderte Patienten problematische Wiederaufsetzen der Nadelkappe [116–119]. Im Gebrauch befindliche, bei Handhabungsproblemen vom Patienten in die Apotheke gebrachte Pens mit Wirkstoffen gegen Hepatitisformen (Interferon alfa) sind auch nach Aufschrauben einer neuen Kanüle mit großer Vorsicht zu behandeln. Infolge des möglichen Einsaugens biologischen Materials in die Patrone (vgl. Kap. 5.5.3.4) besteht in diesem Fall ein gewisses Hepatitis-Infektionsrisiko.

Entsprechend den Insulinpens werden auch für die Pens der Nichtinsuline von den pharmazeutischen Unternehmern Zubehörteile kostenlos abgegeben, welche die Handhabung der Pens, insbesondere das Injizieren erleichtern. Beispielsweise sticht das Gerät Nordimate™ die Nadel des eingesetzten NordiPens™ automatisch in die Haut, eine sog. aktive Nadelführung für den NutropinAq™ Pen schützt die Kanüle und verhindert ein versehentliches wiederholtes Einstechen.

5.6.4 Injektionssysteme ohne Kanüle

Nadellose subkutane Selbstinjektion

Injektionssysteme zur subkutanen Verabreichung ohne Kanüle, sog. Jetinjektoren, auch als Druck- oder Sprayinjektoren bezeichnet, schleusen Arzneimittellösungen und -suspensionen mittels hohen Drucks in Form eines sehr feinen Strahls durch die Epidermis und das Korium in das Subkutangewebe. Diese im Vergleich zu Pens teureren, mehrfach verwendbaren Geräte werden dazu jeweils nur mit **einer** Dosis beladen. Im Vergleich zu den USA sind sie in Deutschland noch wenig verbreitet. Pulverinjektoren, bei denen der Wirkstoff nicht gelöst oder suspendiert, sondern als Feststoff vorliegt, befinden sich im fortgeschrittenen Entwicklungsstadium; insbesondere für Proteine erscheint diese Applikationsart besonders viel versprechend.

Als Vorteil gegenüber konventionellen Injektionsgeräten diskutiert man primär den Wegfall der Nadel, was vor allem bei Patienten mit ausgeprägten Aversionen oder Phobien gegenüber Kanülen vorteilhaft ist. Daneben wird auch mit

- » einem geringeren Injektionsschmerz,
- » der Einfachheit und Schnelligkeit des eigentlichen Injektionsvorgangs sowie mit
- » dem Vermeiden von Nadelverletzungen und deren Folgen argumentiert.

Zum verringerten Injektionsschmerz ist anzumerken, dass die Schmerzwahrnehmung interindividuell und gerätebedingt stark differieren kann [25, 26, 133].

In Deutschland werden derzeit drei verschiedene Modelle von nadellosen Injektoren routinemäßig bei drei Somatropinpräparaten eingesetzt (Tab. 5.11, Abb. 5.12). Mittels eines nicht präparatespezifischen Injektors werden in Einzelfällen auch Insuline (Kap. 5.5.6) oder andere Arzneistoffe verabreicht.

Für verschiedene Peptidwirkstoffe diskutiert man Stabilitätsprobleme infolge der starken Scherbeanspruchung der Zubereitung beim raschen Passieren der sehr dünnen Injektordüse (Kap. 5.3). Bei einer Reihe von Insulin- und Somatropinpräparaten zeigten sich jedoch bei Verwendung der im Folgenden genannten Injektionsgeräte keine klinisch relevanten Wirkungseinbußen. Von der Verwendung einiger Insulinsuspensionen (Insulin lente, Insulin ultralong und ultratard) wird jedoch wegen des Risikos einer Verlegung der Düse abgeraten [103].

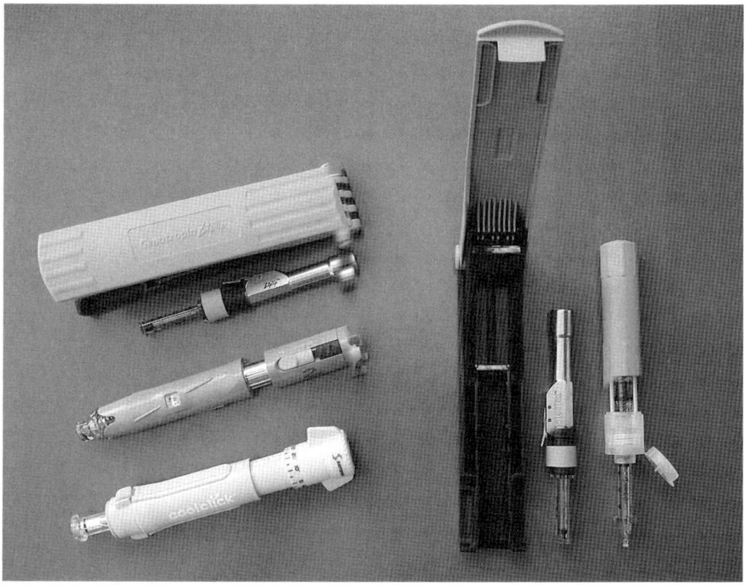

Abb. 5.12: Injektionssysteme ohne Kanüle zur subkutanen Verabreichung.
Links von oben nach unten: Genotropin® ZipTip™ mit Spann-Box, Zomajet® Vision, cool.click™; rechts: Injex® mit geöffneter Spann-Box und Vorrichtung zum Befüllen der Injektorkammer mit dem Inhalt einer Zylinderampulle

Tab. 5.11: Injektionssysteme ohne Kanüle

	cool.click™	Genotropin® ZipTip™	Injex®	Zomajet®2 Vision
Herstellerfirma	Bioject, Bedminster, NJ, USA	Rösch/Riemser, 12 349 Berlin	Rösch/Riemser, 12 349 Berlin	Antares, Exton, PA, USA
Vertriebsfirma in Deutschland	Serono, 85 716 Unterschleißheim	Pfizer, 76139 Karlsruhe	Rösch/Riemser, 12 349 Berlin	Ferring, 24 020 Kiel
PZN	–	–	070 9678	–
Eingesetzt für folgende(s) Präparat(e) (Wirkstoff)	Saizen® (Somatropin)	Genotropin® (Somatropin)	Verschiedene Präparate, z. B. Insuline in Durchstechflaschen und Penpatronen	Zomacton® (Somatropin)
Baugleiches Modell	Vitajet™ 3 (Fa. Bioject)	Injex®	Genotropin® ZipTip™	Medi-Jector Vision® (Fa. Antares)
Verabreichbare Präparatemengen	50–500 µl	50–300 µl	50–300 µl, z. B. 5–30 I. E. U100-Insulin	20–500 µl
Kleinster Dosierschritt	15 µl	10 µl	10 µl	20 µl
Verwendungshäufigkeit der Injektorkammer	7-mal	1-mal	1-mal	7-mal
Erzeugung der Federkompression	Dosierknopf mehrmals drehen	Deckel der Spannbox niederdrücken	Deckel der Spannbox niederdrücken	Drehgriff am Injektor betätigen

Handhabung der kanülenfreien Injektionssysteme

Nach dem festen Aufsetzen dieser Geräte auf die ungefaltete (!) Haut in exakt senkrechter Position, Lösen einer Sicherheitsverriegelung und Drücken des Auslöseknopfes penetriert ein äußerst feiner Strahl der Injektionsflüssigkeit innerhalb eines Sekundenbruchteils (ca. 0,1 sec) durch die Oberhaut in das darunter liegende Fettgewebe. Das Volumen der Dosis beträgt maximal 0,3 Milliliter (Genotropin® ZipTip™ bzw. Injex®) bzw. 0,5 Milliliter (cool.click™, Zomajet®2 Vision); der Durchmesser des Flüssigkeitsstrahls beim Verlassen des Systems misst ca. 0,15 Millimeter, also etwa den halben Querschnitt einer Penkanüle. Den kurzzeitig erforderlichen Flüssigkeitsdruck in der Injektorkammer von bis zu 1 000 bar erzeugt ein Federmechanismus. Das Spannen der Sprungfeder erfolgt geräteabhängig durch Niederdrücken des Deckels einer Spannbox (bei Injex® als Resetbox bezeichnet), in die der Injektor zuvor eingelegt wurde oder durch Betätigen eines Drehgriffs am Injektor [4, 94, 103].

Die verschiedenen Injektormodelle bestehen im Wesentlichen aus einem zylinderförmigen Bauteil mit der Federmechanik und einer darauf montierten, leicht auswechselbaren Injektorkammer mit Austrittsdüse und integriertem Kolben. Die diversen Injektorkammern, beim cool.click™ und beim Zomajet®2 Vision als „Injektionsdüse", beim Genotropin® ZipTip™ als „Transferampulle" bezeichnet, sind jeweils steril und aus transparentem Polycarbonat gefertigt, wodurch eine optische Kontrolle ihrer Füllung möglich ist. Vor der Injektion wird die verordnete Einzeldosis in die Injektorkammer überführt. Im Fall des Genotropin® ZipTip™- und des baugleichen Injex®-Systems füllt man die graduierte Injektorkammer vor ihrem Montieren auf den Injektor, bei den anderen Modellen wird die leere Kammer aufgesteckt und erst dann durch Drehen einer Dosierschraube am Mechanikteil gefüllt.

Zum Beladen mit einer Einzeldosis koppelt man jeweils die Injektorkammer mittels eines speziellen Adapters an ein Durchstechfläschchen, eine (Zweikammer-)Zylinderampulle oder ein Mischsystem zur Rekonstitution lyophilisierter Präparate. Damit ist es auch möglich, Mischungen verschiedener Präparate herzustellen, beispielsweise von verschiedenen Insulinzubereitungen. Die Injektorkammer wird mit der Arzneimitteldosis luftblasenfrei gefüllt und bei der Verabreichung komplett entleert. Die Düsenspitze der Kammer muss steril und völlig sauber bleiben, weshalb ihr Kontakt etwa mit Fingerkuppen oder anderen Verunreinigungsquellen zu vermeiden ist. Kammer und Kolben werden als komplette Einheit ausgetauscht und zwar geräteabhängig nach einmaliger oder siebenmaliger Verwendung [103].

Die Injektionskammer für den Zomajet®-Injektor (als „Injektionsdüse" bezeichnet) ist in drei Varianten mit jeweils unterschiedlichem Durchmesser der Düse lieferbar. Damit ist eine Anpassung des Injektionsdruckes bzw. der Sprühstrahlcharakteristik an die jeweils vorliegende Hautbeschaffenheit möglich. Man führt die erste Injektion mit Kammer A (Head A) durch und wechselt bei Problemen zu den anderen Varianten. Beim cool.click™ lässt sich der Injektionsdruck durch Aufsetzen verschieden dicker Ringe auf die Achse des abgeschraubten Dosierknopfes in vier Stufen variieren.

Nach erfolgter Injektion können sich an der Hautstelle verschiedene Erscheinungen zeigen:

» eine sehr kleine Flüssigkeitsmenge,
» eine geringfügige Blutung,

» eine etwa stecknadelkopfgroße, weiße Beule sowie
» ein weißer oder rötlicher Fleck [7].

Reaktionen, die auf eine unsachgemäße Handhabung des Injektors oder auf einen falschen Injektionsdruck hinweisen, sind stärkere Blutungen, größere Blutergüsse, eine größere weiße Hautbeule oder eine größere Menge Arzneimittellösung, die von der Injektionsstelle wegläuft oder abtropft. Die Prävalenz von kleineren, sichtbaren Hämatomen war nach der nadellosen Verabreichung (Medi-Jector®) von Wachstumshormonen höher als bei der Injektion mittels Pen (28-G-Kanüle) [26].

Übungsinjektionen mit steriler Kochsalzlösung empfohlen

Erstverwendern nadelfreier Injektoren werden Übungsinjektionen mit steriler Kochsalzlösung empfohlen. Ein unsachgemäßer Umgang mit diesen Systemen, wie beispielsweise ein zu großer Abstand oder eine falsche Positionierung des Gerätes zur Hautoberfläche sowie ein zu seltenes Wechseln der Düse können neben den oben genannten Reaktionen eine intramuskuläre Arzneimittelzufuhr oder Hautabrasionen zur Folge haben [98].

5.6.5 Rekonstitution lyophilisierter Parenteralia

Herstellen von Injektionslösungen aus gefriergetrockneten Präparaten

Bei etwa einem Drittel der Präparate, die sich Patienten mit den verschiedenen Injektionsvorrichtungen selbst verabreichen, liegt der Wirkstoff zunächst lyophilisiert vor und muss daher vom Patienten unmittelbar vor der Anwendung mit dem Lösungsmittel in Kontakt gebracht werden. Diese Rekonstitution der Arzneimittellösung geschieht entweder durch Einspritzen des Lösungsmittels in das wirkstoffhaltige Durchstechfläschchen oder mithilfe so genannter Zweikammersysteme.

Der Gummistopfen der **Durchstechflasche** ist vor dem Einstechen mit einem Alkoholtupfer (Isopropanol 70 %) zu reinigen und zu desinfizieren. Das Lösungsmittel muss langsam in das Fläschchen gespritzt werden, wobei der Flüssigkeitsstrahl auf die Fläschchenwandung, nicht auf das Lyophilisat zu richten ist. Dadurch werden Scherkräfte und ein nachfolgendes Schäumen verhindert, was bei Proteinwirkstoffen die Stabilität verschlechtern kann (Kap. 5.3). Günstig ist es auch, das Fläschchen während des Einspritzens langsam zu drehen, um somit das Lyophilisat gleichmäßig zu benetzen. Erst nach dem Verschwinden aller trockenen Pulverstellen löst bzw. dispergiert man das Lyophilisat vollständig durch vorsichtiges Bewegen, also ohne heftiges Schütteln oder Stoßen. Vorteilhaft ist es etwa, das Glasfläschchen langsam zu rollieren [112].

Bei den **Zweikammersystemen** handelt es sich um kombinierte Aufbewahrungs- und Mischkammern. Sie werden in Fertigspritzen (Doppelkammerfertigspritzen), in Pensystemen (in Form von Zweikammerpatronen), aber auch in Auflösegeräten zum Befüllen konventioneller Einmalspritzen (ebenfalls als Zweikammerpatronen) eingesetzt. Sie enthalten sowohl die Trockensubstanz als auch das Lösungsmittel, und zwar zunächst räumlich getrennt (Abb. 5.13). Der Patient schiebt vor der erstmaligen Anwendung

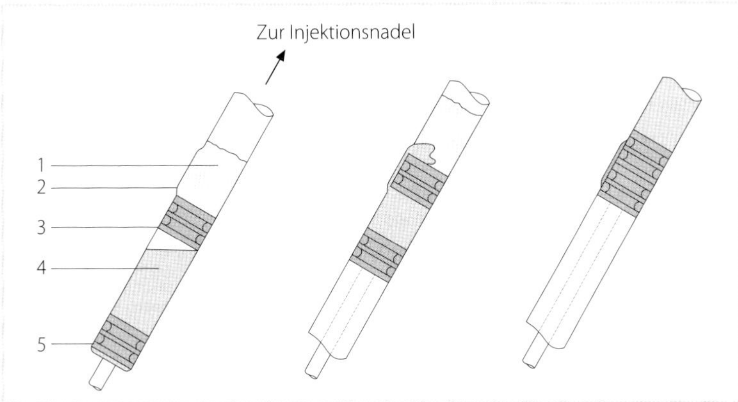

Abb. 5.13: Überführung einer lyophilisierten Substanz in eine Injektionslösung mittels eines Zweikammer-Systems.
1 – lyophilisierte Substanz; 2 – Bypass-Kanal; 3 – verschiebbare Trennwand aus Gummi; 4 – Lösungsmittel; 5 – verschiebbarer Gummistopfen.
Wenn der Patient den unteren, verschiebbaren Gummistopfen nach oben drückt, wird auch die Trennwand zwischen Lyophilisat und Lösungsmittel nach oben verschoben und dadurch ein Bypass-Kanal geöffnet. Über diesen fließt das Lösungsmittel zum Lyophilisat.

mittels einer Schraubmechanik den verschließenden Gummistopfen langsam in den röhrenförmigen Glasbehälter. Durch den dadurch in der Flüssigkeitskammer entstehenden Überdruck verschiebt er auch die Trennscheibe zwischen den beiden Komponenten und öffnet gleichzeitig einen Bypasskanal in der Glaswand. Über diesen gelangt die Flüssigkeit zum Lyophilisat. Durch Weiterschieben der Trennscheibe wird der Kanal wieder geschlossen und ein Zurückfließen der Arzneimittellösung in die Flüssigkeitskammer verhindert. Nach dem Umschwenken des Behälters, der optischen Kontrolle der Lösung und dem Entlüften des Behälters ist das Injektionssystem im Falle der Fertigspritzen und Pensysteme gebrauchsfertig [118, 120, 121].

5.6.6 Aufbewahrungsbedingungen und Aufbrauchfristen

Aufbewahrung und Haltbarkeit von Präparaten zur Selbstinjektion

Die Präparate mit den gebrauchsfertigen Lösungen von Epinephrin, Heparinen/Heparinoiden und Sumatriptan kann der Patient bei Raumtemperatur, also zwischen 15 und 25 °C aufbewahren. Die Erythropoietin-, Follitropin-, Interferon- und einige weitere Proteinlösungen sowie die meisten Lyophilisate müssen auch vom Anwender bei Kühlschranktemperatur (+2 bis +8 °C) transportiert und gelagert werden. Bei einigen dieser Präparate sind beim Patienten Temperaturerhöhungen bis maximal 25 °C für Zeiträume zwischen einigen Stunden und mehreren Monaten tolerabel, wobei betont sei, dass diese Ausnahmen nur für Transport und Aufbewahrung durch den

Patienten, keinesfalls innerhalb der Fachkreise gelten. Wenige Lyophilisate, wie etwa bestimmte Follitropin-, Prostaglandin- und Somatropinpräparate können die gesamte Laufzeit bis zu ihrer Rekonstitution bei Raumtemperatur aufbewahrt werden. Ferner sind sämtliche Präparate konsequent vor Frosttemperaturen und Lichteinwirkung zu schützen (Kap. 5.3). Ergänzungen dieser allgemeinen Orientierungslinie und spezifische Aufbewahrungsbedingungen weiterer Präparate sind Tabelle 5.7 und den entsprechenden Fachinformationen zu entnehmen.

Mehrere Hersteller entsprechender Präparate haben Programme geschaffen, die Fach- und Laienkreisen die ordnungsgemäße Handhabung, insbesondere auch die Einhaltung der Kühlschranktemperatur erleichtern [122]. Hierbei werden Informationsmaterial, Kühlbehältnisse (Kap. 5.7) und Thermometer kostenlos zur Verfügung gestellt. In diesem Zusammenhang sei ergänzt, dass eine Reihe der bei 2 bis 8 °C aufzubewahrenden Präparate bei Transport und Lagerung innerhalb der Fachkreise der Kühlkettenpflicht unterliegen (Tab. 5.7).

Stabilitätsdaten der Selbstinjektabilia sind streng zu beachten

Aufbrauchfristen und Aufbewahrungsbedingungen während des Anwendungszeitraumes muss der Patient nicht nur bei rekonstituierten Präparaten, sondern auch bei gebrauchsfertig gelieferten Lösungen in Mehrdosenbehältern streng beachten (Tab. 5.7). Beispielsweise beträgt die Aufbrauchfrist verschiedener Penkartuschen 28 Tage bei unterschiedlichen Temperaturintervallen.

Für den Transport von kühlschrankpflichtigen Präparaten auf Reisen ohne elektrische Kühleinrichtungen sind wärmeisolierte Behälter mit aktiver oder passiver Temperierung (Kap. 5.7) erforderlich.

5.6.7 Tragbare Pumpen zur subkutanen oder intravenösen Infusion

Extrakorporale (d. h. nichtimplantierte) Infusionspumpen, die der Patient zur Dauerinfusion im ambulanten Bereich mit sich trägt, werden in der Regel von der behandelnden Klinik oder Praxis patientenspezifisch programmiert, mit Arzneimittel(n) beladen, mittels geeigneter Katheter am Patienten subkutan oder intravenös angelegt und erforderlichenfalls (therapie- oder störungsbedingt) korrigiert. Das Befüllen der Pumpe kann auch durch eine Offizinapotheke nach ärztlicher Verordnung erfolgen. Häufig verabreichte Arzneimittel sind etwa Analgetika, Antibiotika, Antiemetika, Antiviralia, Hormone oder Zytostatika. Aber auch Zubereitungen zur parenteralen Ernährung werden auf diese Weise zugeführt. In bestimmten Fällen handhabt der Patient nach klinischer Unterweisung die Pumpe auch weitgehend selbständig (z. B. Insulinpumpen, Kap. 5.5.5). Die in diesen Situationen vom Patienten zu beachtenden, grundsätzlichen Gebrauchshinweise sollte auch der betreuende Apotheker kennen, um im Fall von Wissensdefiziten des Patienten oder Betriebsstörungen der Pumpe als erste Anlaufstelle zur Problemlösung dienen zu können. (Technologisch ähnlich aufgebaute

Infusoren zur intraperitonealen oder epiduralen Zufuhr sowie Systeme mit subkutanem Portkatheter werden hier jedoch nicht angesprochen, da sie eine intensivere medizinische Betreuung erfordern und deshalb den Rahmen der üblichen, abgabebegleitenden Betreuung überschreiten.)

Auch bei völlig wartungsfreien Pumpenmodellen ist das jeweilige Verwendbarkeitsdatum zu beachten, also der Zeitpunkt, bis zu dem das Gerät ohne technische Kontrolle eingesetzt werden darf.

Die vielfältig publizierten Daten zur Kompatibilität und Stabilität bzw. zu Aufbrauchfristen verschiedener Arzneistofflösungen sind nicht generell für alle Pumpentypen gültig, sondern müssen in Abhängigkeit etwa der für die Pumpenreservoire und Infusionssets eingesetzten Materialien differenziert betrachtet werden. Modellspezifische Daten für unterschiedliche Temperaturen können bei den Vertriebsfirmen der verschiedenen Pumpen abgerufen werden.

Pumpentypen

Die für den ambulanten Einsatz im Handel erhältlichen Pumpenmodelle lassen sich in folgende drei Klassen unterteilen:

» mikroprozessorgesteuerte Pumpen (auch als **C**omputerized **A**mbulatory **D**rug **D**elivery systems, CADD, bezeichnet),
» federgetriebene Pumpen,
» Elastomerpumpen.

Bei den **mikroprozessorgesteuerten Pumpen** (Tab. 5.12) erbringt ein Batterie getriebener, durch zwei Mikrochips gesteuerter Motor die zur Förderung der Arzneimittellösung erforderliche Leistung. Je nach Bauvariante verschiebt er über eine Gewindestange den Gummistopfen einer Zylinderampulle mit der Arzneimittellösung wie einen Kolben in einer Spritze, oder er treibt eine Peristaltikpumpe an, welche die Lösung aus einem Reservoir saugt und in den Katheterschlauch drückt. Bei der Peristaltikpumpe wirken Rollen oder Schieber auf ein Schlauchsegment ein und bewegen darin ein definiertes Flüssigkeitsvolumen. Durch diese Pumpen wird die Lösung mit einer vom Arzt, manchmal auch vom Patienten programierbaren Förderrate kontinuierlich oder pulsatil an die Kanüle abgegeben. Neben dieser Basalrate sind auch zusätzliche, definierte Dosen (Boli) durch Knopfdruck abrufbar. Die Systeme verfügen über eine Alarmfunktion, die beispielsweise bei leerer Batterie, Katheterokklusion, Infusionsende, Hard- bzw. Softwarefehlern den Anwender warnt. Die Zylinderampulle oder das Arzneimittelreservoir können wiederholt erneuert werden. Zum Typ einer mikroprozessorgesteuerten Pumpe mit Zylinderampulle gehören beispielsweise Insulinpumpen (Kap. 5.5.5) [123–125].

Bei **federgetriebenen Pumpen** (Tab. 5.12, Abb. 5.14) dient ein rein mechanisches Federwerk als Energiequelle. Eine oder mehrere Spiralfedern üben je nach Bauart eine Kraft auf den Kolben einer Luer-Lock-Spritze oder auf einen PVC-Infusionsbeutel aus. Dadurch wird die Arzneistofflösung in einen Infusionsschlauch gedrückt, in den eine Kapillare als Durchflussregler integriert ist. Der Betriebsdruck beträgt bei den verschiedenen Systemen circa 0,4 bar (300 mmHg). Das Modell auf der Basis einer Spritze (Springfu-

Tab. 5.12: Von ambulanten Patienten extern getragene Pumpen zur Dauerinfusion (Auswahl, ohne Insulinpumpen)

Modell (Vertriebsfirma)	Pumpentyp	Material des Reservoirs bei Elastomer- und federgetriebenen Pumpen	Min.-Max.-Werte bei verschiedenen Modellen		Applizierter Arzneistoff (Fertigarzneimittel)
			Mögliche Reservoirvolumina	Mögliche Förderraten	
CAADD-Plus® (Sims, 85 614 Kirchseeon)	Mikroprozessorgesteuerte Pumpe mit Peristaltiksystem	–	0–1 500 ml	0–75 ml/h	Verschiedene Arzneistoffe[2]
Crono APO-go® Pumpe (Licher, 30 900 Wedemark	Mikroprozessorgesteuerte Pumpe mit Zylinderampulle	–	10 oder 20 ml	0,05–5 ml/h	Apomorphin (Apogo 10 mg/ml)
Easypump®[1] (B. Braun, 34 212 Melsungen)	Elastomerpumpe	Synthetisches Elastomer, dreischichtig	60–500 ml	0,5–250 ml/h	Verschiedene Arzneistoffe[2]
Intermate®[1] (Baxter Deutschland, 85 716 Unterschleißheim)	Elastomerpumpe	Synthetisches Elastomer (Polyisopren), einschichtig	100–500 ml	50–250 ml/h	Verschiedene Arzneistoffe[2]
Multi-Therapie-Infusionspumpe 6060 (Baxter Deutschland, 85 716 Unterschleißheim)	Mikroprozessorgesteuerte Pumpe mit Peristaltiksystem	–	0,1–9 999 ml	0,1–400 ml/h	Verschiedene Arzneistoffe[2]
Infusor®[1] (Baxter Deutschland, 85 716 Unterschleißheim)	Elastomerpumpe	Synthetisches Elastomer (Polyisopren), einschichtig	60–250 ml	0,5–10 ml/h	Verschiedene Arzneistoffe[2]
Onkoworker® (Onkoworks, 42 781 Haan/Rhld.)	Federgetriebene Pumpe mit Infusionsbeutel	PVC	150 ml	1,5–50 ml/h	Verschiedene Arzneimittel

Tab. 5.12: Von ambulanten Patienten extern getragene Pumpen zur Dauerinfusion (Auswahl, ohne Insulinpumpen, Fortsetzung)

Modell (Vertriebsfirma)	**Pumpentyp**	**Material des Reservoirs bei Elastomer- und federgetriebenen Pumpen**	**Min.-Max.-Werte bei verschiedenen Modellen**		**Applizierter Arzneistoff (Fertigarzneimittel)**
			Mögliche Reservoirvolumina	Mögliche Förderraten	
Springfusor®[1] (Vygon, 52 070 Aachen)	Federgetriebene Pumpe mit Luer-Spritze	Polypropylen, Polyethylen	10–30 ml	1,25–120 ml/h	Verschiedene Arzneistoffe[2]
Surefuser® medac[1] (Medac, 20 312 Hamburg)	Elastomerpumpe	Isopren Gummi	55–105 ml	0,3–4,2 ml/h	Verschiedene Arzneistoffe[2]
Ultraflow®[1] (Fresenius Kabi, 61 352 Bad Homburg)	Federgetriebene Pumpe mit Infusionsbeutel	PVC	110 ml	0,5–200 ml/h	Verschiedene Arzneistoffe[2]
WalkMed®[1] (LogoMed®, 53 578 Windhagen)	Mikroprozessorgesteuerte Pumpe mit Peristaltiksystem	–	65–250 ml	0,1–20 ml/h	Verschiedene Arzneistoffe[2]
Zyklomat® pulse[1] (Ferring Arzneimittel, 24 109 Kiel)	Mikroprozessorgesteuerte Pumpe mit Zylinderampulle	–	3,2 ml	1–50 µg/h	Gonadorelin (Lutrelef®)

[1] Pumpenmodell wird in unterschiedlichen Ausführungen und/oder mit unterschiedlichen Kathetersystemen vertrieben
[2] z. B. Analgetika, Antibiotika, Antiviralia, Zytostatika

sor®) kann mehrfach wieder gefüllt werden. Bei den Systemen mit Infusionsbeutel (Onkoworker®, Ultraflow®) wird das Gehäuse mit der Federmechanik mehrfach eingesetzt, bei dem zugehörigen Beutel handelt es sich um einen sterilen Einmalartikel. Der transparente Spritzenzylinder des Springfusor®-Systems erlaubt während der Infusion eine Füllstandskontrolle, bei den Modellen mit Beutel signalisiert entweder ein Zeiger kontinuierlich den Füllstand (Onkoworker®) oder drei Marken um das Pumpengehäuse zeigen den Infusionsbeginn, den halben Füllungsgrad und die weitgehende Entleerung des Systems an (Ultraflow®). Zum Verschließen der scharnierartig aufklappbaren Onkoworker®-Pumpe ist ein Ladegerät mit ausziehbaren Griffstangen nötig, welches das Hebelprinzip nutzt [124, 126, 127].

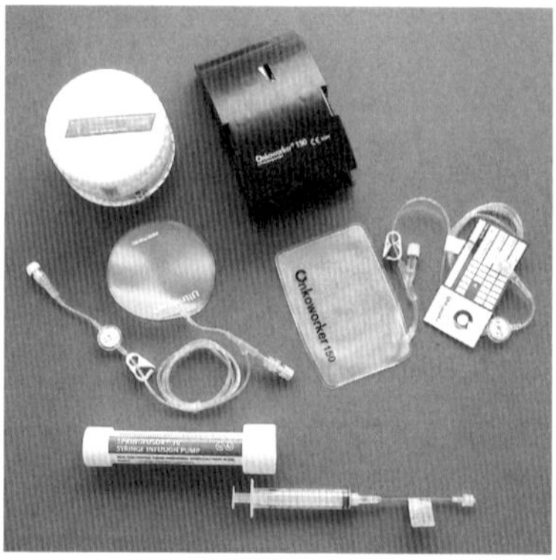

Abb. 5.14: Tragbare, mit einer Federmechanik getriebene Pumpen zur subkutanen oder intravenösen Dauerinfusion. Pumpen jeweils mit entnommenem Arzneimittelreservoir inklusive Infusionsschlauch mit Durchflussregler; Oben links: Ultraflow® mit PVC-Beutel-Infusionssystem; oben rechts: Onkoworker® mit PVC-Beutel-Infusionssystem; unten: Springfusor® mit Spritzen-Infusionssystem

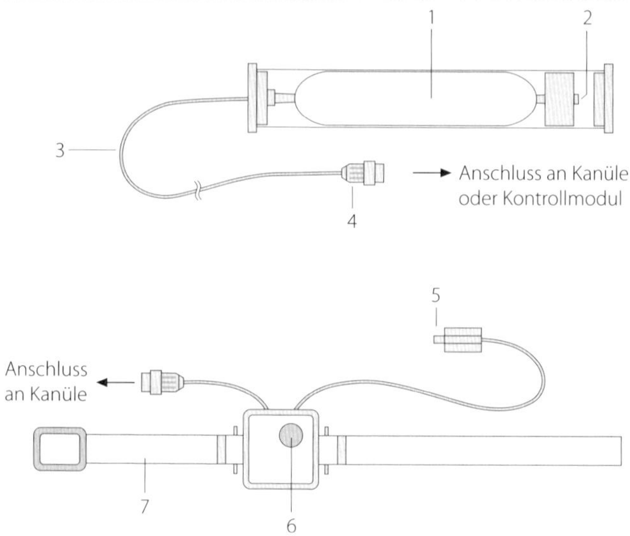

Abb. 5.15: Am Körper getragene Elastomerpumpe zur subkutanen oder intravenösen Dauerinfusion (nach [123]). 1 – Ballonartiges Arzneimittelreservoir; 2 – Füllstutzen für Reservoir; 3 – knicksicherer Katheterschlauch; 4 – Anschlussstück mit durchflussregelnder Kapillare; 5 – Luer-Anschluss für Kontrollmodul; 6 – Knopf zum Abruf einer Dosis; 7 – Armband

Elastomerpumpen (Tab. 5.12, Abb. 5.15) arbeiten ohne einen mechanischen Antrieb und weitgehend unabhängig von der Schwerkraft. Bei ihnen handelt es sich um sterile Einmalartikel, die nicht zum wiederholten Gebrauch wiederbefüllt oder resterilisiert werden dürfen. Im Wesentlichen bestehen sie aus einem dehnbaren Ballon, in den die Arzneimittellösung von der Apotheke unter sterilen Kautelen eingefüllt wird. Dieser Ballon aus modellabhängig unterschiedlichem Elastomer dient somit einerseits als Medikamentenreservoir, andererseits gleichzeitig als Energiequelle; denn aufgrund des entstandenen Überdrucks (ca. 0,7 bar) wird die Lösung aus ihm mit annähernd konstantem Druck in den angeschlossenen Katheterschlauch gepresst. Der in einem durchsichtigen Kunststoffgehäuse (je nach Modell PET, PC, PP, PVC) montierte Ballon kontrahiert sich, bis er seine ursprüngliche Form

Elastomerpumpe nur einmal einsetzbar

und Größe wieder erreicht hat. Die gewünschte Abgaberate steuert auch hier eine in der Pumpe, am Schlauchende oder im gesamten Schlauch befindliche Kapillare mit einem entsprechend ausgewählten Durchmesser [123–126].

Dieser Pumpentyp kann natürlich nicht zur (automatischen) pulsatilen Zufuhr eingesetzt werden; jedoch kann der Patient bei einigen Modellen durch ein dem Durchflussregler nachgeschaltetes Kontrollmodul eine definierte Dosis abrufen (z. B. zur **p**atienten**k**ontrollierten **A**nalgesie, PCA). Dieses Kontrollmodul wird wie eine Armbanduhr getragen. Es verfügt über ein Ballonreservoir für eine Dosis (z. B. 0,5 ml) und einen Sperrmechanismus, der dem Patienten die Applikation der nächsten Dosis erst nach einer definierten Zeitspanne erlaubt; während dieser Refraktärzeit wird das Reservoir wieder mit Arzneimittellösung gefüllt. Die Pumpenmodelle mit dem am Schlauchende montierten Durchflussregler lassen sich auch nach dem Basalraten-Bolus-Prinzip betreiben. Dazu gabelt man den Katheterschlauch über ein Y-Stück in einen Zweig mit dem Durchflussregler für die Basalrate und einen Zweig mit dem Kontrollmodul (inkl. Durchflussregler) für die Bolusgaben. Beide Zweige vereinigen sich wieder vor dem Luer-Anschlussstück für die Kanüle [123, 124].

Handhabung der Pumpen

Das **Beladen der Pumpen mit Arzneistofflösung** und erforderlichenfalls das **Wechseln der Katheter** erfolgt modellspezifisch. Bei Kolbenpumpen gelten prinzipiell die bei den Insulinpumpen beschriebenen Handhabungshinweise (Kap. 5.5.5). In die meisten Infusionssysteme der verschiedenen Pumpen sind Luftfilter integriert. Sollten sich im Arzneimittelreservoir noch vereinzelt kleine Luftblasen befinden, werden diese durch die Luftfilter zurückgehalten. Da diese Filter jedoch nur nach Benetzen mit Flüssigkeit funktionieren, ist ihr Befeuchten mit Infusionslösung vor dem Anschließen erforderlich.

Beim **Betreiben der Pumpenmodelle mit durchflussregelnder Kapillare** ist zu bedenken, dass die deklarierten Flussraten mit isotonischer Kochsalzlösung oder 5 %iger Glucoselösung kalibriert wurden und Arzneistofflösungen mit höherer Viskosität niedrigere Flussraten und höhere Restmengen ergeben. Ebenso ist zu beachten, dass das Anschlussstück mit der Kapillare auf der Haut fixiert wird, um seine weitgehend gleich bleibende Temperatur (ca. 32 °C) und damit eine konstante Abgaberate zu gewährleisten. Auch die Infusionslösung im Pumpenreservoir sollte in Hinblick auf ihre Viskosität und damit ihre Fließgeschwindigkeit in der Kapillare bei der Verabreichung nicht gekühlt vorliegen. Deshalb muss sie rechtzeitig, d. h. ca. sechs Stunden vor der Infusion, aus dem Kühlschrank genommen und je nach Pumpenmodell möglichst auf der Haut oder körpernah getragen werden. Ein Vergleich der Flussgeschwindigkeiten bei Haut- und Raumtemperatur kann bei den Pumpenvertriebsfirmen abgerufen werden. Beispielswiese kann sich die Infusionsrate einer Elastomerpumpe um ein Fünftel verringern, wenn die Temperatur der Infusionslösung von 32 °C auf 25 °C fällt. [125–127].

Bedingungen für konstante Abgaberate

Ferner muss der Patient bei den kapillargesteuerten Systemen den Einfluss des hydrostatischen Drucks, also der Höhendifferenz zwischen Pumpe und Kanüle, auf die Abgabegeschwindigkeit beachten. Bei mobilen Patienten sollte durch geeignete Tragevorrichtungen und bei bettlägerigen Patienten durch sichere Ablagemöglichkeiten erreicht werden, dass diese Höhendifferenz nicht mehr als ca. 20 Zentimeter misst [127].

Beendigung der Infusion

Die nach beendeter Infusion in federgetriebenen und Elastomerpumpen verbleibenden Arzneimittelrestmengen können zwischen 5 und 15 % der Anfangsmenge betragen und sind zu verwerfen. Im Fall von Zytostatika sind diese Restmengen als Sondermüll zu behandeln, also beispielsweise an das zubereitende Labor zu retournieren. In vielen Fällen wird der Patient die abgeklemmte Pumpe ungeöffnet zum nächsten Arzttermin mitbringen.

Will der Patient die Infusion vorzeitig unterbrechen, muss er bei den Modellen mit weitgehend knicksicherem Katheterschlauch eine Verschlusskappe auf das Luer-Anschlussstück schrauben, da hier der Lösungsfluss nicht durch Schlauchklemmen oder Abknicken des Schlauches vollständig unterbrochen werden kann.

5.7 Kühlbehälter für Arzneimittel

Weitgehende Konstanz der Aufbewahrungstemperatur durch spezielle Behälter

Bei den im Handel befindlichen Kühlbehältern für Arzneimittel handelt es sich meistens um wärmedämmende Behälter zum passiven Temperieren oder um Behältnisse, welche die Verdunstungskälte von Wasser zur aktiven Kühlung nützen. In Einzelfällen, also etwa bei der länger dauernden Mitnahme eines ausgeprägt thermolabilen Präparates in eine heiße Region ohne zuverlässige Kühlvorrichtungen, werden auch von Patienten wärmedämmende Behältnisse mit strombetriebenem Kühlaggregat eingesetzt.

Die **wärmedämmenden Behälter** (Tab. 5.13) vermögen das Füllgut während einer bestimmten Zeit unter einer erforderlichen Grenztemperatur zu halten. Sie basieren auf zwei verschiedenen Prinzipien der Wärmeisolierung: Einmal handelt es sich um **Dewar-Gefäße**, also doppelwandige Glas- oder Edelstahlgefäße, bei denen der Zwischenraum zwischen den beiden Wandungen hochevakuiert ist. Dieser luftleere Raum verhindert die Wärmeübertragung sehr wirkungsvoll (Prinzip der Thermosflasche). Beim zweiten Typ besteht das isolierende Wandmaterial aus **geschäumtem Polystyrol**, also etwa dem weißen Hostapor® bzw. Styropor® oder dem silbergrauen Neopor®. Diese Schaumstoffe verzögern den Wärmeaustausch durch die unbewegte Luft in ihren geschlossenen Blasen. In Neopor® eingelagerte Infrarotreflektoren (und -absorber) verhindern zusätzlich den durch Strahlung verursachten Wärmeabfluss. Dieses Material erzielt im Vergleich zum herkömmlichen Polystyrol die gleiche Isolierleistung bei geringerer Isolierstoffdicke. Alle Polystyrolisolierungen bieten auch gleichzeitig Schutz gegen mechanische Transportbeanspruchungen [128].

Wegen der geringen Wärmekapazität der Arzneimittellösungen oder -lyophilisate müssen ihnen vorgekühlte Kühlelemente, auch als Coolant Packs oder Blue Ice Packs bezeichnet, beigepackt werden. Dabei handelt es

Tab. 5.13: Behälter zur wärmegeschützten Aufbewahrung von Arzneimitteln (Auswahl)

Bezeichnung (Vertriebsfirma)	PZN	Behältertyp und -form	Isolier- bzw. Temperierprinzip/enthaltene Kühlelemente	Verfügbarer Raum in der Kühlzelle	Gewicht des Behälters ohne Kühlelemente
Edelstahl-Vakuum-Isolierbehälter 1 Liter (Camping Gaz International, 65 780 Hattersheim[1])	–	Zylinderförmiger Metallbehälter mit 5 cm weiter Öffnung mit Schraubverschluss	Evakuierte Wandung/ keine (je nach Bedarf zu ergänzen)	950 ml	840 g
Frio Kühltasche klein (Frio Astrid, Haycastle, GB)	135 2497	Flexible Plastiktasche	Geliertes Wasser liefert Verdunstungskälte	Ca. 100 ml	25 g (ohne Wasserdepot)
Kühltasche Insulin (Haselmeier.com, 70 567 Stuttgart)	216 0251	Quaderförmiger Polystyrolbehälter mit starren Wänden	Geschäumtes Polystyrol und Wärmedämmfolie/ 2 Kühlakkus	400 ml	180 g
Sport Pak Kühlbox (Coleman, Wichita, KS, USA[1])	–	Quaderförmiger Plastikbehälter mit starren Wänden	Geschäumtes Polystyrol/ keine (je nach Bedarf zu ergänzen)	2500 ml	590 g
Spritze Insulin Kühltasche (Param, 22 339 Hamburg)	486 4335	Quaderförmiger Polystyrolbehälter mit starren Wänden	Geschäumtes Polystyrol und Wärmedämmfolie/ 2 Kühlakkus	400 ml	180 g
Styropor®-Box[2] verschiedene Typen (z. B. Schaumaplast, 68 799 Reilingen)	–	Quaderförmiger Polystyrolbehälter mit starren Wänden	Geschäumtes Polystyrol/ keine (je nach Bedarf zu ergänzen)	Große Palette verschiedener Größen lieferbar	Je nach Größe, z. B. 1600-ml-Box: 80 g
Tropicool Classic[2] (Waeco, 48 282 Emsdetten[1])	–	Quaderförmiger Plastikbehälter mit starren Wänden	Thermoelektrisches (Peltier) System	7 000 ml (Modell TC07)	2800 g (Modell TC07)

[1] Verkauf durch Einzelhandel für Sport- und Freizeitartikel
[2] Eine Palette verschiedener Modell ist im Handel

sich um quaderförmige Kunststoffbehälter oder Folienbeutel, die jeweils mit einer wässrigen Lösung oder einem Hydrogel gefüllt sind. Sie werden vor der Verwendung eingefroren, da Eis beim vollständigen Schmelzen aufgrund seiner hohen spezifischen Schmelzenergie circa 80-mal mehr Wärme aufnehmen kann als die gleiche Menge Wasser beim Erwärmen um die gleiche Temperaturdifferenz.

Für den kurzzeitigen Transport (bis zu zwei Stunden) eines kühlkettenpflichtigen Arzneimittels bei Außentemperaturen bis 25 °C reichen in einer dicht schließenden Styropor®-Box (30 x 25 x 20 cm, Wandstärke 4 cm) zwei Kühlakkus (jeweils ca. 200 g) mit einer Temperatur von –2 bis +2 °C aus [129]. Ein Transport bei höheren Außentemperaturen und/oder über längere Zeit erfordert eine größere Anzahl an Kühlelementen oder eine niedrigere Temperatur der Kühlakkus, wobei das zweitgenannte Vorgehen die Gefahr eines Temperaturabfalls in der Box unter den Gefrierpunkt birgt. Die Kühlelemente können dafür entweder im Gefrierfach eines Haushaltskühlschrankes (ca. –15 °C) oder in begründeten Fällen in einem Tiefkühlschrank (–20 bis –25 °C) gefroren werden. Grundsätzlich sind beim Abkühlen der Kühlakkus auf eine ausreichende lange Kühlzeit (ca. 24 Stunden) und ihre flach liegende Lagerung zu achten. Ein direkter Kontakt gefrorener Kühlelemente mit den Primärpackmitteln von frostempfindlichen Zubereitungen ist wegen der dadurch erleichterten Kälteleitung unbedingt zu vermeiden. Isolierpappe oder Schaumstoff zwischen Kühlgut und Kühlakkus verhindert das Einfrieren der Präparate. Der zeitliche Temperaturverlauf in der Styropor®-Box wird durch ihre Abmessungen und Isolierqualität, die Außentemperatur und durch Temperatur, Größe und Anzahl der Kühlelemente sowie der Arzneimittelpackungen beeinflusst. Eine Styropor®-Box mit etwa den oben genannten Maßen hält bei Raumtemperatur und ausreichender Beschickung mit tiefgefrorenen Kühlakkus circa 20 Stunden lang eine Temperatur zwischen 2 und 8 °C [44, 130].

Direkten Kontakt gefrorener Kühlelemente mit Arzneimittelprimärbehältnis vermeiden

Für eine Reihe von thermolabilen Präparaten zur Selbstinjektion stellen die pharmazeutischen Firmen wärmedämmende Penetuis mit integriertem Kühlelement (z. B. für Reco-Pen®) oder flexible Isolierbeutel und -taschen mit Kühlelementen (z. B. für Avonex®, Copaxone®, Erypo®, Forsteo®, Genotropin®, Rebif®) kostenlos zur Verfügung. Zeitspannen, über welche die präparatespezifischen Grenztemperaturen in Abhängigkeit der Umgebungstemperaturen in diesen Behältnissen gehalten werden, können bei den Firmen abgerufen werden. Teilweise nennen auch beigepackte Handhabungsanweisungen definierte Daten oder Mindestbeträge für Temperatur/Zeit-Werte (z. B. für Avonex®).

Stromunabhängige Kühlung über mehrere Tage

Für den Fall, dass ein Arzneimittel bei hoher Außentemperatur über mehrere Tage stromunabhängig sicher unter circa 10 °C aufbewahrt werden muss, wird u. a. folgende Vorgehensvariante unter Verwendung von zwei größeren Thermosflaschen und einem Thermometer empfohlen: Eine der beiden Thermosflaschen ist mit kaltem Wasser und dem dicht verschlossenen Arzneimittelbehältnis gefüllt; der Arzneimittelbehälter befindet sich dabei sicherheitshalber noch in einem wasserdichten Plastikbeutel. Zu diesem Wasser gibt man in gewissen zeitlichen Abständen (z. B. einmal täglich; erforderlichenfalls Temperatur messen) Eiswürfel, die in der zweiten Thermosflasche transportiert werden. Mit zwei 1-Liter-Thermosflaschen lässt sich auf diese Weise z. B. ein 5-ml-Fläschchen bei 32–40 °C Mittagstemperatur im Gepäck mindestens für vier Tage auf 5–10 °C temperieren [131].

Eine interessante Alternative zu den genannten Isolierbehältern stellen Plastiktaschen mit sehr geringem Gewicht dar, welche allein die **Verdunstungskälte von Wasser** als Temperierprinzip nützen, also keine Kühlakkus oder ähnliches benötigen (Frio-Taschen). Ein „Wasserdepot" wird dabei durch Gelbildner in der Wandung dieser Taschen gebunden und dadurch über viele Stunden eine weitgehend konstante, relativ niedrige Temperatur erreicht (z. B. über 48 Stunden ca. 27 °C bei 38 °C Außentemperatur). Der Vorgang kann mit neuen Wasserportionen beliebig oft wiederholt werden. Diese Taschen dürfen nicht dicht verpackt oder gar in luft- oder wasserdichten Beuteln oder Behältnissen aufbewahrt werden, da ein kontinuierliches Verdunsten des Wassers aus der getränkten Taschenwandung möglich sein muss.

Mobile Behälter mit elektrisch betriebenen Kühlaggregaten

Schließlich seien noch mobile Behälter mit **thermoelektrischem** oder **kompressorbetriebenem Kühlaggregat** erwähnt, wie sie der Sport-, Freizeit- oder Autozubehörhandel zur Temperierung von Lebensmitteln, Kosmetika und Arzneimitteln im Auto, Wohnmobil oder Boot anbietet. Einige dieser Boxen (Nutzinhalt zwischen ca. 6 und 40 l, Leergewicht zwischen ca. 3 und 14 Kilogramm, Preis ab ca. 150,– €), die den erforderlichen Strom (12 oder 24 V) von der Batterie bzw. Lichtmaschine des Wagens oder Bootes beziehen, kühlen auch bei einer hohen Außentemperatur (z. B. 30 °C) den Inhalt zuverlässig regelbar bis zu 2 °C herunter und können deshalb zur Aufbewahrung thermolabiler Parenteralia auf langfristigen Reisen genutzt werden.

Ein Kind, das an einem heißen Tag beim Aushändigen eines Röteln- und eines Tetanusimpfstoffes auf die Wärmeempfindlichkeit dieser Präparate hingewiesen wurde, hat beide Vakzinen im Tiefkühlfach des Kühlschranks deponiert. Die Mutter fragt am nächsten Tag in der Apotheke

1. nach der Verwendbarkeit der gefrorenen Präparate,
2. nach der Hitzeverträglichkeit von Impfstoffen.

Bei der Beurteilung der Kälte- und Wärmeempfindlichkeit eines Impfstoffes müssen neben dem vorliegenden Antigen auch evtl. enthaltene Adsorbenzien und die Primärpackung der Vakzine berücksichtigt werden (s. Kap. 5.4).

Ein Urlauber bemerkt nach einem Ausflug an einem hochsommerlichen Tag eine Gasblase in der Patrone seines Insulinpens. Er interpretiert dies als Anzeichen für ein wärmebedingtes Verderben des Arzneimittels und verlangt in der Apotheke ein Insulinpräparat zum Ersatz.

Ursache dieser Erscheinung, ihre Abhilfe und die Stabilität von Insulinzubereitungen müssen einem Penbenutzer in einer solchen Situation erläutert werden (s. Kap. 5.5.3.4).

Ein Patient will von einem Selbstinjektionspräparat, das er mittels eines Zweikammersystems aus einem Lyophilisat und einem Lösungsmittel herstellt, nur eine Teilmenge verabreichen und den Rest für eine spätere Anwendung aufbewahren.

Die Aufbewahrungsbedingungen und Aufbrauchfristen von rekonstituierten Selbstinjektabilia sind vom Anwender streng zu beachten (s. Kap. 5.6.6).

Internet-Links

Technologie der Parenteralia
www.uni-saarland.de/fak8/lehr/frames/Inhalte/Teaching/BPT-Parenteralia.htm

Aufbewahrung und Handhabung von Impfstoffen
www.euro.who.int/vaccine/strength/200 30 730_3
www.immunize.org/izpractices/index.htm

Handhabung und Verabreichungstechniken von Parenteralia
www.med.rug.nl/umcg/index/

Handhabung und Verabreichung von Kineret®, Enbrel® und ähnlichen Selbstinjektabilia
www.rheuma-online.de/medikamente/
www.tiz-info.de/tnf-blocker/

Umfassende Informationen für Diabetespatienten, insbesondere zu Insulinpens und Insulinpumpen
www.diabsite.de
www.diabetes-news.de

Vielfältige Aspekte von Injektionssystemen ohne Kanüle
www.cdc.gov/nip/dev/jetinject.htm

6 Arzneiformen zur peroralen Anwendung

6.1 Einführung

Bei der Verabreichung flüssiger Peroralia hat der Patient besonderes Augenmerk zu richten auf die korrekte Abteilung der Einzeldosen und das Einhalten der Aufbrauchfristen. Feste Darreichungsformen muss er so handhaben, dass sie die Wirkstoffe bestimmungsgemäß in den Magen oder Dünndarm einschleusen können. Bei Teepräparaten ist neben ihrer sachgerechten Aufbewahrung vor allem die jeweils optimale Zubereitungsart der arzneilichen Teegetränke zu beachten.

» Für die **Entnahme flüssiger und fester Peroralia** aus Primärpackmitteln sind eine Reihe von Hilfsmitteln im Handel.

» Für das **Abteilen der Einzeldosen flüssiger Peroralia** aus Mehrdosenbehältnissen stehen Dosierhilfsmittel mit unterschiedlicher Genauigkeit zur Verfügung.

» Beim **Entleeren der verschiedenen Typen von Tropfflaschen und Pipetten** ist jeweils ihre korrekte Position zu beachten.

» Bei **Trockensäften** muss der Patient die jeweiligen Zubereitungsarten, Dosierungsmodalitäten, Aufbewahrungsbedingungen und Aufbrauchfristen genau einhalten.

» Arzneimittel mit **photoinstabilen Wirkstoffen** erfordern auch beim Verbraucher lichtschützende Maßnahmen.

» Das **Teilen von Tabletten** ist mit der jeweils präparatespezifischen Methode durchzuführen. Für Patienten mit eingeschränkter Feinmotorik stehen Hilfsmittel zur Verfügung.

» Die **Einnahme fester Peroralia** mit zu wenig Flüssigkeit, zu kleinen Schlucken oder in liegender Position kann unter anderem die Speiseröhrenpassage deutlich verzögern.

» **Hartgelatinekapseln** können unter bestimmten Voraussetzungen geöffnet und ihr Füllgut ohne Gelatinehülle verabreicht werden.

- **Monolithische magensaftresistente** und in vielen Fällen auch **feste Retardarzneimittel** müssen unversehrt, also ohne Teilen, Zerbeißen oder Lutschen geschluckt werden.
- Bei der Handhabung von **Tabletten**, die durch **Gefriertrocknung hergestellt** werden, ist die ausgeprägte Hygroskopizität und geringe mechanische Festigkeit dieser Formlinge zu beachten.
- Bei der **Zubereitungsart von Teegetränken** sind die Eigenschaften der jeweiligen Teedroge und der enthaltenen Wirkstoffe sowie die mikrobiologischen Anforderungen an das Getränk zu berücksichtigen. **Sprühgetrocknete Instanttees** sind gut vor Feuchte geschützt aufzubewahren.
- In flüssigen und festen Peroralia eingesetzte **Hilfsstoffe**, die hinsichtlich Diät, Neben- und Wechselwirkungen relevant sein können, sind dem Patienten zu erläutern.
- Bei der **Arzneimittelverabreichung mittels Ernährungssonden** müssen die Charakteristika des Wirkstoffs, der Arzneiform, der Sonde und des Spülmediums berücksichtigt werden.
- Nach Nahrungsaufnahme ändert sich die Magenmotorik und damit die **gastrische Verweilzeit** von zeitgleich eingenommenen Arzneiformen grundlegend.

6.2 Enteraler Applikationsweg

Anatomische und physiologische Gegebenheiten der enteralen Anwendungsroute

In der **Mundhöhle** (Abb. 6.1; vgl. auch Kap. 7.2) werden die zu schluckenden Arzneiformen analog den Nahrungsmittelbissen durch Anlegen der Zunge an den harten Gaumen nach rückwärts verschoben oder mit einem Getränk in den hinteren Bereich gespült. Sobald die Arzneiform den Zungengrund, die Gaumenbögen oder die Rachenhinterwand berührt, wird der reflektorisch ablaufende Schluckakt ausgelöst. Dabei verschließen sich zunächst alle nicht zum Speiseweg gehörenden Wege und Öffnungen. So wird der Nasenrachen durch Heben des weichen Gaumens verschlossen und der beim Schluckvorgang nach oben rückende Zugang zum Kehlkopf durch den **Kehldeckel** (Epiglottis) abgedeckt (Abb. 6.2). Anschließend transportiert die Schlundmuskulatur die Arzneiform in die Speiseröhre. Am komplizierten Vorgang des gesamten Schluckaktes sind mindestens 20 Muskeln beteiligt, deren koordinierte Kontraktionen durch das Schluckzentrum im verlängerten Mark gesteuert werden.

Aufbau und Funktionsweise der Speiseröhre

Die **Speiseröhre** (Ösophagus), ein je nach Körpergröße etwa 20 bis 30 Zentimeter langer, zwei Zentimeter dicker muskulöser Schlauch, verbindet den Rachen mit dem Magen. Sie besitzt eine dehn- und kontraktionsfähige, mechanisch erheblich belastbare Wand mit einer äußeren Längs- und einer inneren Ringmuskulatur. Die Speiseröhre verläuft hinter der Luftröhre und vor der Aorta. Am Speiseröhreneingang befindet sich ein Schließ-

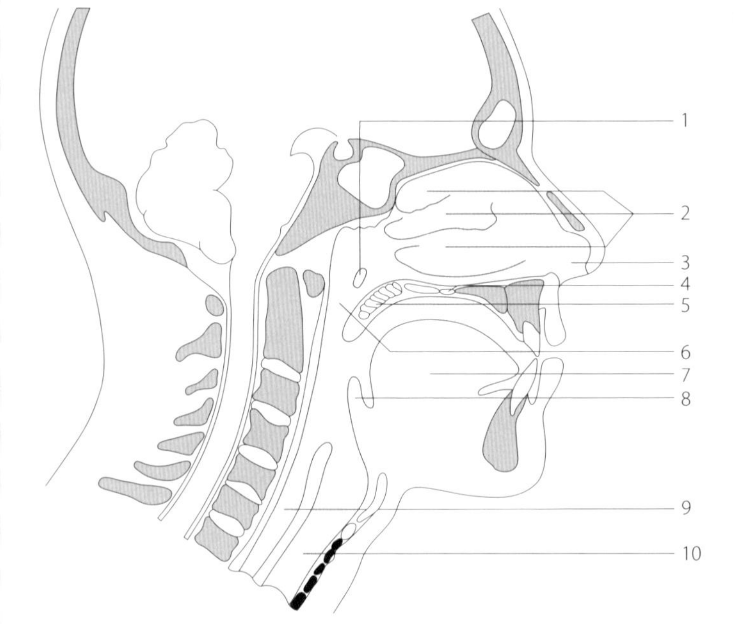

Abb. 6.1: Atem- und Speisewege im Bereich von Kopf und Hals (aus [220])
1 – Mündung der Ohrtrompete; 2 – obere, mittlere, untere Nasenmuschel; 3 – Nasenvorhof; 4 – harter Gaumen; 5 – weicher Gaumen; 6 – Choanen; 7 – Zunge mit Kinn-Zungen-Muskel; 8 – Kehldeckel; 9 – Speiseröhre; 10 – Luftröhre

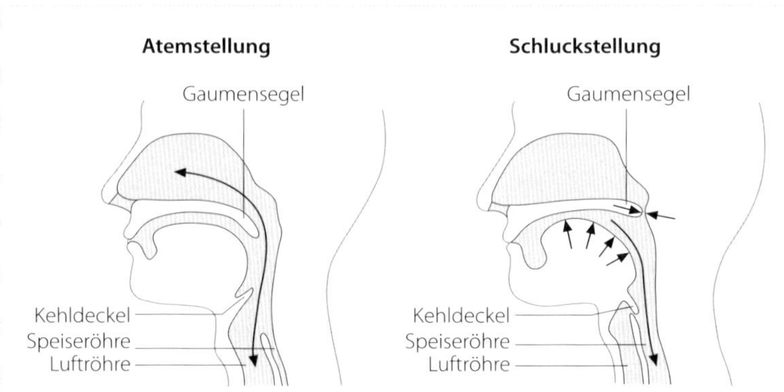

Abb. 6.2: Überkreuzung von Atem- und Speiseweg (aus [220])

muskel, der normalerweise verschlossen ist, beim Schluckakt aber erschlafft. Die Weiterbeförderung von Nahrungsmitteln, nicht unbedingt von festen

Peroralia, erfolgt durch peristaltische Wellen, d. h. durch magenwärts fortschreitende Kontraktionen der Ringmuskulatur, denen jeweils eine Erschlaffungswelle voraus läuft. In ihrem untersten Bereich, kurz bevor sie in den Magen mündet, führt die Speiseröhre durch das Zwerchfell. Der kräftigen Muskelschicht des Zwerchfells kommt dabei die Wirkung eines Schließmuskels zu, der erschlafft, wenn ihn eine peristaltische Welle der Speiseröhrenmuskulatur erreicht.

Die Submukosa der Speiseröhre enthält Schleim produzierende Drüsen. Dieser Schleim und regelmäßig verschluckter Speichel bedingen das feuchte Ösophagusmilieu. Die Speiseröhrenschleimhaut weist eine ausgeprägte Längsfaltung auf. Da im entspannten Zustand der Speiseröhre diese Schleimhautfalten weitgehend das Speiseröhrenlumen füllen, liegt dann kein „offener Schlauch", sondern eine geringe, im Querschnitt etwa sternförmige Lichtung vor. Im Ösophagus verbliebene Nahrungs- oder Arzneimittelreste haben daher einen mehrseitigen intensiven Schleimhautkontakt.

Die Speiseröhre weist drei physiologische Engen auf. Die obere Verengung am Speiseröhreneingang, knapp unterhalb des Ringknorpels ist mit einem Durchmesser von etwa 15 Millimeter die kleinste Durchgangsöffnung. Die mittlere Enge, die sog. Aortenenge befindet sich dort, wo der Aortenbogen und die linke Hauptbronchie die Speiseröhre kreuzen (Abb. 6.10). Die untere „Zwerchfellenge" in Höhe des Durchtritts der Speiseröhre durch das Zwerchfell kommt durch die hier verdickte Zwerchfellmuskulatur zustande.

Die Ösophagustransitzeit fester Peroralia hängt u. a. ab von:

» gleichzeitig getrunkener Flüssigkeitsmenge,
» eingenommener Körperhaltung,
» Größe, Gewicht und Oberflächenbeschaffenheit der Arzneiform,
» Alter des Patienten sowie
» Schluckgröße (pro Schluckakt transportierte Flüssigkeitsmenge).

Einflüsse auf die Passagedauer

Dabei zeigen die beiden erstgenannten Faktoren den weitaus deutlichsten Einfluss [1–9].

Am Beginn des Schluckvorganges erfährt der Formling offensichtlich im Rachen (Oropharynx und Hypopharynx, Kap. 7.2) den wesentlichen Beschleunigungsimpuls [4, 8]. Die Beobachtung von mit 100 ml Wasser eingenommenen Hartkapseln mittels eines hochauflösenden Verfahrens zeigt anfänglich eine sehr schnelle Passage, die Geschwindigkeit reduziert sich dann aber deutlich im unteren Speiseröhrenbereich. Dieses Verhalten sowie eine gesamte Passagedauer von drei bis fünf und mehr Sekunden scheint für feste Peroralia charakteristisch. Allerdings ist hier die inter- und intraindividuelle Streuung sehr hoch. Selbst Passagezeiten bis zu 60 Sekunden werden noch nicht als pathologische Werte interpretiert. Bemerkenswert ist, dass feste Arzneiformen unabhängig von den peristaltischen Wellen durch die Speiseröhre bewegt werden, d. h. sie gleiten vor oder hinter den Ringmuskelkontraktionen zum Magen [4, 7 ,9].

Wurden 12-mm-Testtabletten von liegenden Versuchspersonen mit 100 ml Wasser eingenommen, erreichten 80 % dieser Tabletten den Magen innerhalb von 20 Sekunden; mit 15 Milliliter Wasser betrug der entsprechende Anteil nur 40 % [3]. Hartkapseln (Größe 2) passierten bei aufrechter Probandenstellung mit 50 Milliliter Wasser ohne Ausnahme unverzögert die Speiseröhre, mit 25 Milliliter trat bei 7 %, mit fünf Millilitern bei 45 % der Kapseln eine deutliche Verzögerung auf. Lagen diese Probanden dagegen in waagerechter Position, betrugen bei den genannten Wassermengen die Anteile der deutlich verzögert transportierten Kapseln 4, 28 und 54 %[4]. Ovale Tabletten und spezifisch schwere Hartkapseln zeigten bei aufrechter Position signifikant kürzere Transitzeiten als runde Tabletten und leichte Hartkapseln [2]. Während bei durchschnittlich 31-jährigen Probanden Hartkapseln bei Einnahme mit 120 ml Wasser unverzögert passierten, blieben bei durchschnittlich 76-jährigen drei von neun Kapseln an der Ösophagusschleimhaut haften [1]. Derartige altersabhängige Befunde scheinen durch eine im Seniorenalter oft verminderе neurologische Koordination von Zungen- und Oropharynxaktivität während des Schluckakts bedingt [6]. Alle diese Daten wurden bei erwachsenen Probanden ermittelt, über Ösophagustransitzeiten bei Kindern liegen keine systematisch erhobenen Befunde vor.

Bei falscher Einnahmetechnik (Kap. 6.4.3), also bei Einnahme mit zu wenig Flüssigkeit, zu kleinen Schlucken oder in liegender Position können feste Peroralia die Speiseröhre deutlich verzögert passieren oder sogar über mehrere Stunden an einer der erwähnten Engstellen haften bleiben. Bemerkenswert ist, dass sich auch nur kurzzeitig haftende Peroralia nicht in allen Fällen durch Nachtrinken größerer Flüssigkeitsmengen sofort weitertransportieren lassen [8]. Vor allem im Bereich der Aortenenge wurden verschiedene, an der Schleimhaut klebende Arzneiformen lokalisiert und durch freigesetzte Arzneistoffe bedingte Schleimhautschäden gefunden [1, 4, 7, 10–15].

Aufbau und Funktionsweise des Magens

Der **Magen** (Ventriculus, Gaster) stellt ebenfalls einen Muskelschlauch dar, der sich in folgende fünf Abschnitte gliedert:

» Mündungsgebiet der Speiseröhre (Kardia),
» Magenkuppel (Fundus),
» Magenkörper (Korpus),
» Erweiterung vor dem Magenausgang (Antrum),
» Ringmuskulatur am Magenausgang (Pylorus).

Im Magen erfolgt die Resorption von Wirk- oder Hilfsstoffen in der Regel nicht in therapierelevantem Ausmaß. Zu den wenigen Ausnahmen gehören etwa Acetylsalicylsäure, Elektrolyte und Ethanol. Der Speisebrei wird im Magen mit dem Magensaft, einem Sekret der Magenschleimhaut, intensiv durchmischt. Die tägliche Magensaftsekretion beträgt zwei bis drei Liter. Die Bildung und Abgabe des blutisotonen, stark sauren Sekrets (HCl, pH = 0,8–1,5), des enzymhaltigen Sekrets (Proteasen) und weiterer Sekrete mit komplexer, stark wechselnder Zusammensetzung erfolgt hauptsächlich im Zusammenhang mit der Nahrungsaufnahme. Während im Kardia- und Pylorusbereich lediglich Schleim sezerniert wird, produzieren die Drüsen im Korpus- und Fundusbereich die verschiedenen Magensekrete.

Die Magenmotorik hat zwei wesentliche Aufgaben. Sie dient einerseits der Bildung eines Reservoirs für die aufgenommene Nahrung und andererseits vermischt, zerkleinert und transportiert sie den Nahrungsbrei. Die Funktion des Reservoirs erfüllt die Muskulatur durch Erschlaffung bei zunehmender Magenfüllung, wodurch auch bei höherem Füllungsgrad der Druck im Magen nur unwesentlich ansteigt. Beim Erwachsenen hat der leere Magen ein Volumen von etwa 50 Milliliter, das sich bei weitgehender Füllung auf über einen Liter vergrößert. Im Bereich des Antrums ist die muskuläre Wand stärker ausgebildet, um die Funktionen des Zerkleinerns, Klassierens und Weitertransportierens besser wahrnehmen zu können.

Einflüsse auf die Magenverweildauer

Die **Geschwindigkeit der Magenpassage** von Arzneiformen hängt entscheidend vom Füllungszustand des Magens ab, da der nüchterne und der mit Nahrungsbrei gefüllte Magen ein unterschiedliches Entleerungsverhalten aufweisen: In **nüchternem Zustand** tritt eine vierphasige Sequenz von Muskelkontraktionen auf. Dieser als interdigestiv wandernde myoelektrische Motorkomplex oder **M**igrating **M**otor **C**omplex“ (MMC) bezeichnete Ablauf dauert insgesamt zwischen eineinhalb und zweieinhalb Stunden. Während der etwa 40–60 Minuten dauernden Phase 1 ist der Magen weitgehend in Ruhe, in der etwa gleichlangen Phase 2 treten in unregelmäßigem Abstand Kontraktionen auf. In der 5–15 Minuten dauernden Phase 3 schließlich erreichen die motorischen Aktivitäten ihre maximale Frequenz (1–2 Kontraktionen pro Minute) und Amplitude. Durch diese als Putzwellen (Housekeeper Waves) bezeichneten Kontraktionen werden größere unverdauliche Objekte aus dem Magen in den Dünndarm entleert. In dieser Phase treten auch häufig hörbare intestinale Geräusche (sog. Magenknurren) auf. In der anschließenden Phase 4 klingt die Muskelaktivität schließlich wieder ab. Diese Sequenz der vier Phasen wiederholt sich etwa regelmäßig, bis sie durch Nahrungsaufnahme abrupt unterbrochen wird [6, 7, 16, 17].

Wasser und wässrige unkalorische Flüssigkeiten laufen praktisch ungehindert durch den nüchternen Magen, kleine Mengen flüssige Darreichungsformen verlassen den nüchternen Magen mit einer Halbwertszeit von etwa 10–20 Minuten. Feste, nicht zerfallende Arzneiformen wie magensaftresistent überzogene oder retardiert freisetzende Formlinge werden nach nüchterner Einnahme während der Phasen 2 und 3, also nach längstens etwa zwei Stunden entleert (Abb. 6.11). Allerdings wurden auch extrem schnelle Entleerungen innerhalb von Minuten und auch sehr späte Entleerungen nach etwa drei Stunden beobachtet. Aus dem nüchternen Magen gelangt der Wirkstoff also weitgehend in konzentrierter Form, quasi als Bolus in den Dünndarm. Granulatpartikel und Pellets passieren in den meisten Fällen deutlich schneller als die nicht zerfallenden Formen. Der Pylorus erweitert sich in der Regel bis zu einem maximalen Durchmesser von 12–14 mm. Dies nützt man für stark quellende Magenverweilformen, die erst nach einer Volumenverminderung entleert werden können [7, 9].

Widersprüchlich sind die Befunde hinsichtlich der Temperatur des Getränks, mit dem das Arzneimittel bei nüchternem Magen geschluckt wird. Einerseits fand man eine umso größere Beschleunigung der Magenpassage magensaftresistenter Tabletten, je niedriger die Getränketemperatur war [18], andererseits eine verlangsamte Magenpassage eines niederkalorischen Getränkes, wenn es kälter (4 °C) oder wärmer (50 °C) war als die Körpertemperatur [19].

Einflüsse durch Nahrungsaufnahme

Nach einer Nahrungsaufnahme ändert sich die Magenmotorik und damit die gastrische Verweilzeit von gleichzeitig eingenommenen Arzneiformen grundlegend. Neben unregelmäßigen Muskelaktionen treten Kontraktionen auf, die etwa alle 20 Sekunden vom Korpus ausgehend pyloruswärts wandern und den Mageninhalt in diese Richtung transportieren. Diese Frequenz ist charakteristisch für die Verdauungsaktivität des Magens. Im Bereich des Antrums treten zusätzliche peristaltische Kontraktionen der Magenwandung auf. Die dadurch auf den Mageninhalt einwirkenden Scherkräfte führen zu einer Zerkleinerung und weiteren Durchmischung der Nahrung. Weiterhin kommt es zu einem Klassieren der Nahrungs- und Arzneiformenteilchen indem größere Partikel vom Eingang des Pyloruskanals in das Antrum zurückgeschoben und -geschleudert werden. Nur ausreichend zerkleinerte Nahrungsbestandteile werden bei erschlaffender Pylorusmuskulatur und gleichzeitiger Kontraktion des Antrums in den Dünndarm entleert, wobei dieser Vorgang nur zwei bis fünf Sekunden dauert. Der Umfang dieser Magenentleerung wird vom Dünndarm gesteuert. Der Mageninhalt wird nur in einer Menge entlassen, die der Zwölffingerdarm verarbeiten kann. Die Größe der entleerten Partikel ist abhängig von den Antrum- und den Pylorusaktivitäten sowie von der Viskosität des Mageninhaltes. Bei hoher Viskosität werden relativ große Partikel mittransportiert [6–8, 20].

Die Verweildauer der Speisen im Magen beträgt zwischen einer und vier Stunden, in Einzelfällen bis zu acht Stunden. Sie wird von einer Vielzahl von Faktoren bestimmt, wie etwa von folgenden Parametern des Speisebreies: Ein hoher Fettanteil, eine hohe Nährstoffdichte, ein hoher osmotischer Druck, eine hohe Temperatur, eine große Speisemenge und eine ungenügende Zerkleinerung der Nahrung verlangsamen die Magenpassage. Es bestehen dabei auch wieder erhebliche individuelle Schwankungen, von pathologischen Abweichungen etwa infolge eines Migräneanfalls, einer Gastroenteritis, eines Diabetes oder einer depressiven Stimmungslage ganz abgesehen. Abschließend sei noch der Einfluss der Körperlage erwähnt. Beim Liegen auf der linken Seite ist die Magenverweildauer erhöht, weil die große Kurvatur des Magens so liegt, dass der Speisebrei dann entgegen der Schwerkraft bewegt werden muss [6, 7, 16].

Verweildauer von verschiedenen Arzneiformen

Arzneistofflösungen passieren den gefüllten Magen relativ unbehindert indem sie an der Magenwandung entlang zum Pylorus fließen. Die Bestandteile zerfallener Arzneiformen sowie formstabile Granulatpartikel oder Pellets, die kleiner als etwa zwei Millimeter sind, werden zusammen mit der Nahrung portionsweise entleert. Im Gegensatz zur nüchternen Einnahme gelangen die Wirkstoffe hier also vorwiegend diskontinuierlich in den Dünndarm. Je größer die Arzneiform ist, desto unwahrscheinlicher ist ihre Entleerung mit dem Speisebrei, wobei zusätzliche Faktoren wie etwa die Speisebreiviskosität mitbestimmend sind. Tabletten, Dragees oder Kapseln mit formstabiler Matrix oder magensaftresistentem Überzug werden in der Regel vom Pylorus zurückgehalten. Erst nachdem der Speisebrei den Magen in Form einer verdauungsfähigen Suspension verlassen hat und der wieder nüchterne Magen die Motilitätsphasen 2 und 3 erreicht hat, werden solche Formlinge in den Dünndarm gepresst (Abb. 6.11) [7, 16, 18, 21–24]. Abweichungen von dieser These der größenabhängigen Magentransitzeit fester Peroralia wurden jedoch bei verdauendem Magen nachgewiesen [8].

In diesem Zusammenhang ist zu beachten ist, dass nicht nur eine Mahlzeit den Magen von der Nüchtern- in die postprandiale Phase bringt. Dazu sind auch Getränke in der Lage, die Kohlenhydrate, Fette oder Proteine enthalten, also etwa Bier, Milch, eine süße Limonade, Cola oder auch nur Apfelsaft [16]. Auch medizinische Saftpräparate sind hier zu berücksichtigen. Selbst durch das Lutschen einer Pastille oder eines Bonbons ist ein Unterbrechen der gastralen Nüchternmotilität denkbar.

Nüchternzustand tagsüber schwer erreichbar

Wenn der Patient tagsüber mehrere Mahlzeiten oder nährstoffhaltige Getränke zu sich nimmt, kann sich daraus ergeben, dass der Magen während des ganzen Tages den Nüchternzustand nicht mehr erreicht, zumindest nicht die für den Weitertransport entscheidende Phase 3. Infolge dessen verbleibt eine untertags eingenommene, nicht zerfallende Arzneiform im Magen und wird erst nach Abschluss der Verdauungsphase und Erreichen der Phase 3, also nach mehreren Stunden, in den Dünndarm entlassen. Nimmt der Patient über den Tag verteilt mehrere derartige Arzneiformen ein, kumulieren diese im Magen und werden erst nachts annähernd gemeinsam aus dem Magen abgegeben [6, 16, 23]. Sehr anschaulich wurde dieses Verhalten u. a. für eine magensaftresistente Nifedipin-Retardtablette nachgewiesen, die mehr als 15 Stunden nach der Einnahme mit einer fettreichen Mahlzeit („amerikanisches Frühstück") zu keinem Blutspiegel führte, dann aber sehr rasch den Maximalspiegel aufbaute [25].

Diese Sachverhalte sind dem Patienten zu verdeutlichen, der eine im Magen nicht zerfallende Arzneiform nüchtern einnehmen muss. Am sichersten ist dies morgens ein bis zwei Stunden vor dem Frühstück möglich. Bei Einnahme untertags dürfen zwei bis drei Stunden davor und mindestens eine, besser zwei Stunden danach keinerlei nährstoffhaltige Bonbons, Flüssigkeiten oder Speisen zugeführt werden.

Aufbau und Funktionsweise des Dünndarms

Der fünf bis sechs Meter lange **Dünndarm** (Intestinum tenue), der sich untergliedert in

» Zwölffingerdarm (Duodenum),
» Leerdarm (Jejunum) und
» Krummdarm (Ileum),

stellt unter anderem aufgrund seiner großen Oberfläche und guten Versorgung mit Blut- und Lymphgefäßen das wichtigste Resorptionsorgan dar.

Seine Innenfläche ist durch Faltenbildung sowie durch Ausbildung von Zotten und Mikrozotten auf 100–200 m^2 vergrößert.

Physiologisch wichtige Eigenschaften des vom Magen entlassenen Speisebreies wie Osmolarität, Säuregrad, Fett- und Proteinzusammensetzung werden von der Duodenalschleimhaut erfasst und mit entsprechenden Hormonausschüttungen aus den enteroendokrinen Zellen beantwortet.

Entgegen der vorherrschenden Meinung enthält der Dünndarm nur relativ geringe Mengen an freier wässriger Lösung. Diese Lösung ist in einigen „Flüssigkeitsnestern" verteilt, deren Volumen stark differieren kann und nach einer Mahlzeit etwa drei Milliliter beträgt [8].

Dünndarmpassagedauer

Die Dauer der Dünndarmpassage von Arzneiformen hat natürlich einen ausgeprägten Einfluss auf die Bioverfügbarkeit der freigesetzten Wirkstoffe. Die sehr unterschiedlichen Angaben in der Literatur zu Passagezeiten sind teilweise durch die eingesetzten unterschiedlichen Untersuchungs- und Auswertemethoden bedingt. Zumeist werden für feste Nahrung und Flüssigkeiten mittlere Dünndarmpassagezeiten von circa 160 Minuten beschrieben, wobei auch hier eine hohe Variabilität festzustellen ist. Für feste Arzneiformen werden 180 Minuten mit einer Standardabweichung von 60 Minuten angegeben [6, 7].

Der Transport des Darminhalts erfolgt nicht in Form einer kontinuierlichen Vorwärtsbewegung, sondern als komplexe Abfolge von Transporterereignissen sowie von Ruhe- und Durchmischungsphasen. Die Transportvorgänge können zeitweise auch einen Rücktransport einschließen. Ein gewisses Muster der Dünndarmaktivitäten vergleichbar dem der Magenmotorik lässt sich nicht feststellen [7].

Die Dünndarmtransitzeit wird nicht nur durch die Nahrung und Arzneistoffe beeinflusst, sondern auch durch bestimmte Hilfsstoffe. Beispielsweise kann Mannitol in den in Arzneiformen eingesetzten Mengen die Dünndarmpassagezeit therapierelevant verkürzen (Kap. 6.4.13). Bei Kindern liegen über die Transitzeiten sowohl des Magens als auch des Dünndarms keine systematisch ermittelten Daten vor.

Aufbau und Funktionsweise des Dickdarms

An dem nachfolgenden, etwa eineinhalb Meter langen **Dickdarm** (Intestinum crassum) kann man den Blinddarm (Zäkum) mit dem Wurmfortsatz (Appendix vermiformis) und den Grimmdarm (Kolon) unterscheiden. Letzterer lässt sich unterteilen in einen aufsteigenden, einen quer verlaufenden, einen absteigenden und einen s-förmig gekrümmten Abschnitt (Abb. 9.1).

Jüngere Untersuchungen zeigten, dass im Dickdarm entgegen früheren Auffassungen auch einige Wirkstoffe in klinisch relevantem Umfang resorbiert werden (z. B. Metoprolol, Nifedipin, Theophyllin).

Die Passagezeiten von Nahrungsbestandteilen und Arzneiformen sind hier extrem variabel. Sie reichen von wenigen Stunden bis zu drei und mehreren Tagen. Für Nahrungsbestandteile wurde gezeigt, dass die mittlere Passagezeit bei Frauen länger dauert als bei Männern. Der Transport findet ausgeprägt diskontinuierlich statt, d. h. sehr langsame Transportphasen werden ein- bis viermal täglich durch rasche und umfangreiche Transportphasen unterbrochen. Letztere sind meist mit Mahlzeiten, insbesondere mit dem Frühstück korreliert. Auch Schlafzeiten und zirkadiane Rhythmen beeinflussen das Transportmuster [6, 7, 26].

An das Kolon schließt ohne scharfe Grenze der **Mastdarm** (Rektum) an (Kap. 9.2).

6.3 Flüssige Zubereitungen zur peroralen Anwendung

6.3.1 Entnahme aus Primärpackmitteln

Hilfsmittel zum leichteren Entleeren der Packungen

Bei schwer zu öffnenden Schraubverschlüssen von Arzneimittelflaschen, etwa Flaschen mit Garantieverschluss (Versiegelung des Schraubverschlusses mit Sollbruchstellen) oder unabsichtlich verklebten Drehkappen können verschiedene **haushaltübliche Öffnungshilfen** sehr nützlich sein. Dabei handelt es sich um kegelförmige Gummikappen mit Griffmulden oder um Hartplastikhauben mit ein oder zwei Hebelgriffen sowie um zangenartige Werkzeuge (Abb. 6.3, Tab. 6.1). Sie erleichtern jeweils ein sicheres Greifen und Drehen der Schraubverschlüsse. Ein Schraubverschlussöffner mit Metallband ermöglicht das Fassen sehr unterschiedlich großer Deckel (2–11 cm Durchmesser). Bei diesem Gerät kann eine Schlaufe aus einem flexiblen Stahlband, die an einem Griff montiert ist, in ihrem Durchmesser stufenlos verändert werden. Wird eine Schraubverschlusskappe damit umklammert, lässt sich leicht ein hohes Drehmoment auf sie ausüben.

Bei den Manipulationen mit diesen Öffnungshilfen kann das gleichzeitig erforderliche Fixieren der Flasche wesentlich erleichtert werden durch eine Antirutschunterlage (Tab. 6.1), die man zwischen Flasche und Tischplatte legt. Dabei handelt es sich um Plastikfolien in verschiedenen Formaten, die infolge ihrer speziellen Oberflächenstruktur auf Vorder- und Rückseite haftende bzw. rutschverhindernde, aber nicht klebende Eigenschaften haben (Dycem® Non-Slip Folien). Sie können leicht und rückstandslos von allen Oberflächen wieder entfernt werden, ohne ihre Hafteigenschaft wesentlich zu verlieren. Durch Reinigen mit Tensidlösung von maximal 50 °C lässt sich ihre verminderte Haftkraft immer wieder erhöhen. Ein apparativ aufwändigeres Hilfsmittel stellt der sog. Klemmhalter für Flaschen und Gläser dar (Abb. 6.3, Tab. 6.1). Bei ihm wird das Arzneimittelbehältnis durch Druck mit dem Körper gegen den Stempel einer Klemme gehalten. Beide Hände bleiben dadurch zum Greifen des Schraubverschlusses frei, was insbesondere für feinmotorisch behinderte Patienten vorteilhaft ist.

Die **Schraubverschlüsse** mancher Flaschen sind durch eine manschettenförmige Folie (Schrumpfschlauch) vor unberechtigtem Öffnen geschützt. Diese Sicherungsfolie ist vom Verbraucher vor dem erstmaligen Öffnen an

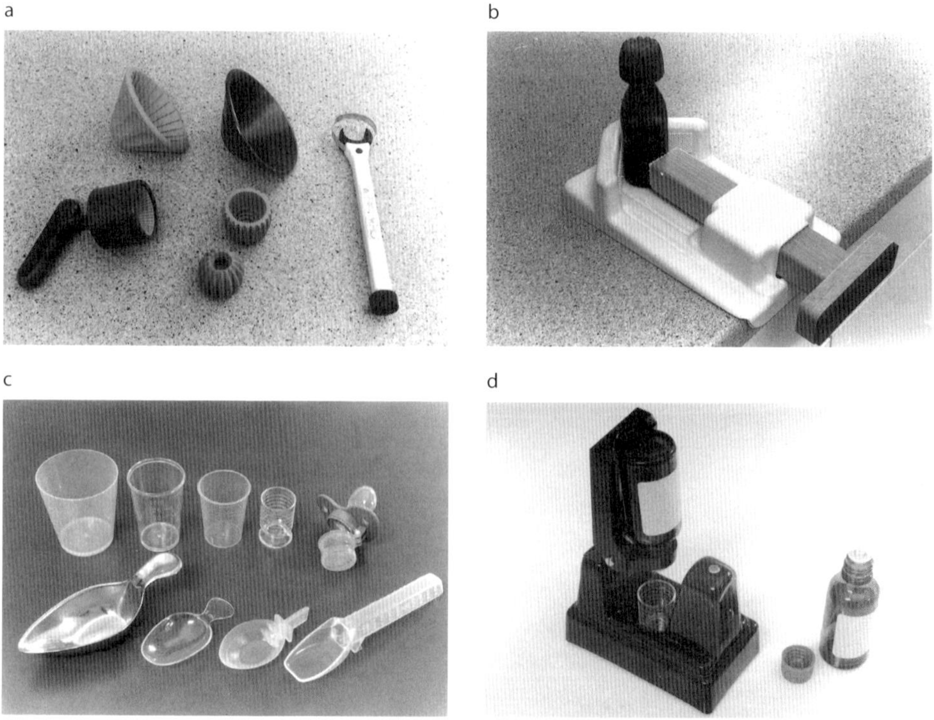

Abb. 6.3: Applikationshilfen für flüssige Peroralia.
a Öffnungshilfen für Schraubverschlüsse von Flaschen; **b** Klemmhalter für Flaschen und Gläser; **c** graduierte Einnehmelöffel und -becher; **d** elektronisches Tropfenzählgerät. Bezugsquellen s. Tab. 6.1 und 6.3

einer Perforation aufzureißen und dann abzunehmen. Vor allem bei einer klartransparenten Folie kann dieser Schritt von einem sehbehinderten Patienten leicht übersehen werden.

Das Problem bei der Handhabung kindergesicherter Flaschenverschlüsse (Druckdrehverschlüsse) ergibt sich bekanntlich aus der Tatsache, dass ein aus kräftigen Dreh- und Drückbewegungen zusammengesetzter Öffnungsvorgang nicht nur Kindern im Vorschulalter schwer fällt, sondern oftmals auch Erwachsenen, vor allem solchen mit eingeschränkten manuellen Fähigkeiten [27–29]. Auch hier können die oben genannten Hilfsmittel eine deutliche Erleichterung bringen. Das Auswechseln des Originalverschlusses gegen einen einfachen Drehverschluss oder Stopfen durch die Apotheke bei der Abgabe des Arzneimittels verändert die Charakteristika des Fertigarzneimittels und ist deshalb nicht statthaft.

Tab. 6.1: Hilfsmittel zur Entnahme flüssiger und fester Peroralia aus dem Primärpackmittel (Auswahl)

Bezeichnung (Vertriebsfirma)	PZN	Charakterisierung/Funktion(en)
Antirutschunterlagen, rund mit verschiedenen Durchmessern oder auf Rolle zum Zuschneiden (diverse Firmen und Selbsthilfegruppen[1])	–	Zum Fixieren der Flasche beim Drehen ihres Schraubverschlusses
Flaschenöffnungshilfe mit Griff(en) (diverse Firmen und Selbsthilfegruppen[1])	–	Zum leichteren Greifen und Drehen von Schraubverschlüssen
Klemmhalter für Flaschen und Gläser (Thomashilfen, 27432 Bremervörde, www.thomashilfen.de)	–	Zum Fixieren der Flasche beim Drehen ihres Schraubverschlusses
Pill-Out (Krewi®, 47877 Willich, www.krewi.de)	–	Zum Entleeren von Blisterpackungen
Schraubverschlussöffner aus Gummi/mit Stahlband (diverse Firmen und Selbsthilfegruppen[1])	–	Zum leichteren Greifen und Drehen von Schraubverschlüssen
Spezialscheren für feinmotorisch behinderte Patienten (diverse Firmen und Selbsthilfegruppen[1])	–	Zum leichteren Entleeren von Blister- und Folienpackungen
Tablettenausdrücker (Deutsche Rheuma-Liga, 53173 Bonn)	–	Zum Entleeren von Blisterpackungen
Tabletten-Stanzer (LPC Pharma, 23611 Bad Schartau, www.lpc-pharma.de)	1258901	Zum Entleeren von Blisterpackungen
Tablettenstanzer (Servoprax®, 46485 Wesel, www.wiederdaheim.de)	–	Zum Entleeren von Blisterpackungen
Trinkröhrchen für Ampullen (WALA-Heilmittel, 73085 Eckwälden)	–	Zum leichteren Entleeren von kleinvolumigen (Trink-)Ampullen

[1] Auswahl von Firmen und Selbsthilfegruppen, die verschiedene der oben genannten Hilfsmittel vertreiben:
- Deutsche Rheumaliga, 67098 Bad Dürkheim (über Rheuma-Shop, mkg!-Verlag), www.hexenschuss.de
- Diaprax (Servoprax), 46485 Wesel, www.wiederdaheim.de
- Dr. Junghans, 04651 Bad Lausick, www.dr-junghans.de
- Meyra, 32689 Kalletal-Kalldorf, www.meyra.de
- Param, 22339 Hamburg, www.param.de
- Rehaforum Medical, 25337 Elmshorn, www.rehaforum.com
- Spring Medical, 71111 Waldenbuch, www.spring-medical.de
- Thomashilfen, 27432 Bremervörde, www.thomashilfen.de

6.3.2 Saftpräparate

Adäquate Dosierhilfsmittel anstelle von Haushaltslöffeln

Bei Saftpräparaten, deren **Einzeldosen mit Haushaltslöffeln abzuteilen** sind, muss der Patient darauf hingewiesen werden, dass die Fassungsvermögen heute gebräuchlicher Speiselöffel nur sehr selten der früheren Norm entsprechen, also fünf Milliliter für Tee- oder Kaffeelöffel und 15 Milliliter für Esslöffel, entspricht [30–36, 223, 224]. Weiterhin zeigen sich bei haushaltsüblichen Löffeln erhebliche individuelle Dosierungsschwankungen, also deutlich unterschiedliche Arzneimittelvolumina, wenn der gleiche Löffel von verschiedenen Patienten benützt wird (Tab. 6.2) [34–37].

Weniger bei Phytopharmaka, aber bei Wirkstoffen mit einem gewissen Nebenwirkungs- und Wechselwirkungrisiko (z. B. Doxylamin) muss daher dem Patienten die Verwendung von Messlöffeln oder anderen Dosierhilfsmitteln empfohlen werden. Dies gilt im besonderen auch bei der Verabreichung von Teilmengen eines Teelöffels an Säuglinge oder Kleinkinder.

Die Angabe einer Einzeldosis nicht nur in Millilitern, sondern zusätzlich auch in Haushaltlöffeln vermitteln dem Patienten eine leicht erfassbare Vorstellung vom Dosisvolumen; so können etwa „zwei Teelöffel voll" eine 10-Milliliter-Dosierung veranschaulichen [224].

Nachteile von Messlöffeln

Messlöffel ermöglichen das Abteilen von Einzeldosen mit wesentlich geringeren Fehlern als Haushaltslöffel, sie zeigen aber, verglichen mit Messbechern und vor allem mit Dosierspritzen, eine schlechtere Dosierungsgenauigkeit (Tab. 6.2). Diese kann u. a. aus unterschiedlichen physikalischen Eigenschaften (z. B. Oberflächenspannung, Viskosität) der bei der CE-Konformitätsbewertung des Löffels eingesetzten Prüfflüssigkeit und dem abzuteilenden Arzneimittel bedingt sein. Bei Flüssigkeiten mit hoher Oberflächenspannung führen graduierte Löffel zu einer Überdosierung, da sich aufgrund der hohen Kohäsionskräfte eine über den Löffelrand gewölbte Flüssigkeitsoberfläche bildet [35, 38].

Vor allem Teilmengen der Gesamtfüllmenge von vier oder fünf Millilitern, also Dosierungen, die vor allem für Säuglinge und Kleinkinder bestimmt sind, lassen sich nur mit relativ großen Abweichungen abmessen [235]. Das bei vielen Löffeltypen erforderliche Neigen zum Abmessen der

Tab. 6.2: Streuungen der Einzeldosen eines codeinhaltigen Hustensaftes beim Abmessen mit verschiedenen Hilfsmitteln durch zehn verschiedene Personen (nach [36])

	Messbecher	Esslöffel	Messlöffel	Kaffee- bzw. Teelöffel
Füllgewichtsbereich [g]	5,8–17,7	9,0–17,4	4,6–6,2	3,2–6,7
Mittelwert [g]	16,9	12,9	5,1	4,5
Relative Standardabweichung [%]	± 3,6	± 21,8	± 8,6	± 34,2

¼-Messlöffel-Dosis wird in den Packungsbeilagen nicht geschildert oder auf dem Löffel graphisch nicht oder nur schwer erkenn- und interpretierbar angezeigt. Die Messlöffel mancher Präparate (z. B. Antibiotikumsuspensionen) weisen keine ¼-Messlöffel-Graduierung auf, obwohl diese Dosierung in der entsprechenden Packungsbeilage genannt wird. Zweiteilige Messlöffeltypen (z. B. ein 5-ml- und ein 2,5-ml-Löffel an einem Stiel) ermöglichen geringere Dosierfehler als einteilige Löffel, bei der kleineren Löffelkelle dieser Kombination ist jedoch kein „Auswischen" mit den Lippen möglich. Beim Vergleich von Saftpräparaten unter Handhabungsaspekten ist zu beachten, dass Präparate mit identischer Rezeptur, vom gleichen Lohnhersteller produziert, aber von verschiedenen pharmazeutischen Unternehmern in den Verkehr gebracht, unterschiedlich gestaltete Dosierhilfsmittel enthalten können; analoge Verhältnisse gelten für Original- und Importpräparat des gleichen Fertigarzneimittels.

Hat ein Patient infolge eingeschränkter Fingerfunktionen Probleme, einen kurzen oder dünnen Messlöffelgriff sicher zu fassen, kann man ihm mit sog. Griffröhrchen helfen. Diese Griffverdickungen aus Schaumstoff erleichtern wesentlich das Greifen von Gegenständen mit kleinen oder sehr flachen Stielen (z. B. Besteckgriffe der Fa. Aurelia, PZN 432 6738 oder der Fa. Param, PZN 390 8912).

Graduierte Becher oftmals vorteilhafter als Messlöffel

Messbecher ermöglichen im Vergleich zu graduierten Löffeln nicht nur eine geringere Streuung der abgemessenen Arzneimittelmengen um den Sollwert (Tab. 6.2) [36, 37, 235], sondern sie sind auch standfester, und der abgebende Apotheker kann bei ihnen das verordnete Volumen mit wasserfestem Filzstift oder Klebestreifen markieren, eine zusätzliche Hilfe, die besonders bei fremdsprachigen oder sehbehinderten Patienten angebracht ist. Die Dosierungsgenauigkeit erhöht sich dabei mit abnehmender Grundfläche des Bechers [235]. Vor allem höher viskose Flüssigkeiten werden jedoch eher unterdosiert, weil sich die Skalen der Becher auf die eingegossene, nicht auf die ausfließende Flüssigkeitsmenge beziehen.

Messbecher mit aufsetzbarem Silikonsauger für Säuglinge

Für Säuglinge sind auch Messbecher unterschiedlicher Größe mit aufsetzbaren Silikonsaugern im Handel (Abb. 6.3, Tab. 6.3). Die Kombinationen mit kleinvolumigem Becher (5 ml) ähneln einem kieferorthopädischen Ringsauger. Die Durchflussöffnung zwischen Medikamentenbecher und Silikonsaugkirsche lässt sich bei ihnen durch einen Regulierschieber variieren. Bei Flüssigkeiten zur Behandlung der Mundschleimhaut (z. B. bei Candidamykose) stellt man die Öffnung sehr klein ein, bei peroraler Verabreichung unter Berücksichtigung der Saugintensität des Säuglings größer. Die großvolumigen Becher (30 ml) haben den Charakter einer kleinen Babyflasche. Alternativ zu dem beigepackten Silikonsauger lassen sich bei ihnen auch Flaschensauger aufschrauben, an die das Kind von seiner Milchnahrungs- oder Teeflasche gewöhnt ist.

Tab. 6.3: Zusätzliche Dosierhilfsmittel für flüssige Peroralia (Auswahl)

Bezeichnung (Lieferfirma)	PZN	Charakterisierung/ Funktion	Fassungs-vermögen	Graduierung
BD Plastipak® Tuberkulinspritze (Becton Dickinson, 69 126 Heidelberg, www.bd.com)	319 2916	Einmalspritze, hier Dosier- und Applikationshilfsmittel	1 ml	0,01 ml
Dosierlöffel (Wepa, 56 204 Hillscheid, www.wepa-apothekenbedarf.de)	–	Messlöffel	5 ml	2,5 ml
Easylife Medizinische Dosierspritze (Bort, 71 384 Weinstadt, www.bort.de)	070 4712	Dosier- und Applikations-hilfsmittel für Peroralia	10 ml	1 ml, ½ Teelöffel
Easylife Medizinlöffel (Bort, 71 384 Weinstadt, www.bort.de)	070 4793	Kombination aus Messzylinder und Löffel	10 ml	1 ml, ¼ Teelöffel
Einnehmeglas aus Kunststoff (Aurelia Medical, 77 855 Achern, www.aureliamedical.de)	378 4723	Messbecher	26 ml	1 ml
Einnehmeglas aus Kunststoff (Büttner-Frank, 91 058 Erlangen, www.buettner-frank.de)	317 3971	Messbecher	26 ml	1 ml
Einnehme-Glas (Büttner-Frank, 91 058 Erlangen, www.buettner.frank.de)	317 3965	Messbecher	35 ml	5 ml, 1 Teelöffel, 1 Esslöffel
Einnehmelöffel aus Kunststoff (Aurelia Medical, 77 855 Achern, www.aureliamedical.de)	378 4746	Messlöffel	25 ml	1 Teelöffel, ½ Esslöffel, 1 Esslöffel
Einnahmelöffel aus Porzellan, graduiert (Büttner-Frank, 91 058 Erlangen, www.buettner.frank.de)	006 8920	Messlöffel	25 ml	1 Teelöffel, ½ Esslöffel, 1 Esslöffel
Einnahmelöffel aus Porzellan, graduiert (Aurelia Medical, 77 855 Achern, www.aureliamedical.de)	378 4752	Messlöffel	25 ml	1 Teelöffel, ½ Esslöffel, 1 Esslöffel
Medikamentenfläschchen blau/ gelb/grün (Dr. Junghans, 04 651 Bad Lausick, www.dr-junghans.de)	132 7625/ 132 7602/ 132 7619	Messbecher mit aufschraubbarem Silikonflaschensauger	30 ml	1 ml (ab 5 ml)

Tab. 6.3: Zusätzliche Dosierhilfsmittel für flüssige Peroralia (Auswahl, Fortsetzung)

Bezeichnung (Lieferfirma)	PZN	Charakterisierung/ Funktion	Fassungs- vermögen	Graduierung
Medikamentensauger Numimed® Größe 1 (0–6 Monate)[1] Größe 2 (6–18 Monate) (Büttner-Frank, 91 058 Erlangen, www.buettner.frank.de)	737 9209/ 737 9221 737 9215/ 737 9238	Messbecher mit aufsetzbarem Silikonsauger	5 ml	1 ml
Messbecher (IphaS, 52 146 Würselen, www.iphas.de)	–	Messbecher	28 ml	1 ml
Mess-/Dosierbecher (Wepa, 56 204 Hillscheid, www.wepa-apothekenbedarf.de)	–	Messbecher	9 ml	1 ml
Messlöffel (IphaS, 52 146 Würselen, www.iphas.de)	–	Messlöffel	5 ml	2,5 ml und 5 ml
Messlöffel (IphaS, 52 146 Würselen, www.iphas.de)	–	Messlöffel	10 ml	3 ml, 5 ml, 8 ml
Mykundex® Medikamentenschnuller[1] (Bioglan, 35 398 Giessen, www.mykundex.de)	226 9054	Messbecher mit aufsetzbarem Silikonsauger	5 ml	1 ml (Dosierung von Mykundex® erfolgt mittels Pipette)

Orale Dosierspritzen weisen neben einer hohen Dosierungsgenauigkeit [31, 34, 35, 39–44, 224, 228, 235] eine Reihe weiterer positiver Aspekte auf. Sie ermöglichen z. B.:

» Abteilen von Einzeldosen auf Vorrat,
» Dosierung (hoch-)viskoser Dispersionen,
» geringes Risiko des Verschüttens beim Abteilen und Verabreichen,
» Markierung des Dosisvolumens bei der Abgabe in der Apotheke,
» schaumfreie Entnahme von Dispersionen aus Mehrdosenbehältnissen,
» Verabreichen an Kleinkinder durch Nützen des Saugreflexes,
» Temperieren gekühlter Dispersionen durch Umschließen mit der Hand.

Hohe Dosierungsgenauigkeit mithilfe von oralen Dosierspritzen

Diese Vorzüge machen Dosierspritzen zu einem sehr präzisen und sicheren Dosier- und Applikationshilfsmittel für flüssige Peroralia. Dies gilt insbesondere auch beim Einsatz in der Pädiatrie und in der Geriatrie. Von der FDA werden sie generell für die Verabreichung flüssiger Arzneimittel an

Tab. 6.3: Zusätzliche Dosierhilfsmittel für flüssige Peroralia (Auswahl, Fortsetzung)

Bezeichnung (Lieferfirma)	PZN	Charakterisierung/ Funktion	Fassungs-vermögen	Graduierung
Omnikan®Heparin/TBC-Feindosierspritze (B. Braun, 43 212 Melsungen, www.bbraun.de)	311 5465	Einmalspritze, hier Dosier- und Applikationshilfsmittel	1 ml	0,01 ml
Orale Exacta-Med™-Spritzen (Baxa EU Sales Office, DK-8000 Arhus, www.baxa.com)	–	Dosier- und Applikations-hilfsmittel für Peroralia mit umfangreichem Zubehör	Von 0,5 bis 20 ml	Abhängig vom jeweiligen Füllvolumen
PipsiMed® Elektronischer Tropfenzähler (Caretec, AU-1010 Wien, www.caretec.at)	140 0411	Registrierung der Tropfenfolge mittels Lichtschranke und akustische/tastbare Wiedergabe	–	–
Primo Tuberkulin/Heparin-Spritze (Büttner-Frank, 91 058 Erlangen, www.buettner.frank.de)	208 4107	Einmalspritze, hier Dosier- und Applikationshilfsmittel	1 ml	0,01 ml
Terumo® Einmalspritze (Terumo®, 60 528 Frankfurt, www.terumo-europe.com)	395 8784/ 395 8790	Einmalspritze, hier Dosier- und Applikationshilfsmittel	1 ml	0,01 ml

Die mit [1] bezeichneten Artikel sind baugleich.

Kleinkinder empfohlen [44]. Sie sollten daher im Rahmen der pharmazeutischen Betreuung in gegebenen Fällen zusätzlich zum beigepackten Messlöffel oder Messbecher ausgehändigt werden. Im Falle ärztlich verschriebener Präparate ist das geänderte Dosierungsprozedere mit dem Verordner abzusprechen. Zunehmend mehr Fertigarzneimitteln werden orale Spritzen an Stelle von Messlöffeln oder -bechern beigepackt (Tab. 6.8 und Tab. 6.11). Die verschiedentlich genannte Verbesserung der Compliance durch Verwendung von Dosierspritzen anstelle anderer, „weniger verbindlich wirkender" Dosierhilfsmittel ließ sich dagegen in einer kontrollierten Untersuchung nicht bestätigen [45].

Als Zugabeartikel im Rahmen der pharmazeutischen Betreuung können generell Einmalinjektionsspritzen ohne Kanüle oder spezielle Dosierspritzen für die perorale Verabreichung (Tab. 6.3) verwendet werden. Letztere sind nicht mit Injektionsnadeln kompatibel und mit zusätzlich lieferbaren Aufsaughilfen kombinierbar. Bezüglich der Art des Aufsaugens des Arzneimittels in die Spritze lassen sich verschiedene Systemvarianten unterscheiden:

Adapter für orale Dosierspritzen

» Ein Flaschenadapter, also ein gelochter Stopfen ohne Ansaugrohr wird auf die Flaschenöffnung gesteckt; nach dem Aufsetzen der Spritze muss zu ihrer Befüllung die Flasche in Kopfüberstellung gebracht werden.
» Der Flaschenadapter weist ein Ansaugrohr auf, die Flasche muss daher nicht gekippt werden.
» Die Spritze weist einen Ansaugschlauch auf, der nach dem Füllen der Spritze von ihr abgezogen wird.
» Die Spritze wird ohne Füllhilfe aus der Flasche oder einem zusätzlichen Gefäß befüllt (z. B. Schraubdeckel der Flasche, kleiner Becher).

Von der Firma Baxa werden orale Polypropylenspritzen (Tab. 6.3) mit einer großen Palette an Füllvolumina, mit oder ohne Lichtschutzfärbung (bernsteinfarben) und u. a. mit folgendem Zubehör angeboten:

» konisch geformte Flaschenadapter aus PVC oder Gummi ohne Ansaugrohr zum Koppeln der Spritzen mit unterschiedlich weiten Flaschenöffnungen,
» Aufsatz zum Verabreichen an Kleinkinder,
» Kappen zum Verschließen der gefüllten Spritzen beim Abteilen der Einzeldosen auf Vorrat.

Aufgrund eines Kolbendichtungsrings aus Silikon können diese Polypropylenspritzen oftmals verwendet werden. Die Firma Bort vertreibt ein Spritzenmodell (10 ml) mit einem aufsteckbaren Schlauch (Tab. 6.3) zum Entnehmen aus der Arzneimittelflasche (nicht zum Verabreichen) und einer Gebrauchsanleitung.

Die konisch geformten Flaschenadapter aus elastischem Material sind mit unterschiedlichsten Enghalsflaschen mit Ausgussweiten zwischen etwa 14 und 24 Millimeter kompatibel. Deshalb eignen sie sich besonders gut zur zusätzlichen Abgabe mit Fertigarzneimittel im Rahmen der pharmazeutischen Betreuung. Sie verbleiben nach dem erstmaligen festen Eindrücken in die Flaschenöffnung auf der Flasche. Nach dem Einsetzen des Spritzenkonus in die Adapteröffnung kippt man die Flasche mit eingesetzter Spritze und zieht den Kolben langsam bis zur vorgeschriebenen Markierung. Bei größeren Entnahmevolumina muss zuvor eine entsprechende Menge Luft in die Flasche gedrückt werden. Größere Luftblasen in der Spritze lassen sich durch vorsichtiges Vor- und Zurückschieben des Kolbens bei gekippter Flasche entfernen. Nach dem Zurückdrehen der Flasche in Normalposition wird der Spritzenkolben etwas zurückgezogen und die gefüllte Spritze abgenommen. Müssen mehrere Liquida zum gleichen Zeitpunkt verabreicht werden, dürfen diese zur Vermeidung von Crosskontamination und Inkompatibilitäten nicht in der Dosierspritze gemischt werden. Ein Markieren der zu verabreichenden Dosis mit wasserfestem Filzstift o. Ä. durch die Apotheke im Rahmen der pharmazeutischen Betreuung erhöht die Dosierungsgenauigkeit wesentlich. Wird die Flüssigkeit direkt in den Mund des Patienten gespritzt, ist es vorteilhaft, wenn sich dieser in aufrechter Position (sitzend oder stehend) befindet und man das Arzneimittel langsam an der

Innenseite der Wange entleert, wobei die Schluckgeschwindigkeit des Patienten zu berücksichtigen ist. Somit wird ein Würge- oder Hustenreiz und bei Kindern ein sofortiges Ausspucken weitgehend vermieden [39, 40].

Das Befüllen der Peroralspritzen eine gewisse Zeitspanne vor der Verabreichung etwa durch Pflegekräfte, die zum Einnahmezeitpunkt nicht beim Patienten sind, birgt zwei Risiken: Wird vergessen, die Verschlusskappe vor der Verabreichung abzuziehen, kann sie in den Mund-Rachen-Raum geschleudert und u. U. aspiriert werden. Bei Vorliegen unterschiedlicher Dosierungen oder Spritzeninhalte können Verwechselungen auftreten. Beide Aspekte sind daher bei der Patientenunterweisung deutlich anzusprechen [44].

Wird eine Injektionsspritze ohne weiteres Zubehör als Hilfsmittel für die perorale Zufuhr abgegeben, ist zu prüfen, ob die Eintauchtiefe der Spritze in die Fertigarzneimittelflasche ausreichend ist, d. h. ob die Flasche sich auf diese Weise vollständig entleeren lässt. Gegebenenfalls füllt der Patient eine kleine Arzneimittelmenge in die Schraubverschlusskappe und saugt daraus die Dosis auf. Zu beachten ist jedoch, dass manche Flaschen von Antibiotikumsuspensionen einen Schnappdeckel ohne ausreichendes Füllvolumen aufweisen; in derartigen Fällen muss daher noch zusätzlich ein (Dosier-)Becher ausgehändigt werden.

Hilfsmittel für Kleinkinder

Ein als Medifant® bezeichnetes **Hilfsmittel zur Verabreichung von Liquida an Kleinkinder** in Form eines etwa 11 cm hohen, sitzenden Elefanten aus Weichplastik enthält im Elefantenkopf einen becherförmigen, etwa 12 ml fassenden Behälter mit Schraubverschluss für das Arzneimittel. Von diesem führt ein 6 cm langes Rohr mit etwa 5 mm Innendurchmesser zum Ausgang des Rüssels. Nach der Abnahme des Rüsselverschlusses nimmt das Kind das Rüsselende in den Mund, neigt den Elefanten und trinkt so die Arzneimitteldosis aus dem Behälter. Der Arzneimittelbehälter und das Rohr können dem Elefanten entnommen, zerlegt und somit gereinigt werden. Da jedoch das Rohr nicht am tiefsten Punkt des Arzneimittelbehälters mündet, liegt ein Totvolumen vor, und es fließen selbst bei optimaler Neigung des Systems (70°) nur etwa 90 % einer wässrigen Zubereitung (bei einer Einzeldosis von 5 ml) aus dem Auslaufrohr. Ferner ist zu beachten, dass hochviskose Flüssigkeiten infolge des relativ dünnen Rohres eine lange Auslaufzeit benötigen. Diese betrug beispielsweise beim genannten Neigungswinkel für 5 ml Vomex® A Sirup (6 mPa s) mehr als eine halbe Minute und für die gleiche Menge eines Laktose Sirups (140 mPa s) 50 Sekunden. Weiterhin wurde etwa bei der erstgenannten Zubereitung eine Absorption des Wirkstoffes Dimenhydrinat durch das Behältermaterial und eine Desorption in andere Arzneimittel oder Spülwasser beobachtet [222].

Säfte mit lipophiler Grundlage nicht mit Getränken mischbar

Ölige Liquida, also Saft- oder Tropfenpräparate mit mittelkettigen Triglyzeriden oder anderen fetten Ölen als Trägermedium (Tab. 6.4), können wegen der schlechten Wassermischbarkeit dieser lipophilen Flüssigkeiten nicht mit rein wässrigen Getränken verdünnt, aus einem Trinkgefäß oder durch Sonden gespült werden. Die Aufbewahrung der meisten dieser Lösungen und Suspensionen im Kühlschrank ist ungünstig, da sich bei tiefen

Tab. 6.4: Saft- und Tropfenpräparate mit öligen Grundlagen (Auswahl)

Arzneimittel	Wirkstoff	Trägermedium/ Verdickungsmittel (wesentliche Komponenten)	Aufbewahrungsbedingungen nach Anbruch der Flasche laut Packungsbeilage/ laut Herstellungsvorschrift
Arcasin® Saft	Phenoxymethylpenicillin-Kalium	Mittelkettige Triglyzeride/ hochdisperses Siliziumdioxid	Nicht über 25 °C
A.T. 10® Lösung	Dihydrotachysterol	Erdnussöl/ –	Bei Raumtemperatur
Cefaclor 125/ -250 Heumann Saft	Cefaclor	Kokosnussöl/ Aluminiumstearat	Im Kühlschrank (< 8 °C)
Ciprobay® Saft 5%/ -10% Granulat und Lösungsmittel	Ciprofloxacin	Mittelkettige Triglyzeride/ –	Bei Raumtemperatur (nicht im Kühlschrank und nicht über 30 °C)
Lorafem®/ -forte Saft	Loracarbef	Mittelkettige Triglyzeride/ Aluminiumstearat	Bei Raumtemperatur, nicht im Kühlschrank, nicht erwärmen
Ölige Dronabinol-Tropfen 2,5 % (NRF 22.8)	Dronabinol	Mittelkettige Triglyzeride/ –	Nicht im Kühlschrank
Ölige Phytomenadion-Tropfen 0,025 oder 1 %	Phytomenadion	Erdnussöl/ –	Nicht im Kühlschrank
Panoral®/ -forte Saft	Cefaclor	Mittelkettige Triglyzeride/ Aluminiumdistearat	Nicht im Kühlschrank
Penicillin-V-Wolff® Saft	Phenoxymethylpenicillin-Kalium	Mittelkettige Triglyzeride/ hochdisperses Siliziumdioxid	Nicht bei höherer Temperatur als Raumtemperatur
Vigantol® Öl	Colecalciferol	Mittelkettige Triglyzeride/ –	(Vor Licht geschützt)
Vitadral®-Tropfen	Retinol	Erdnussöl/ –	Bei Zimmertemperatur

Temperaturen ihre Gebrauchseigenschaften infolge gesteigerter Viskosität verschlechtern. Dieser Lagerhinweis gilt für Flüssigkeiten, die mit Tropfermonturen dosiert werden, aber auch für Saftpräparate, insbesondere solche, die zusätzlich noch viskositätserhöhende Komponenten wie Aluminiumstearat oder hochdisperses Siliciumdioxid enthalten.

6.3.3 Tropfenpräparate

Handhabung von Tropfflaschen und Dosierungsgenauigkeit

Die Dosierungsgenauigkeit von Tropfflaschen hängt entscheidend von ihrer richtigen Handhabung ab. Eine falsche Neigung der Flasche, Schütteln oder zu kräftiges Klopfen auf den Flaschenboden können Abweichungen von der Sollmenge bis zu 25 % hervorrufen [46–49, 225]. Bei den in Glasflaschen eingesetzten Tropfermonturen aus Kunststoff (Polyethylen niederer Dichte) unterscheidet man grundsätzlich zwischen Zentraltropfern und Randtropfern (Tab. 6.5). Alternativ werden diese beiden Typen auch als „Senkrechttropfer" und „Waagerechttropfer" bezeichnet.

Tab. 6.5: Tropfenpräparate mit Zentraltropfer- und Randtropfermonturen (Auswahl)

Fertigarzneimittel	Tropfertyp	In der Packungsbeilage angeordnete Flaschenposition bei der Entnahme der Tropfen
Atosil®	Zentraltropfer	Senkrecht
Carnigen® forte	Zentraltropfer	Schräg (!)
Iberogast®	Randtropfer	–
Lactisol®	Randtropfer	Schräg
Laxoberal®	Zentraltropfer	Senkrecht
Meditonsin®	Randtropfer	–
Novalgin®	Zentraltropfer	Senkrecht
Soledum®	Randtropfer	–
Solidagoren® N	Randtropfer	–
Symbioflor® 1/ -2	Randtropfer	Schräg
Traumeel® S	Randtropfer	–
Valoron®	Zentraltropfer	Senkrecht
Tramundin® 20 ml	Zentraltropfer	Schräg (!)

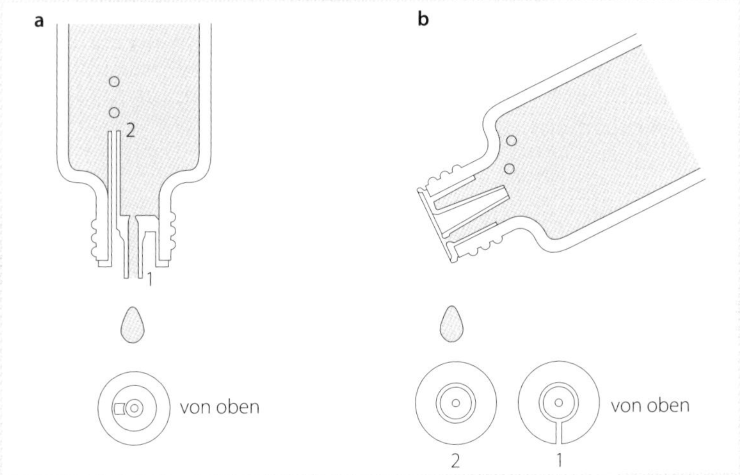

Abb. 6.4 Korrekte Position von Tropfflaschen bei der Entleerung.
a Zentraltropfer mit Flüssigkeitsaustrittsröhre (1) und Belüftungskanal (2); **b** Randtropfer mit (1) und ohne Abtropfrille (2)

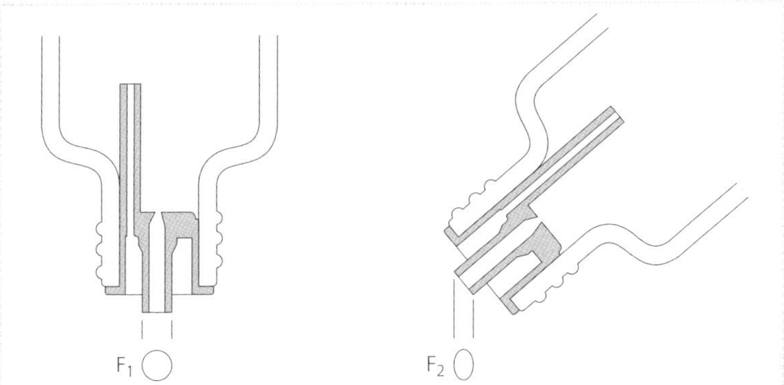

Abb. 6.5: Verkleinerte Abtropffläche und damit verringerte Tropfenmasse bei falscher (geneigter) Haltung einer Flasche mit Zentraltropfermontur.
F1 – Projizierte Abtropffläche bei senkrechter Stellung des Tropffläschchens (Kreis); **F2** – Projizierte Abtropffläche bei geneigter Stellung des Tropffläschchens (Ellipse); F2 < F1

Zentraltropfer

Flaschen mit **Zentraltropfer**, zu erkennen an der zentral angeordneten, dünnen Austrittsröhre für die Flüssigkeit (Abb. 6.4), müssen bei Gebrauch unbedingt senkrecht nach unten gehalten werden. Bei zunehmender Neigung des Fläschchens und damit der Tropferröhre verringert sich nämlich die Masse der abfallenden Tropfen!

Abhängigkeit der Tropfenmasse von der projizierten Abtropffläche

Die Tropfenmasse hängt entsprechend der Tate-Gleichung direkt von der Größe der projizierten Abtropffläche ab (Abb. 6.5). Mit zunehmendem

Abweichungswinkel von der vertikalen Haltung verkleinert sich die Abtropffläche in der Projektion, weil sie von einem Kreis in eine Ellipse übergeht. Eine Abweichung von der senkrechten Position um beispielsweise 30° kann so zu Dosisverminderungen von über 10 % führen, eine Neigung von 45° zu einer Minderung von 25 % [47, 225]. Neigt man die Flasche weiter, tropfen viele Präparate langsamer bzw. nur noch unregelmäßig, da sich durch die Schrägstellung die Differenz des hydrostatischen Drucks zwischen Flüssigkeitsaustritts- und Lufteintrittsöffnung verringert. Diese Druckdifferenz ist aber Voraussetzung für das selbstständige Ausfließen der Flüssigkeit. Bei sehr starker Neigung der Flasche schließlich ist der Druck der Flüssigkeitssäule zu gering, um die Flüssigkeit noch durch den Tropfer zu drücken [38, 47, 50–52, 225]. Die Tropfgeschwindigkeit ist also bei konstantem Tropfengewicht vom Patienten nicht steuerbar! Sie verkleinert sich nicht nur bei wachsender Neigung der Flasche, sondern auch mit ihrer zunehmenden Entleerung, weil dabei der Druck der Flüssigkeitssäule ebenfalls geringer wird. Ferner ist sie von den Abmessungen des Tropfers sowie der Oberflächenspannung und Viskosität der Arzneimittellösung abhängig. Ölige Lösungen (Tab. 6.4) können daher mit zunehmender Temperatur schneller tropfen [38, 47, 51]. Die Dichte der Flüssigkeit ist ohne Bedeutung für das Tropfengewicht. Sie beeinflusst bei gleicher Oberflächenspannung nur das Volumen der Tropfen.

Formel nach TATE:

$$m = \frac{d\,\pi\,\sigma}{g}\,f$$

m = maximale Masse des Tropfens
d = Durchmesser der Abtropffläche in der Projektion
σ = Oberflächenspannung der Flüssigkeit
g = Erdbeschleunigung
f = Korrekturfaktor, berücksichtigt u. a. den an der Tropferkapillare zurückbleibenden Flüssigkeitsrest

Abhängigkeit der Tropfenmasse von der Oberflächenspannung

Der Einfluss der Oberflächenspannung auf das Tropfengewicht ist besonders in der Ad-hoc-Rezeptur, also auch beim **Mischen oder Verdünnen von Fertigarzneimitteln** zu beachten. Beispielsweise ergibt sich beim Verdünnen eines ethanolhaltigen Acetyldigoxin-Fertigarzneimittels (Novodigal® Tropfen) mit Wasser im Verhältnis 1 : 8 für den pädiatrischen Einsatz pro Tropfen etwa ein Viertel der ursprünglichen Dosis, nicht ein Achtel wie bei Nichtbeachtung des Oberflächenspannungseffektes zu erwarten wäre (die Beträge der Oberflächenspannung und damit des Tropfenvolumens verdoppeln sich nahezu infolge der Wasserzugabe). Die resultierende Überdosierung würde in diesem Fall 97 % betragen [53–55]!

Beheben von Antropfschwierigkeiten

Zur Einleitung der Tropfenfolge muss der Flaschenboden manchmal leicht angetippt werden. Solche Antropfschwierigkeiten treten etwa auf, wenn der Lufteintrittskanal des Zentraltropfers durch Schütteln oder liegende Lagerung der Flasche mit Flüssigkeit gefüllt wurde [47, 50, 52]. Bei begasten Flüssigkeiten (mit Schutzgas abgefüllten Lösungen) und bei Flüssigkeiten, in denen sich infolge Schüttelns der Flasche Gase aus der Luft lösten, kann sich auch eine Gasblase in der Flüssigkeitsaustrittsröhre bilden und das Ausfließen der Lösung verhindern. Leitet das Antippen den Abtropfvorgang nicht ein, empfiehlt es sich, die Flasche in aufrechter Position mehrmals auf einen harten Untergrund zu klopfen. In Fällen, in denen dies auch nicht zum Ziel führt, verbleibt als letzte Maßnahme im Sinn einer Notlösung noch ein kurzes, kräftiges Blasen des Patienten in die Tropfermontur. Um danach eine erneute Füllung des Luftkanals mit Flüssigkeit zu verhindern, sollte der Patient die Flasche stehend aufbewahren. Eine weiterentwickelte Variante des Senkrechttropfers zeigt weniger Antropfschwierigkeiten, da der Luftkanal über den größten Teil seiner Länge sehr weitlumig ausgelegt ist und erst am unteren Ende in die erforderliche enge Öffnung übergeht. Ferner werden bei dieser Tropfervariante durch das Aufschrauben der speziell gestalteten Verschlusskappe die Flüssigkeitsaustrittsröhre und der Luftkanal einzeln abgedichtet und bilden somit kein geschlossenes System mehr, in dem sich Lösung und Luft gegenseitig austauschen können. Dazu muss man die Kappe aber jeweils vollständig und fest aufschrauben [52].

Die Ph. Eur. limitiert die Tropfgeschwindigkeit auf 2 Tropfen pro Sekunde (Pkt. 5.00/0672 „Flüssige Zubereitungen zum Einnehmen", „Dosierung und Gleichförmigkeit der Dosierung von Tropfen zum Einnehmen"). Bei einer Reihe von Fertigarzneimitteln wird dieser Grenzwert jedoch deutlich überschritten. Offensichtlich wurden hier die eingesetzten Dosiersysteme und die physikalischen Eigenschaften der Arzneimittellösungen nicht optimal aufeinander abgestimmt [56–58]. Eine Problemlösung durch die abgebende Apotheke kann in der Verwendung von Hilfsmitteln bestehen, welche eine hohe Tropffrequenz in leichter zu verfolgende akustische Signale überführen (vgl. weiter unten). Bei nahezu strahlartigem Austritt der Lösung aus der Flasche ist ergänzend ein weiteres Dosiersystem wie etwa eine Dosierspritze (s. u.) oder ein kleinvolumiger Messbecher einzusetzen.

Unterschiedliche Tropfenmassen durch unterschiedliche Tropfflaschen

Zu beachten ist, dass Tropfflaschen mit völlig identisch zusammengesetzten Fertigarzneimitteln (auch gleiche Hilfsstoffrezeptur) verschiedener pharmazeutischer Unternehmer in manchen Fällen unterschiedlich große Tropfenmassen liefern. Deshalb erfordert beispielsweise eine bestimmte Loperamiddosis bei einigen Präparaten mit gleicher Zusammensetzung die Entnahme einer unterschiedlich hohen Anzahl an Tropfen, wobei die benötigten Tropfenmengen bis zu 20 % voneinander abweichen können! Die in den betreffenden Präparaten eingesetzten Tropfermonturen weisen unterschiedlich große Abtropfflächen auf, die entsprechend der Tate-Gleichung mit den zugehörigen Tropfenmengen korrelieren.

Auch bei Fertigarzneimitteln mit identischem Wirkstoffgehalt und gleichen Dimensionen der Abtropfröhre, aber unterschiedlicher Hilfsstoffrezeptur und damit unterschiedlicher Oberflächenspannung der Lösung, können für eine bestimmte Dosierung unterschiedlich große Tropfenmengen erforderlich sein. Beispielsweise weichen bei einigen Nifedipinpräparaten die einer bestimmten Dosis entsprechenden Tropfenmengen um 50 % voneinander ab.

Randtropfer

Flaschen mit **Randtropfer** sind dagegen schräg, in der Regel mit einem Neigungswinkel von circa 45°, zu halten (Abb. 6.4), um reproduzierbare Dosierungen zu erhalten. Diese Systeme tropfen leicht an, ein Klopfen auf die Flasche ist zu unterlassen. Tropfenmasse und Tropfgeschwindigkeit hängen auch hier vom Neigungswinkel ab; die Dosierungsgenauigkeit ist aufgrund der nicht exakt definierten Abtropffläche wesentlich schlechter als bei Zentraltropfermonturen. Dieser Tropfertyp wird deshalb nur bei Präparaten mit flacher Dosis-Wirkungs-Kurve bzw. mit geringem Nebenwirkungsrisiko eingesetzt, wie beispielsweise bei schwach wirksamen Phytopharmaka oder Homöopathika [38, 42, 47, 51, 57].

Ausnahmen von der Handhabungsregel für Tropfflaschen

Die Gebrauchsanweisungen einiger weniger Tropfenpräparate mit Zentraltropfer beschreiben eine Abweichung von der genannten Regel der senkrechten Position beim Entleeren (Tab. 6.5). Der Patient wird dort überraschenderweise zum Schräghalten des Fläschchens während des Abtropfens angeleitet [56]. Wenngleich die Arzneibuchforderungen hinsichtlich Dosierungsgenauigkeit und Tropfgeschwindigkeit bei diesen Präparaten offensichtlich in dieser Haltung gewährleistet sind, sollten sie doch als präparatespezifische Ausnahmefälle von der allgemein gültigen Anweisung „Zentraltropfer = Senkrechttropfer" gesehen werden.

Ein weiteres Handhabungsproblem von Tropfenpräparaten kann sich aus dem Verstopfen des Tropfeinsatzes durch Ausfällungen und Präzipitate ergeben [56, 57]. Solche Veränderungen treten häufig während der Lagerzeit in ursprünglich klaren, pflanzlichen Lösungen auf. Diese Ausfällungen, die überwiegend aus Polysacchariden bestehen, passieren bei anfänglich kleiner Teilchengröße die Tropfermonturen, sie wachsen und verdichten sich aber während der weiteren Lagerung zu Partikeln, die nicht nur Zentral- sondern auch Randtropfermonturen teilweise oder vollständig verstopfen und damit die Dosierungsgenauigkeit entscheidend verschlechtern [58].

Pipetten mit Graduierung für exakte Dosierung

Bei den **Pipettenmonturen**, also Pipetten mit Saughütchen aus elastomerem Material im Schraubverschluss der Flaschen sind solche mit gerader Abtropffläche von denen mit kugelförmiger Fläche zu unterscheiden (Tab. 6.6). Die mit gerade abgeschnittener Spitze und damit gerader Abtropffläche versehenen Tropfpipetten sind analog den Zentraltropfern bei Gebrauch unbedingt so zu halten, dass die Spitze eine senkrechte Position einnimmt. In den meisten Fällen bedeutet dies eine senkrechte Stellung auch der Pipette. Pipetten mit abgewinkelter Spitze müssen dagegen entsprechend schräg gehalten werden. Im Gegensatz dazu können Pipetten mit Kugelspitze mit nahezu jeder beliebigen Neigung gehalten werden, da die Größe der Abtropffläche auf der Kugel ja in einem weiten Bereich des Neigungswinkels praktisch konstant bleibt [42, 46]. Die Pipetten vieler Fertigarzneimittel sind zusätzlich mit einer Milliliter-, Tropfenzahl- oder Milligrammgraduierung versehen, fungieren also wahlweise als Volumen- oder Tropfendosiergerät. Dabei ergibt sich beim Abmessen eines Volumens eine geringere Streuung als beim Abzählen von einzelnen Tropfen [38]. Auch die Neigung der Messpipette beeinflusst die Volumendosierung natürlich nicht.

Tab. 6.6: Tropfenpräparate mit Pipettenmonturen (Auswahl)

Fertigarzneimittel	Abtropffläche der Pipette	Dimension der Pipettengraduierung	Dimension in der Dosierungsanleitung der Packungsbeilage
Augmentan® Tropfen	Gerade	ml	ml, mg Wirkstoff
Candio-Hermal® Fertigsuspension	Kugelförmig	ml	ml
Celestamine® N 0,5 liquidum	Kugelförmig	ml	ml, mg Wirkstoff
Ergenyl® Lösung	Kugelförmig	Marke für 0,5 ml = 150 mg Wirkstoff	mg Wirkstoff
Haldol®-Janssen Tropfen, 100 ml	Gerade	ml, mg Wirkstoff	mg Wirkstoff, Anzahl an Tropfen
Haloperidol-ratiopharm® Lösung	Gerade	ml	ml, mg Wirkstoff, Anzahl an Tropfen
Impromen® Tropfen	Gerade	ml	ml, mg Wirkstoff, Anzahl an Tropfen
Lasix® liquidum Lösung [1]	Kugelförmig	mg Wirkstoff	mg Wirkstoff
Lenoxin® liquidum	Gerade	ml	ml, mg Wirkstoff
Methergin® Tropflösung	Gerade	ml, Anzahl an Tropfen	ml, Anzahl an Tropfen
Moronal® Suspension	Gerade	ml	ml
Motilium® Tropfen	Gerade	ml	ml
Paediathrocin® Kindertropfen	Gerade	ml	Pipettenfüllung = 2,5 ml
Promethazin-neuraxpharm®	Gerade (abgewinkelte Spitze)	ml, Anzahl der Tropfen	ml, Anzahl der Tropfen
Taxilan® Tropflösung	Gerade	mg Wirkstoff	mg Wirkstoff

[1] Die Packung enthält noch eine weitere großvolumige Dosierhilfe (Messschütte).

Zu beachten ist, dass bei einigen Präparaten, wie etwa Haloperidol- oder Promethazinlösungen, kleinvolumige Flaschen mit Tropfermontur, großvolumige Flaschen (100 ml) dagegen mit Pipettenmontur ausgerüstet sind.

Stellung und Tropfgeschwindigkeit von Quetschtropfflaschen

Polyethylenquetschflaschen mit Tropfeinsatz entsprechen technologisch den nichtgraduierten Pipetten mit gerader Abtropffläche, zeigen also ebenfalls eine Abhängigkeit der Tropfenmasse von der Neigung der Flasche. Die Packungsbeilagen derart konfektionierter Tropfenpräparate (Tab. 6.7) enthalten teilweise keine Angaben zur Flaschenstellung. Im Interesse einer

Tab. 6.7: Tropfenpräparate in Polyethylenquetschfläschchen (Auswahl)

Fertigarzneimittel	Primärpackmittel
Haldol®-Janssen Tropfen, 30 ml	Polyethylenquetschflasche
Haloperidol-GRY® Lösung, 30 ml	Polyethylenquetschflasche
Haloperidol HEXAL® 2 mg/ml, -10 mg/ml Lösung, 30 ml, 50 ml	Polyethylenquetschflasche
Haloperidol-neuraxpharm®, 30 ml	Polyethylenquetschflasche
Lopedium® Lösung	Polyethylenquetschflasche
MCP Sandoz® 4mg/ml Tropfen	Dosiertube
Paracodin® N Tropfen	Dosiertube
Sterinor® Tropfen für Kinder	Polyethylenquetschflasche
Tesoprel Tropfen	Polyethylenquetschflasche

reproduzierbaren Dosierung sollten auch solche Fläschchen immer in senkrechter Stellung entleert werden.

Ferner darf der Patient bei diesen Fläschchen, bei denen er die Tropfgeschwindigkeit wesentlich beeinflussen kann, nicht zu schnell tropfen, d. h. höchstens ein bis zwei Tropfen pro Sekunde entnehmen. Eine zu hohe Tropfgeschwindigkeit kann das Tropfengewicht verändern, wobei sowohl Gewichtsverringerungen [52] als auch -erhöhungen beschreiben werden [226]. Der Effekt der Tropfgeschwindigkeit wird durch physikalische Größen der Arzneimittellösung (Dichte, Viskosität, Oberflächenspannung) und durch die Geometrie des Tropfers bestimmt. Sie beeinflussen die Geschwindigkeit der hydrodynamischen Gleichgewichtseinstellung.

Dosiertuben aus Kunststoff für Tropfenpräparate (Tab. 6.7) sind ähnlich den Polyethylenquetschfläschchen zu handhaben. Auch hier ist auf die senkrechte Position während des Entleerens zu achten. Im Gegensatz zu den Quetschflaschen bleibt das Tropfengewicht jedoch unabhängig vom ausgeübten Fingerdruck und der damit innerhalb eines kleinen Intervalls wählbaren Tropfgeschwindigkeit konstant. Die Dosierungsgenauigkeit ist bei diesem System generell sehr hoch. Erreicht werden diese günstigen Gebrauchseigenschaften unter anderem durch eine Kunststoffmembran, die den Tubenfüllkörper von einer Kammer trennt, welche sich vor der Flüssigkeitsaustrittsröhre befindet. Diese Membran weist eine kleine, lasergebohrte Öffnung auf, die in ihrem Durchmesser auf die Viskosität und Oberflächenspannung der Arzneimittellösung abgestimmt ist und als Drossel fungiert. Das System tropft sehr leicht an, ein nicht abgefallener Tropfen wird wieder vollständig aus der Flüssigkeitsaustrittsröhre zurückgesaugt.

Dosierhilfsmittel für Tropfenpräparate

Insbesondere Patienten mit eingeschränktem Sehvermögen können Tropfenpräparate bei Verwendung zusätzlicher Hilfsmittel exakter dosieren: Wenn sie die einzelnen Tropfen in einen leeren, dünnwandigen Kunststoffbecher, etwa einen Party- oder Joghurtbecher, fallen lassen, der frei schwebend am oberen Rand gehalten wird, lässt sich die Tropfenfolge durch das akustisch deutlich wahrnehmbare Aufschlagen der einzelnen Tropfen auf dem Becherboden leichter mitzählen als nur bei optischer Verfolgung. Ein im Handel erhältliches, batteriebetriebenes Gerät (PIPSI®med; Abb. 6.3, Tab. 6.3 und Tab. 4.6) erfasst die einzelnen Tropfen mittels einer Lichtschranke und gibt sie in Form von Signaltönen wieder. Für hör- und sehbehinderte Patienten ist auch eine Geräteversion lieferbar, die tastbare Signale erzeugt. Diese Hilfsmittel erleichtern auch bei den oben genannten Präparaten mit zu rascher Tropfenfolge die Dosierung.

Exakte Dosierung mithilfe von Einmalspritzen

Ebenso wie beim Abmessen von Säften lassen sich auch beim Abteilen von Tropfenpräparaten mittels passender Einmalspritzen hohe Dosierungsgenauigkeiten erzielen [35]. Wegen der hier relativ kleinen Arzneimittelvolumina sind sog. **Tuberkulin- oder Feindosierspritzen** (Tab. 6.3) mit einem Fassungsvermögen von einem Milliliter und einer Skalierung in Hundertstel Millilitern besonders geeignet. Wurden beim Aufziehen versehentlich größere Luftblasen eingesaugt, lassen sich diese durch mehrmaliges Vor- und Zurückschieben des Kolbens ausstoßen. Im Bedarfsfall, d. h. bei Problemen des Patienten mit der Handhabung anderer, vorgegebener Dosiervorrichtungen, kann der Apotheker dieses Hilfsmittel empfehlen, wobei das Errechnen des aufzuziehenden Volumens aus der verordneten Tropfenanzahl Teil seiner Beratung sein muss. Bei ärztlich verschriebenen Arzneimitteln sollte auch eine Rücksprache mit dem Verordner erfolgen. Einigen Fertigarzneimitteln sind den Tuberkulinspritzen vergleichbare **orale Dosierspritzen** (Kap. 6.3.2) beigepackt. Bei manchen Präparaten werden sie zur Befüllung frei beweglich in die Lösung eingetaucht, bei anderen koppelt man sie mittels Adapter fest an die Flasche (Tab. 6.8). Im Falle der Adaptoren ohne Steigrohr muss die Flasche beim Entleeren in Kopfüberstellung gehalten werden. Die Dosierspritzen sind alternativ oder teilweise auch gleichzeitig in Millilitern, Anzahl an Tropfen, Milligramm Wirkstoff oder in Kilogramm Körpergewicht graduiert.

Sachgerechte Handhabung von Dosierpumpen

Flaschen von Tropfenpräparaten mit **Dosierpumpen** (Tab. 6.9) müssen bei der Betätigung der Pumpe senkrecht oder nur leicht geneigt gehalten werden, damit das Steigrohrende in die Lösung taucht. Flaschen mit gekrümmtem Steigrohr sind bei weitgehender Entleerung so zu drehen, dass das Rohr in den Lösungsrest eintaucht. Restmengen unterhalb des Steigrohrendes können nicht entnommen werden; bei der Füllmenge ist dieser Aspekt jedoch berücksichtigt. Manche Pumpentypen lassen sich durch Drehen des Pumpenkopfes ent- bzw. verriegeln, wobei eine Achteldrehung gegen den Uhrzeigersinn die Pumpenarretierung löst. Ein auf den Pumpenkopf aufgesteckter transparenter, kappen- oder klammerförmiger Aufsatz verhindert bei einigen Präparaten eine unbeabsichtigte Pumpenbetätigung während des Transportes. Er ist deshalb vor der erstmaligen Verwendung abzuziehen, was vor allem bei Aufsätzen, die der Pumpenkopfform gut angepasst sind, unter Umständen nicht sofort erkennbar ist.

Tab. 6.8: Tropfen- und Saftpräparate mit spritzenartigen Dosierhilfen (Auswahl)

Präparat	Art der Koppelung der Spritze mit der Flasche	Dimension(en) der Spritzengraduierung	Dimension(en) bei der Dosierungsanleitung der Packungsbeilage
Atenos® liquidum	Keine feste Verbindung	ml, kg Körpergewicht	mg Wirkstoff, ml Lösung
Epivir® 10 mg/ml Lösung zum Einnehmen	Adapter ohne Steigrohr	ml	ml (mg)
Ergodesit® forte Tropflösung	Keine feste Verbindung	ml	ml
Exelon® Lösung	Adapter mit Steigrohr	mg	mg Wirkstoff
Imodium®N Lösung [1]	Keine feste Verbindung [2]	ml, kg Körpergewicht	ml
Klacid® Saft	Adapter ohne Steigrohr	ml, kg Körpergewicht	ml
Nurofen® für Kinder/-Junior	Adapter ohne Steigrohr	ml	ml (mg)
Orphol® Tropflösung	Keine feste Verbindung	Anzahl an Tropfen	Anzahl an Tropfen
Rapamune® Lösung	Adapter mit Steigrohr	ml	(ml)
Risperdal® Lösung 1 mg/ml	Keine feste Verbindung	ml, mg Wirkstoff	ml
Retrovir® Lösung	Adapter ohne Steigrohr	ml	mg Wirkstoff (1 ml entspricht 10 mg)
Sandimmun®/ -optoral Lösung	Adapter mit Steigrohr	ml	ml
Sedotussin® Hustenstiller Saft	Keine feste Verbindung	ml	ml
Tamiflu® 12 mg/ml Pulver zur Herstellung einer Suspension	Adapter ohne Steigrohr	mg	mg Wirkstoff (1 ml entspricht 12 mg)
Trileptal® Suspension zum Einnehmen	Adapter ohne Steigrohr	ml	ml
Zithromax® Trockensaft 30 ml [1]	Adapter ohne Steigrohr	ml	ml

[1] Die Packung enthält noch eine weitere Dosierhilfe.
[2] Dosierhilfe steckt entnehmbar im Flaschenverschluss.

Tab. 6.9: Tropfenpräparate mit Förder- und/oder Dosierpumpen (Auswahl)

Fertigarzneimittel	Kleinere Packungsgröße mit anderem Dosiersystem im Handel	Pumpe auf die Flasche montiert oder beigepackt	Ein Pumpenhub entspricht		Pumpe ist verriegelbar	Auf Pumpenkopf aufgesteckter Aufsatz
Biofanal® Suspensionsgel 50 ml	25 ml (Tube mit Messlöffel)	Beigepackt	Nicht deklariert	(Pumpe fungiert primär als Förderpumpe, Dosierung mit beigepacktem Messlöffel)	Ja	Ja
Circanol® forte Lösung	–	Beigepackt	0,25 ml Lösung	0,165 mg Dihydroergocornin-, 0,165 mg Dihydroergocristin-, 0,05 mg Dihydroergocryptin-methansulfonat	Nein	Nein
Effortil® plus Lösung (mit Dosierpumpe)	–	Montiert	0,17 ml Lösung	1,7 mg Etilefrin-HCl, 0,33 mg Dihydroergotaminmesilat	Nein	Nein
Lefax® Pump-Liquid	–	Beigepackt	0,5 ml Suspension	20,5 mg Simenticon	Nein	Nein
Nystaderm®-S Suspension mit Dosierpumpe 24 ml/48 ml	24 ml (auch mit Pipette)	Montiert	0,5 ml Suspension	50 000 I.E. Nystatin	Ja	Ja
Nystatin Lederle Tropfen, 30 ml / 50 ml	30 ml (auch mit Pipette)	Montiert	0,5 ml Suspension	11,3 mg Nystatin	Ja	Nein
Remergil® 15 mg/ml Lösung zum Einnehmen	–	Montiert	1,0 ml Lösung	15 mg Mirtazapin	Ja	Nein
Tilidalor® Tropfen mit Dosierpumpe[1] 50 ml/100 ml	10 ml, 20 ml (Tropfer)	Montiert	0,18 ml Lösung	12,5 mg Tilidin-HCl, 1 mg Naloxon-HCl	Nein	Nein

Tab. 6.9: Tropfenpräparate mit Förder- und/oder Dosierpumpen (Auswahl, Fortsetzung)

Fertigarzneimittel	Kleinere Packungsgröße mit anderem Dosiersystem im Handel	Pumpe auf die Flasche montiert oder beigepackt	Ein Pumpenhub entspricht		Pumpe ist verriegelbar	Auf Pumpenkopf aufgesteckter Aufsatz
Tilidin N Sandoz® DP Lösung [1] 50 ml/100 ml	10 ml, 20 ml (Tropfer)	Montiert	0,12 ml Lösung	8,3 mg Tilidin-HCl, 0,6 mg Naloxon-HCl	Nein	Ja
Tilidura® Lösung [1] 50 ml/100 ml	10 ml, 20 ml (Tropfer)	Montiert	0,14 ml Lösung	10 mg Tilidin-HCl, 0,8 mg Naloxon-HCl	Nein	Nein
Tramagit® Lösung mit Dosierpumpe 50 ml/100 ml	10 ml, 20 ml (Tropfer)	Montiert	0,125 ml Lösung	12,5 mg Tramadol-HCl	Nein	Nein
Tramal® Tropfen 50 ml / 100 ml	10 ml, 20 ml (Tropfer)	Montiert	0,125 ml Lösung	12,5 mg Tramadol	Nein	Nein

Die mit [1] bezeichneten Fertigarzneimittel sind hinsichtlich der enthaltenen Wirkstoffe (quantitativ) und Hilfsstoffe (qualitativ) identisch.

Der Ventilkopf muss jeweils kräftig bis zum Anschlag niedergedrückt werden, da ein zögerliches oder zu wenig kraftvolles Drücken zu Unterdosierungen führen kann. Beim erstmaligen Gebrauch und evtl. nach längerem Nichtgebrauch sind zwei bis vier ungenutzte Ansaughübe erforderlich, um das Dosiersystem vollständig mit Arzneimitteldispersion zu füllen (vgl. Dosierpumpen von Rhinologika und Dermatika). Die dabei freigesetzten, undosierten Arzneimittelmengen werden in der Regel verworfen. Ein starkes Schütteln weitgehend geleerter Flaschen unmittelbar vor der Entnahme ist zu vermeiden, da das Ansaugen von dadurch entstandenem Schaum zu beträchtlichen Unterdosierungen führen kann. Ein Auslaufen der liegenden oder auf dem Kopf stehenden Flasche ist nicht möglich. Bei manchen Präparaten ist die Pumpe herstellerseits nicht auf die Flasche montiert, sondern sie ist erst vom Patienten gegen einen Transportverschluss auszutauschen. Zuvor sollte die Pumpe nicht trocken betätigt werden, da die dünne Kolbenmanschette infolge verstärkter Reibung an der trockenen Zylinderwand verändert werden kann.

Einige Präparate wie beispielsweise Tilidin-/Naloxon- und Tramadoltropfen sind packungsgrößenabhängig in Tropfflaschen oder Flaschen mit Dosierpumpe konfektioniert (einige Generikafirmen vertreiben dagegen alle Packungsgrößen dieser Präparate ausschließlich in Tropfflaschen). Auch ein packungsgrößenabhängiges Verpacken in Pipetten- oder Dosierpumpenflaschen findet man, so etwa bei Nystatinsuspensionen. Beim Wechsel von der kleineren Tropf- bzw. Pipettenflasche zur größeren Dosierpumpenflasche muss dem Patienten unbedingt die Relation von Tropfen bzw. Millilitern zu den Pumphüben verdeutlicht werden, da das Risiko besteht, dass von ihm eine 1:1-Verknüpfung angenommen wird.

Die Dosierpumpen einiger Tilidin-/Naloxonpräparate fördern unterschiedlich große Lösungsvolumina, wobei die jeweiligen Wirkstoffdosen pro Hub bis zum Faktor 1,5 differieren können (Tab. 6.9). Dieser Sachverhalt ist insbesondere relevant bei der Substitution identischer Generika durch Arzt oder Apotheker (entsprechend der Aut-idem-Regelung) für Patienten mit stabiler Langzeittherapie und damit konstanter Anzahl an Hüben.

Im Falle eines hochviskosen Nystatinpräparates ist das Hubvolumen der Pumpe nicht deklariert, die Dosierung erfolgt mittels eines beigepackten Messlöffels. Die Pumpe fungiert hier also primär als Förderpumpe.

Stabilität von Saft- und Tropfenpräparaten

Die häufig von Kunden gestellte Frage nach der **Verwendbarkeitsdauer angebrochener Saft- und Tropfenpräparate** lässt sich nicht allgemein gültig beantworten, da die Aufbrauchfrist durch eine Vielzahl spezifischer Einflussfaktoren bestimmt wird. So etwa durch die unterschiedliche chemische, physikalische und mikrobiologische Stabilität der Präparate oder unterschiedliche Aufbewahrungs- und Entnahmepraktiken der Patienten. Verschiedene auf Herstellerabfragen fußende Auflistungen nennen für die meisten peroralen Liquida in Mehrdosenbehältnissen unter der Voraussetzung eines alltagsüblichen Hygieneverhaltens entsprechende Zeiträume zwischen drei und sechs Monaten; bezüglich der Aufbewahrungstemperaturen wird dabei zwischen Raum- und Kühlschranktemperatur differenziert [59–61]. Die genannte Zeitspanne entspricht in der Größenordnung dem Richtwert des Neuen Rezeptur Formulariums (NRF 2006, I.4. „Haltbarkeit von Zubereitungen") für die Aufbrauchfrist konservierter Emulsionen, Suspensionen und Lösungen zum Einnehmen (sechs Monate). Bei etwa einem Viertel der in den Umfragen erfassten Präparate (Trockensäfte ausgenommen) liegt die Aufbrauchfrist unter drei Monaten; nur in wenigen Fällen umfasst sie die volle Laufzeit des Präparates. Zu bedenken ist, dass manche in den Packungsbeilagen genannten, relativ kurzen Aufbrauchfristen aus formalen Aspekten beim Zulassungsverfahren resultieren, wenn für das betreffende Arzneimittel keine spezifischen Stabilitätsdaten nach Anbruch der Packung erstellt wurden. Für den Prüfzeitraum von Stabilitätsuntersuchungen und die daraus ermittelten Aufbrauchfristen werden häufig die Tagesdosierung des betreffenden Arzneimittels und die abgefüllte Menge zugrunde gelegt. Tabelle 6.10 nennt exemplarisch einige Tropfen- und Saftpräparate, deren relative kurze Aufbrauchfristen auf Instabilitäten der enthaltenen Wirk- oder Hilfsstoffe beruhen.

Die von Kunden oftmals genannte visuelle Prüfung auf eine keimbedingte Trübung einer klaren Zubereitung ist natürlich zur Beurteilung eines im Gebrauch befindlichen Arzneimittels völlig untauglich. Auch stark mik-

Tab. 6.10: Gebrauchsfertig gelieferte Tropfen- und Saftpräparate mit relativ kurzen Aufbrauchfristen (< 12 Wochen laut Packungsbeilage; Auswahl)

Fertigarzneimittel	Aufbrauchfrist, Aufbewahrungstemperatur	Begründung für die relativ kurze Aufbrauchfrist
A.T. 10® Lösung	8 Wochen bei RT	Oxidationsempfindlichkeit des als Lösungsmittel eingesetzten Erdnussöls; Aufbewahrung im Kühlschrank nicht möglich, da hierdurch die Fließ- bzw. Tropfeigenschaften des Präparates ungünstig verändert würden
Atosil® Tropfen	6 Wochen bei RT	Fotoinstabilität des Wirkstoffs Promethazin
Colibiogen® oral/-Kinder N Liquidum	2 Wochen bei RT	Mikrobielle Instabilität, da wässrige, nicht konservierte Zubereitung
Lasix® liquidum	8 Wochen bei RT	Instabilität des Wirkstoffs Furosemid
Lorafem®/ -forte Saft	2 Wochen bei RT	Mikrobielle Instabilität, da die ölige Zubereitung nicht konserviert ist und nicht im Kühlschrank aufbewahrt werden soll, weil hierdurch die Fließeigenschaften des Präparates ungünstig verändert würden
Sandimmun®/ -Optoral Lösung	8 Wochen bei RT	Oxidationsempfindlichkeit der lipophilen Komponenten (Maiskeimöl, Oleate, Linolate) des Dispersionsmittels
Symbioflor® 1/ -2 Tropfen	3 Wochen bei KT	Mikrobielle Instabilität, da wässrige, nicht konservierte Zubereitung

RT – Raumtemperatur (< 25 °C), KT – Kühlschranktemperatur (2–8 °C)

robiell verunreinigtes Wasser ist klar, erst ab 10^7 Keimen pro Milliliter ist eine schwache Opaleszenz zu sehen, also etwa 4 Zehnerpotenzen über dem Grenzwert des Arzneibuchs für die Keimzahl oraler Zubereitungen (Ph. Eur. 5. Ausgabe, Grundwerk 2005 5.1.4 „Mikrobiologische Qualität pharmazeutischer Zubereitungen").

6.3.4 Trinkampullen

Korrekte Handhabung von Trinkampullen

Bei der Aushändigung von Trinkampullen sollte der Kunde auf die perorale Verabreichung hingewiesen werden. Vor allem bei Einspießampullen assoziiert der Patient leicht die parenterale Anwendung und bringt die Packung unter Umständen zum verordnenden Arzt. Zur Verunsicherung trägt auch die Packungsbeilage mancher Ampullenpräparate bei, die alternativ die parenterale oder perorale Applikation des Inhaltes zulässt. Beim Aufbrechen sämtlicher (Trink-)Ampullentypen aus Glas (anzuritzende Ampullen, Brechringampullen ohne/mit „Öffner", Brechpunktampullen; vgl. Kap. 5.6.1) können Splitter entstehen [64–65]. Bei anzufeilenden Ampullen ist die weitaus größte Zahl der Glassplitter auf den Anritzvorgang und nicht auf den Bruchvorgang zurückzuführen [63]. Am besten lassen sich angefeilte oder mit Sollbruchstellen versehene Ampullen durch gleichzeitiges, ruckartiges Biegen und Ziehen der Ampullenspitze öffnen. Man kann zusätzlich ein Papiertaschentuch oder Ähnliches um den Ampullenspieß legen; dadurch werden die Finger geschützt, und Glassplitter bleiben meist am Tuch hängen. Hält man die Ampullenspitze außerhalb des Einnahmeglases, wird vermieden, dass eventuell doch herunterfallende Glassplitter in das Arzneimittel gelangen. Bei Verwendung eines Trinkampullenöffners (Spießzange) ist zu beachten, dass der Ampullenspieß bis zum Anschlag in diesen eingeführt wird. Mit Ausnahme solcher Öffner und Ampullenfeilen ist dem Kunden abzuraten, irgendwelche Instrumente zu Hilfe zu nehmen, da sich mit ihnen das Risiko der Splitterbildung nicht vermindern lässt.

Bei **Einspießampullen** lässt man vor dem Öffnen eventuell im Spieß befindliche Lösung durch Schütteln der Ampulle oder Klopfen gegen den Spieß in die Ampulle zurückfließen. Probleme kann die vollständige Entleerung kleinvolumiger Einspießtrinkampullen (z. B. homöopathischer Präparate mit 1 Milliliter Inhalt) bereiten, wenn diesen keine Trinkröhrchen beigepackt sind. Circa fünf Zentimeter lange, dünne Trinkröhrchen aus Glas werden in Packungen zu 100 Stück an Apotheken geliefert (Tab. 6.1). Als Trinkrohrersatz können dicke Einmalkanülen oder dünne Trinkhalmstücke verwendet werden.

6.3.5 Trockenpräparate

Sachgemäße Zubereitung und Aufbewahrung von Trockenpräparaten

Die Zubereitung von Trockensäften und entsprechenden Tropfenpräparaten ist in Deutschland als eines der wenigen Länder nicht ausschließlich durch die Apotheke, sondern auch durch den Anwender selbst vorzunehmen. Diese Präparate liegen in Form von Pulvern, von Granulaten oder von Pulver-Granulat-Mischungen vor, die aus Stabilitätsgründen erst bei Behandlungsbeginn durch Zugabe eines Lösungsmittels, meist Trinkwasser, in eine gebrauchsfertige Lösung oder Suspension überführt werden (Tab. 6.11). Trockenpräparate gehören daher zu den besonders erklärungsbedürftigen Arzneiformen.

In verschiedenen Fällen sollte diese Rekonstitution jedoch im Interesse der Arzneimittelsicherheit möglichst durch die abgebende Apotheke als kostenlose Serviceleistung erfolgen, so etwa bei:

» einer Einschränkung des Anwenders in deutscher Sprache, Sehvermögen oder Feinmotorik,
» Präparaten mit relativ störanfälliger Zubereitungsprozedur,

Tab. 6.11: Daten von Trockenpräparaten

Fertigarzneimittel	Wirkstoff(e)	Wesentlicher Vorgehensschritt zum Abteilen der Flüssigkeit bzw. zum Mischen beider Komponenten	Arzneiform nach der Rekonstitution	Schüttvolumen der Trockensubstanz [1]	Volumen der zuzugebenden Flüssigkeit [1]	Endvolumen des rekonstituierten Präparates	Beigepacktes Dosierhilfsmittel	Aufbrauchfrist und Aufbewahrungstemperatur
Amoxypen® 250 Saft	Amoxicillin	Mit beigepacktem Messbecher (58-ml-Markierung) Wasser abteilen und in die Flasche füllen	Suspension	74 ml	58 ml	100 ml	Messlöffel	14 Tage bei RT
Augmentan® Tropfen	Amoxicillin, Clavulansäure, Kaliumsalz	Wasser aus beigepacktem Polyethylenbehälter in Flasche mit Pulver füllen	Suspension	7 ml	19 ml	20 ml	Graduierte Pipette	7 Tage bei KT
CEC® Trockensaft	Cefaclor	Trockensubstanz vor der Flüssigkeitszugabe aufschütteln; mit Wasser bis zur ringförmigen Glasrille (erste Portion ½ cm über Markierung) auffüllen	Suspension	88 ml	60 ml	100 ml	Dosierspritze	14 Tage bei KT
Ceporexin® Sirup	Cephalexin	Mit Wasser bis zum Markierungsstrich auf Etikett (erste Portion 1 cm über Markierung) auffüllen	Suspension	53 ml	36 ml	60 ml	Messlöffel	14 Tage bei Temp. < 20 °C
Ciprobay® Saft 5 %	Ciprofloxacin	Granulat aus kleinem Fläschchen in die Flasche mit lipophiler Flüssigkeit füllen	Suspension	11 ml	93 ml	100 ml	Messlöffel	14 Tage bei RT

Tab. 6.11: Daten von Trockenpräparaten (Fortsetzung)

Fertigarzneimittel	Wirkstoff(e)	Wesentlicher Vorgehensschritt zum Abteilen der Flüssigkeit bzw. zum Mischen beider Komponenten	Arzneiform nach der Rekonstitution	Schüttvolumen der Trockensubstanz [1]	Volumen der zuzugebenden Flüssigkeit [1]	Endvolumen des rekonstituierten Präparates	Beigepacktes Dosierhilfsmittel	Aufbrauchfrist und Aufbewahrungstemperatur
Diarönt® mono Trockensaft	Colistinsulfat	Mit Wasser bis zu Glasnoppen auf der Flaschenwandung auffüllen	Lösung	25 ml	100 ml	100 ml	Messbecher	7 Tage bei KT
Diflucan® Trockensaft	Fluconazol	Mit beigepacktem Messbecher (20 ml Maximalinhalt) Wasser abteilen und in die Flasche füllen	Suspension	100 ml	65 ml	100 ml	Messbecher	14 Tage bei RT
Grüncef® 250 Trockensaft	Cefadroxil	Mit Wasser bis zur Markierung auf Etikett auffüllen oder angegebene Wassermenge zugeben	Suspension	35 ml	40 ml	60 ml	Messbecher	7 Tage bei RT, 14 Tage bei KT
Isocillin® Saft	Phenoxymethylpenicillin-Kalium	Mit Wasser bis zum Markierungsstrich auf Etikett auffüllen	Lösung	50 ml	57 ml	75 ml	Messlöffel	10 Tage bei KT
Klacid® Saft	Clarithromycin	Mit Wasser bis zum Markierungsstrich auf Etikett auffüllen	Suspension	50 ml	31 ml	60 ml	Dosierspritze	14 Tage bei RT
NAC ratiopharm® Trockensaft	Acetylcystein	Mit Wasser bis zur blauen Ringmarkierung auf der Flaschenwandung auffüllen	Lösung	42 ml	58 ml	75 ml	Messlöffel	12 Tage bei KT

Panoral® Trockensaft	Cefaclor	Mit Wasser bis zum oberen Etikettenrand auffüllen oder angegebene Wassermenge zugeben	Suspension	58 ml	60 ml	100 ml	Messlöffel	14 Tage bei KT
Paediathrocin® Kindertropfen	Erythromycin-ethylsuccinat	Mit Wasser bis zur schwarzen Ringmarkierung auf der Flaschenwandung auffüllen	Suspension	20 ml	45 ml	60 ml	Graduierte Pipette	10 Tage bei KT
Polilevo spezial	Arginin, Ornithin, Vitamin B_6	Durch Drehen der Verschlusskappe Abtrennung zwischen Stopfeninhalt und Fläschchen öffnen	Lösung			9 ml		Wenige Stunden bei KT
Sobelin® Granulat	Clindamycin-palmitat-HCl	Mit Wasser bis zu Glasnoppen auf der Flaschenwandung auffüllen	Lösung	45 ml	60 ml	80 ml	Messlöffel	14 Tage bei RT (nicht im Kühlschrank)
Tamiflu® 12 mg/ml Pulver zur Herstellung einer Suspension	Oseltamivir-phosphat	Mit beigepacktem Messbecher (52-ml-Markierung) Wasser abteilen und in die Flasche füllen	Suspension	48 ml	52 ml	99 ml	Dosier-spritze	10 Tage bei KT

Tab. 6.11: Daten von Trockenpräparaten (Fortsetzung)

Fertigarzneimittel	Wirkstoff(e)	Wesentlicher Vorgehensschritt zum Abteilen der Flüssigkeit bzw. zum Mischen beider Komponenten	Arzneiform nach der Rekonstitution	Schüttvolumen der Trockensubstanz [1]	Volumen der zuzugebenden Flüssigkeit [1]	Endvolumen des rekonstituierten Präparates	Beigepacktes Dosierhilfsmittel	Aufbrauchfrist und Aufbewahrungstemperatur
Vitasprint® B12 Lösung in Trinkfläschchen	Phosphonoserin, Glutamin, Cyanocobalamin	Durch Eindrücken des Stempels Abtrennung zwischen Stopfeninhalt und Fläschchen öffnen	Lösung			8 ml		12 Stunden bei KT
Zerit® Pulver zur Bereitung einer oralen Lösung	Stavudin	Wasser bis zum oberen Etikettenrand auffüllen oder angegebene Wassermenge zugeben	Lösung	20 ml	202 ml	202 ml		30 Tage bei KT
Zinnat® Trockensaft	Cefuroxim	Mit beigepacktem Messbecher (20-ml-Markierung) Wasser abteilen und in die Flasche füllen	Suspension	80 ml	20 ml	50 ml	Messlöffel	10 Tage bei RT

[1] Die genannten Volumina beruhen teilweise auf Auskünften der pharmazeutischen Unternehmer, teilweise wurden sie an jeweils einer Stichprobe experimentell ermittelt; nicht alle Werte sind daher exakt und rechtsverbindlich; gegebenenfalls ist beim jeweiligen pharmazeutischen Unternehmer nachzufragen.
RT – Raumtemperatur (15–25 °C), KT – Kühlschranktemperatur (2–8 °C)

» Präparaten, deren Zubereitung nicht Leitungswasser, sondern elektrolytfreies, also gereinigtes Wasser erfordert,
» Zubereitung in Haushalten mit chemisch behandeltem Trinkwasser.

Als Präparate mit relativ störanfälliger Zubereitung sind etwa Trockensäfte ohne Dosierhilfe für die Wassermenge sowie Säfte mit Volumenmarkierung an der Flaschenwandung und gleichzeitig mit stabilem Schüttelschaum oder hohem Schüttvolumen der Trockensubstanz einzustufen.

Vorsicht bei Trinkwasserzusätzen

Trinkwasserzusätze, die mit Wirkstoffen Wechselwirkungen eingehen können und deshalb zu meiden sind, werden Haushalten entweder von außen zugeführt (z. B. antimikrobieller Chlorzusatz) oder aus sanitärtechnischen Gründen hausintern zudosiert (z. B. Rost umwandelnder Phosphatzusatz).

Hinsichtlich ihrer Zubereitungsprozedur lassen sich im Wesentlichen drei Varianten von Trockenpräparaten unterscheiden:

» Präparate, deren Flaschen bis zu einer Volumenmarkierung mit Trinkwasser aufzufüllen sind,
» Präparate, bei denen die zuzugebende Menge Trinkwasser mit einem beigepackten Messbecher abgeteilt wird und
» Präparate, bei denen das zuzugebende wässrige Lösungsmittel oder die organische Trägerflüssigkeit (z. B. mittelkettige Triglyzeride) beigepackt sind.

Bei Säften und Tropfen mit der erstgenannten Zubereitungsart ist das Pulver oder Granulat zunächst durch Beklopfen der Flasche aufzulockern bis es frei fließt und dann das Wasser sukzessive in zwei bis drei Portionen dazu zuschütten. Dazwischen muss jeweils intensiv umgeschüttelt werden. Bei Zugießen des Wassers in nur einer Portion besteht die Gefahr, dass infolge von Lufteinschlüssen in der Trockensubstanz oder langsamem Auflösen wasserlöslicher Pulver- oder Granulatbestandteile zu wenig Flüssigkeit zugegeben wird. Ein anderer Grund für eine Fehldosierung kann darin bestehen, dass der Patient den meist auftretenden Schaum in das Flüssigkeitsvolumen mit einbezieht [228]. Dieser Schaum ist bei manchen Präparaten relativ stabil; jedoch sollte erst, wenn er weitgehend gebrochen ist, endgültig bis zur Markierung aufgefüllt werden. Aus der Missachtung dieses Hinweises können Dosisabweichungen zwischen 4 und 8 % der Sollmenge resultieren [65]. Selbst bei der Wasserzugabe durch pharmazeutisches Personal unter kontrollierten Laborbedingungen zeigten sich noch relative Standardabweichungen von über 1 % [66].

Bei den Flaschen derartiger Präparate findet man folgende Varianten von Volumenmarkierungen:

» eine Glasnoppe, eine ringförmige Rille oder eine weiße Strichmarkierung in oder auf der Flaschenwandung,
» ein auf das Papieretikett gedruckter Strich oder/und ein graphisches Element (z. B. Pfeil),
» der obere Rand des Etiketts.

Bei der zweitgenannten Variante dürfen strichförmige Elemente des Etikettenlayouts nicht mit der Markierung verwechselt werden, bei der letztgenannten Variante sollte die Apotheke kein zusätzliches Etikett (z. B. mit Gebrauchsanweisung, Patientenname) auf die Flasche kleben.

Qualität des eingesetzten Wassers

Das **zur Rekonstitution verwendete Wasser** muss natürlich eine einwandfreie chemische und mikrobiologische Qualität (Trinkwasserqualität) aufweisen. Im Hinblick auf die so genannten Wasser- oder Nasskeime sollte nur frisch der Leitung entnommenes Wasser benutzt werden. Zu diesen Nasskeimen gehören etwa Endotoxin bildende Pseudomonaden, die in praktisch jeder Wasserqualität wachsen und häufig am Abbau von Arzneistoffen beteiligt sind. Es wird empfohlen, den Strahl nach dem Öffnen des Wasserhahns zunächst laufen zu lassen und das Wasser erst nach einem spürbaren Temperaturabfall zu verwenden [67]. Wenige Präparate erfordern darüber hinaus ein Wasser mit sehr geringer Härte, also am besten gereinigtes Wasser, da enthaltene Erdalkalikationen mit Rezepturkomponenten Wechselwirkungen eingehen würden. Beispielsweise ist für Clindamycinpalmitat-Trockensäfte wegen der Niederschlagsbildung des Wirkstoffanions mit Erdalkalikationen ein mineralarmes(-freies) Wasser zu verwenden. Auch Chlor- und andere chemische Trinkwasserzusätze sind wegen ihrer unter Umständen stabilitätsmindernden Eigenschaften bzw. Unverträglichkeiten bei allen Präparaten zu meiden [68]. Steht nur ungeeignetes Haushaltswasser zur Verfügung und ist eine Zubereitung in der Apothekenrezeptur nicht möglich, muss der Anwender auf kohlensäurefreies bzw. durch Abkochen von Kohlensäure befreites Mineralwasser oder auf gereinigtes Wasser aus Flaschen ausweichen. Nach dem Abkochen ist zu beachten, dass das Wasser wirklich erst nach Abkühlen auf mindestens Raumtemperatur verwendet wird. Dies gilt nicht nur in Hinblick auf den sonst verminderten Wirkstoffgehalt, sondern auch wegen der beschleunigten Bildung von Abbauprodukten mit höherem allergenen Potenzial als der Wirkstoff (z. B. Penicillosäure aus Amoxicillin).

Manche Trockensubstanzen vor der Wasserzugabe auflockern

Vor allem bei verschiedenen Cephalosporinpräparaten liegen die Wirkstoffe und teilweise die Hilfsstoffe im Interesse einer raschen und guten Dispergierbarkeit mikronisiert oder sprühgranuliert vor. Beide Verarbeitungstechniken führen zu hochvoluminösen Schüttgütern, weshalb die Pulver oder Granulate der entsprechenden Präparate große Schüttvolumina aufweisen und die Saftflaschen bis zu über 90 % des Endvolumens füllen (Tab. 6.11). Solche Trockensubstanzen sollte man unbedingt schon vor Kontakt mit der Flüssigkeit durch Umschütteln auflockern. Bei der Zugabe der ersten Wasserportion muss vielfach etwa ½ bis 1 Zentimeter **über** den Markierungsstrich aufgefüllt werden. Beachtet der Patient diese beiden Hinweise nicht, kann die erste, damit zu geringe Wassermenge in der verdichteten Trockensubstanz zu einer Verklumpung des Pulvers/Granulats oder zu einer hochviskosen, an der Flaschenwand haftenden Dispersion führen. Nach der zweiten Wasserzugabe ist dann zum Homogenisieren ein wesentlich längeres und vor allem intensiveres Schütteln als bei sachgerechtem Vorgehen erforderlich. Denn die im Präparat enthaltenen viskositätserhöhenden Hilfsstoffe (z. B. Methylhydroxyethylcellulose) können zur Ausbildung einer Hydrogelschicht führen, die an der Flaschenwand haftende Trockensubstanzreste trotz intensiv einwirkender Scherkräfte relativ stabil umschließt. Weiterhin besteht bei flüchtiger Zubereitung durch den Anwender die Gefahr, dass die Inhomogenität der Suspension infolge der Braunfärbung der Flasche und eines großflächigen Etiketts nicht oder erst nach mehrtägiger Anwendung erkannt wird. Die bis dahin entnommenen Einzeldosen waren unterdosiert, die nach dem verspäteten Einarbeiten der an der Wandung haftenden Gel-Trockensubstanz-Dispersion entnommenen sind überdosiert.

Bei der Rekonstitution einiger Trockenpräparate entsteht eine Lösung (Tab. 6.11). Trotz der guten Wasserlöslichkeit der in diesem Fall enthaltenen Wirkstoffe (z. B. Phenoxymethylpenicillin-Kalium) und intensiven Schüttelns kann es infolge hochkonzentriert vorliegender Hilfsstoffe einige Minuten bis zur Ausbildung einer klaren Lösung dauern.

Die Zubereitung von den wenigen im Handel befindlichen Präparaten, bei denen der Arzneistoff als Trockensubstanz in speziell gestalteten Flaschenstopfen eingesiegelt ist, erfordert meist eine Reihe feinmotorisch anspruchsvoller Manipulationen. Diese müssen insbesondere fremdsprachigen sowie visuell oder manuell behinderten Kunden (Kap. 4) demonstriert werden. Die Zubereitung als apothekerliche Serviceleistung ist bei separat gepackten Einzeldosen aufgrund kurzzeitiger Haltbarkeit der entstehenden Lösungen (Tab. 6.11) meist nicht möglich. Behälter mit Trockenmittel, die im Flaschenhals stecken (z. B. bei Orelox®, Podomexef® Saft), sind vor der Wasserzugabe bei der Zubereitung abzuziehen und zu verwerfen.

Die Rekonstitution in der Apothekenrezeptur lässt sich wesentlich vereinfachen und beschleunigen, wenn ein dort vorliegendes Verzeichnis das zur Zubereitung insgesamt erforderliche Wasservolumen bei häufig vorkommenden Präparaten nennt. Diese Wassermenge wird aus einer Mensur langsam in zwei Portionen zugesetzt und jeweils nachfolgend intensiv geschüttelt. Bei zu schnellem Eingießen kann es zu einem Austritt eines trockenen Pulveraerosols aus der Flasche kommen. Sicherheitshalber sollte vor dem Zurückstecken der Flasche in den Umkarton das Endvolumen kontrolliert bzw. bei Vorliegen eines stabilen Schüttelschaums abgeschätzt werden [65]. Manche Packungsbeilagen nennen das insgesamt erforderliche Wasservolumen, in den meisten Fällen muss es jedoch entsprechenden Tabellen entnommen [235] oder beim pharmazeutischen Unternehmer abgerufen werden. Falls dieser keine Volumina mitteilt, lassen sie sich auch experimentell einfach ermitteln.

Nach der Zubereitung Endvolumen kontrollieren

Liegt eine Suspension vor, ist der Anwender daran zu erinnern, vor jedem Gebrauch nicht nur flüchtig, sondern intensiv mehrere Sekunden lang zu schütteln. Dabei ist zu beachten, dass auch bei einer optisch noch homogenen Suspension eine Wirkstoffsedimentation vorliegen kann und daher erneut umgeschüttelt werden muss [235]. Insbesondere bei älteren Patienten wurde eine zu geringe Schüttelintensität zum vollständigen Homogenisieren von Suspensionen aufgedeckt [69]. Nur in sehr seltenen Fällen

Problem Schüttelschäume

(z. B. Zyvoxid® Suspension) ordnet die Packungsbeilage vor dem Abteilen der Einzeldosen kein Schütteln, sondern nur ein Kippen der Flasche an, um so einen Schüttelschaum und damit verbundene Dosierungsfehler zu vermeiden. Die Ausbildung des stabilen Schaums ist hier nicht durch grenzflächenaktive Hilfsstoffe, sondern durch die Amphiphilie des Wirkstoffs und durch viskositätserhöhende Rezepturkomponenten bedingt.

Vor allem einige Amoxicillin- und Erythromycinsuspensionen, die zur besseren Benetzung ihrer lipophilen Wirkstoffpartikel hydrophile Tenside wie Polysorbat 60 oder Macrogol(40)monostearat (HLB jeweils ca. 15) enthalten, aber gleichzeitig keine Entschäumer etwa auf Silikonölbasis aufweisen (Tab. 6.12), bilden infolge des Umschüttelns einen relativ stabilen Schaum aus [70, 98, 235]. In deren Packungsbeilagen wird daher gefordert, vor dem Ausgießen der Suspension in den Dosierlöffel das vollständige Brechen des Schüttelschaums abzuwarten. Das Schaumvolumen verringert sich jedoch erst nach etwa 10 Minuten auf die Hälfte, deutliche Reste der Schaumkrone bleiben sogar über mehrere Stunden erhalten. Während der 10- bis 30-minütigen, eventuell noch längeren Wartezeit kommt es dann zu einer partiellen Sedimentation des Wirkstoffs und damit zu seinem therapierelevanten Konzentrationsabfall in der ausgegossenen Suspension (Abb. 6.6). Als Problemlösung, deren Begründung dem Kunden zu verdeutlichen ist, bietet sich ein sehr vorsichtiges und damit schaumfreies Ausgießen oder eine Entnahme

Tab. 6.12: Trockensaftsuspensionen, die hydrophile Tenside, aber keine Entschäumer enthalten (Auswahl)

Fertigarzneimittel	Wirkstoff	Hydrophiles Tensid
Amagasan®	Amoxicillin	Polysorbat 60
Amoxicillin acis® 5 %	Amoxicillin	Polysorbat 60
Amoxicillin AL	Amoxicillin	Polysorbat 60
Amoxicillin STADA®	Amoxicillin	Polysorbat 60
Amoxi®-infant	Amoxicillin	Polysorbat 60
Amoxi-Lich 5 %	Amoxicillin	Polysorbat 60
Amoximerck®	Amoxicillin	Polysorbat 60
Amoxi-Wolff® 5 % /-10 %	Amoxicillin	Polysorbat 60
Erybeta® / -forte	Erythromycinethylsuccinat	Macrogol(40)monostearat
Erythro von ct	Erythromycinethylsuccinat	Macrogolmonostearat
Espa-moxin 5 % / -10 %	Amoxicillin	Polysorbat 60
Flui®-Amoxicillin	Amoxicillin	Polysorbat 60
Jutamox	Amoxicillin	Polysorbat 60

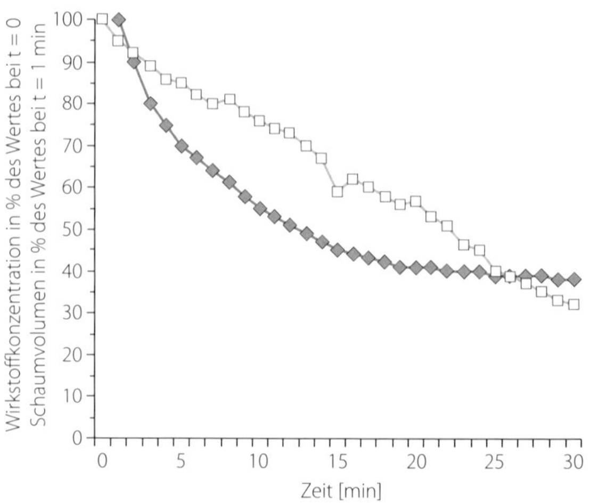

Abb. 6.6: Schaumvolumen und Wirkstoffverteilung bei einem gebrauchsfertigen, stark schäumenden Amoxicillin-Saft in Abhängigkeit der Standzeit nach dem Schütteln [98]. Nach maschinellem Umschütteln (Schüttelzeit 4 s, Schüttelfrequenz 5 s^{-1}, Amplitude der Schüttelbewegung 8 cm)
-◆- Schaumvolumen in Prozent des Wertes bei 1 Minute nach dem Schütteln (in Originalflasche und zusätzlich in Mischzylinder bestimmt);
-□- Wirkstoffkonzentration im Messlöffel nach zeitabhängigem Ausgießen von 5 ml aus der Originalflasche (photometrisch in einer exakt abgemessenen Teilmenge, Stichproben alternierend aus 5 Flaschen)

mit einer Dosierspritze (Kap. 6.3.2) an. Beide Schritte sollten innerhalb von etwa drei Minuten nach dem Umschütteln erfolgen [70, 98].

Zu beachten ist, dass auch Präparate ohne Tensidzusatz einen relativ stabilen Schüttelschaum bilden können, etwa infolge amphiphiler Eigenschaften des Wirkstoffs oder der suspensionsstabilisierenden Hilfsstoffe.

Stabilität der zubereiteten Säfte

Nach der Rekonstitution ist das Zubereitungsdatum, besser noch der letzte Tag der Aufbrauchfrist auf dem Umkarton zu vermerken und die Flasche im Karton inklusive weiterer Verabreichungsutensilien (z. B. Dosierspritze mit Zubehör) bei den in der Packungsbeilage beschriebenen Lagerbedingungen aufzubewahren. Beispielsweise bleiben bei der Aufbewahrung im Kühlschrank (2–8 °C) rekonstituierte Säfte mit Arzneistoffen aus der Cephalosporingruppe ca. 14 Tage, Erythromycin- und Phenoxymethylpenicillin-Säfte je nach Präparat zwischen 7 und 14 Tagen verwendbar (Tab. 6.11) [59–61].

Die Kühllagerung von Präparaten kann zur Folge haben, dass die zur Maskierung eines unangenehmen Wirkstoffgeschmacks enthaltenen Aromen (Kap. 6.3.8.4) sich nicht ausreichend verflüchtigen, ihre sensorischen Eigenschaften also nur eingeschränkt entfalten. Der wirkstoffeigene Geschmack dominiert dann stärker als bei der auf Raumtemperatur erwärmten Zubereitung. Vor allem im pädiatrischen Einsatz empfiehlt sich in derartigen Fällen ein leichtes Temperieren der abgeteilten Einzeldosis, beispielsweise durch Umschließen der gefüllten Dosierspritze für einige Minuten mit der Hand.

Bei einigen gebrauchsfertigen Saftpräparaten fordert der pharmazeutische Unternehmer, sie nicht im Kühlschrank, sondern bei Temperaturen zwischen 20 und 25 °C aufzubewahren. Neben dem genannten Geschmackseffekt wird hierdurch ein Viskositätsanstieg oder eine partielle Wirkstoffausfällung vermieden. Kältegrade in der unteren Hälfte des Temperaturintervalls eines Kühlschranks (ca. 2–4 °C) können zu handhabungsrelevanten Viskositätssteigerungen von Säften beispielsweise auf der Basis einer Saccharose-/Poloxamer-Lösung oder mittelkettiger Triglyzeride führen. Ferner kann das Löslichkeitsprodukt von bei Raumtemperatur leicht löslichen Wirkstoffen bei diesen Temperaturen im eingesetzten Milieu überschritten werden (z. B. Clindamycinpalmitat in Saccharoselösung).

Bei Clarithromycinsäften und einem Ciprofloxacinsaft wird der sehr bittere Wirkstoffgeschmack durch besondere technologische Maßnahmen kaschiert. Aus den vorliegenden Zubereitungsformen ergeben sich für den Anwender spezifische Handhabungshinweise. Im Fall der Clarithromycin-Trockensäfte wird das Wirkstoffkation ionisch an Carbomerpartikel gebunden und diese Teilchen befilmt man anschließend magensaftresistent präparateabhängig entweder mit Polymethacrylsäureethylester-Kopolymerisaten oder mit Hypromellosephthalat. Nach dem Auffüllen mit Wasser bleiben die suspendierten Partikel über die zweiwöchige Aufbrauchfrist unverändert, erst bei Milieubedingungen des Dünndarms quillt der Film und der Wirkstoff wird vom ebenfalls aufquellenden Trägermaterial rasch freigesetzt [71]. Den Wirkstoff Ciprofloxacin formuliert man im Ciprobay® Saft mit Hypromellose zu Pellets, die mit einem magensaftlöslichen Polymethacrylatfilm lackiert werden. Nach dem Suspendieren in der mitgelieferten Trägerflüssigkeit (mittelkettige Triglyzeride) bleiben die Partikel in der ebenfalls zweiwöchigen Aufbrauchfrist stabil, in wässrigem Milieu geben sie den Wirkstoff mit geringer Verzögerung vollständig frei.

Nach Einnahme von Pelletsäften nachtrinken lassen

Bei diesen Präparaten ist ein Zerbeißen oder anderweitiges Beschädigen auch einzelner Trägerpartikel zu vermeiden, da auch keine kleinen Mengen der extrem bitter schmeckenden Wirkstoffe vor dem Verschlucken freigesetzt werden sollten. Im besonderen Maß gilt dies im Interesse der Compliance bei pädiatrischer Anwendung. Nach der Saftverabreichung gibt man Kindern am besten ihr Lieblingsgetränk, um restliche Wirkstoffpartikel aus dem Mund zu spülen. Das Gewinde der Flasche ist vor dem Aufsetzen der Verschlusskappe sauber abzuwischen, damit anhaftende Partikel beim Zuschrauben nicht zerquetscht werden. Eine gegebenenfalls verwendete Dosierspritze ist nach jeder Anwendung mit Wasser und im Fall der öligen Zubereitung mit Spülmittelzusatz zu reinigen.

6.3.6 Flüssige Peroralia mit lichtempfindlichen Wirkstoffen

Licht ableitende Maßnahmen bei fotolabilen Flüssigkeiten

Saft- und Tropfenpräparate mit fotoinstabilen Arzneistoffen (Tab. 6.13) erfordern meist Licht abhaltende Maßnahmen bei ihrer Aufbewahrung und Anwendung. So sind Primärpackmittel erst unmittelbar vor der Entnahme einer Dosis dem Umkarton oder der zusätzlichen Verpackung zu entnehmen und danach wieder dorthin zurückzustecken. In besonderem Maß gilt dies natürlich bei nicht pigmentierten Primärbehältnissen wie etwa weiß- oder

Tab. 6.13: Saft- und Tropfenpräparate mit fotoinstabilen Wirkstoffen (Auswahl)

Arzneimittel	Wirkstoff	Primärpackmittel
Bayotensin® akut Lösung	Nitrendipin	Weiß-opake Polyethylen-Einzeldosisbehälter, jeweils in Blisterpackung mit rot-opaker Tiefziehfolie
Eremfat Sirup	Rifampicin	Braunglasflasche
Haloperidol-ratiopharm® Lösung mit Tropfeinsatz / - mit Pipette	Haloperidol	Braunglasflasche
Konakion® mm 2 mg oral	Phytomenadion	Braunglasampullen mit Dispenser
Nifehexal® Lösung	Nifedipin	Schwarz eingefärbte Glasflasche
Lasix® liquidum Lösung	Furosemid-Natrium	Braunglasflasche
Methergin® Tropflösung	Methylergometrinhydrogenmaleat	Braunglasflasche
Ölige Dronabinol-Tropfen 2,5 %, NRF 22.8	Dronabinol	Braunglasflasche
Ölige Phytomenadion-Tropfen 0,025 oder 1%	Phytomenadion	Braunglasflasche
Orphol® Tropflösung	Dihydroergotoxinmesilat	Braunglasflasche
Promethazin-neuraxpharm® Lösung	Promethazin-HCl	Braunglasflasche
Progynova® Tropfen	Estradiolvaleriat	Braunglasflasche
Stangyl® Tropfen	Trimipraminmesilat	Braunglasflasche
Taxilan® Tropfen	Perazindimalonat	Braunglasflasche
Truxal® Saft	Chlorprothixen	Braunglasflasche
Vigantol® Öl	Colecalciferol	Braunglasflasche

klartransparenten Flaschen und Trinkampullen aus Plastik. Aber auch Behältnisse mit Lichtschutzfärbung sind so zu handhaben, da beispielsweise Braunglasflaschen nicht in allen Fällen einen ausreichenden Lichtschutz bieten [72]. Weiterhin sind die Arzneimittel sofort nach der Entnahme einzunehmen, weil bei hochempfindlichen Wirkstoffen bereits eine kurzzeitige Einwirkung von diffusem Tageslicht (z. B. circa eine Minute bei Nifedipinlösungen) therapierelevante Wirkstoffverluste bewirken kann [73, 121].

Grundsätzlich lässt sich von Literaturangaben zur Fotoinstabilität eines Wirkstoffs nur bedingt auf erforderliche Lichtschutzmaßnahmen beim entsprechenden Fertig- oder Rezepturarzneimittel schließen, da neben dem jeweiligen Packmittel auch die eingesetzten Hilfsstoffe die Geschwindigkeit der Fotolyse und sogar die Art der Zersetzungsprodukte beeinflussen können. Dabei treten sowohl stabilisierende als auch destabilisierende Effekte auf [74].

6.3.7 Verabreichung flüssiger Peroralia mittels Ernährungssonde

Flüssige Darreichungsformen sind für die Verabreichung von Arzneimitteln über eine Ernährungssonde (Kap. 6.4.12) grundsätzlich zu favorisieren. Oftmals können hierfür auch pädiatrische Zubereitungen und Parenteralia benützt werden. Doch ist die Sondenapplikation auch der Liquida nicht immer problemlos.

Bei der Zufuhr parenteraler Formen mittels Sonden ist auf eine Säurelabilität des Wirkstoffs, eine ausreichend hohe Bioverfügbarkeit, eine Reizung der Magenschleimhaut und auf tolerable pH- und Osmolaritätswerte zu achten (Tab. 6.14).

Kein Vermischen von Arzneimitteln mit der Sondennahrung

Bei den Sondennahrungen handelt es sich um komplexe Mischungen von Öl-in-Wasser-Emulsionen und Mikrosuspensionen. Ein Kontakt der Arzneimittel mit Sondennahrungsresten in der Sonde oder im Sondenzubehör (Spritzen, Trichter, Überleitsystem) oder gar ein direktes Vermischen mit der Nahrung muss in der Regel wegen möglicher chemischer oder physikalischer Inkompatibilitäten unterbleiben. Beispielsweise können Arzneimittel, die auf einen pH-Wert von etwa 4 oder weniger eingestellt sind (Tab. 6.15), bei Kontakt mit der Sondennahrung zur Ausflockung der Proteine (irreversible Denaturierung) und zum Brechen der Emulsion führen. Dadurch wird die Sonde unter Umständen verstopft. Vor und nach der Arzneimittelapplikation ist daher die Sonde bei Erwachsenen mit 15–40 ml Wasser (kein Fruchtsaft, kein dunkler Tee), bei Kindern mit 5–10 ml zu spülen [75–78]. Die Notwendigkeit des Nachspülens ergibt sich ferner aus der Tatsache, dass sonst die Arzneimittelmenge, die in der Sonde verbleiben würde, nicht sofort verfügbar wäre.

Säfte mit hohem Sorbitolanteil (Tab. 6.19) können zu Abdominalbeschwerden und Diarrhöen führen. Dabei werden kumulative Effekte über einen Tag beobachtet, wobei Tagesdosen von etwa zehn Gramm Blähungen, von ca. zwanzig Gramm Krämpfe und Diarrhöen auslösen [78].

Applikation verschiedener Arzneimittel per Sonde

Viskose Zubereitungen und stark konzentrierte Lösungen sind mit Wasser (30–60 ml, bei Kindern mit 10–15 ml) zu verdünnen. Das zubereitete Arzneimittel soll möglichst schon aufgrund der Schwerkraft durch die Sonde fließen, nicht erst bei Ausübung eines hohen Drucks. Bei der Gabe verschiedener Arzneimittel dürfen diese nicht gemischt werden, sondern sind separat zu applizieren. Dazwischen ist jeweils mit 3–5 ml Wasser zu spülen [75, 77, 78].

Tab 6.14: Probleme bei der Verabreichung parenteraler Formen mittels gastraler Sonden

Parenteral zu verabreichendes Fertigarzneimittel	Wirkstoff	Problematik bei gastraler Zufuhr der parenteralen Form
Antra® pro infusione Trockensubstanz plus Lösungsmittel	Omeprazol	Inaktivierung des Wirkstoffs bei pH < 4
Cefuroxim 750 Hexal® Trockensubstanz plus Lösungsmittel	Cefuroxim-Na	Minimale Resorption (im Gegensatz zu dem in Peroralia enthaltenen Cefuroximaxetil)
Dociton® Ampullen	Propranolol-HCl	Geringe Dosis (1 mg, im Vergleich zu Peroralia mit 10, 40, 80 mg, wegen hohem First-Pass-Effekt)
Enahexal® i. v. 1,25 Ampullen	Enalaprilat	Minimale Resorption (im Gegensatz zu dem in Peroralia enthaltenen Enalaprilmaleat)

Tab. 6.15: Flüssige Peroralia mit niedrigem pH-Wert (Auswahl)

Fertigarzneimittel	pH-Wert circa	Rezepturkomponente, die saure Reaktion bedingt
Atosil® Tropfen	2,3	Ascorbinsäure, Zitronensäure
Etilefrin-ratiopharm® Tropfen	4,1	Zitronensäure
Findol® Lösung	2,3	Salzsäure
Laxoberal® Abführ-Tropfen	4,8	Zitronensäure
Multibionta® Tropfen	4,1	Ascorbinsäure, Zitronensäure
Panoral® forte Trockensaft	4,0	Cefaclor
Polybion® N Tropfen	4,0	Zitronensäure
Sab simplex® Suspension	4,6	Zitronensäure
Stangyl® Tropfen	2,0	Ascorbinsäure, Zitronensäure
Tegretal® Suspension	4,0	Sorbinsäure
Tilidolor® Lösung	1,5	Salzsäure

Osmolarität beachten

Nahrungen oder Arzneimittel mit Osmolaritätswerten über etwa 1 000 mOsm/l führen bei direkter Bolusgabe in den Magen zur Konstriktion der Pylorusmuskulatur, verbunden mit Unwohlsein, Krämpfen, Übelkeit oder Erbrechen. Ist die Sondenöffnung im Dünndarm positioniert, ist bei der damit verbundenen kontinuierlichen Zufuhr von Flüssigkeiten eine noch strengere Isotonie mit dem Milieu des GI-Traktes gefordert. Der Grund für die osmosebedingten Probleme sind die fehlenden Verdünnungsvorgänge, die bei peroraler Gabe im Mund, in der Speiseröhre und im Magen durch Getränke, Speichel und weitere Verdauungssekrete stattfinden. Die Osmolarität der Verdauungssekrete liegt etwa zwischen 100 und 400 mOsm/l, die des Speichels bei 130 mOsm/l und die der Magen- und Dünndarmsekrete bei 300 mOsm/l. Die Werte der Sondennahrungen liegen im Durchschnitt bei 300 mOsm/l. Tabelle 6.16 nennt exemplarisch einige flüssige Arzneizubereitungen mit relativ hoher Osmolarität. Bei der Bolusgabe in den Magen und besonders bei einer transpylorischen Sondenlage ist es daher wichtig, hypertone Flüssigkeiten soweit mit Wasser zu verdünnen, bis annähernd eine Osmolarität von 500–600 mOsm/l erreicht wird. Die Osmolarität der Verdünnung errechnet sich dabei folgendermaßen [75, 77, 78]:

$$\text{Osmolarität}_{(\text{Verdünnung})} = \frac{\text{Osmolarität}_{(\text{Arzneimittel})} \text{ x Volumen}_{(\text{Arzneimittel})}}{\text{Volumen}_{(\text{Verdünnung})}}$$

Eine rasche Information zur Sondengängigkeit und gegebenenfalls erforderlichen Verdünnung verschiedener flüssiger (und fester) Fertigarzneimittel erlaubt eine laufend aktualisierte Datenbank mit Internetzugriff ohne Passwortschutz (vgl. Internet-Links am Kapitelende) [119, 169].

6.3.8 Beratungsbedürftige Hilfsstoffe in flüssigen Peroralia

Bei der Anwendungsberatung von Saft- und Tropfenpräparaten sollten dem Kunden in bestimmten Situationen auch die im jeweiligen Arzneimittel eingesetzten Hilfsstoffe erläutert werden. Verschiedene Anlässe oder Gründe können hierfür vorliegen:

» Viele Hilfstoffe haben neben ihren galenischen auch pharmakologische Funktionen. Sie sind also nicht völlig inert, sondern können unter bestimmten Umständen auch erwünschte und unerwünschte pharmakokinetische und pharmakodynamische Effekte auslösen. Dies kann für bestimmte Patientengruppen wie etwa Kinder, Atopiker oder leberinsuffiziente Patienten von besonderer Bedeutung sein.
» Manche Hilfsstoffe gehen Wechselwirkungen mit Wirkstoffen anderer, gleichzeitig verabreichter Arzneimittel ein (z. B. Ethanol).
» Manche Hilfsstoffe sind in der Packungsbeilage nicht ausreichend charakterisiert bzw. die entsprechenden Termini werden von Patienten häufig fehlinterpretiert (z. B. Aromastoffe, Farbstoffe).
» Manche Hilfsstoffe verbieten bestimmte Anwendungsschritte, wie etwa das Aufbewahren im Kühlschrank oder das Mischen des Arzneimittels mit Wasser oder anderen Getränken (z. B. ölige Grundlagen).

Tab. 6.16: Flüssige Peroralia mit hohen Osmolaritätswerten (Auswahl) (nach [55, 75, 79])

Fertigarzneimittel	Osmolarität [mOsm/l]
Ampho-Moronal® Suspension	2315
Candio Hermal® Suspension	3470
Ergenyl® Lösung	4287
Grüncef® 250 Trockensaft/ -500 Trockensaft	1340 1550
Lanitop® liquidum	15250
Lasix® liquidum	4325
Megacillin® oral Saft	3946
Moronal® Suspension	3022
Multibionta® Tropfen	6023
Nystatin Lederle® Suspension	2282
Panoral® forte Trockensaft	2120
Rivotril® Lösung	14500
Silomat® Tropfen	3947

Derartige Aspekte werden auch bei den festen Peroralia (Kap. 6.4.13) und teilweise in verschiedenen anderen Kapiteln angesprochen. Vor allem die entsprechenden pharmakologischen Sachverhalte sind teilweise komplex und sprengen den Rahmen dieser Abhandlung. Deshalb sind solche Zusammenhänge im Folgenden nur exemplarisch an Hand häufig eingesetzter Hilfsstoffe veranschaulicht.

6.3.8.1 Lösungsmittel

Toxikologischer Aspekt des Ethanolgehaltes

Die Nutzen-Risiko-Relation von **Ethylalkohol** in Peroralia wird unter toxikologischen Gesichtspunkten kontrovers beurteilt [53, 80–85], wobei jedoch negative Bewertungen ethanolhaltiger Arzneimittel auch mit deren Falschanwendung, etwa dem gleichzeitigen Verabreichen aller Einzeldosen eines Tages (!), begründet werden [82, 84]. Dabei diskutiert man insbesondere die Ethanoltoxizität bei Kleinkindern. Hinsichtlich der in diesem Zusammenhang oftmals zitierten, erhöhten Empfindlichkeit von Säuglingen und Kleinkindern auf Ethanolgaben liegen jedoch widersprüchliche Befunde vor [81, 83]. Die mit therapieüblichen Einzeldosen von Säuglingspräparaten zugeführten Ethanolmengen liegen meist zwischen 50 und 100 Milligramm (Tab. 6.17), einer Größenordnung, mit der nach mehrheitlicher Autorenmeinung keine risikobehafteten Blutalkoholkonzentrationen erreicht werden [80, 81, 83]. Führt man beispielsweise einem 6,8 kg schweren Säugling 80 mg Ethanol zu, resultiert ein maximaler Blutalkoholspiegel von nur 0,019 Promille, der innerhalb von ca. 15 Minuten vollständig abgebaut wird [80]. Bei einem 15 kg und einem 30 kg schweren Kind ergibt sich theoretisch (ohne Berücksichtigung der Resorptions- und Eliminationsgeschwindigkeit) ein Blutspiegel von 0,009 und 0,005 Promille. Die Eliminationsdauer beträgt in diesen Fällen zwischen 1 und 2 Minuten [81]. Dem Kunden kann zur Verdeutlichung erläutert werden, dass mit einigen natürlichen Lebensmitteln vergleichsweise höhere Ethanolmengen aufgenommen werden können: etwa 150 mg Ethanol mit einer Scheibe (50 g) Mischbrot oder einem halben Glas (100 ml) Apfelsaft [81, 83, 86].

Da keine systematischen Untersuchungen über eventuelle Spätfolgen einer oftmals wiederholten oder gar regelmäßigen Ethanolzufuhr in der

Tab. 6.17: Ethanolhaltige Saft- und Tropfenpräparate, die (auch) für Säuglinge und Kleinkinder zugelassen sind (Auswahl)

Fertigarzneimittel	Ethanolgehalt [Vol.-%]	Empfohlene höchste Einzel und Tagesdosierung für Säuglinge	Der höchsten Einzeldosis entsprechende Ethanolmenge [mg]
Bronchipret® Saft für Kinder	7	3 mal 1,1 ml	60
Capval®-Tropfen	30	6 mal 8 Tropfen	65
Contramutan® N Tropfen	33	Stündlich 5 Tropfen	45
Contramutan® N Saft	3,6	Stündlich 2,5 ml	70
Esberitox® N Lösung	29	3 mal 10 Tropfen	160
Otovowen® Tropfen	53	3 mal 4 Tropfen	70
Monapax® Saft	3,9	3 mal 2,5 ml	75
Monapax® Tropfen	31	3 mal 6 Tropfen	50
Sinupret® Tropfen	19	3 mal 10 Tropfen	135
Soledum® Hustensaft	5,8	4 mal ¼ Teelöffel	55
Soledum® N Hustentropfen	32	4 mal 6 Tropfen	75
Thymipin® N Saft	12	2 mal 1 ml	90
Thymipin® N Tropfen	30	Mehrmals 8 Tropfen	95

genannten Dosis bei Säuglingen vorliegen, sollte man jedoch im Interesse einer Risikominimierung eine regelmäßige Gabe ethanolhaltiger Arzneimittel über einen mehrwöchigen Zeitraum bei dieser Patientengruppe vermeiden. Eine chronische Ethanolzufuhr kann ferner die Bildung von Leberenzymen induzieren und damit die Biotransrate anderer Arzneistoffe verändern [228]. Zu beachten ist dabei, dass nicht nur Tropfen-, sondern auch Saftpräparate Ethanol enthalten können. Weiterhin finden sich vereinzelt in festen Peroralia wie Weichkapseln kleine Ethanolmengen (Kap. 6.4.8). Die meisten pharmazeutischen Unternehmer bieten alternativ zu den ethanolischen Präparaten ethanolfreie Zubereitungen an (Liquida, Tabletten, Globuli), wobei im Fall der Flüssigkeiten der Ethylalkohol häufig durch Propylenglykol, Glycerol und/oder andere Solubilisatoren (z. B. Macrogol-Glycerolhydroxystearat) substituiert wird [80]. Die Toxizität von Propylenglykol wird für Kinder unter vier Jahren jedoch höher bewertet, als die von Ethanol.

In den USA ist die Ethanolkonzentration in OTC-Arzneimitteln für Kinder über 12 Jahre auf 10 Vol.-%, über sechs Jahre auf 5 Vol.-% und unter sechs Jahren auf 0,5 Vol.-% limitiert [85].

Bei alkoholentwöhnten Suchtpatienten und bei gleichzeitiger Einnahme von Arzneimitteln mit schwerwiegenden Ethanolinteraktionen (z. B. Arzneimittel mit Disulfiram-ähnlicher Wirkung) verbietet sich natürlich auch eine nur einmalige Gabe ethanolhaltiger Zubereitungen.

Toxikologische Aspekte von Propylenglykol

Die Toxizität von **Propylenglykol** ist nicht nur bei seiner Verwendung in Parenteralia zu beachten, sondern auch bei seinem Einsatz in Tropfen und Säften (Tab. 6.18). Es wird hier teilweise in relativ hoher Konzentration als wasserlösliches Kosolvens und in geringerer Konzentration als Konservierungsmittel eingesetzt. Die unerwünschten Wirkungen umfassen einen laxierenden Effekt infolge der Hyperosmolarität und eine Laktazidose, da

Tab. 6.18: Propylenglykolgehalt von Saft- und Tropfenpräparaten (Auswahl)

Fertigarzneimittel	Propylenglykolgehalt [mg/ml]
Agenerase® 15 mg/ml Lösung zum Einnehmen	550
Bromhexin 8 BC Sirup	250
Metoclopramid PB Tropfen	150
Paracetamol AL Saft	400
Paracetamol BC 200 mg Saft	600
Paracetamol 1A Pharma Saft	415
Paracetamol Stada® Saft	330
Tebonin® forte 40 mg Lösung	300

Propylenglykol unter anderem zu Milchsäure metabolisiert wird. Daneben werden Leberparenchymschäden, Krampfanfälle und Herzarrhythmien mit letalem Ausgang beschrieben. Bei Gabe entsprechender Peroralia besteht ein Nebenwirkungsrisiko bei Schwangeren, Patienten mit Nieren- oder Leberinsuffizienz und vor allem bei Kindern unter vier Jahren, wobei natürlich hinsichtlich Dosis und jeweils enthaltener Propylenglykolkonzentration zu differenzieren ist. Bei Kindern der genannten Altersgruppe ist die geringe Aktivität der Alkohol- und Aldehyddehydrogenasen von Bedeutung, die zu einer Kumulation von Propylenglykol im Körper führt. Beispielsweise zeigen Neugeborene eine wesentlich längere Halbwertszeit von Propylenglykol (>16 h) als Erwachsene (5 h). Weiterhin besteht bei Patienten mit Disulfiram- oder Metronidazoltherapie ein Nebenwirkungs- bzw. Wechselwirkungsrisiko [53, 85, 87, 228].

Allergische Reaktionen auf Erdnussöl

Über Allergiesymptome und teilweise schwere anaphylaktischen Reaktionen auf das in Peroralia enthaltene **Erdnussöl** wurde wiederholt berichtet. Die meisten der Patienten mit Erdnussallergie weisen IgE-Antikörper gegen Erdnussproteine auf. In vielen westlich orientierten Ländern erhöht sich die Prävalenz dieser Allergie kontinuierlich [85, 88, 89]. Inwieweit bei dem in Arzneimitteln eingesetzten raffinierten Öl der Proteingehalt und damit das Allergierisiko gegenüber Rohöl verringert ist, wird kontrovers diskutiert [88, 89]. Die Richtlinie der Europäischen Kommission bezüglich Warnhinweisen zu Hilfsstoffen in der Packungsbeilage fordert bei allen erdnussölhaltigen Zubereitungen einen entsprechenden Hinweis und führt zur Begründung an, dass die Ph.-Eur.-Monographie des Öls keine Prüfung auf Proteinrückstände fordert [90, 97]. Zu bedenken ist in diesem Zusammenhang, dass Erdnussöl auch in verschiedenen Weichkapseln enthalten ist und auch über entsprechend zusammengesetzte Rhinologika dem Gastrointestinaltrakt zugeführt wird. Weitere Beratungspunkte zu diesem Hilfsstoff sind die Nichtmischbarkeit mit Wasser und der Viskositätsanstieg bei Temperaturen unter etwa 10 °C (Kap. 6.3.2).

6.3.8.2 Konservierungsmittel

Metabolische Azidose nach Akkumulation von Benzoesäure

Benzoesäure und ihr häufiger eingesetztes Salz **Natriumbenzoat** werden in der Leber mit Glycin zur Hippursäure konjugiert, die renal ausgeschieden wird. Da bei Kindern bis zu zwei Jahren dieser Metabolismus infolge unreifer Enzymsysteme unzureichend ist, kann es zur Akkumulation der Benzoesäure im Blut und zur metabolischen Azidose kommen. Daraus können Hirnblutungen, neurologische, hepatische und renale Störungen, Atemdepression sowie eine erhöhte Mortalität (Gasping-Syndrom) resultieren [53, 79].

Dasselbe Risiko besteht bei **Benzylalkohol**, der über Benzaldehyd zu Benzoesäure oxidiert wird [232]. Klinisch wurde das Gasping-Syndrom zuerst bei Intoxikationen von 100 mg/kg Körpergewicht Benzylalkohol beschrieben [53]. Die FDA empfiehlt, Benzylalkohol nicht in Arzneimitteln für Neugeborene einzusetzen [85].

Das Risiko einer allergischen Reaktion auf **para-Hydroxybenzoesäureester** (Parabene, z. B. Methyl-, Ethyl-, Propyl-4-hydroxybenzoat) und ihre Natrium- und Kaliumsalze scheint nach peroraler Zufuhr im Gegensatz zur kutanen Anwendung relativ gering zu sein [85]. Zu beachten ist, dass bei betroffenen Patienten eine Kreuzallergie zwischen Parabenen und para-substituierten Arzneistoffen (Sulfonamide, Lokalanästhetika vom Estertyp) bestehen kann und dass diese Konservierungsmittel zwar bevorzugt bei Flüssigkeiten eingesetzt werden, vereinzelt aber auch bei Weichkapseln (Kap. 6.4.6).

6.3.8.3 Zuckeraustauschstoffe

Pharmakodynamische Effekte von Sorbitol und Mannitol

Sorbitol wird in höherer Konzentration vor allem in Saftpräparaten (Tab. 6.19) als Zuckeraustauschstoff, also als nicht insulinabhängig metabolisierte, nicht kariogene, kalorienarme Alternative zu Saccharose eingesetzt (da Sorbitol nur ca. 50 % der Süßkraft von Saccharose aufweist, sind häufig noch Süßstoffe zugesetzt). Bezüglich des Sorbitolgehaltes von Lutschpastillen und -tabletten vergleiche Tabelle 7.7. In größeren Mengen

Tab. 6.19: Sorbitolgehalt von Saftpräparaten (Auswahl)

Fertigarzneimittel	Sorbitolgehalt [mg/5 ml]
ACC® Saft	1 850
Acetyst® PB 2 % Sirup	1 845
Ambroxol Heumann Saft	1 750
Bisolvon Hustensaft	2 000
Bromhexin 8 Hustensaft	1 750
Bromhexin-ratiopharm® Saft	2 700
Fenistil® Sirup	3 300
Mucopront Saft	2 100
Mucosolvan Kindersaft 30 mg/5 ml	1 225
Multi-Sanosvit® mit Eisen	4 050
Prospan® Hustensaft	1 925
Silomat® Saft	1 750
Thymipin® N Hustensaft	2 200
Tussamag® Hustensaft zuckerfrei	1 850

zugeführt verursacht dieser Zuckeralkohol aufgrund seiner osmotischen Eigenschaften gastrointestinale Beschwerden. Fünf bis zehn Gramm führen beim Erwachsenen zu Völlegefühl und Abdominalschmerzen, etwa die doppelte Menge wird für intestinale Krämpfe und Diarrhöen verantwortlich gemacht. Geringere Mengen können jedoch bei Kindern und bei Patienten mit Arzneimittelzufuhr per Ernährungssonde zu Komplikationen führen. Für Kinder mit Fructoseintoleranz sind sorbitolhaltige Peroralia kontraindiziert, da Sorbitol teilweise durch die Sorbitdehydrogenase der Leber zu Fructose umgebaut wird [53, 75, 79, 85, 228].

Mannitol verursacht ebenfalls gastointestinale Beschwerden, jedoch erst bei höheren Dosen als Sorbitol [85]. Zu weiteren Mannitolwirkungen siehe bei festen Peroralia (Kap. 6.4.13), da Mannitol vor allem in Brause- und Kautabletten in höheren Dosierungen eingesetzt wird.

6.3.8.4 Aromen

Aromen werden in großer Vielfalt eingesetzt, um flüssigen und festen Zubereitungen einen ansprechenden Geruch und/oder Geschmack zu verleihen, insbesondere auch, um den unangenehmen, hauptsächlich bitteren oder salzigen Eigengeschmack enthaltener Wirk- und Hilfsstoffe zu maskieren. Beispielsweise haben antibiotische Substanzen wie Amoxicillin, Erythromycinethylsuccinat und Cephalosporine einen ausgeprägt bitteren Geschmack. Es handelt sich bei Aromen meist um komplexe Gemische aus Komponenten, die teilweise chemisch definierte Stoffe (Aromastoffe) und teilweise Extrakte (Aromaextrakte) darstellen. Die Aroma gebende Eigenschaft der betreffenden Stoffe ist meist so stark ausgeprägt, dass sie nur in Konzentrationen von etwa 0,01 % der Formulierung zugesetzt werden. Neben Aroma gebenden Stoffen sind in Aromen oftmals noch Trägerstoffe wie Maltodextrin oder Lösungsmittel wie Ethanol oder Propylenglykol enthalten.

Der optimale Einsatz von Aromen, insbesondere bei Zubereitungen mit bestehender Geschmacks- und Geruchstönung wird von vielen, teilweise sehr komplexen Einflussfaktoren bestimmt. Dabei kombiniert man oftmals die Aromen unter Nutzung synergistischer Effekte mit Süßungsmitteln, Zuckeraustauschstoffen und Hydrogelbildnern. Eine Viskositätserhöhung einer wässrigen Bitterstofflösung vermindert nämlich in vielen Fällen bereits wesentlich ihren Bittergeschmack [53, 91, 92].

Arten von Aromastoffen

Die Deutsche Aromenverordnung [93] unterteilt Aromen in sechs Gruppen, von denen folgende vier eine Bedeutung in der Arzneiformulierung haben:

- natürliche Aromastoffe,
- naturidentische Aromastoffe,
- künstliche Aromastoffe und
- Aromaextrakte.

Bei den drei erstgenannten Begriffen handelt es sich jeweils um chemisch definierte Stoffe. Am häufigsten werden in Arzneimitteln naturidentische

Aromastoffe in Mischungen mit natürlichen Aromastoffen oder Aromaextrakten eingesetzt.

Ein **natürlicher Aromastoff** wird entgegen der bei Verbrauchern weit verbreiteten Meinung nicht immer aus der Frucht oder dem Pflanzenteil gewonnen, das ihm den Namen gibt, sondern er kann auch durch biotechnologische Verfahren aus anderen Ausgangsstoffen pflanzlicher oder tierischer Herkunft gewonnen werden [93]. Beispielsweise wird γ-Decalacton, das einen sensorischen Eindruck von Pfirsich vermittelt, nicht aus Pfirsichen gewonnen, sondern durch Biotransformation mittels Hefepilzen *(Candida lipolytica)* aus der im Rizinusöl enthaltenen Rizinolsäure. Vanillin wird biotechnologisch beispielsweise mithilfe von Pseudomonas-Arten aus der in Reisschalen enthaltenen Ferulasäure umgesetzt [94, 95].

Naturidentische Aromastoffe werden durch chemische Synthese gewonnen und sind mit einem Stoff chemisch gleich, der in einem Ausgangsstoff pflanzlicher oder tierischer Herkunft vorkommt. Auch bei diesem Ausgangsstoff muss es sich keinesfalls um das namensgebende Naturprodukt handeln. Für ein naturidentisches Aroma werden oftmals Verbindungen synthetisiert, die in einem beliebigen Naturprodukt vorkommen, nicht aber in dem Aroma, das nachgeahmt wird [96].

Zu den **künstlichen Aromastoffen** gehört etwa Ethylvanillin, auch als 3-Ethoxy-4-hydroxybenzaldehyd deklariert. Es weist einen intensiveren Vanillegeruch als Vanillin auf und wird bevorzugt bei Hart- und Weichkapseln, vereinzelt auch bei Liquida eingesetzt.

Bei **Aromaextrakten** handelt es sich um Stoffgemische, die aus dem namengebenden Pflanzenmaterial extrahiert werden. In Arzneimitteln häufig verwendete Beispiele sind verschiedene ätherische Öle wie Pfefferminz-, Zitronenschalen- und Orangenschalenöl.

Die in Peroralia eingesetzten Komponenten der Aromen sind bis auf β-Asaron und Safrol normalerweise nicht deklarationspflichtig. Die Aromen dürfen mit der zusammenfassenden Bezeichnung „Geruchsstoffe" oder „Aromastoffe" angegeben werden [97].

Beratungsaspekte in der Apotheke im Zusammenhang mit der Arzneimittelaromatisierung sind vor allem:

- verminderte sensorische Eindrücke bei gekühlten Zubereitungen und bei Rhinitis,
- Aromastoffunverträglichkeiten,
- Lebensmittelintoleranzen und
- bereits vorhandene oder durch ein Arzneimittel erworbene Aversionen gegen bestimmte Aromen.

Verringerte Wahrnehmung der Aromen

Da die von den Aromastoffen und -extrakten vermittelten sensorischen Eindrücke über die Riechschleimhaut im Dach der Nasenhöhle wahrgenommen werden, ist bei kalten Flüssigkeiten und damit geringem Dampfdruck der Aromen sowie bei schlechter Belüftung der Nasenhöhle etwa infolge einer Rhinitis die Aromawahrnehmung schwächer als bei warmen Flüssigkeiten und freier Nase. Insbesondere im Kühlschrank gelagerte Trockensäfte für (Klein-)Kinder sollten daher vor der Anwendung möglichst temperiert werden (Kap. 6.3.5). Durch kräftiges Naseputzen lässt sich bei Schnupfen die Aromawahrnehmung häufig kurzzeitig verbessern.

Unverträglichkeiten von Aromastoffen werden selten publiziert. Selbst bei dem sehr häufig eingesetzten Vanillin wurde nur über relativ wenige Nebenwirkungsfälle berichtet [85]. So etwa über einen vanillininduzierten Bronchospasmus bei einem Asthmatiker [99], einige vanillinbedingte Migräneanfälle [100] und über eine Verschlechterung einer atopischen Dermatitis bei Kindern nach peroraler Zufuhr geringer Mengen von Vanillin (12 mg) [101].

Von Patienten mit Lebensmittelintoleranzen erhobene Bedenken gegen entsprechend aromatisierte Arzneimittel können aufgrund der oben dargelegten Aspekte in der Regel entkräftet werden. Beispielsweise kann ein Kind mit „echter" (IgE-vermittelter) Allergie gegen Erdbeeren oder Unverträglichkeit dieser histaminreichen Früchte einen Antibiotikumsaft mit natürlichen oder naturidentischen Erdbeeraromen ohne Bedenken erhalten, da ja kein Konzentrat mit erdbeerspezifischen Allergenen enthalten ist [102].

Aversion gegen Aromen nach mehrmaliger Verabreichung

Müssen Kinder mehrmals täglich ein aromatisiertes Saftpräparat über einen längeren Zeitraum als etwa zehn Tage einnehmen, entwickeln sie häufig gegen das anfangs gut akzeptierte Aroma dieses Saftes eine ausgeprägte Aversion, die ein Verweigern der Einnahme zur Folge haben kann. Die Problemlösung der Apotheke besteht im Auswählen eines bioäquivalenten, aber abweichend aromatisierten Saftes. Beispielsweise werden Amoxicillinsäfte in mindestens vier verschiedenen geschmacklichen Varianten, Erythromycinethylsuccinatsäfte in fünf Varianten und Cefaclorsäfte in zwei bis drei (zwei sehr ähnlichen) Varianten angeboten. Bei bereits vorliegender Abneigung gegen eine bestimmte Geschmacksrichtung ist entsprechend vorzugehen. Auch bei Erwachsenen und regelmäßiger Gabe aromatisierter Tropfenpräparate, etwa mit Vanillin oder Ethylvanillin versetzter Promethazintropfen, werden derartige aromabedingte Complianceprobleme geschildert. In einem solchen Fall kann die Kühllagerung des Präparates hilfreich sein.

6.3.8.5 Farbstoffe

Das Färben von Arzneimitteln dient ihrer Identifizierung und umfasst daneben dekorative und ästhetische Aspekte. Aus technologischer Sicht lassen sich drei Gruppen von färbenden Agenzien unterscheiden:

- Farbstoffe: wasser- und/oder fettlösliche organische Farbmittel;
- Aluminiumlacke: aus wasserlöslichen, synthetischen Farbmitteln durch Fällung und Adsorption an Aluminiumhydroxid (als Träger) erzeugte Farblacke;
- anorganische Pigmente.

Die Verwendung von Farbstoffen in Arzneimitteln ist in der Bundesrepublik Deutschland durch die Arzneimittelfarbstoffverordnung [103] geregelt, die über 30 Stoffe und Zubereitungen zulässt. Sie müssen der geltenden EU-

Richtlinie zur Festlegung spezifischer Reinheitskriterien für Lebensmittelfarbstoffe entsprechen [104]. Die Farbstoffe werden bevorzugt bei festen Peroralia eingesetzt [105, 106]. Einige Beispiele für Farbstoffe, die auch relativ häufig in Saft- und Trockensaftpräparaten enthalten sind, nennt Tabelle 6.20.

Allergie auslösende Farbstoffe

Die meisten publizierten allergischen Reaktionen traten bei dem heute in Deutschland nur noch in sehr wenigen Tablettenpräparaten und einigen Externa enthaltenen gelben Azofarbstoff Tartrazin auf [107–109, 232, 234]. Auch nach der Zufuhr von Cochenillerot, Erythrosin, Gelborange S und Indigocarmin wurden Urtikariasymptome oder Asthmaexacerbationen, aber auch andere Unverträglichkeitreaktionen beschrieben [108, 109, 232–234]. In den Packungsbeilagen wird für alle Azofarbstoffe (z. B. Amaranth,

Tab. 6.20: In Peroralia häufig eingesetzte Farbstoffe (Auswahl)

Farbstoff	Synonym(e)	E-Nummer	Erzeugter Farbton	Farbstoffgruppe	Verbreitung des Farbstoffs in Peroralia (nach [105])
Cochenillerot A	Ponceau 4R	E 124	Rot	Aluminiumfarblack	Bei > 400 festen Peroralia und einigen wenigen Trockensäften und Säften
Eisenoxide, verschiedene	–	E 172	Gelb, rot, schwarz	Anorganisches Pigment	Bei > 2 700 festen Peroralia und einigen wenigen Trockensäften und Säften
Erythrosin	2,4,5,7-Tetrajodfluoresceinaluminium	E 127	Rot	Aluminiumfarblack	Bei > 300 festen Peroralia und einigen wenigen Trockensäften
Gelborange S	–	E 110	Orange	Aluminiumfarblack	Bei > 250 festen Peroralia und einigen Säften
Indigocarmin	Indigotin, Indigocarmin	E 132	Blau	Aluminiumfarblack	Bei > 800 festen Peroralia und einigen wenigen Säften
Titandioxid	–	E 171	Weiß	Anorganisches Pigment	Bei > 5 000 festen Peroralia und einigen wenigen Trockensäften
Zuckercouleur	–	E 150	Braun	(Hergestellt durch kontrollierte Hitzeeinwirkung auf genusstaugliche Kohlenhydrate)	Bei > 50 Saft- und Tropfenpräparaten und circa 20 Kapseln und Pastillen

Cochenillerot A, Gelborange S, Tartrazin) ein Hinweis auf allergische Reaktionen gefordert [90, 97].

Die Aluminiumfarblacke weisen eine stärkere Färbekraft auf als die anorganischen Pigmente. Wird etwa ein Saft wegen Complianceproblemen bei einem Kind zur leichteren Verabreichung mit einem (Lieblings-)Getränk gemischt, ist neben der Kompatibilität auch zu beachten, dass ein Farblack enthaltender Saft am farblich veränderten Getränk wesentlich deutlicher zu erkennen ist als ein mit Pigmenten gefärbter oder gar ein ungefärbter Saft. Ferner assoziieren Erwachsene bei einem intensiv gefärbten Saft eher „künstliche" Inhaltsstoffe. Beispielsweise finden sich unter den äquivalenten Cefaclor-Trockensäften Präparate mit Erythrosin, Präparate mit Eisenoxiden und Präparate ohne einen Farbstoffzusatz. Auch bei Cephalexin-, Erythromycinethylsuccinat- und Phenoxymethylpenicillin-Kalium-Trockensäften sind jeweils Präparate mit Farblack und ohne Farbstoffe im Handel. Die Saftpräparate für Kinder mancher pharmazeutischer Unternehmer sind generell frei von Aluminiumfarblacken.

6.4 Feste Zubereitungen zur peroralen Anwendung

6.4.1 Entnahme aus Primärpackmitteln

Hilfsmittel zum leichteren Entleeren der Packungen

Für manuell behinderte Personen kann die Entnahme fester Peroralia aus Durchdrückpackungen oder den verschiedenen Typen kindergesicherter Verpackungen ein Problem darstellen [27–29]. Insbesondere Patienten mit rheumatoider Arthritis, denen ja aufgrund ihrer Fingergelenksdeformitäten die Faustfunktion und das Ergreifen kleiner Gegenstände schwerfällt, sind hierdurch bei ihrer Medikation stark beeinträchtigt [110–112]. Das Herausdrücken aus einer Blisterpackung erfordert weniger Kraft, wenn man die Aluminiumfolie, welche die Blisternäpfe abdeckt, mit dem Fingernagel oder einem Messer zuvor etwas perforiert. Manchen Patienten gelingt das komplette Aufschneiden der abdeckenden Folie mit einem Messer oder einer Schere leichter als das Durchdrücken. In Fällen, in denen die Patienten leichter die randständigen Formlinge aus der Blisterpackung drücken können, hilft ein Zerschneiden der Folienpackung in Streifen. Für Patienten mit eingeschränkter Finger- oder Handfunktion sind Spezialscheren verfügbar, die auch über Apotheken vertrieben werden (Tab. 6.1). Sie sind mit rutschsicheren Griffen und einem Federmechanismus zum automatischen Öffnen versehen und können daher ähnlich einer Zange mit allen Fingern und dem Handballen bedient werden. Ein anderes Modell lässt sich infolge speziell geformter Griffe aufstellen und mit einem Handballen alleine bedienen. Auch einfache **Hilfsmittel zum Herausdrücken fester Formlinge aus Blisterpackungen** (Tab. 6.1; Abb. 6.7) sind im Handel. Bei diesen Geräten nach

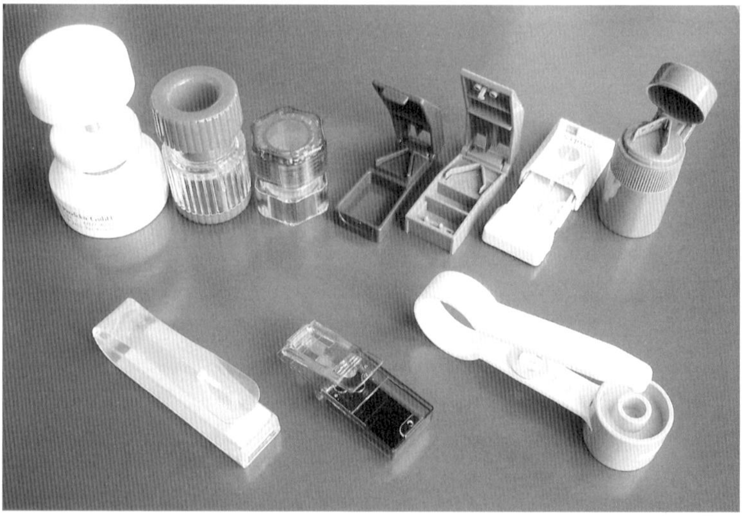

Abb. 6.7: Applikationshilfen für feste Peroralia.
Oben links Geräte zum Pulverisieren von Tabletten und Dragees: Tablettenknuser Fa. Krewi®, Tablettenmörser Fa. Dr. Junghans, Tablettenmörser Fa. Heiland;
oben rechts Tablettenteiler: Tablettenteiler Fa. Dr. Junghans, Tabletten-Teiler mit Kindersicherung Fa. LPC Pharma, Exakt S Tablettenteiler Fa. 3M, kombinierter Tablettenteiler und -pulverisierer verschiedener Firmen.
Unten: Geräte zum Entleeren von Blisterpackungen: Tablettenstanzer Fa. Servoprax®, Tabletten-Stanzer Fa. LPC Pharma, Pill-Out Fa. Krewi®. Bezugsquellen s. Tab. 6.1

dem Bauprinzip einer Zange oder eines Stanzstempels drückt ein Dorn das Arzneimittel durch die Verpackungsfolie in ein Auffanggefäß.

Bestücken von Dosiertabletts in der Apotheke

Bei der völligen Unfähigkeit des Patienten, die Originalpackung zu öffnen, bleibt als Problemlösung durch die Apotheke nur das Umfüllen in einen **Tages- oder Wochendispenser**, also in ein Dosiertablett mit leicht zu öffnendem Schiebe-, Dreh- oder Klappdeckel (Tab. 6.21). Dabei muss der Apotheker zunächst das Fertigarzneimittel ordnungsgemäß an den Kunden abgeben. Danach bietet er ihm an, einen Dispenser damit zu bestücken. Die Packmittel und die Packungsbeilage des Fertigarzneimittels sind dem Patienten mitzugeben, auch bei vollständiger Entleerung der Originalpackung. Ein Umfüllen des Fertigarzneimittels vor der Abgabe in ein anderes, leichter zu entleerendes Packmittel wäre auch bei ordnungsgemäßer Beschriftung der neuen Verpackung nicht statthaft, es sei denn, der Arzt hat dies in seiner Verschreibung angeordnet. Durch das Umpacken verliert das Präparat nämlich arzneimittelrechtlich seine Eigenschaft als Fertigarzneimittel und wird zum Rezepturarzneimittel. Es handelt sich dann bei dieser Zubereitung nicht mehr um das zugelassene und vom Arzt verordnete Arzneimittel [113]. Der Vollständigkeit halber sei erwähnt, dass manchen Patienten das sachgerechte Entleeren eines Wochendispensers mit Schiebede-

Tab. 6.21: Tages-/Wochendispenser für feste Peroralia (Auswahl)

Bezeichnung PZN (Vertriebsfirma)	Enthält Bedarf für …	Anzahl der Fächer pro Tag	Größe eines Faches	Erforderliche Manipulation zum Öffnen bzw. Entleeren eines Faches	Zeitangaben auch in Braille-Schrift oder Reliefpiktogrammen aufgeprägt	Wochendispenser in 7 Tagesdispenser zerlegbar
Dosett® Maxi Arzneikasette 873 1542 (Temmler, 35 039 Marburg, www.temmler.de)	7 Tage	4	9 cm³	Verschieben des Deckels	Ja	Nein
Dosett® S Arzneikasette blau/rot 848 4658 / 848 4664 (Temmler, 35 039 Marburg)	7 Tage	4	4 cm³	Verschieben des Deckels	Ja	Nein
Easylife Medikamentenplaner 070 4959 (Bort, 71 384 Weinstadt, www.bort.de)	7 Tage	4	7 cm³	Aufklappen des Deckels	Ja	Ja
Easylife 7-Tage-Tablettenbox 070 4971 (Bort, 71 384 Weinstadt, www.bort.de)	7 Tage	1	11 cm³	Aufklappen des Deckels	Ja	Nein
Lilly-Dosierhilfe 615 8995 (Lilly, 61 350 Bad Homburg)	7 Tage	6	4 cm³	Verschieben des Deckels	Nein	Ja
Medi-7® Medikamentendosierer für 7 Tage 381 2431 (Hasbargen, 76 646 Bruchsal)	7 Tage	4	13 cm³	Verschieben des Deckels	Nein	Ja
Medi-7® uno Medikamentendosierer für eine Woche 087 1456 (Hasbargen, 76 646 Bruchsal)	7 Tage	1	9 cm³	Aufklappen des Deckels	Nein	Nein
Medikamentendispenser für 1 Woche 343 1723 (Aurelia, 89 231 Neu-Ulm, www.aureliamedical.de)	7 Tage	4	5 cm³	Verschieben des Deckels	Nein	Ja
Memo 2000 Pillenbox [1] 346 2066 (Extra Markt 2000, 17 291 Berkholz, www.extramarkt2000.de)	–	1	20 cm³	Verschieben des Deckels	–	–

Tab. 6.21: Tages-/Wochendispenser für feste Peroralia (Auswahl, Fortsetzung)

Bezeichnung PZN (Vertriebsfirma)	Enthält Bedarf für …	Anzahl der Fächer pro Tag	Größe eines Faches	Erforderliche Manipulation zum Öffnen bzw. Entleeren eines Faches	Zeitangaben auch in Braille-Schrift oder Reliefpiktogrammen aufgeprägt	Wochendispenser in 7 Tagesdispenser zerlegbar
Memo 2002 Pillenbox[2] 458 8409 (Extra Markt 2000, 17 291 Berkholz, www.extramarkt2000.de)	–	2	10 cm^3	Verschieben des Deckels	–	–
Pilbox® 483 1844 (Büttner-Frank, 91 058 Erlangen, www.buettner-frank.de)	7 Tage	4	6 cm^3	Drücken der Fachtaste	Ja	Nein
Pillendosierbox (Pharma Daig + Lauer, 90 762 Fürth)	7 Tage	3	4 cm^3	Verschieben des Drehdeckels	Nein	Nein
Röwo® Box 396 2432 (Pharmakon, 67 278 Bockenheim, www.pharmakon.de)	7 Tage	3	4 cm^3	Verschieben des Deckels	Nein	Nein
Russka Medikamenten-Kassette 302 3970 (Bertram, 30 880 Laatzen, www.russka.de)	7 Tage	4	5 cm^3	Verschieben des Deckels	Nein	Nein
Russka Medikamenten-Kassette mit Blindenschrift (Bertram, 30 880 Laatzen, www.russka.de)	7 Tage	4	6 cm^3	Verschieben des Deckels	Ja	Nein
Russka Tabletten-Dispenser 268 5278 (Bertram, 30 880 Laatzen, www.russka.de)	1 Tag	4	18 cm^3	Verschieben des Deckels	Nein	–

[1] Ein Zeitintervall einstellbar, nach dessen Ablauf ein akustisches Signal abgegeben wird.
[2] Zwei Zeitintervalle einstellbar, nach deren Ablauf jeweils ein akustisches Signal abgegeben wird.

ckel schwerer fällt als das Entnehmen des Arzneimittels aus einer Blisterpackung oder aus einem Behältnis mit Schraubverschluss [27]. Es muss also im jeweiligen Einzelfall über die Verwendung eines Dispensers und gegebenenfalls über den eingesetzten Bautyp entschieden werden (z. B. Modell mit Schiebe-, Dreh-, Klappdeckel oder mit Druckknopf zur Entleerung des Einzelfachs).

Verbesserung der Compliance

Das Einsortieren der Peroralia in einen Dispenser hat neben der oftmals einfacheren Entnahmemöglichkeit auch eine verbesserte Compliance zur Folge [114, 115]. Die Aspekte des Licht- und Feuchteschutzes sowie der Kindersicherheit müssen dabei durch einen entsprechenden Aufbewahrungsort berücksichtigt werden. Die Deckel der meisten Dispenser bestehen nämlich aus ungefärbtem, transparentem Material und schließen nicht wasserdampfdicht. Ferner verfügen die Dispenser bis auf wenige Ausnahmen (Dosett®-Modelle) über keine Mechanik zur Kindersicherung. Da sich die Freigabekinetik mancher Peroralia schon durch eine 14-tägige Aufbewahrung außerhalb der Originalpackung und damit bei erhöhter Luftfeuchte deutlich verändern kann [116], sollte nur etwa der Wochenbedarf in einen Dispenser umgefüllt werden. Bei verschiedenen Präparaten wird wegen ihrer ausgeprägten Feuchteempfindlichkeit oder Unverträglichkeit mit verschiedenen Plastikmaterialien grundsätzlich vor der Überführung in Dispenser abgeraten [117]. Tabelle 6.22 nennt einige Beispiele von Tabletten- und Kapselpräparaten, die infolge ihrer Empfindlichkeit gegenüber erhöhter Luftfeuchte nicht ohne ein zusätzliches Primärpackmittel in das Dosiertablett gefüllt werden sollten. Als zusätzliche Verpackung kann etwa der aus der Blisterpackung herausgeschnittene Teil dienen, der die einzelne Tablette oder Kapsel umgibt. Der Vorteil der leichteren Entnahme geht zwar dadurch verloren, die Complianceförderung bleibt jedoch erhalten. Natürlich ist ein derartiger Feuchteschutz auch bei allen Brausetabletten (Kap. 6.4.5) und gefriergetrockneten Plättchen (Kap. 6.4.6) erforderlich.

Als weitere einfache **compliancesteigernde Maßnahme** bei der Entnahme fester Peroralia aus Blisterpackungen (nicht aus so genannten Kalenderpackungen) kann mit der Schere eine Markierung für den ersten Einnahmetag (am besten Montag) in die Folie geschnitten werden; von hier aus sind dann die Formlinge im Uhrzeigersinn zu entnehmen. Bei Unsicherheiten über eine erfolgte Einnahme kann damit leicht eine Kontrolle durch Nachzählen der leeren Foliennäpfe erfolgen. Eine andere Möglichkeit zur Überprüfung der regelmäßigen Einnahme besteht im Zerschneiden der gefüllten Blisterpackung in Tages- oder Wochenrationen.

Entleeren von Hartkapsel-Blisterpackungen

Zur Entnahme größerer Hartkapseln aus Blisterpackungen sollte auf eines der Kapselenden gedrückt werden. Drückt der Patient auf die Mitte der Steckkapsel, kann diese dadurch stark deformiert oder sogar geöffnet werden. Hartkapseln mit magensaftresistentem Filmüberzug (Kap. 6.4.9) und Lyophilisatplättchen (Kap. 6.4.6) dürfen nicht aus dem Blisterstreifen herausgedrückt werden, sondern sie sind erst nach dem Abziehen der Aluminiumfolie vom Blisternapf durch Kippen des Streifens zu entnehmen.

Tab. 6.22: Feste Peroralia, die wegen ihrer Feuchteempfindlichkeit mit einem zusätzlichen Primärpackmittel in Wochendispenser überführt werden sollten (Auswahl)

Fertigarzneimittel	Wesentlicher Grund für die Feuchteempfindlichkeit
Antra Mups® magensaftresistente Tabletten (verschiedene Wirkstoffstärken)	Wirkstoff Omeprazol ist feuchteempfindlich
Arthotec® Manteltabletten (verschiedene Wirkstoffstärken)	Wirkstoff Misoprostol ist hygroskopisch
Ergenyl® chrono Retardtabletten (verschiedene Wirkstoffstärken)	Wirkstoff Natriumvalproat ist hygroskopisch
Glucobay® Tabletten (verschiedene Wirkstoffstärken)	Wirkstoff Acarbose ist feuchteempfindlich
Remestan® Kapseln (verschiedene Wirkstoffstärken)	Macrogol 400 (Lösungsmittel des Weichkapselinhalts) ist hygroskopisch
Valoron® N retard Retardtabletten (verschiedene Wirkstoffstärken)	Formulierung ist feuchteempfindlich
Zyprexa® Filmtabletten (verschiedene Wirkstoffstärken)	Wirkstoff Olanzapin ist hygroskopisch

6.4.2 Teilen von Tabletten

Durch das Teilen, also das Halbieren, Dritteln oder gar Vierteln von Tabletten, ist eine feiner abgestufte Dosiseinstellung als mit ganzen Tabletten möglich. Pädiatrische oder geriatrische Dosierungen sind oftmals nur auf diese Weise zu erzielen. Daneben ermöglicht dieses Vorgehen eine sukzessive Dosissteigerung oder -verringerung mittels Tabletten einer Dosierungsstärke. Ferner birgt das Tablettenteilen ein wirtschaftliches Einsparungspotenzial.

Grundsätzlich dürfen Tabletten mit einer oder mehreren, einfachen oder gekreuzten Bruchrillen zu Teilstücken zerbrochen werden. Falls eine opake Blisterpackung eine Überprüfung der Tabletten auf vorhandene Teilungskerben nicht zulässt, ist oftmals eine Identifizierungstabelle mit farbigen Abbildungen der Formlinge [106] hilfreich. Eine verbindliche Auskunft über die Teilbarkeit eines bestimmten Präparates kann jedoch nur der jeweilige pharmazeutische Unternehmer geben. Zur raschen Information im Offizinalltag sind entsprechende tabellarische Auflistungen in Printmedien [118] und vor allem Datenbanken mit nicht passwortgeschütztem Internetzugriff (vgl. Internet-Links am Kapitelende) [119] besonders praxisgerecht.

Teilbarkeit von Tabletten

Generell zur Teilung ungeeignet sind:

- magensaftresistent befilmte Tabletten (Kap. 6.4.9),
- Manteltabletten (Kap. 6.4.4),
- Retardtabletten auf der Basis osmotischer Systeme (Kap. 6.4.10),
- Tabletten mit sehr niedrig dosiertem Wirkstoff (µg-Bereich pro Tablette; dabei ist u. U. keine homogene Verteilung des Wirkstoffs in der Tablette gegeben) und
- sehr kleine Tabletten (mit einer Masse von weniger als etwa 50 mg).

In den beiden erstgenannten Fällen würden die Bruchseiten keine Beschichtung tragen, osmotische Systeme würden zerstört, bei sehr geringem Wirkstoffgehalt wäre die Dosierungsgenauigkeit der Bruchstücke ungenügend und beim letztgenannten Tablettentyp lassen sich der intakte Formling und seine Bruchstücke nicht präzise fassen.

Problematik des Tablettenteilens

Beim Teilen sonstiger Tablettenarten können sich eine Reihe **technologischer und toxikologischer Problemstellungen** ergeben [120–138], sie werden im Folgenden ausgeführt.

Viele Retardtabletten dürfen nicht geteilt werden, da das Brechen Lösungs- und Diffusionsbarrieren stören und damit die gewünschte Freigabecharakteristik der Wirkstoffe verändern würde (Kap. 6.4.10).

Das Europäische Arzneibuch (Ph. Eur. 5. Ausgabe, 2. Nachtrag; „Tabletten“ 5.2/0478) fordert, dass die Bruchstücke von Tabletten mit Bruchkerbe entweder der Prüfung auf Gleichförmigkeit des Gehaltes einzeldosierter Arzneiformen (2.9.6) oder der Prüfung auf Gleichförmigkeit der Masse einzeldosierter Arzneiformen (2.9.5) entsprechen müssen (die Teilungstechnik und die Art der Stichprobenwahl werden in der Arzneibuchmonographie nicht festgelegt, obwohl beide Parameter das Prüfungsergebnis beeinflussen [123, 125, 131, 134]). Eine Reihe von Tablettenpräparaten entsprach zumindest der früheren Arzneibuchforderung (Gleichförmigkeit der Masse nach Ph. Eur. 4 ohne Verwendung des Akzeptanzwertes) nicht, vor allem in Hinblick auf die Eigenschaften der Viertelbruchstücke [121, 122, 124–126, 128–137].

Da auf die Tablettenoberfläche aufgetragene Licht- oder Feuchteschutzfilme die Bruchstücke nur mehr unvollständig schützen, müssen diese Bruchstücke in licht- oder wasserdampfdichten Behältnissen aufbewahrt werden [127] (Kap. 6.4.11).

Zwei- oder Mehrschichttabletten (Kap. 6.4.4) zeigen teilweise in ihren verschiedenen Schichten unterschiedliches Bruchverhalten.

Bruchstücke auch von nicht verzögert freisetzenden Tabletten können eine andere Freisetzungskinetik als die ganzen Tabletten zeigen [136].

Manche Presslinge lassen sich infolge ihrer hohen radialen Bruchfestigkeit oder ihres relativ kleinen Durchmessers trotz vorliegender Teilungskerben nur schwer brechen [125, 128, 130]. Dies ist insbesondere für Patienten mit eingeschränkter manueller Geschicklichkeit oder Kraft problematisch [27, 28, 127, 131, 137].

» Das Identifizieren der Bruchstücke ist schwieriger als das der ganzen Presslinge. Durch das Brechen werden nicht nur eingeprägte Symbole und Zeichen verändert, sondern in manchen Fällen auch präparatetypische Tablettenformen schwerer erkennbar [125]. Dies ist insbesondere für Patienten von Bedeutung, die mehrere Präparate teilen müssen oder sehbehindert sind.

» Der Tablettenbruchstaub sowie weg springende und verloren gegangene Tablettenbruchteile von Präparaten, die bereits in sehr geringen Mengen schwerwiegende (Neben-)Wirkungen entfalten, stellen eine toxische Gefährdung der Familienmitglieder des Patienten oder des Pflegepersonals dar. In besonderem Maß gilt dies für Wirkstoffe mit karzinogenem, mutagenen oder reproduktionstoxischem Risiko, also etwa Zytostatika, Virustatika, Immunsuppressiva, Hormone, Hormonantagonisten und Retinoide [120, 136, 138]. Hinsichtlich des beim Brechen entstehenden Staubes ist zu bedenken, dass dieser ein inhalierfähiges Aerosol bilden kann. Für verschiedene Präparate mit den genannten Nebenwirkungen schließt der pharmazeutische Unternehmer in der Fachinformation und Packungsbeilage ein Teilen grundsätzlich aus oder lässt es nur unter Schutzmaßnahmen zu (Tab. 6.23). Vor allem das in der Pädiatrie praktizierte Teilen von zytostatikahaltigen Tabletten im häuslichen Bereich über längere Zeit birgt eine weitgehend ungelöste Problematik. Von einem pharmazeutischen Unternehmer empfohlene Schutzmaßnahmen, wie etwa das Tragen von Handschuhen, Schutzbrille, Einwegschürze und Atemschutz [62], würden zwar partiell die toxische Gefährdung mindern, sind aber im Bereich der ambulantem Krankenpflege nur bedingt praktikabel. Eine Problemlösung besteht im Übertragen des Tablettenteilens und Konfektionierens der Bruchstücke an die Apothekenrezeptur. Im Fall von Zytostatika muss hierbei eine Sicherheitswerkbank (DIN 12980) eingesetzt werden. Laut Apothekengesetz (§ 11 ApoG) kann diese Rezepturtätigkeit ohne vertragliche Regelung an eine entsprechend ausgerüstete öffentliche oder Krankenhausapotheke übertragen werden. Die Gebrauchsanweisung an den Patienten ist dabei unmissverständlich zu formulieren, um ein erneutes Teilen durch den Patienten zu verhindern [140]. Alternativ zum Teilen ist auch nach Rücksprache mit dem verordnenden Arzt die Herstellung einer Dispersion zu erwägen, wobei natürlich Stabilitäts- und Aromatisierungsaspekte zu berücksichtigen sind.

Methoden des Tablettenteilens

Da die Art und Weise des Teilens einen Einfluss auf das Brechverhalten der Presslinge und damit auf die Massenstreuung der Tablettenbruchstücke ausübt [123, 125, 131, 134], wäre grundsätzlich eine Beschreibung der jeweils optimalen Teilungstechnik in den Packungsbeilagen zu wünschen. Dies ist jedoch nur bei einem Teil der teilungsfähigen Tabletten der Fall; einige Beispiele nennt Tabelle 6.24. Aufgrund ihrer speziellen Formgebung (Abb. 6.8) lassen sich manche Presslinge mit geringer Kraft in Teilstücke mit hoher Dosierungsgenauigkeit überführen [124, 126, 129, 130].

Tab. 6.23: Auswahl von Tablettenpräparaten, bei denen der pharmazeutische Unternehmer keine Teilung oder eine Teilung nur unter Schutzmaßnahmen zulässt

Fertigarzneimittel	Wirkstoff, Wirkstoffmenge	Indikation (Auswahl)	Angabe der Fachinformation zur Teilbarkeit der Tablette (sinngemäß, Ausschnitt)
Alkeran® Filmtabletten	Melphalan, 2 mg	Multiples Myelom, Ovarialkarzinom	Nicht zerbrechen
Copegus® 200 mg Filmtabletten	Ribavirin, 200 mg	Chronische Hepatitis C (in Kombinationstherapie mit Interferon alfa)	Nicht zerbrechen
Imurek® Filmtabletten	Azathioprin-Natrium, 25/50 mg	Zur immunsuppressiven Therapie	Vorschriften über Umgang mit zytotoxischen Substanzen beachten
Leukeran® 2 mg Filmtabletten	Chlorambucil, 2 mg	Chronische lymphatische Leukämie, Morbus Hodgkin	Nicht teilen
Myleran® 2 mg Filmtabletten	Busulfan, 2 mg	Chronisch myeloische Leukämie	Nicht teilen
Proscar® Filmtabletten	Finasterid, 5 mg	Benigne Prostatahyperplasie	Zerbrochene Tabletten sollten nicht von Frauen berührt werden, die schwanger sind oder schwanger sein könnten
Puri-Nethol®	Mercaptopurin, 50 mg	Akute lymphatische Leukämie	Entsprechende Schutzmaßnahmen einhalten
Thioguanin-Glaxo Welcome®	Thioguanin, 40 mg	Akute myeloische, akute lymphatische, chronische myeloische Leukämie	Entsprechende Schutzmaßnahmen einhalten
Valcyte® 450 Filmtabletten	Valganciclovir-HCl, 450 mg	Zytomegalievirus-Retinitis	Nicht zerbrechen

Prinzipiell kann man vier **methodische Varianten der Teilungstechnik ohne Hilfsmittel** unterscheiden (Abb. 6.9):

1. Die Tablette wird jeweils an den durch die Teilungskerbe gebildeten Hälften mit Daumen und Zeigefinger beider Hände gefasst. Sie kann dabei jeweils am Nagel- oder Mittelglied des Zeigefingers aufliegen. Durch eine Biegespannung nach oben oder unten wird sie bis zum Bruch belastet.

Tab. 6.24: Tablettenpräparate mit Anweisungen zur Technik des Teilens in der Packungsbeilage (Auswahl)

Fertigarzneimittel	Methode (vgl. Text unten und Abb. 6.9)	Form der Tabletten
Acenorm® 25/ -50	3	Quadratisch, eine Seite mit Kreuzbruchrille, eine Seite konvex
Cardioprotect® 240 retard	4	Oblong, eine gerade, seitlich abgerundete Seite, eine konkave Seite mit Teilungskerbe
Combaren®	3	Rund, bikonvex, eine Seite mit Teilungskerbe
Denan® 10 mg/ -20 mg	3	Rund, bikonvex, eine Seite mit Teilungskerbe[1]
Dopergin® 0,2 mg/ -0,5 mg	4	Rund, eine konvexe Seite, eine konkave Seite mit Teilungskerbe
Dynacil® 10/ -20	4	Rund, bikonvex, eine Seite mit Teilungskerbe
Favistan®	3	Rund, bikonvex, eine Seite mit Kreuzbruchrille
Isoket® 5/ -10/ -20/ -40/ -retard 20/ -40/ -60	3	Rund, eine plane Seite mit Teilungskerbe, eine Seite konvex
Lasix® 500	2	Oblong, mit 3 beidseitigen Teilungskerben
Lomir®	4	Rund, eine plane Seite, eine konkave Seite mit Teilungskerbe
Madopar® 250	3	Rund, beidseitig Kreuzbruchrille, eine Seite konvex, eine Seite konkav
Metoprolol ratiopharm® 50/ -100	3	Rund, eine Seite mit Kreuzbruchrille, eine Seite konvex
Normoc®	2	Oblong, mit 3 umlaufenden Teilungskerben
Pravidel® 2,5 mg	4	Rund, eine plane Seite, eine konkave Seite mit Teilungskerbe
Pres® 10 mg/-20 mg/ -plus	3	Oblong, eine konvexe Seite mit Teilungskerbe, eine konkave Seite
Protaxon® forte	4	Rund, eine plane Seite, eine konkave Seite mit Teilungskerbe
Tensobon® comp./ -mite	3	Rund, eine plane Seite mit Teilungskerbe, eine konvexe Seite
Unat® 200	3	Rund, bikonvex, beide Seiten mit Kreuzbruchrille

[1] In den Stopfen der Tablettendose ist zusätzlich eine mechanische Tablettenteilungshilfe integriert.

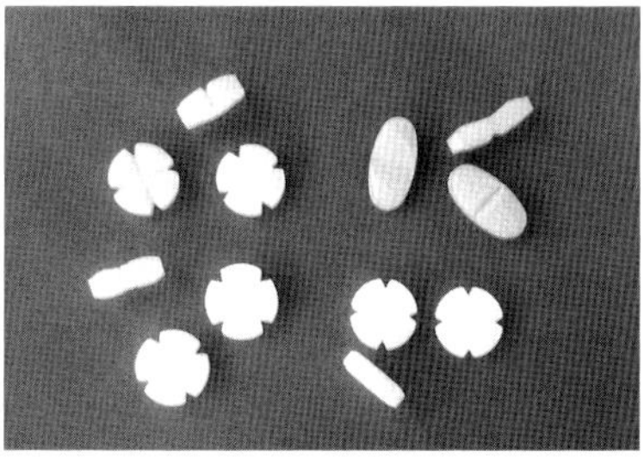

Abb. 6.8: Tabletten, die sich aufgrund ihrer speziellen Formgebung mit relativ geringer Kraft und hoher Dosierungsgenauigkeit teilen lassen

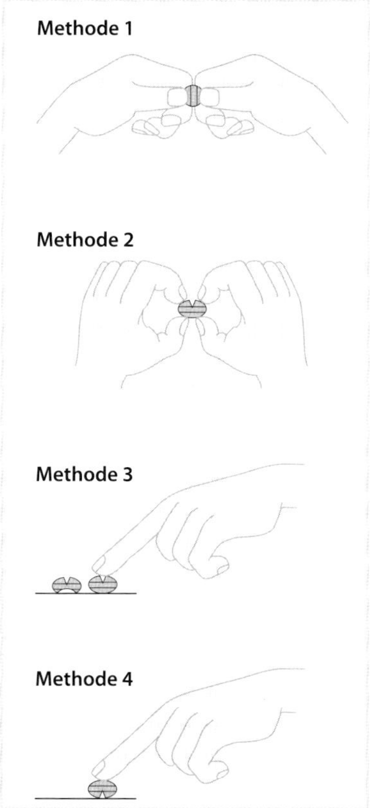

Abb. 6.9: Methoden des Teilens von Tabletten ohne Hilfsmittel

2. Die Tablette wird mit den Daumen- und Zeigefingerspitzen der beiden Hände gefasst, wobei beide Daumennägel parallel zur Bruchkerbe, jedoch auf der gegenüberliegenden Tablettenseite aufliegen. Die Zeigefinger drücken die Tablette auf die Daumennagelkanten.
3. Die Tablette liegt mit der Teilungskerbe nach oben auf einer ebenen, harten Unterlage (Tischplatte, Teller). Auf ihre gekerbte Oberseite wird mit dem Zeigefinger oder Daumen ein Druck ausgeübt, wodurch sie

bricht. In manchen Fällen ist es günstiger, mit beiden Zeigefingern oder Daumen gleichzeitig auf die Tablettenhälften links und rechts der Bruchkerbe zu drücken.
4. Die Tablette liegt mit der Teilungskerbe nach unten auf einer harten Unterlage; der Fingerdruck erfolgt auf die obere, glatte Tablettenseite.

Die erforderliche Kraft sollte bei jeder Variante kurz und mit voller Stärke ausgeübt werden. Ein langsames, vorsichtiges Steigern der Brechkraft führt bei vielen Präparaten zu einem schlechteren Bruch.

Zum Vorgehen nach Methode 1 muss die Tablette eine gewisse Mindestgröße (je nach manueller Geschicklichkeit des Patienten circa 7–12 mm Durchmesser oder Länge) aufweisen, Methode 3 erfordert konkave oder konvexe Tablettenunterseiten, Variante 4 einen großen Bruchkerbenwinkel (breite v-förmige Bruchkerbe) oder eine konkave Form der gekerbten Seite. Biplane Tablettenkörper können natürlich nur nach Verfahren 1 oder 2 geteilt werden, wobei Variante 2 in der Regel zu einer höheren Dosierungsgenauigkeit führt [134]. Die geringste manuelle Fähigkeit erfordern die Methoden 3 und 4, weshalb sie besonders für Patienten mit eingeschränkter Feinmotorik etwa infolge Arthrose der Fingergelenke oder eines Tremors (Kap. 4) geeignet sind.

Handhabung von Tablettenteilhilfen

Verschiedene im Handel erhältliche, prinzipiell baugleiche **Tablettenteiler** (Abb. 6.7; Tab. 6.25) bestehen aus einer Haltevorrichtung für (halb)runde oder längliche Tabletten(-hälften) im Bodenteil des Gerätes und einer scharfen Metallklinge im Klapp- oder Schiebedeckel. Die Tablette sollte man möglichst so einlegen, dass eine eventuell vorhandene Bruchrille nicht parallel zum Teilungsmesser steht. Durch das Schließen des Deckels mit leichtem Druck wird der eingelegte Pressling gespalten. Verbleibende Teilstücke können in einem geschlossenen Fach des Gerätes aufbewahrt werden. Diese Hilfsmittel ermöglichen zwar das Teilen von schwer zu brechenden Tabletten mit geringem Kraftaufwand, sie verbessern aber nicht in jedem Fall die Dosiergenauigkeit der Bruchstücke [121, 122, 125, 127, 131, 132]. Sie sind daher vor allem für manuell behinderte Patienten sehr nützlich.

6.4.3 Einnahme fester Peroralia

Korrekte Einnahmetechnik von festen Peroralia

Die Einnahme fester Peroralia hat im Interesse einer raschen Speisenröhrenpassage immer aufrecht sitzend oder stehend mit reichlich Flüssigkeit, d. h. mindestens 100 Milliliter, zu erfolgen. Die Flüssigkeit sollte dabei nicht in vielen kleinen, sondern in wenigen, möglichst großen Schlucken eingenommen werden. Vor allem der erste Schluck zusammen mit der Arzneiform sollte möglichst viel Flüssigkeit enthalten. Es zeigte sich nämlich, dass auch erst kurzzeitig an der Schleimhaut haftende Peroralia sich durch Nachtrinken nicht immer sofort lösen lassen. Falls bettlägerigen Patienten ein vollständiges Aufrichten nicht möglich ist, sollte der Oberkörper zumindest um etwa 45 Grad angewinkelt werden (vgl. Kap. 6.2) [2, 3, 7, 8].

Tab. 6.25: Hilfsmittel zum Teilen oder Pulverisieren von Tabletten und Dragees (Auswahl)

Bezeichnung (Vertriebsfirma, Kurzbezeichnung)	PZN	Funktion
Easylife Tablettenteiler [1] (Bort, 71 384 Weinstadt)	070 4735	Teilen von Tabletten, Aufbewahren der (geteilten) Tabletten (1 Fach)
Easylife Kombinierter Tabletten-Teiler und -Pulverisierer [2] (Bort, 71 384 Weinstadt)	070 4758	Teilen und Pulverisieren von Tabletten, Aufbewahren fester Peroralia (4 Fächer), als Trinkbecher
Exact S Tablettenteiler (3M Medica, 41 453 Neuss)	213 9802	Teilen von Tabletten, Aufbewahren der (geteilten) Tabletten (1 Fach)
Kombi Tabletten-Zerteiler & Mörser (Sanctus, 83 209 Prien)	753 9179	Teilen und Pulverisieren von Tabletten (Dragees), Aufbewahren fester Peroralia (1 Fach) oder zur Verwendung als Trinkbecher
Pillenbox mit Schneidevorrichtung (Pharma Daig & Lauer, 90 744 Fürth)	–	Teilen von Tabletten; Aufbewahren der (geteilten) Tabletten (2 getrennt entnehmbare Fächer)
Pillenschneider [1] (Aurelia, 76 534 Baden-Baden)	073 2424	Teilen von Tabletten, Aufbewahren der (geteilten) Tabletten (1 Fach)
Tablettenknuser (Krewi®, 47 877 Willich)	–	Pulverisieren von Tabletten und Dragees
Tablettenmörser [3] (Heiland, 22 006 Hamburg)	–	Pulverisieren von Tabletten und Dragees, Aufbewahren fester Peroralia (1 Fach)
Tablettenmörser (Dr. Junghans, 04 651 Bad Lausik)	198 9131	Pulverisieren von Tabletten und Dragees, Aufbewahren fester Peroralia (2 Fächer)
Tabletten-Mörser NC 28 858 [3] (Rehaforum Medical, 48 336 Sassenberg)	769 3093	Pulverisieren von Tabletten und Dragees, Aufbewahren fester Peroralia (1 Fach)
Tabletten-Mörser [4] (Sanctus, 83 209 Prien)	753 9162	Pulverisieren von Tabletten und Dragees, Aufbewahren fester Peroralia (1 Fach) oder zur Verwendung als Trinkbecher
Tablettenraspel 81 082 [4] (Thomashilfen, 27 432 Bremervörde)	769 2165	Pulverisieren von Tabletten und Dragees, Aufbewahren fester Peroralia (1 Fach) oder zur Verwendung als Trinkbecher
Tablettenteiler [1] (Heiland, 22 006 Hamburg)	–	Teilen von Tabletten, Aufbewahren der (geteilten) Tabletten (1 Fach)
Tablettenteiler (Dr. Junghans, 04 651 Bad Lausick)	203 7208	Teilen von Tabletten, Aufbewahren der (geteilten) Tabletten (1 Fach)
Tablettenteiler NC 28 857 [1] (Rehaforum Medical, 48 336 Sassenberg)	769 3101	Teilen von Tabletten, Aufbewahren der (geteilten) Tabletten (1 Fach)

Tab. 6.25: Hilfsmittel zum Teilen oder Pulverisieren von Tabletten und Dragees (Auswahl, Fortsetzung)

Bezeichnung (Vertriebsfirma, Kurzbezeichnung)	PZN	Funktion
Tablettenteiler 810 8404 [1] (Thomashilfen, 27 432 Bremervörde)	769 2171	Teilen von Tabletten, Aufbewahren der (geteilten) Tabletten (1 Fach)
Tabletten-Teiler Deluxe LPC (LPC Pharma, 23 611 Bad Schwartau)	125 8918	Teilen von Tabletten, Aufbewahren der (geteilten) Tabletten (4 Fächer)
Tabletten-Teiler mit Kindersicherung (LPC Pharma, 23 611 Bad Schwartau)	125 8924	Teilen von Tabletten, Aufbewahren der (geteilten) Tabletten (2 Fächer)
Tabletten-Teiler Original LPC (LPC Pharma, 23 611 Bad Schwartau)	097 0514	Teilen von Tabletten
Tabletten-Teiler/-Mörser Kombigerät (Dr. Junghans, 04 651 Bad Lausik)	198 9160	Teilen und Pulverisieren von Tabletten (Dragees), Aufbewahren fester Peroralia (4 Fächer), als Trinkbecher
Tablettenzerkleinerer/Mörser [2] (Büttner-Frank, 91 058 Erlangen)	015 6825	Teilen und Pulverisieren von Tabletten (Dragees), Aufbewahren fester Peroralia (4 Fächer), als Trinkbecher
Tabletten-Zerteiler (Sanctus, 83 209 Prien)	753 9156	Teilen von Tabletten, Aufbewahren der (geteilten) Tabletten (1 Fach)

Die mit [1], [2], [3] und [4] bezeichneten Geräte sind jeweils baugleich.

Bei Personen mit Schluckstörungen oder bei bettlägerigen Patienten ist stets in Erwägung zu ziehen, ob die Arzneiform nicht besser zerkleinert bzw. geöffnet werden kann. Die Arzneiformenteile werden dann zusammen mit Weichkost, gefolgt von möglichst viel Flüssigkeit verabreicht. Als Weichkost, die zusammen mit dem Arzneimittel ohne Kauen einzunehmen ist, eignen sich beispielsweise Joghurt, Kartoffelbrei oder Apfelmus. Auch schnell zerfallende Plättchen (Kap. 6.4.6) sollten in einer solchen Situation neben flüssigen Formen als Alternative in Betracht gezogen werden [7].

Durch die genannten Maßnahmen vermeidet man, dass feste Peroralia an einer Verengung der Speiseröhre haften bleiben (Abb. 6.10; Kap. 6.2). Da in solchen Fällen ein warnendes Fremdkörpergefühl meist nicht sofort auftritt, kann es durch Freigabe von schleimhautaggressiven Arzneistoffen zu Schädigungen der Speiseröhrenmukosa kommen. So sind nach der Einnahme von Kapseln oder Tabletten mit nicht ausreichender Flüssigkeitsmenge und/oder in liegender Stellung deutliche Verzögerungen der Speiseröhrenpassage sowie Erosionen und Ulzera der Speiseröhrenmukosa beschrieben worden. Die Einnahme in liegender Stellung betraf dabei nicht nur bettlägerige Patienten, sondern auch Personen, die das Arzneimittel unmittelbar vor dem Einschlafen einnahmen [1, 6, 7, 10–14].

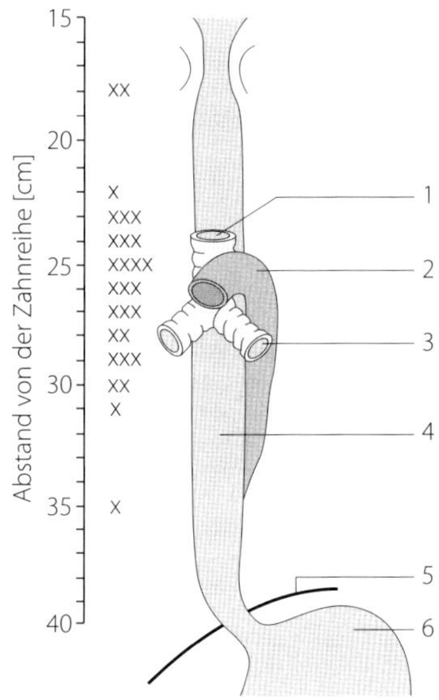

Abb. 6.10: Lage von Schleimhautläsionen in der Speiseröhre nach Einnahme fester Peroralia mit zu wenig Flüssigkeit oder ohne Flüssigkeit (nach [10]).
x – endoskopisch ermittelte Schleimhautläsionen; bei 9 von 15 Patienten lagen die Schleimhautveränderungen im Bereich der sog. Aortenenge; betroffene Peroralia enthielten ulzerogene Inhaltsstoffe.
1 – Luftröhre;
2 – Aortabogen;
3 – linke Hauptbronchie;
4 – Speiseröhre;
5 – Zwerchfell;
6 – Magen

Wirkstoffe mit hohem Ösophagitisrisiko

Folgende Arzneistoffe waren häufig an derartigen Schleimhautschädigungen beteiligt:

» Biphosphonate (Alendronsäure, Clodronsäure, Etidronsäure),
» Eisensalze,
» Kaliumchlorid,
» nichtsteroidale Antiphlogistika (ASS, Diclofenac, Ibuprofen, Indometacin, Piroxicam) und
» Tetrazykline (Doxycyclin, Oxytetracyclin, Tetracyclin).

Entgegen der verschiedentlich geäußerten Meinung führten nicht nur Hartgelatinekapseln zu solchen Zwischenfällen, sondern auch verschiedene Tablettenformen, vor allem Film- und Retardtabletten. Die Klebeeigenschaften der Kapselhülle oder äußeren Tablettenschicht spielten hier wahrscheinlich eine entscheidende Rolle [13]. Infolge der im Ösophagus nur in relativ geringen Mengen vorliegenden Flüssigkeit wird die Oberfläche der Arzneiform nur wenig befeuchtet und rasch klebrig. Ist die Speiseröhre entspannt, ist ihr Lumen aufgrund einer ausgeprägten Faltung der Schleimhaut gering (Kap. 6.2). Die klebrige Arzneiform hat daher eine große Kontaktfläche zur Schleimhaut. An den Kontaktstellen wird der Schleimhaut durch die Arzneiform Flüssigkeit entzogen und ein adhäsives Hydrogel gebildet. An den nicht haftenden Seiten bildet sich durch verschluckten Speichel eine viskose, konzentrierte Wirkstofflösung, die auf ein sehr kleines Schleimhautareal einwirkt [6].

Bei der Einnahme von Solida mit Wirkstoffen, die ein besonders hohes Ösophagitisrisiko bergen (z. B. Aminobiphosphonat-Tabletten), wird empfohlen, diese morgens nach dem Aufstehen mit 180 bis 250 Milliliter Wasser einzunehmen und danach mindestens 30 Minuten bzw. bis zur ersten Mahlzeit in aufrechter Körperstellung zu bleiben. Keinesfalls dürfen sie vor dem Einschlafen oder vor dem morgendlichen Aufstehen geschluckt werden [12, 15].

Zum Einnehmen geeignete Getränke

Zum Hinunterspülen fester Peroralia in den Magen eignet sich am besten reines Leitungs- oder Mineralwasser. Kaffee, Tee, Milch, natürliche Fruchtsäfte und künstliche Fruchtsaftgetränke, alkoholische Getränke oder Fertigsuppen können sowohl mit Arzneistoffen [16] als auch teilweise mit Hilfsstoffen beziehungsweise Arzneiformen Interaktionen eingehen. Im zweitgenannten Fall haben Wechselwirkungen mit magensaftresistenten Formen und Retardformulierungen besondere Bedeutung, da diese Zubereitungen vor allem im Magen den Einflüssen des Getränks eine gewisse Zeit ausgesetzt sein können [141–144].

Verabreichung fester Peroralia an Kinder

Das **Lebensalter, ab dem Kinder feste Peroralia problemlos schlucken können**, variiert in Abhängigkeit verschiedener Parameter sehr stark. So spielen neben den Eigenschaften der Arzneiform und der Verabreichungsfrequenz etwa der Gesundheits- oder Entwicklungsgrad des Kindes und das Verhalten der betreuenden Person eine wichtige Rolle. Als Richtwert gilt bei normalem Entwicklungsstatus ein Alter von 6 bis 7 Jahren [53, 227–231]. Bei ihrer antiretroviralen Therapie konnten Kinder mit durchschnittlich 7 Jahren von flüssigen zu festen Formulierungen wechseln. Die Spanne erstreckte sich dabei jedoch von 3 bis 11 Jahren [227]! Offensichtlich lässt sich im Rahmen eines mehrtägigen Programms durch entsprechendes Unterweisen und Üben mit zunehmend größeren Formlingen deren Schluckfähigkeit erlernen. Dies gilt insbesondere auch für eine Langzeitmedikation und für Kinder mit unterschiedlichen Behinderungen [229, 230].

Manchmal gelingt das unbemerkte Verabreichen kleiner Tablettenbruchstücke, indem man sie in Scheibchen von Bananen oder Wiener Würstchen hineindrückt.

Pulverisieren von Tabletten

Für Fälle, in denen die Verabreichung eines zu Pulver verriebenen Dragees oder einer pulverisierten Kautablette erforderlich ist, etwa bei Kleinkindern, Patienten mit Kau- oder Schluckstörungen oder bei der Arzneimittelzufuhr per Ernährungssonde, werden **Tablettenzerkleinerer** (Abb. 6.7; Tab. 6.25) angeboten. Dabei handelt es sich um kleine Becher aus Hartplastik mit jeweils einem Stempel, der in dieses Gefäß geschraubt werden kann. Ein eingelegter Formling wird damit gequetscht und vermahlen. Es sind auch derartige Tablettenmörser mit einer zusätzlich montierten Tablettenteilvorrichtung im Handel, also Kombinationsgeräte, die beide Funktionen erfüllen. Tablettenzerkleinerer sind vorteilhafter als herkömmliche Pulverreibschalen mit Pistill, da sie ein weitgehend verlustloses Zerkleinern des Formlings erlauben und einen Kontakt des Pflegepersonals mit Präparatestäuben weitgehend verhindern. Insbesondere bei Präparaten mit schwerwiegenden (Neben-)Wirkungen gilt ja auch hier die beim Tablettenteilen genannte Problematik der Exposition des Pflegepersonals mit inhalierfähigen Stäuben (Kap. 6.4.2). Die Berufsgenossenschaft fordert daher für Beschäftigte im Gesundheitsdienst beim Zerkleinern von Tabletten mit sehr giftigen, sensibilisierenden, erbgutverändernden Wirkstoffen die Verwendung geeigneter Hilfsmittel wie Tablettenzerkleinerer [120].

6.4.4 Mehrschichtentabletten, Manteltabletten

Mehrschichten- und Manteltabletten sind aus zwei oder mehreren Schichten von Pulverkomprimaten zusammengesetzt. Diese Schichten dienen beispielsweise dazu, inkompatible Wirkstoffe zu separieren, verschiedene Wirkstoffe nacheinander freizusetzen oder einen Wirkstoff zunächst schnell und dann langsam (Initial- und Erhaltungsdosis) abzugeben. Die bei Mehrschichtentabletten parallel verlaufenden Schichten und bei Manteltabletten einen Tablettenkern umhüllende Schichten machen die Formlinge gegenüber mechanischen Belastungen empfindlicher.

Tab. 6.26: Mehrschichtentabletten (Auswahl)

Präparat	Wirkstoff(e)	Aufbau; Funktion der Schichten	Tablette teilbar
Bion® 3 Tabletten	Vitamine, Mineralstoffe, Bifidum- und Lactobacillus-Kulturen	3-Schichttablette; eine Schicht enthält probiotische Kulturen, eine Vitamine, eine Mineralstoffe	Nein (nicht erforderlich)
Diclac® 75 / -100 ID Retardtabletten	Diclofenac-Na	2-Schichttablette; eine schnell freisetzende Schicht, eine langsam freisetzende Schicht	Nein
Orudis SL Tabletten	Ketoprofen	2-Schichttablette; eine schnell freisetzende Schicht, eine langsam freisetzende Schicht	Nein (u. a. Störung der Freigabecharakteristik)
Prelis® comp Retardtabletten	Metoprolol, Chlortalidon	2-Schichttablette, Oblongform, lackiert (rosafarben), 2 Teilungskerben; eine Schicht setzt schnell Chlortalidon frei, eine Schicht setzt langsam Metoprolol frei	Ja
Urion® uno 10 mg / UroXatral® uno 10 mg Retardtabletten	Afluzosin	3-Schichttablette; die beiden wirkstofffreien Außenschichten quellen verzögert auf und steuern dadurch zusätzlich die Freigabe der mittleren wirkstoffhaltigen Matrix	Nein (u. a. Störung der Freigabecharakteristik)

Tab. 6.27: Manteltabletten (Auswahl)

Fertigarzneimittel	Wirkstoff(e)	Funktion des Mantels/Kerns
Adalat® Eins 30 / -60	Nifedipin	Langsame Wirkstofffreigabe aus dem Mantel, schnelle Freigabe aus dem Kern (Coat-Core-Prinzip)
Arthotec® / -akut / -forte	Misoprostol, Diclofenac	Misoprostolfreigabe aus dem Mantel, Diclofenacfreigabe aus dem magensaftresistenten Kern
Baymycard® RR 10 / -20 / -30	Nisoldipin	Langsame Wirkstofffreigabe aus dem Mantel, schnelle Freigabe aus dem Kern (Coat-Core-Prinzip)
Nifedipin Basics® uno 30 mg/ -60 mg	Nifedipin	Langsame Wirkstofffreigabe aus dem Mantel, schnelle Freigabe aus dem Kern (Coat-Core-Prinzip)
Nifehexal® uno 30 / -60	Nifedipin	Langsame Wirkstofffreigabe aus dem Mantel, schnelle Freigabe aus dem Kern (Coat-Core-Prinzip)
Tramadolor® einmal täglich	Tramadol-HCl	Schnelle Wirkstofffreigabe aus dem Mantel, langsame Freigabe aus dem Kern
Tremarit® 15 mg	Metixen-HCl	Schnelle Wirkstofffreigabe aus dem Mantel, langsame Freigabe aus dem Kern

Teilen von Schicht- und Manteltabletten meist nicht erlaubt

Verschiedene Schichttabletten (Zwei- oder Mehrschichttabletten, Sandwichtabletten; Tab. 6.26) dürfen nicht geteilt werden, was oft nicht nur durch den Schichtcharakter bedingt ist, sondern auch durch die Tatsache, dass eine Schicht retardiert freisetzt, also eine Matrixstruktur aufweist. Bei einigen derartigen Präparaten ist jedoch infolge ihrer Oblongform und ausgeprägter, zum Teil doppelseitiger Teilungskerben ein Halbieren möglich.

Manteltabletten (Dry-coated-Tabletten; Tab. 6.27) sind generell nicht zum Teilen bestimmt. Die umhüllende Schicht könnte dabei vom Kern absplittern und das Freisetzungsverhalten würde unter anderem durch das partielle Entfernen der Hülle grundlegend verändert.

6.4.5 Brausetabletten, Trinktabletten, Brausegranulate

Bei Brausetabletten und -granulaten ist der Kunde nicht nur auf die Überführung in ein medizinisches Getränk hinzuweisen, sondern auch auf die feuchtigkeitsschützende Aufbewahrung.
Bei der Verabreichung an Kinder ist zu beachten, dass sich die Arzneiform zuvor komplett aufgelöst hat. Kinder finden gasentwickelnde Bruchstücke interessant und trinken diese eventuell mit [228].

Empfohlene Anwendungsmodalitäten einhalten

Für Trinktabletten und sinngemäß ähnlich deklarierte Tabletten (z. B. orale Lösungstabletten, Liquitabs®, Kindertabletten, Solutabs®) nennen die Packungsbeilagen präparatespezifisch unterschiedliche Anwendungsmodalitäten. In der Regel lässt man sie unter leichtem Umrühren in etwa einem halben Glas kaltem Wasser zerfallen, wodurch sich eine meist aromatisierte Suspension zum Trinken bildet. Alternativ oder ausschließlich wird für verschiedene Trinktabletten auch ein Schlucken mit Wasser, Lutschen oder Zerkauen angeordnet. Einige wenige pädiatrische Trinktabletten lässt man in einer nur kleinen Wassermenge zu einer breiähnlichen Zubereitung zerfallen (Tab. 6.28). Letztgenannte Tabletten enthalten Pellets in einem rasch zerfallenden Tablettenkörper. Man legt sie in einen Teelöffel, falls erforderlich zwei Tabletten in einen Esslöffel, jeweils mit etwas Wasser. Innerhalb von 30 bis 40 Sekunden entsteht eine aromatisierte, breiartige Suspension, die man dem Kind verabreicht. Bei allen Anwendungsvarianten mit wenig Wasser sollte anschließend noch Flüssigkeit nachgetrunken werden.

Eine ähnliche Situation besteht bei den so genannten Tabs; auch bei diesen werden in den Packungsbeilagen unterschiedliche Anwendungsmodalitäten angeordnet (in Wasser dispergieren, ganz schlucken).

Stabilität der entstehenden Trinklösungen

Bei in wässriger Dispersion relativ instabilen Wirkstoffen, wie beispielsweise Betalaktamantibiotika oder Levodopa, können Brause- oder Trinktabletten zu Zubereitungen mit kurzer Aufbrauchfrist führen [145, 146]. Auch können Suspensionen mit rasch sedimentierenden Wirkstoffpartikeln entstehen. Derartige Getränke dürfen daher, etwa von einer Pflegeperson, nicht mehrere Stunden im Voraus hergestellt werden, sondern der Patient muss sie unmittelbar nach der Zubereitung trinken.

Pharmakodynamische Aspekte der Brausehilfsstoffe

Der Kunde ist auch auf den oftmals durch Hilfsstoffe bedingten **hohen Natrium- und Citratgehalt** brausender Peroralia mit den sich daraus ergebenden pharmakodynamischen und pharmakokinetischen Konsequenzen hinzuweisen. Natriumhydrogencarbonat, in einigen Präparaten gemischt mit Natriumcarbonat und/oder Kaliumhydrogencarbonat, findet sich in relativ hohen Konzentrationen in Brausegranulaten und vor allem in vielen Brausetabletten (Tab. 6.29) [147]. Es dient dort als Carbonatkomponente des Brausesatzes, der unter Wassereinwirkung zusammen mit einer zugemischten Säure Kohlendioxid entwickelt [148]. Die getrunkenen Natriumsalze (z. B. Natriumcitrat, -ascorbat, -tartrat) addieren sich zur anderweitig zugeführten Natriummenge und können somit eine natriumkontrollierte Diät (z. B. bei nephritischem Syndrom) beeinflussen bzw. zur Auslösung unerwünschter Natrium- bzw. Natriumchlorideffekte beitragen. Als solche gelten unter anderem eine verstärkte Calciumausscheidung mit Abnahme der Knochendichte, ein geringfügig gesteigertes Hypertonierisiko und eine vermehrte bronchiale Reagibilität bei Asthmapatienten [149].

Der Anstieg der renalen Calciumausscheidung bei hohen Natriumgaben wurde wiederholt belegt. So zeigte eine 2-Jahres-Studie bei postmenopausalen Frauen eine direkte Korrelation zwischen Natriumzufuhr und Verringerung der Knochendichte des Hüftknochens. Eine Halbierung der täglichen Natriumzufuhr von ursprünglich 3 450 Milligramm (Na^+) beeinflusste die Knochendichte in gleicher Weise wie eine tägliche Calciumzufuhr von 890 Milligramm (Ca^{2+}) [150]. Bereits nach zehntägiger Verdoppelung der Natriumzufuhr erhöhte sich bei älteren Frauen die renale Calci-

Tab. 6.28: Anwendungsmodalitäten von Trinktabletten

Fertigarzneimittel	Anwendungsmodalität(en)
Acetabs® 200 mg Trinktabletten	Tablette in einem Glas kaltem oder heißem Wasser auflösen und umgehend trinken
Abiclav® Solutab® Tabletten (verschiedene Wirkstoffstärken)	Ganze Tablette mit Wasser schlucken oder in einem Glas Wasser zerfallen lassen und trinken
Amoxypen® Tabs Trinktabletten (verschiedene Wirkstoffstärken)	Tablette in einem Glas Wasser zerfallen lassen und umgehend trinken
Doxy-Wolff® Tabs Tabletten Trinktabletten (verschiedene Wirkstoffstärken)	Ganze Tablette mit Wasser schlucken
Infectoroxit® Kindertabletten	Eine Tablette in einem Teelöffel oder zwei Tabletten in einem Esslöffel mit wenig Wasser zerfallen lassen und dem Kind verabreichen
Madopar® LT Tabletten	Tablette in einem Glas Wasser zerfallen lassen und innerhalb von 1,5 Stunden trinken
NAC-ratiopharm® 200 Trinktabletten	Ganze Tablette mit Wasser schlucken oder lutschen oder zerkauen oder in einem Glas Wasser zerfallen lassen
Rulid® Tabletten für Kinder	Eine Tablette in einem Teelöffel oder zwei Tabletten in einem Esslöffel mit wenig Wasser zerfallen lassen und dem Kind verabreichen
Sinupret® Liquitabs®	Eine Tablette in einem Teelöffel mit wenig Wasser zerfallen lassen und einnehmen
Tempil® 400 Ibuprofen-Trinktabletten	Ganze Tablette mit Wasser schlucken oder in einem Glas Wasser zerfallen lassen und trinken

umausscheidung [151], aber auch bei 8- bis 13-jährigen Mädchen [152] und Männern zwischen 18 und 40 Jahren [153] erwies sich die Natriumzufuhr als eine entscheidende Determinante für die Calciumausscheidung.

Der Zusammenhang zwischen erhöhter Natriumzufuhr (Natriumchlorid, andere Natriumsalze) und Ausbildung oder Verstärkung einer arteriellen Hypertonie wurde intensiv und kontrovers diskutiert. Nach mehrheitlicher Autorenmeinung überwiegen die Argumente für eine limitierte Natriumzufuhr, wobei jedoch zu beachten ist, dass die Effekte einer strengen

Tab. 6.29: Natriumgehalt von Brausetabletten und -granulaten (Auswahl)

Präparat	Natriumgehalt (Na^+) pro Einzeldosis[1]	NaCl-Menge, die enthaltener Natriummenge entspricht
Alka-Selzer® Brausetabletten	445 mg	1 130 mg
Aspirin® plus C Brausetabletten	466 mg	1 180 mg
ASS + C ratiopharm®	430 mg	1 090 mg
Boxacin® Brausetabletten	548 mg	1 390 mg
Calcimed D3 forte Brausetabletten	52 mg	132 mg
Calcium 500 / -1000 Hexal® Brausetabletten	55 mg / 5 mg	140 mg / 13 mg
Calcium-Sandoz® forte 500 mg / -fortissimum 1000 mg Brausetabletten	288 mg / 413 mg	730 mg / 1 050 mg
Calcium-D-Sandoz® Brausetabletten	42 mg	106 mg
Frubiase® Brause Calcium Brausetabletten	190 mg	480 mg
Hermes Multi Multivitamin-Orangentrunk	312 mg	790 mg
Lösferron® Brausetabletten	220 mg	560 mg
Lösnesium® Brausegranulat	239 mg	608 mg
Nurofen® 200 mg Brausegranulat	51 mg	129 mg
Togal® Kopfschmerz-Brause + Vitamin C	438 mg	1 110 mg

[1] Im Wesentlichen bedingt durch Natriumhydrogencarbonat und Natriumcarbonat

Natriumrestriktion marginal sind und nur im Bereich sehr weniger mmHg liegen [149, 154, 155]. Nur etwa jeder zweite Hypertoniker und jeder vierte Normotensive gilt als „salzsensitiv" [156]. Beachtenswert ist auch, dass die nephroprotektive Wirkung von Enalapril, Lisinopril und Nifedipin durch eine erhöhte Natriumzufuhr weitgehend aufgehoben wird [157, 158].

Sowohl epidemiologische als auch experimentelle Recherchen weisen auf einen Zusammenhang zwischen erhöhter Natriumzufuhr und vermehrter bronchialer Reagibilität bei Asthmapatienten hin [149, 159].

Als Säurekomponente in den oben genannten Brausemischungen werden Ascorbinsäure, Weinsäure und am häufigsten **Zitronensäure** eingesetzt [148]. Die damit beim Zubereiten des Getränks entstehende Natriumcitratlösung vermag durch Komplexbildung die Löslichkeit gleichzeitig vorhandener zwei- oder dreiwertiger Metallionen wesentlich zu verbessern. Hat die Citratlösung beispielsweise im Gastrointestinaltrakt Kontakt mit sehr schlecht wasserlöslichen Aluminiumverbindungen, kann es infolge der drastisch verbesserten Löslichkeit zu einer Aluminiumbelastung bzw. -intoxikation kommen. Als populäres Beispiel für einen praktisch unlöslichen Arzneistoff sei das in verschiedenen Antazida enthaltene Aluminiumhydroxid genannt.

Insbesondere ist diese Wechselwirkung bei der Therapie niereninsuffizienter oder dialysepflichtiger Patienten zu beachten. Die reduzierte renale Ausscheidungskapazität dieser Patienten führt unter Umständen zu toxischen Aluminiumspiegeln mit dem Risiko einer Aluminiumenzephalopathie Das Risiko besteht etwa bei der in dieser Patientengruppe häufig angezeigten Therapie mit Phosphatbindern auf der Basis unlöslicher Aluminiumsalze (z. B. Aluminiumhydroxid, Aluminiumchloridhydroxid-Komplex) (16, 160, 161).

Bezüglich des Mannitolgehaltes mancher Brausetabletten siehe Kap. 6.4.13.

6.4.6 Durch Gefriertrocknung hergestellte Plättchen

Handhabung von Lyophilisattabletten

Durch Gefriertrocknung von Arzneistoff-/Hilfsstoff-Suspensionen hergestellte Plättchen zur oralen Anwendung (Tab. 6.30) zerfallen bzw. lösen sich bei Kontakt mit wässrigen Medien sehr rasch. Diese unter anderem als orodispersible Tabletten oder Schmelztabletten (Warenzeichen: Expidet®-Plättchen, Zydis® Fast Dissolving Dosage Form) bezeichneten Zubereitungen legt man auf die Zunge, wo sie durch den Kontakt mit Speichel innerhalb weniger Sekunden vollständig zerfallen. Ein Ausspucken oder Aspirieren durch nicht kooperierende Patienten ist damit kaum möglich. Der Patient kann sie auch sofort als Ganzes verschlucken. Dabei passieren sie die Speiseröhre selbst dann ohne Verzögerung, wenn sie ohne weitere Flüssigkeit und/oder im Liegen eingenommen werden [162]. Natürlich können sie alternativ auch in Wasser gelöst und getrunken werden. Im Vergleich zu Pulverkomprimaten haben diese nur ca. 20 Milligramm schweren Lyophilisate eine viel geringere mechanische Festigkeit und eine wesentlich höhere Affinität zu Wasser. Letztere ist durch die hohe Porosität des Formlings und die daraus resultierende große Oberfläche sowie die ausgeprägte Hydrophilie dieser Fläche bedingt. Damit bestehen optimale Voraussetzungen für das rasche Einströmen von Wasser in den Formling und das schnelle Lösen des molekulardispers vorliegenden Wirkstoffes [44, 163].

Bei Lyophilisattabletten vorsichtige Entnahme aus dem Blister

Aufgrund dieser Eigenschaften dürfen diese gefriergetrockneten Plättchen nicht aus der Blisterpackung gedrückt werden, sondern sind erst nach dem Abziehen der Aluminiumfolie von den Blisternäpfen mit trockenen Fingern zu entnehmen. Unebenheiten auf der Plättchenoberfläche sind durch das Herstellungsverfahren bedingt und nicht als galenischer Mangel zu werten.

Bei einigen wenigen Wirkstoffen bietet diese Arzneiform neben den genannten anwendungstechnischen Vorteilen auch infolge Resorption über die Mundschleimhaut eine raschere systemische Verfügbarkeit als herkömmliche feste Peroralia beziehungsweise ein Entfallen der ersten Leberpassage. Auch die Streuung der Bioverfügbarkeit kann infolgedessen geringer sein als bei einer konventionellen Tablette [221]. Bei derartigen Präparaten mit bukkaler Resorption (Tab. 6.30) darf der Patient etwa fünf Minuten nach der Einnahme nichts essen oder trinken.

Tab. 6.30: Durch Gefriertrocknung hergestellte Plättchen zur peroralen Anwendung (Auswahl)

Fertigarzneimittel	Wirkstoff	Sublinguale/ bukkale Wirkstoffresorption in therapierelevantem Umfang
Abilify® 10 mg/ -15 mg Schmelztabletten	Aripiprazol	Nein
Aricept® Evess 5 mg/ -10 mg Schmelztabletten	Donepezil-HCl	Nein
Ascotop® 2,5 mg Schmelztabletten	Zolmitriptan	Nein
Imodium® lingual Tabletten	Loperamid-HCl	Nein
Maxalt® lingua 5 mg/ -10 mg Schmelztabletten	Rizatriptan-HCl	Nein
Remergil® SolTab 15 mg/ -30 mg/ -45 mg	Mirtazapin	Nein
Risperdal® Quicklet 1 mg/ -2 mg	Risperidon	Nein
Tavor® 1,0/-2,5 Expidet® lyophilisierte Plättchen	Lorazepam	Ja
Travex® Direkt 50 mg Schmelztabletten	Tramadol-HCl	Nein
Xilopar® 1,25 mg Schmelztabletten	Selegilin-HCl	Ja
Zofran® Zydis® Lingual Schmelztabletten 4 mg/ -8 mg	Ondansetron	Nein
Zyprexa® Velotab 5 mg/ -10 mg	Olanzapin	Nein
Zyrtec® Zaptabs® Schmelztabletten	Cetirizin-HCl	Nein

6.4.7 Hartkapseln

Hartgelatinekapseln sind meist nicht vollständig gefüllt, sondern maximal mit einem Volumen, das dem ihres Unterteils, also ihres größeren Hüllenteils entspricht. Bei völlig oder teilweise transparenter Kapselhülle ist der entsprechende Füllungsgrad erkennbar. Vor allem bei transparenten Kapseln mit großem Volumen und relativ großen, gut fließenden Füllgutpartikeln (Tab. 6.31) kann diese „unvollständige" Befüllung optisch und auch beim Schütteln akustisch wahrgenommen werden. Dies erweckt unter Umständen beim nicht informierten Patienten den Eindruck einer fehlerhaft unterfüllten Arzneiform, weshalb bei der erstmaligen Abgabe ein entsprechender Hinweis angebracht ist.

Verabreichung von Hartkapseln

Die Einnahme größerer Hartgelatinekapseln kann Schwierigkeiten bereiten, wenn man sie bei zurück geneigtem Kopf mit einem Getränk zu schlucken versucht. Aufgrund ihrer meist geringen Dichte schwimmen sie auf der Flüssigkeit und kommen erst nach dem Abfließen des Getränks mit den Schleimhäuten des sich beim Schluckakt verengenden Schlundes in Berührung; dadurch kann ein Würgereiz ausgelöst werden. Beugt man dagegen Kopf und Oberkörper nach vorne, schwimmt die Kapsel in den hinteren Mund-Rachen-Raum und lässt sich mit der ersten Flüssigkeitsportion problemlos mitschlucken [164, 165].

Vor allem großvolumige Steckkapseln können erforderlichenfalls durch vorsichtiges Drehen und gleichzeitiges Ziehen an den Kapselhälften geöff-

Tab. 6.31: Großvolumige Hartkapseln mit transparenter Kapselhülle

Fertigarzneimittel	Kapselgröße[1]	Transparenter Kapselteil	Art des Füllguts
Cholspasminase® N mikro	00	Unterteil	Weiße (magensaftresistente) Mikrotabletten
Ozym® 10 000/ -20 000	0 / 00	Ober- und Unterteil	Hellbraune (magensaftresistente) Mikrotabletten
Pulmo-Timelets®	00	Unterteil	Weiße Retardpellets
Rekawan®	00	Ober- und Unterteil	Gelbe und rote Retardpellets
Unilair® 300/ -450	00 / 000	Ober- und Unterteil	Weiße Retardpellets

[1] Kapselgröße 000 (1,37 ml) entspricht einem Durchmesser von ca. 8 mm und einer Länge von ca. 25 mm.
Kapselgröße 00 (0,95 ml) entspricht einem Durchmesser von ca. 7 mm und einer Länge von ca. 23 mm.
Kapselgröße 0 (0,7 ml) entspricht einem Durchmesser von ca. 6 mm und einer Länge von ca. 20 mm.

Problematik beim Öffnen von Hartkapseln

net und der Inhalt mit reichlich Flüssigkeit oder Weichkost eingenommen werden. Ein Problem kann sich ergeben, wenn sich Füllgutpartikel in Zahnzwischenräumen oder in Spalten, die durch Zahnprothesen gebildet werden, verklemmen. Besonders bei nicht pulverförmigem Kapselfüllgut, wie etwa Granulatkörnern oder Pellets, ist es daher vorteilhaft, etwas Weichkost auf einen Löffel zu geben, die Partikel darauf zu schütten und den Löffelinhalt ohne Kauen direkt zu schlucken. Als Weichkost eignen sich hierfür etwa Joghurt, Kartoffel- oder Gemüsebrei und Obstmus, jeweils nicht zu warm (< 50 °C) und ohne feste Frucht- oder Gemüseanteile, die zum Kauen animieren. Erforderlichenfalls lässt sich der entnommene Kapselinhalt nach Suspendierung in Wasser auch über eine Ernährungssonde verabreichen (s. Kap. 6.4.12).

Insbesondere im pädiatrischen Bereich werden Dosierungen fester Peroralia manchmal dadurch verringert, dass die entsprechenden Tabletten oder Dragees auf ärztliche Anweisung in der Apotheke zunächst pulverisiert werden. Nach dem Vermischen dieses wirkstoffhaltigen Pulvers mit inertem Füllstoff (z. B. Mannitol/hochdisperses Siliciumdioxid) dosiert man in der Rezeptur die Mischung volumenmäßig in Hartkapseln. Derart hergestellte Hartkapseln sind dann oftmals nicht insgesamt peroral zu verabreichen, sondern nach ihrem Öffnen rührt die pflegende Person das Pulver in einen Brei oder ein Getränk für das Kind ein. Die Steckkapselhüllen sind in diesem Fall also nicht integraler Arzneimittelbestandteil, sondern nur Packmittel für das Pulver, worüber der Kunde zu informieren ist.

Es ist im Einzelfall jedoch zu klären, ob die oben genannten Anwendungsvarianten von Fertigarzneimittelkapseln technologisch möglich sind und ob dadurch die pharmakokinetischen Eigenschaften des Präparates verändert werden. Bei den im Handel befindlichen Theophyllin-Retardkapseln etwa bestehen generell keine Einwände gegen das Verabreichen des Kapselinhalts ohne Gelatinehülle [166, 167].

Folgende **Eigenschaften von Steckkapseln sprechen gegen ihr Entleeren** durch den Patienten oder eine Pflegeperson:

» ein auf die Kapseloberfläche aufgezogener, magensaftresistenter Film (Tab. 6.32);
» eine Versiegelung (Banderolisierung) von Kapselober- und unterteil, z. B. durch einen Siegelstreifen aus Gelatine/Wasser/Polysorbat (Tab. 6.32);
» ein pulverförmiger Inhalt, dessen perorale oder inhalative Aufnahme eine toxische Gefährdung des Pflegepersonals oder der Familienmitglieder des Patienten darstellt (Tab. 6.33), also Wirkstoffe mit kanzerogenem oder mutagenem Potenzial (die etwa auch das Teilen von Tabletten ohne Schutzmaßnahmen verbieten; s. Kap. 6.4.2) [138];
» eine flüssige oder halbfeste Konsistenz des Kapselfüllguts (Tab. 6.32); bei diesen Kapseln sind Ober- und Unterteil oftmals durch eine Banderole oder durch ein Versiegeln der Überlappungszone von Ober- und Unterteil durch eine Ethanol-Wasser-Mischung verschlossen [167].

Tab. 6.32: Hartkapseln, die aus technologischen Gründen vom Patienten nicht geöffnet werden dürfen

Hartkapseln mit magensaftresistentem Überzug (Auswahl)	
Fertigarzneimittel	**Filmbildner (wesentliche Komponente)**
Fermento duodenal	Hydroxypropylmethylcellulosephthalat
Medacalm®	Metacrylsäure-Acrylat-Kopolymere
Mutaflor® 20 mg/ -100 mg	Metacrylsäure-Acrylat-Kopolymere
Typhoral® L	Hydroxypropylmethylcellulosephthalat
Hartkapseln mit Versiegelung von Ober- und Unterteil (Auswahl)	
Retrovir® 100 mg/ 250 mg	
Hartkapseln mit flüssigem oder halbfestem Füllgut (Auswahl)	
Fertig-/Rezepturarzneimittel	**Flüssiges oder halbfestes Trägermedium (wesentliche Komponente)**
Aprical® 10/ -retard	Macrogol
Dronabinol-Kapseln 2,5 mg/5 mg/10 mg (NRF 22.7)	Hartfett (z. B. Softisan® 378)
Essentiale® forte N	Sojaöl
Lipostabil® 300 forte	Sojaöl
Vancomycin Lilly Enterocaps	Macrogol
Manipulationssichere Hartkapseln (Auswahl)	
Cognex® 10 mg/ 20 mg/ 30 mg/ 40 mg	
Gastrosil® retard mite	
Justar® 50 mg/ 100 mg	

Praktische Probleme ergeben sich bei Vorliegen eines manipulationssicheren Kapseltyps (tamper-proof-Kapsel), also einer Kapsel, deren Oberteil so weit über das verkürzte Kapselunterteil reicht, dass sich das Unterteil zum Auseinanderziehen der Hälften nicht fassen lässt (Coni-Snap Supro® Kapsel; Tab. 6.32; in begründeten Ausnahmefällen müsste die Kapsel mit einer kleinen spitzen Schere aufgeschnitten werden).

Bei entnommenen Granulatpartikeln, (Mikro-)Pellets, Mikrokapseln oder (Mikro-)Tabletten mit Magensaftresistenz oder Retardeffekt ist zu beachten, dass diese unzerkaut zu schlucken sind und für die Passage durch

Tab. 6.33: Hartkapseln, die aus toxikologischen Gründen vom Patienten nicht geöffnet werden dürfen

Fertigarzneimittel	Wirkstoff	Indikation (Auswahl)
Cecenu®	Lomustin	Tumoren des ZNS
Crixivan®	Indinavirsulfat	HIV-Infektion
Cymeven®	Ganciclovir	Zytomegalievirus-Infektion
Litalir®	Hydroxycarbamid	Chronisch myeloische Leukämie
Reyataz®	Atazanavirsulfat	HIV-Infektion
Syrea® 500 mg	Hydroxycarbamid	Chronisch myeloische Leukämie
Temodal®	Temozolomid	Glioblastom

Sondengängigkeit des Kapselfüllguts

eine Sonde nicht zerkleinert werden dürfen. Ein Zerbeißen mancher magensaftresistenter Pellets würde nicht nur die technologische Formulierung stören, sondern kann auch zu Schädigungen der Mundschleimhaut führen (z. B. pankreatinhaltige Pellets). Zur Sondengängigkeit des Kapselfüllguts einer Reihe von Präparaten mit gesteuerter Wirkstofffreigabe wurden Daten publiziert [75, 168], auch die Packungsbeilagen beziehungsweise Fachinformationen sowie Datenbanken mit kostenfreiem Internetzugriff geben in vielen Fällen Auskunft (vgl. Internet-Links am Kapitelende) [119, 169]. Bei der Sondenapplikation muss ferner berücksichtigt werden, dass die in Wasser oder Weichkost suspendierten Partikel umgehend verabreicht werden, bevor sie evtl. zu quellen beginnen. Tabelle 6.34 nennt Beispiele für großvolumige Hartkapseln (Kapseln der Größen 0 elongated, 00 und 000, also Länge/Durchmesser größer als ca. 21/7 mm), deren Inhalt jeweils problemlos entnommen und ohne Kapselhülle geschluckt werden kann, sowie für Kapseln mit gesteuerter Freigabe, deren Füllgutpartikel ohne Zerkleinerung in eine sondengängige Suspension überführt werden können.

Tab. 6.34: Hartkapseln, deren Inhalt ohne Kapselhülle verabreicht werden kann

Schwer zu schluckende (großvolumige) Hartkapseln (Auswahl):	
Fertigarzneimittel	**Kapselfüllgut**
Afonilum® retard forte	Retardpellets
Bronchoretard® forte	Retardpellets
Ferro sanol® duodenal	Magensaftresistente Pellets
Kalinor®-retard P	Retardpellets
Kreon® 25 000	Magensaftresistente Pellets
Lipo-Merz® retard	Retardpellets
Pankreatan® 25 000/ -36 000	Magensaftresistente Mikrotabletten
Panoral®	Pulver
Pento-Puren® 600	Retardpellets
Perenterol® forte	Pulver
Pulmo-Timelets® 300	Retardpellets
Staphylex® 500	Pulver
Ursofalk®	Pulver
Zithromax® uno	Pulver
Hartkapseln mit gesteuerter Wirkstofffreigabe, deren Füllgutpartikel ohne Zerkleinerung in eine sondengängige Suspension überführt werden können (Auswahl):	
Fertigarzneimittel	**Suspendier- und Spülmedium; Anforderung an Sonde bzw. Durchmesser der Partikel**
Antra® mups 10 mg/ -20 mg/ -40 mg	Wasser; mind. 2,3 mm Sondeninnendurchmesser
Capros® 10/ -30/ -60/ -100	Wasser; Pelletdurchmesser: 0,5–0,7 mm
Ebrantil® 30/ -60/ -90	Wasser; Pelletdurchmesser: 0,4–1,0 mm
Isoket® 120	Wasser; Pelletdurchmesser: 0,8–1,3 mm
M-long® 10/-30/-60/-100	Tee [1]; mind. 2,5 mm Sondeninnendurchmesser
MST Continus® 30/-60/ -100/ -200	Sondennahrung [1]; mind. Sondengröße CH 15

[1] Pellets trocken in die Sonde einfüllen

6.4.8 Weichkapseln

In Weichkapseln evtl. problematische Hilfsstoffe

In Weichgelatinekapseln (Softgelkapseln) können Hilfsstoffe wie Konservierungsmittel, Erdnussöl oder Ethanol enthalten sein, die der Laie nur in flüssigen Peroralia erwartet und auf die deshalb Patienten mit entsprechenden Unverträglichkeiten hingewiesen werden müssen (Tab. 6.35). Zu Details der hilfsstoffbedingten Reaktionen siehe Kap. 6.4.13.

Tab. 6.35: Hilfsstoffe in Weichkapseln, auf die in bestimmten Situationen hingewiesen werden muss (Auswahl)

Fertigarzneimittel	In bestimmten Fällen erläuterungsbedürftige(r) Hilfsstoff(e)
Andriol®	Ethyl- und Propyl-4-hydroxybenzoat
B-Komplex-Vicotrat® + C	Erdnussöl
Bondiol® 1 µg	Ethanol (1 mg/Kapsel)
Espumisan®	Methyl-4-hydroxybenzoat
Exitop® 50 mg/-100 mg	Ethyl- und Propyl-4-hydroxybenzoat
Lipostabil® 300 forte	Ethanol (8 mg/Kapsel)
Multivitamin N Wiedemann	Erdnussöl
Navelbine® 30 mg	Ethanol (7 mg/Kapsel)
Norvir®	Ethanol (120 mg/Kapsel)
Sandimmun®/-Optoral 100 mg	Ethanol (100 mg/Kapsel)
Strogen® uno	Erdnussöl
Taxofit® Vitamin A 2500	Erdnussöl
Vita-Gerin-Geistlich N	Erdnussöl
Vitamin E-mp 100	Methyl-4-hydroxybenzoat

6.4.9 Magensaftresistente Arzneiformen

Chemische und mechanische Stabilität magensaftresistenter Arzneiformen

Magensaftresistente Arzneiformen dürfen nicht längere Zeit erhöhten Lagertemperaturen ausgesetzt werden, da Wärmebelastungen die chemische und mechanische Stabilität der Überzugsfilme ungünstig beeinflussen können. Neben den Aufbewahrungsbedingungen beeinflussen auch der Typ des eingesetzten Film bildenden Polymers, weitere Komponenten der Filmrezeptur (z. B. Weichmacher, Pigmente) und der enthaltene Arzneistoff die Lagerstabilität der Filmüberzüge [170]. Bei verschiedenen Fertigarzneimitteln führte beispielsweise eine mehrwöchige Aufbewahrung bei 30 °C zu einem deutlich geänderten Freigabeverhalten. Dabei zeigten sich vor allem Verringerungen der Säureresistenz, aber auch veränderte Zerfallszeiten im alkalischen Milieu. Magensaftresistent überzogene Kapseln erwiesen sich dabei anfälliger als Filmtabletten oder Dragees [171]. Die Tabellen 6.32 und 6.36 nennen Beispiele verschiedener magensaftresistenter Peroralia.

Tab. 6.36: Magensaftresistente Peroralia (Auswahl; ohne Hartkapseln)

Fertigarzneimittel	Arzneiform	Wesentliche(r) Filmbildner
Aniflazym®	Filmtabletten	CAP
Arthotec®	Manteltabletten [1]	HPMCP, CAP
Azulfidine RA®	Filmtabletten	CAP
Campral®	Filmtabletten	PMA
Chloraldurat® blau	Weichkapseln	HPMCP
Claversal® 500 mg	Filmtabletten	PMA
Ergenyl®/ -150/ -300/ -500	Filmtabletten	HPMCP, CAP
Estrafemol®	Weichkapseln	HPMCP
Gelomyrtol®/-forte	Weichkapseln	HPMCP
Kreon®	Granulat	HPMCP
Mentacur®	Weichkapseln	HPMCP
Orfiril® 150/ -300/ -600/ -long 300	Dragees	PMA
Pangrol® 20 000	Filmtabletten	HPMCP, PMA
Pankraetin Stada®	Filmtabletten	HPMCP, PMA
Pankreon® forte 28 000	Filmtabletten	HPMCP

Tab. 6.36: Magensaftresistente Peroralia (Auswahl; ohne Hartkapseln, Fortsetzung)

Fertigarzneimittel	Arzneiform	Wesentliche(r) Filmbildner
Panpur® 30 000	Filmtabletten	PMA
Panzynorm® forte N	Filmtabletten	HPMCP, PMA
Panzytrat® ok	Mikrotabletten	PMA
Proxen® 250/ -S 500	Filmtabletten	PMA
Rifun®	Filmtabletten	HPMCP, PMA
Salofalk® 250 mg/ -500 mg	Filmtabletten	HPMCP, PMA
Salofalk 500 mg/ -1 000 mg Granu-Stix®	Granulat	PMA
Soledum®	Weichkapseln	HPMCP
Strodival® mr	Weichkapseln	HPMCP
Sulfasalazin-Heyl®	Filmtabletten	PMA
Traumanase® forte	Dragees	PMA
Tromcardin®/ -forte	Filmtabletten	HPMCP, PMA
Unizink® 50	Filmtabletten	CAP
Urotractan®	Filmtabletten	PMA
Voltaren® 25/ -50	Dragees	HPMCP, PMA

CAP = Celluloseacetatphtalat; HPMCP = Hydroxypropylmethylcellulosephtalat; PMA = Metacrylsäure-Acrylat-Kopolymere
[1] (Mantel-)Tabletten oder Dragees mit magensaftresistentem Kern

Hartkapseln mit säurebeständigem Filmüberzug sollten keiner stärkeren mechanischen Belastung ausgesetzt werden, damit die relativ unelastische Lackschicht nicht rissig wird oder gar absplittert und somit die Magensaftresistenz verloren geht. Eine besonders gefährdete Zone ist hierbei der Übergang von Kapselober- zu Kapselunterteil. Daher dürfen auch einige derartige Kapselpräparate nicht in der sonst üblichen Weise aus der Blisterpackung gedrückt werden, sondern sind erst nach Aufreißen bzw. Abziehen der Aluminiumfolie ohne stärkeren Druck zu entnehmen [172]. Natürlich gilt dieser Hinweis nicht für Hartgelatinekapseln, deren Füllgut dünndarmlöslich formuliert wurde (z. B. befilmte Pellets, Tab. 6.34).

Magensaftresistente Hartkapseln unversehrt schlucken

Alle magensäurebeständig formulierten Formen müssen unversehrt geschluckt werden, damit die säureresistente Lackschicht nicht beschädigt wird. Bei monolithischen, magensäurebeständigen Arzneiformen, also ma-

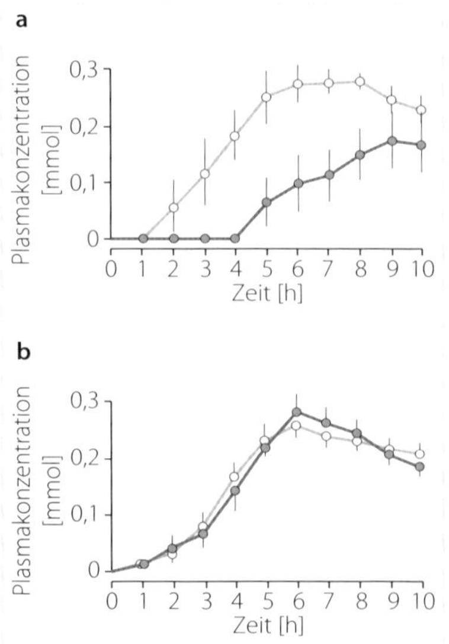

Abb. 6.11: Plasmakonzentrationen von Salicylat nach der Einnahme von magensaft-resistenten Acetylsalicylsäure-Präparaten (nach [21]). Der Anstieg der Plasma-konzentration zeigt jeweils den Eintritt der Arzneiform(enteile) in den Dünndarm an.
a Magensaftresistent lackierte Acetylsalicylsäure-Tabletten, 2 Stück à 500 mg;
b Hartgelatinekapsel mit magensaftresistent lackierten Acetylsalicylsäure-Granulatkörnern, 2 Stück à 500 mg.
-O- Einnahme in nüchternem Zustand;
● Einnahme nach einer Mahlzeit

gensaftresistent befilmten Tabletten, Dragees und Hartkapseln hängt die Bioverfügbarkeit entscheidend vom Füllungsgrad des Magens bei der Einnahme ab. Ihr Entleeren aus dem Magen wird durch Nahrung signifikant verzögert (Abb. 6.11; Kap. 6.2). Deshalb muss der Patient solche Peroralia nüchtern einnehmen! Im Idealfall liegt der Einnahmezeitpunkt eine Stunde, besser zwei Stunden vor dem Frühstück. Notfalls ist das Schlucken auch zwei bis drei Stunden nach einer Mahlzeit möglich, wobei im Anschluss an die Einnahme eine ein- bis zweistündige Zeitspanne ohne Zufuhr kleiner Mahlzeiten oder nährstoffhaltiger Getränke eingehalten werden muss [7, 16].

Zu magensaftresistenten, aber multipartikulär formulierten Arzneimitteln, die folglich nicht nüchtern eingenommen werden müssen, gehören Granulatpartikel, Pellets oder Mikrotabletten mit Pankreasenzymen. Bei den verschiedenen Fertigarzneimitteln liegen diese Partikel in Hartkapseln abgefüllt vor oder als Granulat beziehungsweise Mikrotabletten in Einzeldosis- oder Mehrdosenbehältnissen. Den Mehrdosenbehältnissen sind Dosierhilfsmittel beigepackt, wie beispielsweise ein so genannter Zähllöffel, also ein flacher Löffel mit 50 kleinen Näpfen für Mikrotabletten (Panzytrat® ok). Diese Partikel müssen zusammen mit dem Speisebrei aus dem Magen in den Dünndarm entleert werden und sind daher zusammen mit Nahrung einzunehmen [7], ohne sie zu zerbeißen.

Zu beachten sind unerwünschte **Interaktionen zwischen magensaftresistenten Filmmaterialien und Arznei- und Hilfsstoffen** etwa gleichzeitig verabreichter Arzneimittel. So können Antazida bei simultaner Gabe mit magensaftresistenten Formen deren verfrühte Arzneimittelabgabe im Magen herbeiführen [173]. Macrogole, die als Wirkstoffe in Laxanzien oder als Hilfsstoffe in vielen festen und einigen flüssigen Peroralia vorliegen, sind in der Lage, den am häufigsten eingesetzten magensaftresistenten Filmbildner Eudragit™ L (verschiedene L-Typen) in seiner Säureresistenz einzuschränken [174].

6.4.10 Retardarzneimittel

Im Gastrointestinaltrakt formstabil bleibende Retardarzneiformen mit einer Größe deutlich über zwei Millimeter unterliegen im Magen den gleichen Einflüssen wie magensaftresistente Formen und dürfen deshalb ebenfalls nur nüchtern eingenommen werden.

Feste Retardformen meist unversehrt einzunehmen

Feste Retardarzneimittel (Tab. 6.37 und 6.38) müssen in der Regel unversehrt geschluckt werden. Ein Teilen, Zerbeißen oder Lutschen würde bei einer monolithischen Matrixformulierung die Diffusionswege in der Matrix und die Kontaktflächen zwischen Formling und Magen-Darm-Milieu verändern. Bei einem filmgesteuerten Diffusionssystem, z. B. Diffusionspellets, würde die Filmbarriere, bei einem osmotischen System das Wandmaterial beschädigt. Eine völlig veränderte Freigabecharakteristik der Wirk-

Tab. 6.37: Teilbarkeit, Dispergierbarkeit und Sondengängigkeit von Retardtabletten (kleine Auswahl)

Fertigarzneimittel	Teilbar	In Wasser dispergierbar	Möglichkeit, die dispergierte Tablette per Sonde zu verabreichen
Anafranil® 75 retard	Ja	Nein	–
Beloc®-Zok (verschiedene Stärken)	Ja	Ja	Ja; maximaler Durchmesser der gequollenen Pellets: 0,5 mm
Chinidin-Duriles®	Nein	Nein	–
MST Mundipharma (verschiedene Stärken)	Ja	Nein	–
Pentasa® 500 retard	Ja	Ja	Nein; Durchmesser der Mikrokapseln zu groß
Tegretal® retard (verschiedene Stärken)	Ja	Ja	Ja; maximaler Durchmesser der Partikel 0,8 mm
Timonil® retard (verschiedene Stärken)	Ja	Ja	Ja; Sondengröße mindestens CH 12
Tramal® long 100	Nein	Nein	–
Valoron® N retard (verschiedene Stärken)	Nein	Nein	–

Tab. 6.38: Retardarzneimittel, auf der Basis nicht quellfähiger, unverdaulicher Gerüstbildner (Auswahl)

Fertigarzneimittel	Wesentliche(r) Matrixbildner
Chinidin-Duriles® Retardtabletten	Polyvinylchlorid
Corvaton® retard 8 mg Tabletten	Hydriertes Rizinusöl
KCl-retard Zyma® Dragees	Carnaubawachs
Kendural®-C Filmtabletten	Poly(meth)acrylate
Mestinon® retard Tabletten	Carnaubawachs
Molsihexal® retard Retardtabletten	Poly(meth)acrylate
Prelis® 200 Retardtabletten	Poly(meth)acrylate
Trasicor® retard Filmdragees	Poly(meth)acrylate
Trasitensin® retard Dragees	Poly(meth)acrylate

stoffe würde jeweils resultieren [168, 175, 176]. Einige der Retardtabletten auf der Basis osmotischer Systeme (s. u.) weisen eine Härte auf, die über der des Zahnschmelzes liegt und können daher beim Versuch, sie zu zerbeißen, zu Gebissschäden führen [175].

Ausnahmen vom Zerkleinerungsverbot stellen spezielle Retardierungssysteme dar, die im Interesse der Dosisanpassung oder leichteren Schluckbarkeit geteilt werden können, ohne dass sich dadurch ihre Freigabekinetik therapierelevant ändert. Bei ihnen werden etwa aufgrund tiefer oder beidseitiger, einander gegenüber liegender Teilungskerben im lang gestreckten Formling durch das Auseinanderbrechen nur in geringem Umfang die Diffusionswege und Kontaktflächen verändert [168, 176–180].

Teilen und Dispergieren von Retardtabletten

Retardtabletten und magensaftresistente Tabletten auf der Basis von **multipartikulären Presslingen**, also durch Verpressen von kleinen, stabilen Untereinheiten hergestellte Tabletten dürfen nicht nur geteilt, sondern darüber hinaus sogar in Wasser dispergiert und dann geschluckt oder per Sonde appliziert werden [121, 181–183]. Bei den Untereinheiten kann es sich um Diffusionspellets (Abb. 6.12) oder andere kleine Retardkörper (z. B. schwer wasserlösliche Wirkstoffkristalle) handeln, die durch den raschen Zerfall der ganzen oder halbierten Tablette freigesetzt werden. Hinderungsgründe für eine Sondenapplikation können ein zu großer Durchmesser oder eine anisometrische Form der Retardpartikel sein.

Von einer in der Retardtablette vorhandenen rillenartigen Vertiefung oder Kerbe darf jedoch nicht immer auf ihre Teilbarkeit geschlossen werden. Wie bei den Nichtretardtabletten erlaubt auch hier nur die jeweilige Auskunft des pharmazeutischen Unternehmers eine Unterweisung des Kunden [184]. Tabelle 6.37 macht beispielhaft Angaben zur Teil- und Dis-

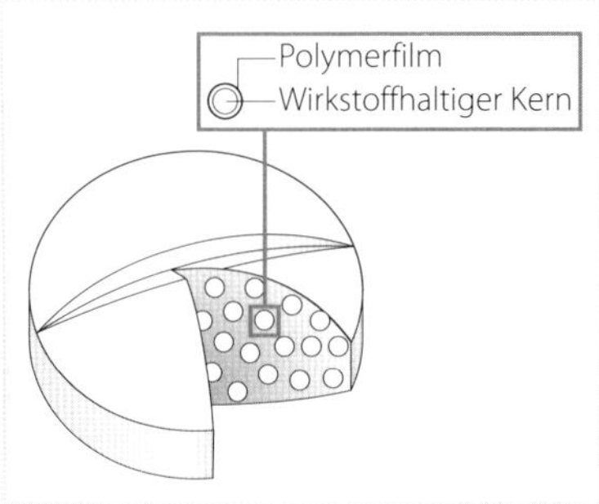

Abb. 6.12: **Schematische Darstellung einer teilbaren oder in Wasser dispergierbaren Retardtablette.** Die ganze oder halbierte Tablette zerfällt in wässrigem Milieu rasch und setzt dabei mehrere hundert der wirkstoffhaltigen Diffusionspellets frei.

pergierbarkeit einiger Retardtabletten sowie zur Sondengängigkeit dispergierter Retardtabletten. Verwiesen sei auch hier auf entsprechende Publikationen [118, 168] und Datenbanken von Krankenhausapotheken mit passwortfreiem Internetzugriff (vgl. Internet-Links am Kapitelende) [119, 169].

Ausscheidung von formstabilen Arzneiformen

Besteht die Matrix einer Retardtablette oder eines Retarddragees aus einem **nicht quellfähigen, unverdaulichen Gerüstbildner** wie etwa Carnaubawachs, Polyvinylchlorid oder Poly(meth)acrylaten (Tab. 6.38), so kann der Tabletten- oder Drageekörper nach der Passage des Verdauungstraktes zwar weitgehend arzneistoffleer, aber äußerlich kaum verändert, mit dem Stuhl wieder ausgeschieden werden. Im Milieu des Magens und des Dünndarms geht der in die wasserunlösliche Matrix eingebettete Wirkstoff kontinuierlich in Lösung und wird damit aus dem Träger entfernt. Zurück bleibt eine weitgehend ausgelaugte, poröse Matrix, die abhängig von ihrer Stabilität und der mechanischen Belastung im GI-Trakt als äußerlich unveränderter Gerüstkörper oder als entsprechende Bruchstücke ausgeschieden wird [121, 183, 185–187].

Ebenso verlassen **osmotische Systeme** (OROS®, **O**smotic **R**elease **O**ral **S**ystem, Tab. 6.39) den Magen-Darm-Trakt mit stabiler Form. Bei diesen Systemen, die äußerlich wie konventionelle Tabletten oder Hartkapseln aussehen, wird der Arzneistoff zusammen mit einem osmotisch wirksamen Hilfsstoff (z. B. Natriumchlorid, Glucose) von einer stabilen, wasserunlöslichen und nicht quellfähigen, aber semipermeablen Lackschicht umhüllt. In diese Lackhülle ist mittels eines Laserstrahls präzise eine kleine, definierte Öffnung gebohrt. Infolge Osmose diffundiert Wasser aus dem Magen-Dünndarm-Milieu durch die Lackhülle und löst den Wirkstoff bis zum Erreichen einer gesättigten Lösung. Diese gesättigte Arzneistofflösung kann nicht durch die semipermeable Lackschicht nach außen diffundieren, sondern wird infolge des herrschenden hohen osmotischen Drucks durch die kleine Öffnung aus dem System herausgedrückt. Solange noch Hilfsstoff vorliegt und fester Arzneistoff durch hineindiffundierendes Wasser in Lösung geht, wird dieser Prozess aufrechterhalten und es findet eine mehrstündige, kontrollierte und weitgehend konstante Arzneistoffabgabe statt. Die formstabile Lackhülle verlässt schließlich den GI-Trakt [175, 176, 187]. Weiterentwickelte Versionen dieses osmotischen Einkammersystems beste-

Tab. 6.39: Perorale osmotische Systeme (Auswahl)

Fertigarzneimittel	Wirkstoff	Form, Außenmaße (Circamaße)
Cardular® PP 4 mg Tabletten [1]	Doxazosinmesilat	Tablettenförmig, rund 9 mm Durchmesser, 5 mm Höhe
Concerta® 18 mg/ -36 mg Retardtabletten	Methylphenidat-HCl	Hartkapselförmig 5 mm Durchmesser, 12 mm Länge/ 7 mm Durchmesser, 15 mm Länge
Diblocin® PP 4 mg Tabletten [1]	Doxazosinmesilat	Tablettenförmig, rund 9 mm Durchmesser, 5 mm Höhe
Jurnista® 8 mg/-16 mg/ -32 mg/-64 mg Retard-tabletten	Hydromorphon-HCl	Tablettenförig, rund 8 mg: 7 mm Durchmesser, 4,5 mm Höhe 64 mg: 10 mm Durchmesser, 6 mm Höhe
Loftan® 4 mg/ -8 mg Retardtabletten [2]	Salbutamolsulfat	Tablettenförmig, sechseckig, 6 mm Durchmesser, 3 mm Höhe/ 7 mm Durchmesser, 3 mm Höhe
Lyrinel® uno 5 mg/ -10 mg/ -15 mg Retardtabletten	Oxybutynin-HCl	Tablettenförmig, rund
Procardia® XL 30 mg/ -60 mg/ -90 mg Retardtabletten [3]	Nifedipin	Tablettenförmig, rund
Volmac® 4 mg/ - 8 mg Retardtabletten [2]	Salbutamolsulfat	Tablettenförmig, sechseckig, 6 mm Durchmesser, 3 mm Höhe/ 7 mm Durchmesser, 3 mm Höhe

Die mit [1] und [2] bezeichneten Präparate sind jeweils identisch zusammengesetzt.
[3] in Deutschland nur als Importpräparat lieferbar

hen aus zwei oder drei Schichten beziehungsweise Kompartimenten (sog. Push-pull-Systeme). Dabei befindet sich der osmotisch wirksame Hilfsstoff, teilweise zusammen mit einem Hydrogelbildner, in einem Kompartiment, der Wirkstoff in einem oder zwei weiteren Kompartimenten. In alle Kompartimente strömt Wasser osmotisch ein (Pullvorgang), das Hilfsstoffkompartiment dehnt sich dabei aus und drückt kolbenartig Arzneistofflösung oder auch -suspension aus einem oder zwei Arzneistoffreservoiren heraus (Pushvorgang). Insgesamt bleiben auch diese Systeme dabei weitgehend formstabil [121, 183].

Die Ausscheidung dieser weitgehend oder vollständig formstabilen Retardformulierungen kann zur Verunsicherung und zu Fehlinterpretationen durch den nicht informierten Patienten („Dragee hat nicht gewirkt") und damit zur Störung seiner Einnahmedisziplin führen [187, 188]. Auch umfangreiche diagnostische Interventionen wurden durch derartige „Fäzesbefunde" schon ausgelöst [185]. Nur bei einem Teil der betroffenen Präparate wird in der Packungsbeilage auf diesen Aspekt hingewiesen.

Auch Retardpellets mit einem Durchmesser zwischen 0,1 und 2 Millimeter und einer unverdaulichen Diffusionsmembran zur modifizierten Wirkstofffreisetzung, können formstabil mit dem Stuhl ausgeschieden werden. Der Patient nimmt diese kleinen Partikel aber in der Regel nicht wahr [166, 187].

6.4.11 Feste Peroralia mit lichtempfindlichen Wirkstoffen

Licht abhaltende Maßnahmen bei fotolabilen Solida

Auch bei verschiedenen Tabletten und Kapseln mit fotoinstabilen Arzneistoffen (Tab. 6.40) sind Licht abhaltende Aufbewahrungs- und Verabreichungspraktiken erforderlich, wie etwa das Aufbewahren des Primärpackmittels im Umkarton oder das Entnehmen des Arzneimittels erst unmittelbar vor der Verabreichung. Das Verwenden des Umkartons als Lichtschutz ist insbesondere bei ungefärbten Blistern zu beachten. Die Gefahr einer unsachgemäßen Behandlung besteht vor allem nach dem Teilen derartiger Tabletten und/oder bei der Aufbewahrung in einem Dispensiertablett mit Klarsichtdeckel (Kap. 6.4.2) [117, 189, 190]. Gegebenenfalls sind die Tablettenbruchstücke im Originalbraunglas aufzubewahren. Blisterpackungen mit lichtschützender Tiefziehfolie können zerschnitten und dann in Dispenser einsortiert werden.

Umfang und Geschwindigkeit der Fotolyse sind in fester Phase natürlich geringer als in Lösung, doch wurden auch hier therapierelevante Wirkstoffverluste beobachtet [121, 189–192]. Ebenso wie bei Liquida beeinflussen auch bei den festen Peroralia Hilfsstoffe der Zubereitung die Geschwindigkeit der Fotolyse. Vor allem aus unterschiedlichen Lichtschutzlackierungen können etwa bei Tabletten mit identischem Wirkstoffgehalt therapierelevante Unterschiede in der Lichtstabilität resultieren [189].

6.4.12 Verabreichung fester Peroralia mittels Ernährungssonde

Die Sonden, durch die Nahrung und Arzneimittel in den Verdauungstrakt geleitet werden, sind dünne, weiche Schläuche aus transparentem beziehungsweise weiß pigmentiertem Polyurethan oder weißem Silikonkautschuk (Abb. 6.13; Tab. 6.41). Ihre Größe wird über den Außendurchmesser in Charriere (CH) oder in French-Size (F) angegeben (1 CH = 1 F = 0,33 mm). Bei Erwachsenen sind Größen von 7 bis 18 CH, also äußere Durchmesser zwischen 2,3 und 6 mm üblich. Grundsätzlich ist die breite

Tab. 6.40: Feste Peroralia mit fotoinstabilen Wirkstoffen (Auswahl)

Fertigarzneimittel	Wirkstoff	Primärpackmittel
Adalat® /-retard/-SL/-Eins Filmtabletten/ Manteltabletten	Nifedipin	Blister mit rot-opaker Tiefziehfolie
Antagonil® 20/-30 Kapseln	Nicardipin	Blister mit weiß-opaker Tiefziehfolie
Arelix® mite 3/-6/ RR 6 Tabletten/ Retardkapseln	Piretanid	Blister mit grün-transparenter Tiefziehfolie
Baymycard® /-10 Filmtabletten	Nisoldipin	Blister mit rot-opaker Tiefziehfolie
Bayotensin® Tabletten	Nitrendipin	Blister mit rot-opaker Tiefziehfolie
Cavinton® Tabletten	Vinpocetin	Blister mit weiß-opaker Tiefziehfolie
Corvaton® /-forte/-retard Tabletten	Molsidomin	Blister mit grün-transparenter Tiefziehfolie
Dilatrend® Tabletten	Carvedilol	Blister mit weiß-opaker Tiefziehfolie
Imurek® 25/-50 Filmtabletten	Azathioprin	Blister mit weiß-opaker Tiefziehfolie
Lasix® /-500 Tabletten/Tabs Tabletten	Furosemid	Blister mit grün-transparenter Tiefziehfolie
Leukeran® 2 mg Manteltabletten	Chlorambucil	Braunglas
Neotigason® 10/-25 Kapseln	Acitretin	Blister mit weiß-opaker Tiefziehfolie
Norvasc® Tabletten	Amlodipinbesilat	Blister mit weiß-opaker Tiefziehfolie
Peritol® Tabletten	Cyproheptadin	Braunglas
Pravidel® 2,5 mg/-5 mg/-10 mg Tabletten	Bromocriptin	Blister mit orangeroter Tiefziehfolie
Puri-Nethol® Tabletten	Mercaptopurin	Braunglas
Roaccutan® 10/-20 Kapseln	Isotretinoin	Blister mit weiß-opaker Tiefziehfolie
Rocaltrol® 0,25 µg/-0,5 µg Kapseln	Calcitriol	Braunglas
Rudotel® Tabletten	Medazepam	Blister mit weiß-opaker Tiefziehfolie
Zyprexa Filmtabletten	Olanzapin	Vollaluminiumblister

Transnasale und perkutane Sondensysteme

Palette der Sondentypen des Handels zu unterteilen in **transnasale** und **perkutane Sondensysteme**. Der erstgenannte Typ, für den der einfache Zugang über den Nasen-Rachen-Raum gewählt wird und die im Magen (gastral) oder in verschiedenen Abschnitten des Dünndarms (duodenal oder jejunal) enden kann, dient der kurzzeitigen Ernährung (< ca. 4 Wochen), während eine Sonde mit perkutanem Zugang zum Gastrointestinaltrakt bis zu mehreren Jahren an der gleichen Stelle verbleiben kann. Der am häufigsten eingesetzte Vertreter einer Perkutansonde, die PEG-Sonde (**p**erku-

Tab. 6.41: Ernährungssonden (Auswahl)

Transnasale Sonden					
Sonde	PZN	Charriere	Außendurchmesser	Innendurchmesser	Material
Freka®-Ernährungssonde (Magen- und Darmsonde)	3080991	CH 8	2,8 mm	2,1 mm	Polyurethan
Freka®-Ernährungssonde (Magen- und Darmsonde)	3305786	CH 12	3,9 mm	2,9 mm	Polyurethan
Flocare-Nutri Soft® M	8626118	CH 14	3,2 mm	2,3 mm	Silikonkautschuk
Flocare-Nutri Soft® M	8626153	CH 18	4,9 mm	2,8 mm	Silikonkautschuk
Flocare-Nutri Soft®	8616182	CH 8	5,7 mm	3,9 mm	Silikonkautschuk
Flocare-Pur Soft®	8626006	CH 8	2,7 mm	1,8 mm	Polyurethan
Flocare-Pur Soft®	8626035	CH 14	4,7 mm	3,5 mm	Polyurethan
Nutritub® gastral TR/M	8736083	CH 8	2,5 mm	1,9 mm	Polyurethan
Nutritub® gastral TR/M	8736108	CH 12	3,8 mm	2,8 mm	Polyurethan
Nutritub® intestinal TR/M	8736120	CH 8	2,5 mm	1,9 mm	Polyurethan
Nutritub® intestinal TR/M	8736143	CH 12	3,8 mm	2,8 mm	Polyurethan

tane endoskopische **G**astrostomiesonde, PEG-Standardsonde) wird dabei direkt durch die Bauchdecke in den Magen gelegt. Führt man die so gelegte Sonde noch weiter in das Jejunum, spricht man von einer PEG-Intestinalsonde oder einer PEJ-Sonde (**p**erkutane **e**ndoskopische **J**ejunostomiesonde). Nach dem Entfernen einer gelegten PEG-Sonde, d. h. bei bestehendem Stoma, kann von außen eine sehr kurze Sonde mit Halteplatte eingeführt und durch Füllen eines Rückhalteballons am terminalen Sondenende fixiert werden. Derartige, sog. Buttonsysteme (auch als Skin Level Gastrostomy Tubes bezeichnet) schränken den Patienten in der Bewegungsfähigkeit nicht ein und können kaum wahrnehmbar unter der Kleidung getragen

Tab. 6.41: Ernährungssonden (Auswahl) (Fortsetzung)

Perkutane Sonden						
Sonde	PZN	Charriere	Außendurchmesser	Innendurchmesser	Konnektor-Innendurchmesser	Material
Flocare® PEG	746 2465	CH 10	3,2 mm	2,6 mm	1,9 mm	Polyurethan
Flocare® PEG	746 2471	CH 14	4,7 mm	3,3 mm	2,7 mm	Polyurethan
Flocare® PEG	746 2488	CH 18	5,7 mm	4,4 mm	3,6 mm	Polyurethan
Freka®-PEG gastral	344 0691	CH 9	2,9 mm	1,9 mm	1,6 mm	Polyurethan
Freka®-PEG gastral	344 0722	CH 15	4,8 mm	3,6 mm	3,1 mm	Polyurethan
Gastro-PEG CH 9	000 6333	CH 9	2,9 mm	1,9 mm	1,8 mm	Polyurethan
Gastro-PEG CH 15	000 6356	CH 15	4,8 mm	3,6 mm	3,1 mm	Polyurethan

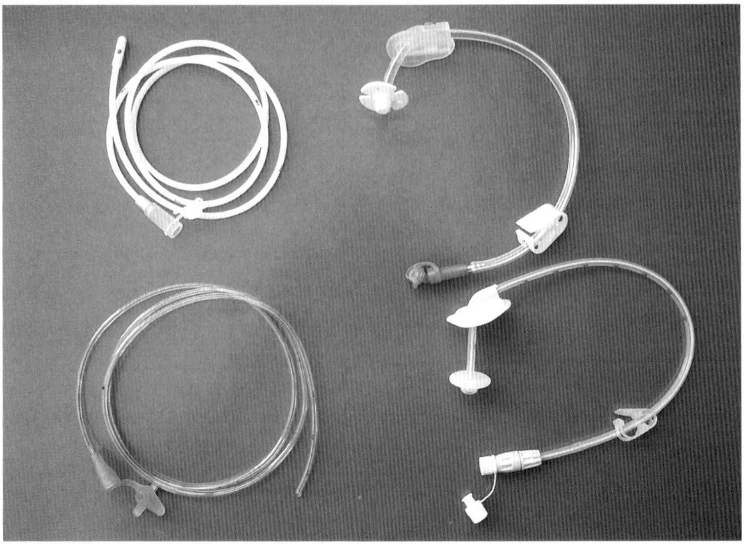

Abb. 6.13: Ernährungssonden. Links: transnasale Sonden; rechts: perkutane Sonden

werden. Die Verbindung des Überleitgerätes wird erst bei Nahrungs- oder Arzneimittelzufuhr mit dem der Haut aufliegenden Sondeneingang gekoppelt. Perkutane Systeme sind in der Regel weitlumiger als nasale Sonden und deshalb bei der Nahrungs- oder Arzneimittelzufuhr unproblematischer. Sie sind ferner lagestabil, während bei einer Nasensonde immer wieder die richtige Position kontrolliert werden muss. Dies kann erfolgen durch Kontrolle einer Markierung am Sondeneintritt in die Nase, durch eine pH-Wert-Überprüfung angesaugter Flüssigkeit oder durch das Einblasen von etwa fünf Milliliter Luft und Abhören des Magens mit dem Stethoskop. Ein seltener anzutreffender Typ der Perkutansonden, die kleinlumige FNKJ-Sonde (**F**ein**n**adel-**K**atheter-**J**ejunostomiesonde) wird intraoperativ nach größeren Oberbaucheingriffen durch die Bauchdecke in das Lumen des Jejunums gelegt [75–78].

Bevorzugte Position für den Sondenausgang ist der Magen, da dies der physiologische Ort für die Nahrungsapplikation ist und die normalen Verdauungsschritte und hormonellen Vorgänge im Zusammenhang mit der Nahrungsaufnahme weiter stimuliert werden. Weil der Magen als Reservoir dient, werden bei gastraler Zufuhr Bolusgaben von Nahrungs- und Arzneimitteln toleriert. Eine transpylorische Applikation von Nahrung und Arzneimitteln kann unter anderem bei Patienten mit Magenfunktionsstörungen indiziert sein [76].

Vorteile der nasalen Sonde sind das einfach durchzuführende Legen, das Verursachen vergleichsweise geringer Kosten und ein geringes Risiko schwerer Komplikationen. Die Mehrzahl der Patienten wird aber im Verlauf der Therapie zunehmend durch Reizungen und Ulzerationen an den Schleimhäuten des Nasen-Rachen-Raumes und der Speiseröhre beeinträchtigt. Vereinzelt werden auch Pharyngitis, Sinusitis, Otitis media sowie Funktionsuntüchtigkeit des unteren Ösophagussphinkters beobachtet. Die PEG- und PEJ-Sonden werden unter Lokalanästhesie gelegt. Zu den Komplikationen während des Eingriffs zählen Blutungen, als verzögert auftretende Komplikationen werden Peritonitis, Darmobstruktion, das Austreten von Magensaft und Wundinfektion beschrieben. Das Legen einer Feinnadel-Katheter-Jejunostomie (FNKJ) ist ein operativer Eingriff, der unter Vollnarkose meist am Ende einer umfangreicheren Abdominaloperation durchgeführt wird [75, 76].

Sondenapplikation von zerkleinerten und suspendierten festen Arzneimitteln

Bevorzugt werden flüssige Arzneimittel über die Sonde verabreicht (Kap. 6.3.7). Für den Durchfluss und die Passagemöglichkeit von zerkleinerten und suspendierten festen Arzneimitteln ist natürlich der innere Sondendurchmesser entscheidend. Auf ihn muss die maximale Korngröße der Arzneimittelpartikel abgestimmt sein. Bei Polyurethansonden sind dünnere Wandstärken möglich als bei Silikonkautschuksonden [75]. Es ist zu beachten, dass die am Schlauchanfang von PEG-Sonden montierten Verbindungsstücke (Konnektoren) zur Spritze oder anderen Zufuhrsystemen noch etwas enger sind als der innere Nenndurchmesser der Sonde. Die Dimensionen dieser Konnektoren werden in der Regel nicht in der Sondenspezifizierung genannt, sondern müssen von der Vertriebsfirma erfragt werden. Zum

Beispiel weisen einige PEG-Sonden der Größe CH 15, die je nach Hersteller Innendurchmesser zwischen 3,2 und 3,6 mm haben, an den erwähnten Übergangsstellen Durchmesser von nur 2,3 bis 3,1 mm auf [193].
Ein weiterer Unterschied zwischen PEG-Sonden und transnasalen Sonden besteht in der Art der Öffnung am distalen Sondenende. Während bei den PEG-Sonden die Weite der endständigen Öffnung dem inneren Sondendurchmesser entspricht, liegen bei den endständig geschlossenen nasalen Sonden mehrere runde oder ovale seitliche Löcher vor, deren kleinerer Durchmesser zwischen einem und drei Millimeter beträgt (Abb. 6.13). Diese Sonden enden also in einem Blindsack. Aufgrund dieses Totvolumens, in dem es zu einem Rückstau von Arzneimittelteilchen kommen kann, und aufgrund der relativ kleinen seitlichen Austrittsöffnungen besteht bei den nasalen Sonden ein erhöhtes Risiko des Verlegens dieser Öffnungen [75, 194].

Soll ein festes Arzneimittel in eine sondengängige Dispersion überführt werden, sind neben pharmakokinetischen Aspekten vor allem technologische Gesichtspunkte zu bedenken, wie sie in den vorhergehenden Abschnitten über die Teilbarkeit von Tabletten (Kap. 6.4.2), über die Handhabung von Hartkapseln (Kap. 6.4.7), von magensaftresistenten Arzneiformen (Kap. 6.4.9) und von Retardarzneimitteln (Kap. 6.4.10) dargelegt wurden. Darüber hinausgehende präparatespezifische Informationen finden sich teilweise in den Fachinformationen und müssen ansonsten beim jeweiligen pharmazeutischen Unternehmer abgerufen werden. Insbesondere die Hersteller von in der Intensivmedizin eingesetzten Präparaten (z. B. Retardformulierungen stark wirksamer Analgetika) vertreiben hierzu Broschüren mit detaillierten Hinweisen. Einige Firmen stellen auch kostenlos Sondenapplikationshilfen wie Trichter, Adapter und Spritzen zur Verfügung. Zusammenfassende Übersichtsarbeiten berücksichtigen Präparate des deutschen [75, 194, 195, 168, 237] und u. a. des nordamerikanischen Marktes [78, 138]. Besonders praxisgerecht sind kontinuierlich aktualisierte Informationen zu deutschen Fertigarzneimitteln in Listenform mit kostenfreiem Internetzugriff (vgl. Internet-Links am Kapitelende) [119, 169].

Nicht immer müssen Tabletten zur Sondenverabreichung pulverisiert werden, sondern viele Präparate zerfallen in Wasser spontan oder in angemessener Zeit. Die entstehende Suspension kann direkt in einer Spritze zubereitet und damit verabreicht werden. Entsprechende Präparatebeispiele sind etwa Aspirin® 100, Cotrim forte ratiopharm®, Lasix® 40 mg und Novodigal®. Man gibt dazu die Tablette in die Spritze, zieht 10 bis 15 Milliliter Wasser auf und nach dem vollständigen Tablettenzerfall homogenisert man die Suspension durch vorsichtiges Bewegen der Spritze [75].

Pulverisieren von Tabletten und Dragees

Zum trockenen Pulverisieren von Tabletten und Dragees sind nach mehrheitlicher Autorenmeinung geschlossene **Tablettenzerkleinerer** nach dem Stempel/Becher-Prinzip aus Hartplastik (Abb. 6.7; Tab. 6.25; Kap. 6.4.3) besser geeignet als konventionelle Pulverreibschalen mit Pistill aus Porzellan. Sie verhindern weitgehend die Freisetzung größerer Bruchpartikel oder eines wirkstoffhaltigen Staubaerosols und verringern damit das Risiko von

Crosskontaminationen oder Hautreizungen (z. B. durch Carbimazol) und toxischen Belastungen beim Pflegepersonal. Ein Modell (Tablettenknuser, Tab. 6.26) ist durch eine besonders stabile Bauweise gekennzeichnet. Der Zerkleinerungsstempel, der bei diesem Gerät durch Drücken ohne Gewindestange betätigt wird, ist aus Metall gefertigt und wirkt direkt auf den Inhalt eines Einnahmebechers. Reste des Filmhäutchens von Filmtabletten im Pulver sollten mit einer Pinzette entfernt werden. Ein entsprechendes Verarbeiten von Präparaten mit karzinogenem, mutagenem oder reproduktionstoxischem Risiko hat unter adäquaten Schutzmaßnahmen (z. B. Sicherheitswerkbank DIN 12 980) in der Apothekenrezeptur zu erfolgen. Entsprechende Wirkstoffgruppen sind neben Zytostatika auch Virustatika, Immunsuppressiva, Hormone, Hormonantagonisten und Retinoide. Manchmal wird in Hinblick auf den in Porzellanreibschalen erreichbaren höheren Zerkleinerungsgrad für die Verwendung dieses traditionellen Gerätes plädiert; hier ist präparateabhängig zu entscheiden. Das im Pflegealltag häufig praktizierte gemeinsame Pulverisieren verschiedener Präparate ist wegen des intensiven Kontaktes der verschiedenen Wirk- und Hilfsstoffe und des dadurch erhöhten Interaktionsrisikos abzulehnen [78].

Vor und nach der Applikation der Arzneimitteldispersion sollte die Sonde mit 15 bis 30 Milliliter Wasser gespült werden (bei duodenaler oder jejunaler Sondenlage steriles Wasser). Fruchtsäfte, Früchtetees oder Schwarztee enthalten Fruchtsäuren beziehungsweise Gerbstoffe, die Peptide der Sondennahrung fällen können. Diese meist grobflockigen Fällungen können zum Verlegen der Sonde beitragen [75, 77, 78, 194].

Verabreichung lipophiler Partikel

Bei **der Verabreichung ausgeprägt lipophiler Pulver oder Partikel** ist zu beachten, dass diese in Wasser zum Zusammenklumpen, Flotieren und Anhaften an den Oberflächen von Rührgefäß, Spritze und Sonde neigen. Eine Problemlösung kann hier evtl. in der Verwendung eines lipophilen Spülmediums (z. B. Speiseöl) bestehen [193]. Im Falle eines Morphinpräparates mit stark hydrophoben Granulatpartikeln (Retardierung durch Schmelzgranulat aus hydriertem Pflanzenöl mit nur geringem Macrogolanteil) wird folgendes Vorgehen empfohlen: Abweichend von der sonst üblichen Richtlinie, Arzneimittel getrennt von der Sondenmahlzeit zu verabreichen, wird hier als Spülmedium bewusst nicht Wasser, sondern Sondennahrung eingesetzt (z. B. Fresubin® plus, Fresubin® 750 MCT, Supportan® fettreich, Survimed® ballaststoffarm). Die der Kapsel entnommenen Partikel füllt man zunächst trocken in das Adapterstück der senkrecht aufgehängten, mit einer Schlauchklemme versehenen Sonde (Abb. 6.14). Anschließend wird eine Spritze mit ca. 25 bis 50 Milliliter Sondennahrung aufgesetzt, die Schlauchklemme geöffnet und die flüssige Nahrung in die Sonde gedrückt. Dabei mischen sich die Granulatpartikel teilweise mit der Nahrung, teilweise werden sie vor der Suspension her geschoben. Sollte es zu einer Stauung in der Sonde kommen, lässt sich diese durch vorsichtiges Zurücksaugen der Nahrungssuspension (ca. 1 ml) einfach beheben. Schließlich wird mit so viel Sondennahrung nachgespült, bis die geplante Nahrungsmenge komplett verabreicht ist [193].

Beheben einer Verstopfung der Sonde

Ist eine Sonde durch eine Arzneimitteldispersion verstopft, sollte es nicht an vorsichtigen (!) Versuchen fehlen, sie wieder durchgängig zu machen. Die hierzu empfohlenen Spülmittel reichen von Preiselbeersaft bis zu kohlensäurehaltigen Getränken, Natriumhydrogencarbonat-Lösung, Pepsinwein oder anderen Enzymlösungen. Eine Suspension aus einem fein pulverisierten Pankreasenzympräparat (z. B. Kreon® Kapseln) in Natriumhydrogencarbonat-Lösung 8,4 % scheint häufig zum Erfolg zu führen [75, 78, 194]. Man führt die Lösungen mit einer 20-Milliliter-Spritze zu und lässt sie ohne hohe Druckeinwirkung ausreichend lange, d. h. mindestens 20 Minuten,

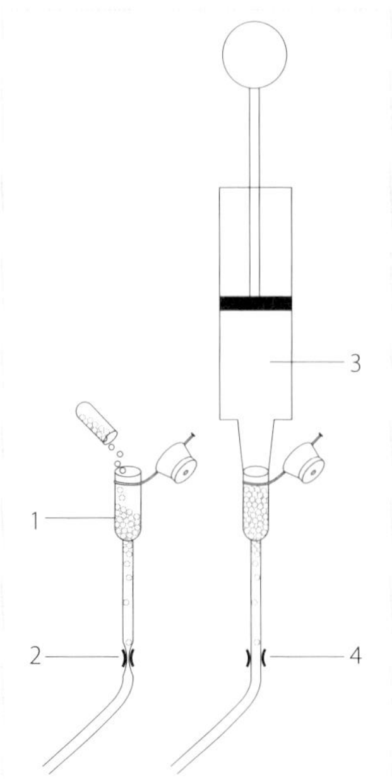

Abb. 6.14: Verabreichen lipophiler Granulatpartikel aus Hartkapseln mittels einer Ernährungssonde (aus [193]).
1 – Adapterstück der Sonde; 2 – Klemme, geschlossen; 3 – Spritze mit Sondennahrung; 4 – Klemme, geöffnet

einwirken. Die Rekanalisation mit einer kleinvolumigen (2 ml) Spritze, also unter hohem Druck ist nur als Ultima Ratio zu betrachten, da eine Sondenruptur nicht ausgeschlossen werden kann [194].

6.4.13 Beratungsbedürftige Hilfsstoffe in festen Peroralia

Entsprechend den bei flüssigen Peroralia genannten Gründen (Kap. 6.3.8) sollten auch bei der Anwendungsberatung von festen Peroralia in bestimmten Situationen die enthaltenen Hilfsstoffe erläutert werden.

Laktose wird in großem Umfang zur Formulierung fester Peroralia (und pulverförmiger Inhalativa) eingesetzt. Während das α-Laktosemonohydrat nur nach Feuchtgranulation zu Tabletten verpresst werden kann, sind die agglomerierte α-Laktose, die sprühgetrocknete Laktose und β-Laktose direkt tablettierbar.

Laktoseintoleranz

Ca. 10 % der Deutschen leiden unter einer Laktoseintoleranz (Laktose-Malabsorptionssyndrom). In Europa besteht in der Prävalenz ein deutliches Nord-Süd-Gefälle, so sind in Schweden nur ein Prozent der Bevölkerung, in Italien dagegen etwa 70 % betroffen. Die Laktoseunverträglichkeit beruht auf dem Fehlen des Enzyms Laktase, für dessen Bildung ein Gen auf dem Chromosom 2 verantwortlich ist. Dieses Gen bestimmt den Zeitpunkt, ab dem das Dünndarmepithel keine oder eine nur unzureichende Menge Laktase produziert, was je nach ethnischer Zugehörigkeit des Betroffenen schon im Kleinkind- oder erst im Erwachsenenalter erfolgen kann. Bei manchen Erkrankungen, wie etwa Morbus Crohn oder Rotavirusinfektionen tritt ein reversibler Laktasemangel als Sekundärerscheinung auf. Fehlt die Laktase, so gelangt die Laktose unresorbiert bis zum Kolon, wo die Dickdarmflora sie zu Milchsäure, Kohlendioxid, Methan und Wasserstoff zersetzt. Die Milchsäure verschiebt den pH-Wert und übt einen starken osmotischen Druck aus. Dadurch kommt es zum Wassereinstrom in das Kolon sowie zu einer verstärkten Darmperistaltik und infolge dessen zur Diarrhö. Die entstandenen Gase führen zu Blähungen und Krämpfen. Diese Beschwerden korrelieren direkt mit der aufgenommenen Laktosemenge sowie dem Ausmaß des Laktasemangels und können überraschenderweise schon 30 bis 120 Minuten nach der Laktosezufuhr auftreten [85, 196].

Die zur Symptomauslösung erforderliche Mindestmenge variierte in verschiedenen Studien zwischen 3 und 20 Gramm [85]. Wenngleich die in (Film-)Tabletten, Brausetabletten und Hartkapseln enthaltenen Laktosemengen nur Bruchteile hiervon ausmachen (Tab. 6.42), können diese Arzneimittel insbesondere bei gleichzeitiger Einnahme mehrerer Einzeldosen,

Tab. 6.42: Laktosegehalt fester Peroralia (Auswahl)

Fertigarzneimittel	Laktosegehalt pro Einzeldosis
Aequamen® forte Tabletten	80 mg
Claudicat® 600 mg retard Filmtabletten	69 mg
Fluconazol von ct Hartkapseln 100 mg	99 mg
Fluconazol von ct Hartkapseln 150 mg	148 mg
Fluconazol von ct Hartkapseln 200 mg	198 mg
Lopera Basics® akut Kapseln	127 mg
Metronidazol Stada® Tabletten	204 mg
Motilium® Filmtabletten	54 mg
Piroxicam Stada® 20 Brausetabletten	380 mg

auch Einzeldosen verschiedener laktosehaltiger Präparate, Unverträglichkeiten in leichterer Form auslösen. Dies gilt insbesondere auch bei Kindern [228, 232]. Bedauerlicherweise ist nur bei relativ wenigen Präparaten der Laktosegehalt quantitativ deklariert. Insbesondere bei Arzneimitteln mit gastroenterologischer Indikation wäre dies wünschenswert. Einige pharmazeutische Unternehmer (z. B. Merck, Darmstadt) produzieren grundsätzlich laktosefreie Peroralia [85. 196, 197].

Mannitol ist wie Sorbitol (Kap. 6.3.8.3) direkt tablettierbar und wird unter anderem in Tabletten und Hartkapseln als Füllmittel eingesetzt. In relativ großen Mengen ist es in manchen Brause- und Kautabletten enthalten (Tab. 6.43), wo es eine Doppelfunktion als Füllmittel und Zuckeraustauschstoff erfüllt. Es gehört zu den Hilfsstoffen, welche die Dünndarmpassage von festen und flüssigen Peroralia beschleunigen können. Beispielsweise reduzierte eine Dosis von 1,5 Gramm Mannitol in 200 Milliliter Wasser die durchschnittliche Dünndarmverweilzeit dieser Lösung gegenüber der gleichen Menge reinen Wassers oder einer Saccharoselösung um ein Viertel. Bei 2,2 Gramm in der gleichen Wassermenge gelöst, verringerte sich die Verweilzeit um ein Drittel, das bedeutet in absoluten Werten, dass 50 % dieser Lösung den Dünndarm nicht in 4,3 Stunden passierten, sondern bereits in 2,9 Stunden (Saccharose zeigte keinen derartigen Effekt) [198]. Bei Wirkstoffen mit einem begrenzten Resorptionsbereich im Dünndarm (Resorptionsfenster) wie etwa Atenolol, Cimetidin, Ramipril, Furosemid oder Levodopa ist eine reduzierte Bioverfügbarkeit zu erwarten. Für eine Kautablette mit 200 mg Cimetidin und eine gleichzeitig verabreichte Mannitolmenge von 2,2 Gramm als Lösung oder Kautablette wurde dieser Effekt in therapierelevantem Umfang bestätigt ($AUC_{0\text{-}24\,\text{Std.}}$ um ca. 30 % reduziert) [199].

Verkürzte Dünndarmverweilzeit kann Bioverfügbarkeit reduzieren

Tab. 6.43: Mannitolgehalt von Brause- und Kautabletten (Auswahl)

Fertigarzneimittel	Mannitolgehalt pro Tablette
Ambrolös® Brausetabletten	200 mg
ASS 500 von ct Brausetabletten	1 410 mg
Hydrotalcit ratio®	850 mg
Magastron® Kautabletten	1 010 mg
Magium® Kautabletten	200 mg
Singulair® junior 5 mg	200 mg
Tridin® forte Kautabletten	360 mg
Progastrit® Kautabletten	270 mg

Eine Reihe weiterer, meist erblicher Malabsorptionssyndrome betrifft unterschiedliche, in Peroralia eingesetzte Kohlenhydrate, so etwa Fructose, Galaktose, Isomalt, Laktitol oder Maltitol. Natürlich müssen auch die jeweiligen Abbauprodukte berücksichtigt werden, so etwa das Laktosespaltprodukt Galaktose bei Vorliegen einer Galaktosämie.

6.5 Teepräparate

6.5.1 Aufbewahrung

Aufbewahrung von Pflanzendrogen

Erfahrungsgemäß verwenden die meisten Patienten die Abgabebehältnisse der **Teedrogen** auch gleichzeitig als Lagergefäße. Die Aufbewahrung von Tees, wie etwa rezepturmäßig hergestellten Drogenmischungen, darf jedoch nur für beschränkte Zeit in einfachen Papiertüten erfolgen. Wenn der Patient die Drogen nicht kurzfristig vollständig aufbraucht, sollte er sie in dicht verschließbare Aluminiumbeutel (aus aluminiumbeschichtetem Papier oder Alufolie) oder Gläser umfüllen (etwa leere Marmeladengläser; nicht in Gefäße aus Polyethylen, Polypropylen oder Polyvinylchlorid) und licht- und wärmegeschützt aufbewahren. Insbesondere Drogen mit ätherischen Ölen erleiden in gewöhnlichen, nicht der Standardzulassungsvorschrift entsprechenden Papierbeuteln und in einfachen Polyethylenbeuteln rasch beträchtliche Wirkstoffverluste [200, 201]. Im Allgemeinen bieten Teemischungen gute Voraussetzungen für eine Entmischung bzw. Konzentrierung von Einzelbestandteilen. Dies gilt besonders, wenn sich die einzelnen Komponenten deutlich in ihrer Dichte sowie in Form und Größe ihrer Teilchen unterscheiden. Längere Zeit gelagerte und dabei Erschütterungen (z. B. Vibrationen durch bewegte Schubladen) ausgesetzte Packungen sollten daher vom Patienten zeitweise auf den Kopf gestellt oder mehrmals gekippt werden. Noch besser ist es, die Teemischung vor der Entnahme erneut gründlich durchzumischen [203].

Handhabung von sprühgetrockneten Instanttees

Sprühgetrocknete Instanttees weisen wegen der hydrophilen Oberflächen und der Porosität ihrer Partikel eine ausgeprägte Hygroskopizität auf. Sie müssen daher vor Feuchtigkeit gut geschützt werden. So sollten sie nur im sorgfältig verschlossenen Originalgefäß aufbewahrt und mit einem trockenen Löffel, nicht direkt neben dem dampfenden Wassertopf entnommen werden. Die bei den Saftpräparaten beschriebene Diskrepanz zwischen dem Fassungsvermögen heute haushaltsüblicher Teelöffel und der pharmazeutischen Norm betrifft grundsätzlich auch die Dosierung von Teepulvern. Wenngleich die therapeutischen Konsequenzen hier wesentlich weniger gravierend sind, sollten doch „arzneibuchkonforme“, d. h. möglichst große (5 ml), Teelöffel benützt werden.

Bei **Granulattees**, also Saccharosegranulaten mit relativ geringen Extraktanteilen, ist der Kunde auf den hohen, drogenfremden Kohlenhydratgehalt und dessen kalorischen und kariogenen Aspekt hinzuweisen.

6.5.2 Zubereitung der Teegetränke

Zubereitung von Tees in Abhängigkeit von der Art der Droge

Zur Zubereitung der Teegetränke sind Blatt-, Blüten- und Krautdrogen in der Regel durch einen Heißwasseraufguss, Drogen mit harter Konsistenz wie Rinden, Wurzeln und Hölzer durch eine Abkochung zu extrahieren. Pflanzenteile, bei denen durch einen Heißauszug unerwünschte Inhaltsstoffe mitextrahiert würden, etwa Gerbstoffe aus Bärentraubenblättern oder Viskotoxine aus Mistelkraut, werden durch mehrstündigen Kaltauszug behandelt. Ebenfalls kalt zu extrahieren sind Schleimdrogen, die thermolabile Schleime liefern, wie beispielsweise Eibischwurzel [203].

Beim **Heißwasseraufguss** übergießt man die Pflanzendroge mit kochendem Wasser, lässt sie fünf bis zehn Minuten in einem bedeckten Gefäß stehen, rührt eventuell zwischendurch um und gibt sie dann durch ein Teesieb [202, 204, 205]. Das Abdecken des Extraktionsgefäßes kann bei Drogen mit ätherischen Ölen nicht generell empfohlen werden. So zeigten etwa unbedeckte Ansätze von Anisfrüchten, Kamillenblüten oder Pfefferminzblättern einen erheblich höheren Terpengehalt als vergleichbare abgedeckte Aufgüsse [204, 207]. Erklärt wird dieser scheinbar widersprüchliche Befund durch das schnellere Abkühlen des nicht abgedeckten Ansatzes und dem damit verminderten Abdampfen der ätherischen Öle. Für die **Abkochung** setzt man die Droge zunächst mit kaltem Wasser an, erhitzt dann fünf bis zehn Minuten lang zum Sieden und seiht nach kurzem Stehenlassen ab. Beim **Kaltauszug** werden die Pflanzenteile mit kaltem Wasser übergossen, mehrere Stunden in einem bedeckten Gefäß bei Raumtemperatur stehen gelassen, zwischendurch umgerührt und anschließend durch ein Sieb abgegossen [201, 204, 205].

Tab. 6.44: Hilfsmittel zur Zubereitung von Teegetränken

Artikelbezeichnung	PZN	Funktion
Bombastus Teeclip	686 3222	Edelstahlspange mit Kettchen zum Verschließen und Einhängen von Teefilterbeuteln
Bombastus-Teefilter, 100 Stück	686 3239	Befüllbare Teefilterbeutel zum einmaligen Gebrauch ohne oder mit zusätzlichen Verschluss- oder Haltersystemen
Saphir® Universalfilter, 40 Stück	772 9572	Befüllbare Teefilterbeutel zum einmaligen Gebrauch mit Fadenzugverschluss

Alternativ zum traditionellen Teesieb, Teenetz oder Teeei werden Teefilterbeutel zum einmaligen Gebrauch aus feinporigem Papier angeboten (Tab. 6.44). Der Verbraucher füllt sie mit der Pflanzendroge, schließt sie je nach Beuteltyp durch Fadenzug, Falten oder mittels einer getrennt gelieferten Spange aus Plastik oder Metall. Ein Kettchen an der Spange ermöglicht das Einhängen des gefüllten Beutels in das Wassergefäß.

Mikrobielle Problematik bei Drogenauszügen

Kaltmazerate erscheinen wegen ihres möglicherweise hohen Gehaltes an pathogenen Keimen problematisch. Während der Extraktion und Aufbewahrung kann es zu einer deutlichen Vermehrung eingeschleppter Keime kommen, da ihre Reduzierung durch siedendes Wasser entfällt [208–211]. Das Arzneibuch (Ph. Eur., 5.1.4 „Mikrobiologische Qualität pharmazeutischer Zubereitungen") stellt deshalb auch an „pflanzliche Arzneimittel, denen vor der Anwendung siedendes Wasser zugesetzt wird" geringere mikrobiologische Anforderungen (Kategorie 4A; z. B. höchstens 10^5 Pilze pro Gramm) als an „andere pflanzliche Arzneimittel" (Kategorie 4B; z. B. höchstens 10^4 Pilze pro Gramm). Unter bestimmten Umständen reicht etwa die Giftigkeit der von Schimmelpilzen gebildeten Aflatoxine aus, um auch in Konzentrationen, in denen sie mit dem Extrakt aufgenommen werden, wirksam zu sein [212]. Besonders bei Wurzeldrogen sind höhere Keimzahlen zu erwarten, da bei ihnen die primäre Kontamination durch Staub und Bodenpartikel am stärksten ist, ihr Trocknungsprozess längere Zeit dauert und ihr Nährstoffgehalt hoch ist [201, 212, 213]. Es ist daher zu empfehlen, Kaltauszüge für jede Verabreichung frisch zu bereiten und nicht, wie beim Verbraucher oft aus Bequemlichkeit üblich, für einen ganzen Tag auf Vorrat herzustellen. Kaltauszüge mit thermostabilen Extraktstoffen, wie etwa Bärentraubenblätter- oder Mistelkrauttee, sollten nach dem Abseihen kurz aufgekocht werden. Dadurch wird zumindest die Zahl der lebenden Mikroorganismen reduziert, nicht aber der Umfang der von Bakterien und Pilzen bereits gebildeten Toxine. Die Verwendung eines Kaltmazerats für Säuglinge, immunsupprimierte oder schwer kranke Patienten verbietet sich von selbst. Interessant ist der Befund, dass im Kaltansatz eines schwarzen Tees (Thea nigra, russische Herkunft) selbst während einer 24-stündigen Standzeit keine Keime wuchsen. Offensichtlich verhindern die Inhaltsstoffe eine gewisse Zeit die Keimvermehrung [212].

Auch aus **unsachgemäß zubereiteten Heißwasseraufgüssen** können vergleichbare mikrobiologische Risiken wie aus Kaltmazeraten resultieren. So wurden bei onkologischen Patienten Mukositiden nach Mundspülungen mit Tees berichtet, zu deren Zubereitung anstelle von siedendem Wasser nur warmes Wasser verwandt wurde. Auch ein zu frühes Zugießen von kaltem Wasser zum Heißmazerat und die Aufbewahrung des als Mundspüllösung dienenden Tees in verkeimten Thermoskannen hatte Atemwegsinfektionen zur Folge [214]. Eine Reihe von Salmonella-Infektionen bei Säuglingen wurde mit ungenügend erhitztem Aufbrühwasser bei der Teezubereitung aus salmonellainfiziertem Kümmel in Verbindung gebracht [215].

Zerkleinerungsgrad und Zubereitung von Teedrogen

Bei der Zubereitung von Tees aus Mischungen verschieden harter Pflanzenteile ist häufig ein Kompromiss notwendig, nämlich mit heißem

Wasser zu überbrühen und zehn Minuten bedeckt ziehen zu lassen. Hinsichtlich des Zerkleinerungsgrades der Teedrogen ist zu berücksichtigen, dass Hölzer, Rinden und Wurzeln in fein geschnittener oder grob gepulverter Form gekocht werden sollen. Apiaceenfrüchte, Mariendistelfrüchte und Wacholderbeeren werden, etwa mit einem Löffel, unmittelbar vor dem Heißwasseraufguss leicht gequetscht [204, 216]. Das Neue Rezeptur-Formularium (NRF) nennt für die Aufbrauchfrist angestoßener oder gepulverter Teedrogen mit flüchtigen Bestandteilen einen Richtwert von zwei Wochen.

Teefilterbeutel sollten im Wassergefäß eingetaucht nicht ruhig liegen bleiben, sondern während des Extrahierens mehrmals im Aufguss hin und her geschwenkt werden. Dadurch lässt sich in verschiedenen Fällen der Extraktgehalt des Teegetränks deutlich steigern [217, 218].

Auf Teedrogen, die einen Auszug mit sensorisch unangenehmen Eigenschaften liefern, ist der Patient aufmerksam zu machen. Er könnte sonst die Geruchs- oder Geschmacksempfindung als Hinweis auf Qualitätsmängel der Drogen interpretieren und die Therapie abbrechen. Neben dem Bittergeschmack der Bitterstoffdrogen können etwa ein Fisch- oder Kohlaroma auftreten [219]. Einige entsprechende Drogenbeispiele nennt Tab. 6.45.

Milch als Extraktionsmittel

Bei der Teezubereitung aus Pflanzendrogen mit überwiegend lipophilen Inhaltsstoffen stellt heiße **Milch** eine bemerkenswerte **Alternative zum Extraktionsmittel Wasser** dar [236]. Dies sei am Beispiel der Teedrogen mit ätherischen Ölen verdeutlicht. Ätherische Öle sind heterogene Stoffgemische lipophiler Pflanzeninhaltsstoffe, die mehrheitlich zu den Monoterpenen, Sesquiterpenen oder Phenylpropanderivaten gehören. Diese Stoffgemische sind leicht flüchtig, sie besitzen also einen hohen Dampfdruck. Beim Erhitzen der Teedrogen mit Wasser verdampfen die ätherischen Öle und das Wasser gemeinsam, sobald die Summe ihrer Partialdampfdrücke dem Außendruck entspricht. Da dies ist bei einer Temperatur unterhalb von 100 °C der Fall ist, kommt es zu dem bei obiger Beschreibung des Heißwasseraufgusses erwähnten Austritt der Terpene aus dem Extrakt. Liegt

Tab. 6.45: Teedrogen, deren wässrige Auszüge einen unangenehmen Geschmack aufweisen

Teedroge	Geschmack
Bittersüßstengel	Anfangs sehr bitter, dann süß
Blasentang	Fischartig
Boldoblätter	Nach „Lösungsmittel"
Brunnenkressekraut	Kohlartig
Hirtentäschelkraut	Kohlartig
Weißdornblätter mit Blüten	Fischartig

nun jedoch die Lipidphase der Milch vor, gehen die Terpene zumindest teilweise in Lösung und verbleiben daher im Extrakt [236].

Zahlenmäßig sei die erhöhte Ausbeute am Beispiel der Anisfrüchte wiedergegeben: Bereitet man eine Tasse Anistee aus 3 Gramm angestoßenen Früchten und 150 Milliliter heißem Wasser, enthält der wässrige Extrakt 17 Milligramm trans-Anethol. Bei Verwendung von 150 Milliliter heißer fettarmer Milch enthält der Extrakt bereits 26 Milligramm Anethol und bei derselben Menge Vollmilch sogar 32 mg Anethol [236]!

Eine im Notdienst vorgelegte, ärztliche Verordnung lautet:

„Nifedipin-Tropfen Firma XYZ 1 OP,

aut idem, im akuten Anfall 15 Tropfen".

Weicht der Apotheker auf ein Präparat mit gleichem Wirkstoff und gleichem Gehalt der Firma ABC aus, muss er unbedingt die jeweiligen Angaben zum Flaschentropfer (z. B. „1 ml [20 Tropfen] enthält 20 mg Nifedipin") miteinander vergleichen und erforderlichenfalls die Dosierungsanweisung dem abgegebenen Präparat anpassen (s. Kap. 6.3.3).

Wenn der Patient das Tropffläschchen bei der Entnahme nicht ordnungsgemäß senkrecht, sondern schräg hält, kann dadurch die Dosierung bis zu 25 % unterschritten werden (s. Kap. 6.3.3).

Tropft er ferner aus Angst vor evtl. bald auftretenden Koronarbeschwerden die Lösung bereits eine gewisse Zeit vor der Einnahme in ein Trinkgefäß, verringert einfallendes Tageslicht den Gehalt des fotoinstabilen Wirkstoffs nochmals deutlich (s. Kap. 6.3.6).

Die Arzneimittelkommission Deutscher Apotheker erhält immer wieder Reklamationen über die angebliche Wirkungslosigkeit von Retardpräparaten, deren Tabletten- oder Drageekörper den Verdauungstrakt äußerlich weitgehend unverändert verlassen.

Bei der erstmaligen Aushändigung entsprechender Präparate an den Kunden ist im Interesse seiner Compliance ein Hinweis auf das Verhalten derartiger Arzneiformen und die Begründung dieser Eigenschaft nötig (s. Kap. 6.4.10).

Ein Kunde, der für seine Mutter regelmäßig Sondennahrung bezieht, legt für sie ein Rezept über ein Tilidin-Tropfenpräparat vor. Er wünscht zusätzlich eine Einmalspritze, um die Tropfen zusammen mit der Nahrung verabreichen zu können.

Über die möglichen Wechselwirkungen zwischen Arzneimitteln und Sondennahrung sowie über die ordnungsgemäße Arzneimittelverabreichung ist das Pflegepersonal von sondenernährten Patienten aufzuklären (s. Kap. 6.3.7).

Ein Vater beklagt, dass sein Kind die verordneten „riesigen" Verdauungskapseln nicht schlucken kann und fragt nach Möglichkeiten zur Abhilfe.

Es ist vom Apotheker im Einzelfall unter Berücksichtigung technologischer und pharmakokinetischer Aspekte zu klären, ob die großvolumige Hartkapsel vom Patienten geöffnet und der Inhalt ohne Hülle eingenommen werden kann (s. Kap. 6.4.7).

Internet-Links

Technologie der Peroralia
www.pharmazie.uni-frankfurt.de/PharmTech/downloads_2sem/Kapseln.pdf
www.pharmazie.uni-frankfurt.de/PharmTech/downloads_2sem/Tabletten.pdf
www.uni-bonn.de/www/PharmTech/Studium/Download,htm
www.pharmazie.uni-duesseldorf.de/Institute/pharm_tech/Download/Dokumente/Skript_PT3.html
www.uni-saarland.de/fak8/lehr/frames/Inhalte/Teaching/BPT-GI_Trakt.htm

Aussehen fester peroraler Fertigarzneimittel
www.gelbe-liste.de/01_start/index.html

Gabe fester Peroralia über Ernährungssonden
www.pharmatrix-extra.de/cms/front_content.php
www.uni-regensburg.de/Einrichtungen/Klinikum/Apotheke/de/ainfo/oral2.pdf

Technologische Daten ausländischer Fertigarzneimittel
Dänemark:
www.medicin.dk
Finnland:
spc.nam.fi/html/hum.html
Japan:
e-search.ne.jp/~jpr/jpr_db/eindex.html
Niederlande:
www.cbg-meb.nl/uk/prodinfo/index.htm
Schweden:
www.fass.se/LIF/produktfakta/produktfakta.jsp
Schweiz:
www.documed.ch/content/default.htm
USA:
www.fda.gov/cder/ob/default.htm

Aufbrauchfristen flüssiger Fertigarzneimittel
www.pharmatrix-extra.de/cms/front_contentphp?idcat=5

7 Arzneiformen zur Anwendung in der Mundhöhle

7.1 Einführung

Richtige Platzierung und ausreichende Verweildauer

Damit Wirkstoffe aus (intra-)oralen Arzneiformen tatsächlich zu einem gewissen Teil über die Mundschleimhäute resorbiert werden oder im Mund-Rachen-Raum lokal wirken können, muss der Patient vor allem auf die richtige Platzierung und ausreichend lange Verweildauer der jeweiligen Darreichungsform in der Mundhöhle achten.

» **Bei flüssigen, halbfesten** und **festen Oralia** muss der Patient bewusst ihre möglichst **lange Kontaktzeit mit den Mund-Rachen-Schleimhäuten** einhalten. Sie dürfen daher nicht sofort verschluckt und nicht unmittelbar vor dem Essen oder Trinken auf die Schleimhaut aufgebracht werden.

» **Sublingual- und Bukkaltabletten** darf der Patient nicht lutschen oder zerbeißen, sondern er muss sie **unter der Zunge oder zwischen Zahnfleisch und Backe langsam zergehen lassen**.

» **Flüssige Oralia zur Behandlung der Gaumenmandeln und des Rachens** müssen **eingesprüht** werden, da durch Spülen und Gurgeln tiefere Schleimhautbezirke nicht erreichbar sind.

» **Haft- und Adhäsivpasten** dürfen nicht in die Schleimhaut einmassiert, sondern nur **dünn aufgetragen** werden.

» **Bei Kaugummis zur systemischen Wirkstoffzufuhr** ist die **Intensität und Dauer des Kauens** zu beachten.

7.2 Mund-Rachen-Raum als Applikationsort

Anatomische und physiologische Gegebenheiten im Mund-Rachen-Raum

Die **Mundhöhle** wird nach oben vom Gaumen, nach hinten von den vorderen Gaumenbögen und nach unten vom Mundboden begrenzt (Abb. 7.1; vgl. auch Kap. 6.2). Der linke und der rechte vordere Gaumenbogen stellen eine vom Gaumen zur Zunge ziehende Schleimhautfalte dar, die jeweils einen Muskel bedeckt. Der harte Gaumen geht im hinteren Bereich in den knochenfreien, weichen Gaumen über, der gehoben und gleichsam gespannt werden kann und daher als Gaumensegel bezeichnet wird. Sein

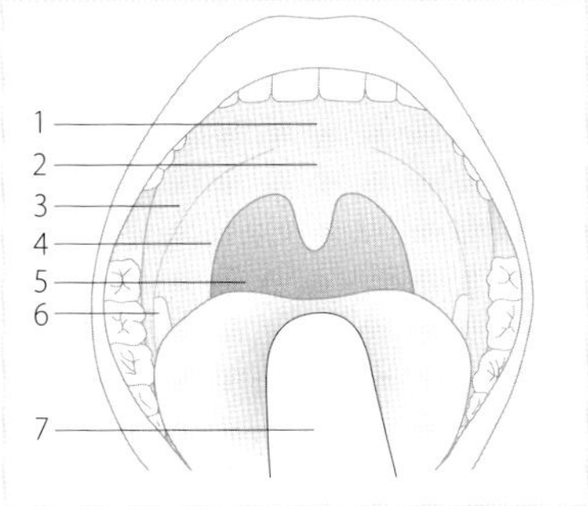

Abb. 7.1: Anatomie des Mund- und Rachen-Raums.
1 – Harter Gaumen; 2 – weicher Gaumen; 3 – vorderer Rachenbogen; 4 – hinterer Rachenbogen; 5 – Rachenhinterwand; 6 – Gaumenmandel; 7 – Holzmundspatel zum Niederdrücken der Zunge

freier Rand bildet einen vom Zäpfchen ausgehenden Doppelspitzbogen, den hinteren Gaumenbogen. Zwischen dem vorderen und dem hinteren Gaumenbogen, die von links und rechts kulissenartig in die Mundhöhle vorspringen, liegen jeweils die **Gaumenmandeln** (Tonsillae palatinae).

Gaumenbogen und Zungengrund bilden die Rachenenge, an die sich der **Rachen** (Pharynx), ein mit Schleimhaut ausgekleideter Muskelschlauch, anschließt. Dieser gliedert sich in folgende drei Etagen (vgl. auch Abb. 6.2):

» Der Nasenrachen (Nasopharynx) wird nach oben durch die Schädelbasis, nach unten von einer durch das Gaumensegel gedachten Horizontalen begrenzt.
» Der Mundrachen (Oropharynx) erstreckt sich von der Gaumensegel-Horizontalen abwärts bis zum Kehldeckel.
» Der sich anschließende Schlund (Hypopharynx) reicht bis zum Übergang in die Speiseröhre.

Das Zahnfleisch und der harte Gaumen, also mechanisch stärker belastete Bereiche der Mundhöhle, sind ähnlich der Epidermis der äußeren Haut keratinisiert, die Schleimhäute des weichen Gaumens und der Sublingualregion weisen im Allgemeinen keine keratinisierten Zellschichten auf. Die Durchlässigkeit der Mundschleimhaut gegenüber Wasser und Arzneistoffen ist höher als die der Epidermis der äußeren Haut und zwar wirkstoffabhängig um den Faktor 10–4 000, aber niedriger als die der gastrointestinalen Schleimhaut. Die Permeabilität nimmt in der Reihenfolge Sublingualraum > Bukkalraum > Gaumen ab, was mit Aufbau und Dicke der jeweiligen Schleimhautbereiche korreliert. Der Blutfluss erreicht im Bukkalraum die höchsten Werte. Insgesamt gesehen ist die Mundschleimhaut ein geeignetes Resorptionsorgan für eine Reihe niedrig dosierter Wirkstoffe (erforderlichenfalls zusammen mit Permeationsbeschleunigern formuliert), mit dem sich die Metabolisierung im Gastrointestinaltrakt und die primäre Leberpassage umgehen lassen [1–3].

Neben den drei großen paarigen **Speicheldrüsen** (Ohr-, Unterzungen-, Unterkieferspeicheldrüse) finden sich im Mundraum viele kleine Speicheldrüsen, die zusammen pro Tag zwischen 0,5 und 0,6, im Einzelfall sogar bis ca. 1 Liter Speichel produzieren. Die Regulation der Speichelsekretion erfolgt reflektorisch, beispielsweise über Geschmacksrezeptoren der Zunge, Berührungs- und Schmerzrezeptoren in der Mundhöhle sowie Geruchsrezeptoren. Die Innervation der Drüsen erfolgt auf sympathischem und parasympathischem Weg, wobei etwa eine Stimulation des Parasympathikus die reichliche Absonderung eines dünnflüssigen Speichels bewirkt. Die permanente Anwesenheit von Speichel ist einerseits für die Wirkstofffreisetzung aus festen Formen von Vorteil, da bei fast allen Solida der Arzneistoff erst gelöst werden muss. Andererseits transportiert der durch Berührungs- und evtl. Geschmacksreize verstärkte Speichelfluss die Wirkstoffe insbesondere bei der lokalen Anwendung rasch von der betroffenen Schleimhautstelle ab [3].

Folgende Applikationsorte bieten sich dem Patienten in der Mundhöhle für verschiedene Arzneiformen an (Abb. 7.2):

» in der Wangentasche (bukkale Anwendung),
» unter der Zunge bzw. am Mundboden (sublinguale Anwendung),
» am Zahnfleisch des Ober- oder Unterkiefers (gingivale Anwendung),
» am harten Gaumen (palatale Anwendung),
» am Zahnschmelz (dentale Anwendung).

Eine strenge Differenzierung zwischen diesen Applikationsorten ist in der Praxis nicht immer möglich, nur mukoadhäsive Arzneiformen bzw. am Zahnschmelz haftende Formen erlauben ihre exakte Platzierung.

Durch Spülen und Gurgeln mit Lösungen lassen sich die Zähne und die Schleimhäute der Mundhöhle benetzen, damit nicht erreichbar sind aber die Gaumenmandeln, die hinteren Gaumenbögen, die Rachenhinterwand oder gar der Schlund! Der spätestens bei Kontakt mit dem vorderen Gaumenbogen auftretende Würgereflex verhindert die Benetzung tieferer Schleimhautbezirke. Lediglich mit dem verschluckten Speichel gelangen geringe Reste gegurgelter Lösungen eventuell in diese Regionen [4–6].

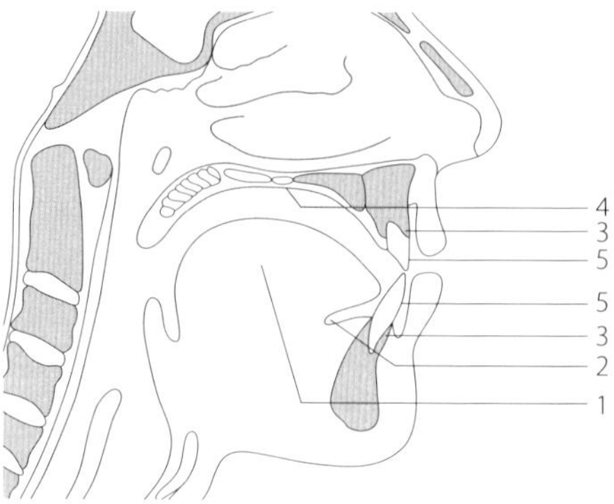

Abb. 7.2: Applikationsorte von Arzneiformen in der Mundhöhle.
1 – In der Wangentasche bzw. zwischen Wange und Zahnfleisch (bukkale Anwendung); 2 – unter der Zunge bzw. am Mundboden (sublinguale Anwendung); 3 – am Zahnfleisch des Ober- oder Unterkeifers (gingiviale Anwendung); 4 – am harten Gaumen (palatale Anwendung); 5 – am Zahnschmelz (dentale Anwendung); zu anatomichen Bezeichnungen vgl. Abb. 6.1

7.3 Flüssige Zubereitungen zur Anwendung in der Mundhöhle

7.3.1 Flüssigkeiten zur systemischen Wirkstoffzufuhr

Ausreichende Kontaktzeit gewährleisten

Orale Flüssigkeiten zur systemischen Wirkstoffzufuhr, wie **Mundsprays** oder **-tropfen** (Tab. 7.1), darf der Patient im Interesse einer langen Kontaktzeit mit den Mundschleimhäuten nicht sofort schlucken und nicht kurz vor dem Essen oder Trinken zu sich nehmen. Spraylösungen sind bei angehaltenem Atem in den Mund, am besten auf oder unter die Zunge zu sprühen. Zwischen jedem Sprühstoß sollte man den Mund kurz schließen, damit sich schwebende Aerosolpartikel auf der Mundschleimhaut niederschlagen. Bei den meisten Pumpsprays sind analog den nasal oder kutan anzuwendenden Präparaten beim erstmaligen Gebrauch etwa drei Ansaughübe zum Füllen der Pumpe und des Steigrohres erforderlich. Die Flaschen sind bei der Anwendung senkrecht mit dem Sprühkopf nach oben und möglichst nahe an die Mundöffnung zu halten. Die vielfach auf dieser Route applizierten koronartherapeutischen Präparate sollten möglichst lange, mindestens aber ein bis zwei Minuten im Mund verbleiben [7–9].

Von einigen Herstellerfirmen homöopathischer Tropfenpräparate werden Sprühvorrichtungen vertrieben, um perorale oder parenterale Dilutionen bei Erfordernis eines alternativen Resorptionsweges in die Mundhöhle sprühen zu können. Es handelt sich dabei um einen Zerstäuberaufsatz für Tropfflaschen (Mikrozerstäuber Pascoe, PZN 188 8200) oder um Sprühsys-

Tab. 7.1: Orale Flüssigkeiten zur systemischen Wirkstoffzufuhr (Auswahl)

Fertigarzneimittel	Wirkstoff(e)	Ort der Platzierung	Erforderliche Fingerkraft zur Betätigung der Sprühpumpe[1]
B.U. Pangramin-SLIT® A / -Milben Lösung	Allergenextrakte	Unter der Zunge	–
Corangin® Nitrospray	Glyceroltrinitrat	Mundhöhle	Groß
Igevac® Milben / -Pollen Lösung	Allergenextrakte	Unter der Zunge	–
Isoket® Spray	Isosorbiddinitrat	Mundhöhle	Mittelgroß
Nitrangin® Pumpspray	Glyceroltrinitrat	Mundhöhle	Klein
Nitrolingual® Spray/ -Pumpspray	Glyceroltrinitrat	Mundhöhle	Klein
Staloral	Allergenextrakt	Unter der Zunge	–

[1] Klein: < 19 N; mittelgroß: 20–29 N; groß: ≥ 30 N

teme zum Beladen mit geöffneten Ampullen (Adapplicator-Sprühsysteme der Fa. Heel, PZN 448 2616 und PZN 448 2622).

Große Krafterfordernis besonders bei Notfallsprays kritisch

Anwendungstechnisch interessant sind Unterschiede in der **Fingerkraft**, die zur Bedienung der verschiedenen Pumpen bei koronartherapeutischen Mundhöhlensprays erforderlich ist. Im Falle von Glyceroltrinitratsprays bewegen sich diese Kraftbeträge zwischen weniger als 15 N und mehr als 30 N, entsprechend etwa einer Belastung des Pumpenkopfes mit Gewichten unter 1,5 und über 3 Kilogramm. Das rasche und kurzzeitige Ausüben von Fingerkräften (z. B. im Spitzgriff) über circa 20 N kann für feinmotorisch behinderte Personen sowie für Patienten unmittelbar vor oder während eines Angina-pectoris-Anfalls ein Problem darstellen (Kap. 4). Bei einer durchschnittlich 30 N benötigenden Pumpe führen geringere Kraftbeträge zur Abgabe stark unterdosierter Lösungsmengen in Form von Tropfen oder eines Flüssigkeitsstrahls, erst bei der genannten Sollkraft tritt ein exakt dosierter Sprühnebel aus [32].

7.3.2 Flüssigkeiten zur lokalen Therapie

Spül- und Gurgellösungen

Antimikrobiell oder antiphlogistisch wirkende **Lösungen zum Spülen** und **Gurgeln** sind als Konzentrate und als gebrauchsfertige Zubereitungen im Handel. Die konzentrierten Lösungen werden tropfenweise auf ein Zahnputzglas mit Wasser dosiert. Bei Fertigarzneimitteln, die in 200-ml-Flaschen konfektioniert sind und denen teilweise eine Dosierkappe beigepackt ist, handelt es sich generell um anwendungsfertige Spül- und Gurgellösungen.

Die Lösungen dürfen nicht, wie von zahnhygienischen Maßnahmen gewohnt, nur in unkontrollierten Mengen und Zeitspannen im Mund bleiben, sondern man spült oder gurgelt mit ca. 15 Millilitern etwa eine Minute lang. [10–13]. Manche Patienten können stark schäumende Präparate nur kürzere Zeit gurgeln, also etwa Präparate mit grenzflächenaktiven Inhaltsstoffen wie beispielsweise quartäre Ammoniumbasen. Dann verwendet man mehrere Portionen hintereinander, wobei jedoch insgesamt die genannte Anwendungszeit erreicht werden sollte. Nachspülen mit Wasser, Zähneputzen oder Essen und Trinken unmittelbar nach der Anwendung sind auch hier zu unterlassen. Darauf ist insbesondere bei Präparaten mit unangenehmem Geschmack, etwa aufgrund bitter schmeckender Wirkstoffe (z. B. Chlorhexidindigluconat, Dequaliniumchlorid) oder Pflanzenauszüge (z. B. Salbei-, Myrrhenextrakt) hinzuweisen. Der durch Chlorhexidin bedingte bittere Nachgeschmack kann sogar durch Spülen mit Wasser noch verstärkt werden [11].

Nicht nur Zähne, sondern auch Zahnspangen und -prothesen können durch chlorhexidin- oder jodhaltige Lösungen bräunlich verfärbt werden, weshalb Letztere vor dem Spülen oder Gurgeln aus dem Mund zu entfernen sind. Die reversible Färbung der Zähne durch Chlorhexidin lässt sich vermeiden, indem man sie regelmäßig **vor** der Anwendung mit üblicher Zahncreme von Plaque reinigt und dann gründlich spült [11, 12].

Es ist sinnvoller, flüssige Arzneimittel zur Behandlung der Gaumenmandeln und des Rachens **einzusprühen** als sie zu gurgeln, da durch Spülen und Gurgeln tiefere Schleimhautbezirke nicht erreichbar sind (Kap. 7.2). Der Patient sollte beim Einsprühen ein lautes „A“ sprechen, wodurch das Gaumensegel angehoben und ein Einatmen des Sprühaerosols vermieden wird. Bettlägerige Patienten sind während und kurze Zeit nach dem Sprühen mit dem Oberkörper in eine möglichst aufrechte Position zu bringen um ein Aspirieren der eingesprühten Lösung zu verhindern [4–6, 14, 15].

Das bei Nichtbenützung nach unten zeigende Applikationsrohr am Sprühkopf verschiedener Präparate (z. B. Halsspray-ratiopharm®, Kamillin® Mundspray, Kamillosan® Mundspray, Siccoral® Spray) darf nicht nach vorne hoch gezogen werden, sondern ist seitlich nach oben zu schwenken, also ähnlich einem Pendel in waagerechte Stellung zu bringen.

Bei Säuglingen und Kleinkindern ist die Verabreichung oraler Arzneimittel naturgemäß problematisch. Lokal wirkende Tropfen und Spüllösungen tupft man am besten mithilfe eines Wattebausches oder -stäbchens direkt auf die zu behandelnden Schleimhautstellen. Notfalls kann man auch den Beruhigungssauger oder ähnliches wiederholt damit befeuchten.

Interaktionen mit Zahnreinigungsmitteln

Der in vielen antimikrobiell wirksamen Mundspüllösungen enthaltene kationische Arzneistoff Chlorhexidindigluconat geht mit anionischem Natriumlaurylsulfat, dem Tensid der meisten Zahnpasten, eine Wechselwirkung ein, wodurch seine desinfizierende Wirkung abgeschwächt wird. Zwischen Zähneputzen und Mundspülung sollte deshalb ein mindestens halbstündiger Abstand eingehalten werden [10, 11, 16]. Chlorhexidindigluconat und die in einigen Zahnpasten u. a. als Tenside eingesetzten Aminfluoride inaktivieren sich dagegen nicht.

Wirkstofflösungen zur lokalen Behandlung der Rachenschleimhaut, z. B. bei Pharyngitis, können auch als Flüssigkeitsaerosol, also in Form einer Inhalation angewandt werden. Die Vorgehensweise und die hierzu erforderlichen Geräte entsprechen mit Ausnahme des Ansatzstücks (Mundrohr statt Nasenmaske) weitgehend denen der Inhalationsbehandlung der Nasenwege (s. Kap. 12.3.6).

7.4 Halbfeste Zubereitungen zur Anwendung in der Mundhöhle

Problematik bei der Applikation einfacher halbfester Zubereitungen

Salben, Cremes, Gele oder **Pasten** mit lokaler Wirkung auf die Mundschleimhaut sind wegen ihrer meist kurzen Verweildauer auf der Schleimhautläsion mehrmals täglich in jeweils kleinen Portionen aufzutragen. Das unwillkürliche Wegstreichen des Arzneimittels mit der Zunge und anschließende Verschlucken sind möglichst lange zu unterdrücken. Um ihr Anhaften zu verbessern, wird bei manchen Präparaten empfohlen, den betreffenden Schleimhautbezirk vor dem Auftragen mit einem sauberen Papiertaschentuch oder ähnlichem „trocken" zu tupfen.

So genannte **Haft- oder Adhäsivpasten** (Tab. 7.2) werden dagegen erst durch Kontakt mit Speichel auf der Schleimhaut fixiert. Sie enthalten in ihren wasserfreien Paraffingelgrundlagen pulverförmige Gelbildner (Celluloseether, Gelatine, Pektine) in relativ hohen Konzentrationen von etwa 40 %. Bei Kontakt mit feuchten Schleimhäuten quellen die an der Oberfläche des aufgetragenen Pastenfilms gelegenen Gelbildnerpartikel (In-situ-Gelbildung). Infolge der entstehenden hochviskosen Gelschicht haftet eine derartige Paste wesentlich intensiver und länger als ein Hydrogel auf feuchter oder ein Lipogel auf trocken getupfter Schleimhaut. Die hydrophobe Pastengrundlage verzögert eine Quellung der dispergierten Gelbildner und verhindert eine rasche Erosion der Paste [17, 18]. Derartige Präparate dürfen daher nicht einmassiert werden, sondern sind nur dünn aufzutragen. Wird eine Zahnprothese damit bestrichen, ist diese vorher zu trocknen. Die frisch aufgetragene Paste sollte nicht mit der Zunge berührt werden. Nach einiger Zeit ist ein kurzer Zungenkontakt unproblematisch, da die Paste an der freien Oberfläche anquillt und dadurch ihre ausgeprägte Adhäsivität verliert [17]. Die Tubenmündung sollte nicht mit Feuchte (Speichel, feuchte Finger) in Berührung kommen, da ein verstopfter Tubenhals die Folge sein kann. Das Tubengewinde ist nach der Entnahme erforderlichenfalls von Pastenresten zu reinigen und die Tube ist fest zu verschließen.

Aufgrund ihres hohen Pulveranteils vermitteln Adhäsivpasten sowohl bei der Entnahme aus der Tube, vor allem aber beim Verteilen auf der Mundschleimhaut einen sandigen, körnigen Eindruck, der mit dem Aussehen eines konventionellen Gels kontrastiert. Dies kann von nicht informierten Patienten als Qualitätsmangel fehlinterpretiert werden und damit zu Akzeptanzproblemen führen.

Applikation Fluorid anreichernder Präparate

Fluorid anreichernde Präparate, also lokal anzuwendende Gele und Flüssigkeiten zur intensiven Fluoridierung des Zahnschmelzes (Tab. 7.3), sollen bei der häuslichen Anwendung nicht nur auf die Zähne aufgetragen,

Tab. 7.2: Adhäsivpasten (Auswahl)

Arzneimittel	In der Paraffin-/Polyethylen-Grundlage suspendierte Gelbildner
Solcoseryl® Dental Adhäsivpaste	Gelatine, Pektine, Methylcellulose
Tretinoin-Haftpaste 0,05/ -0,1% NRF 7.9.	Hypromellose (40 %)
Triamcinolonacetonid-Haftpaste 0,1% NRF 7.10.	Hypromellose (40 %)
Volon® A Haftsalbe	Gelatine, Pektine, Carmellose-Na

Tab. 7.3: Lokal anzuwendende Präparate zur Fluoridanreicherung

Elmex® Fluid	Fluorid Gel Dentsply® Detrey®
Elmex® Gelee	Oral-B® Stop Gel

sondern zwei bis drei Minuten mit der Zahnbürste leicht eingebürstet werden. Die Bürstanwendung führt zu einer deutlich höheren Fluoraufnahme in den Zahnschmelz als nur das Verteilen des Präparates auf den Zahnflächen. Bei zu kräftigem Einbürsten der Gele kann es jedoch wegen ihrer niedrigen pH-Werte zu Erosion und Abrasion der Zähne insbesondere bei frei liegenden Zahnhälsen kommen. Anschließend ist das Gel oder die Flüssigkeit auszuspucken. Vor allem Kinder sollten das Verschlucken dieser Präparate und damit die Resorption unkontrollierter Fluoridmengen vermeiden. Unmittelbar nach der Behandlung darf nicht nachgespült und nicht gegessen oder getrunken werden [19, 20].

7.5 Feste Zubereitungen zur Anwendung in der Mundhöhle

7.5.1 Zerbeißkapseln

Applikation und Aufbewahrung von Zerbeißkapseln

Für den flüssigen Inhalt von Zerbeißkapseln gelten die gleichen Richtlinien wie für orale Flüssigkeiten. Die leere Weichgelatinehülle der Kapseln kann wahlweise geschluckt oder ausgespuckt werden. Bei verminderter Kaufähigkeit sticht man mit einer Nadel oder ähnlichem ein Loch in die Zerbeißkapsel und tropft oder spritzt den Inhalt in die Mundhöhle. Glyceroltrinitrathaltige Zerbeißkapseln (Tab. 7.4) sind wegen ihres leicht flüchtigen Wirkstoffs bei Temperaturen unter 25 °C aufzubewahren. Der Patient, der sie vorbeugend längere Zeit mit sich führt, sollte sie daher möglichst nicht nahe am Körper, sondern in einer Außentasche tragen. Bei einem Anfall sind sie dort vom Patienten oder von Begleitpersonen auch schneller zu erreichen.

Tab. 7.4: Zerbeißkapseln (Auswahl)

Nitrolingual®/ -forte/ -mite
Nitrangin ISIS® 0,8 mg

7.5.2 Sublingual- und Bukkaltabletten

Sublingual- und Bukkaltabletten (Tab. 7.5) darf der Patient nicht zerbeißen und nicht lutschen, sondern er sollte sie unter der Zunge oder zwischen Zahnfleisch und Backe bzw. oberer oder unterer Wangentasche langsam zergehen lassen. Nach dem Einlegen von Bukkaltabletten in die obere Wangentasche ist ein ungehindertes Sprechen, meist sogar vorsichtiges Essen oder Trinken (jedoch keine heißen Getränke) in kleinen Portionen möglich. Auch Prothesenträger werden durch die Platzierung der Tablette oberhalb ihres Gebisses kaum behindert. Bei eingelegter Tablette sollte jedoch wegen des

Lange Verweildauer von Sublingual- und Bukkaltabletten auf der Mundschleimhaut

Tab. 7.5: Tabletten zur Anwendung in der Mundhöhle (Auswahl)

Fertigarzneimittel	Wirkstoff(e)	Ort der Platzierung
Albraton Tabletten	Homöopathische Verreibungen	Im Mund (nicht genauer definiert)
Ergo-Kranit® akut 2 mg Tabletten [2]	Ergotarmintartrat	Im Mund (nicht genauer definiert)
Hewethyreon N Tabletten	Homöopathische Verreibungen	Unter der Zunge
Isoket® 5/ -10 Tabletten [1]	Isosorbiddinitrat	Unter der Zunge
Ixense® 2 mg/ -3 mg Sublingualtabletten	Apomorphin-HCl	Unter der Zunge
Lendormin® Tabletten [2]	Brotizolam	Unter der Zunge
Ney Tabs Cardium Tabletten	Homöopathische Verreibungen	Im Mund (nicht genauer definiert)
Nitrosorbon® 5 Buccal-/Sublingualtabletten	Isosorbiddinitrat	Unter der Zunge oder in der Wangentasche
Sinusitis Hevert® SL Tabletten	Homöopathische Verreibung	Auf bzw. unter der Zunge
Subutex® 0,4 mg/ -2 mg/ -8 mg Sublingualtabletten	Buprenorphin-HCl	Unter der Zunge
Temgesic® / -forte sublingual Tabletten	Buprenorphin-HCl	Unter der Zunge
Thyreo-Pasc® N Tabletten	Homöopathische Verreibungen	Im Mund (nicht genauer definiert)
Uprima® 2 mg/ -3 mg Sublingualtabletten	Apomorphin-HCl	Unter der Zunge

[1] Im akuten Fall Anwendung in der Mundhöhle
[2] Anwendung in der Mundhöhle alternativ zur peroralen Anwendung

vasokonstriktorischen Effektes von Nikotin nicht geraucht sowie in Hinblick auf die Aspirationsgefahr ein Einschlafen verhindert werden [8].

Verschiedene Tablettenpräparate eignen sich alternativ zur peroralen oder sublingualen Verabreichung. Sie werden beispielsweise in der Dauertherapie von Koronarerkrankungen geschluckt und bei drohendem oder akutem Angina-pectoris-Anfall, also bei Notwendigkeit einer raschen Resorption, sublingual appliziert (Tab. 7.5).

Auch einige der **durch Gefriertrocknung hergestellten Plättchen** (vgl. Kap. 6.4.6) dienen nicht nur der Verabreichung ohne Flüssigkeit, sondern auch zur überwiegend bukkalen Wirkstoffzufuhr. So wird etwa ein Drittel der Dosis einer Selegelin-Schmelztablette (Modelltablette mit 10 mg) innerhalb einer Minute über die Mundschleimhaut resorbiert [31]. Deshalb sind bei derartigen Präparaten (z. B. Xilopar® 1,25 mg Schmelztabletten) die oben genannten Maßnahmen einzuhalten (kein Essen/Trinken unmittelbar nach der Verabreichung).

Fixieren von Hafttabletten

Bei einer im Handel befindlichen **Hafttablette** (Aftab®) handelt es sich um eine dünne Zweischichttablette aus einer orangefarbenen Trägerschicht und einer weißen Adhäsivschicht, in die der Wirkstoff (Triamcinolonacetonid) und die Gelbildner (Hydroxypropylcellulose, Carbomer) inkorporiert sind. Die Hafttablette legt man nach der Entnahme aus der Blisterpackung zunächst auf eine saubere Unterlage. Der Patient berührt mit der befeuchteten Fingerkuppe die Trägerschicht, sodass die Tablette am Finger haftet. Dann drückt er die Tablette mit der Adhäsivschicht leicht auf die zu behandelnde Schleimhautläsion und hält sie 2 bis 3 Sekunden fest. Unter dem Einfluss des Speichels bildet in den folgenden Minuten die wirkstoffhaltige Schicht ein mukoadhäsives Gel aus, während die Trägerschicht rasch zerfällt [18, 21].

Ergänzend sei angemerkt, dass die Buchstabenkombination „SL" im Handelsnamen mancher Tablettenpräparate nicht für sublinguale Anwendung steht, sondern für schnellen Wirkungseintritt und lange Wirkdauer. Es handelt sich dabei um Zweiphasenretardtabletten mit einem rasch freisetzenden und einem retardiert abgebenden Kompartiment.

7.5.3 Homöopathische Tabletten, Streukügelchen, Verreibungen

Auch bei homöopathischen Tabletten, Streukügelchen (Globuli) und Verreibungen wird in der Regel empfohlen, sie langsam im Mund zerfallen, bzw. sich auflösen zu lassen.

7.5.4 Lutschpastillen und -tabletten

Möglichst lange Verweilzeit von Lutschpastillen und -tabletten in der Mundhöhle

Auch bei den Arzneiformen zum Lutschen sollte sich der Patient um eine möglichst lange Verweilzeit im Mund bemühen und ein Essen oder Trinken unmittelbar nach der Anwendung unterlassen. Lutschtabletten mit Schleimhaut irritierenden Wirkstoffen wie etwa Nikotin oder nichtsteroidale Antiphlogistika (z. B. Flurbiprofen) sollte man während des Auflösens nicht unbewegt in einer Wangentasche belassen, sondern kontinuierlich im Mund bewegen, um lokale Irritationen der Mundschleimhaut zu vermeiden.

Viele Pastillen und Tabletten bauen sich durch Lutschen etwa innerhalb von 10 Minuten ab [22]. Pastillen, die anstelle von Saccharose Mannitol oder Isomalt enthalten, lösen sich wegen der im Vergleich zur Saccharose schlechteren Wasserlöslichkeit dieser Zuckeralkohole wesentlich langsamer. Die im Vergleich zur Saccharose hohe negative Lösungswärme von Mannitol, Sorbitol und Xylitol bewirkt auf der Mundschleinhaut einen kühlenden Effekt („Mentholcharakter") der entsprechenden Tabletten [23].

Zuckerpastillen, also Lutschpastillen mit hohem Saccharoseanteil, können im Falle einer Herstellungsvariante (Ausformen der geschmolzenen Pastillenmasse kurz vor dem Erstarren) im Vergleich zu gepressten Lutschtabletten ein inhomogenes Aussehen sowie eine rissige Oberfläche aufweisen. Bei längerer Aufbewahrung können diese Pastillen (unter Umständen nicht alle einer Packung, sondern nur einzelne) durch teilweises Auskristallisieren der Zuckermasse eine mattere oder hellere Farbe bekommen. Diese Nachteile sind zwar nicht als technologische Qualitätsmängel einzustufen, sie können aber beim Patienten zu Akzeptanzproblemen führen, weshalb eine entsprechende Aufklärung notwendig ist [24].

Farbänderungen bei Zuckerpastillen infolge längerer Aufbewahrung

Die in einigen Zuckerpastillen und Lutschtabletten enthaltene Saccharosemenge kann bis zu 2 Gramm, entsprechend 0,17 Broteinheiten pro Einzeldosis betragen (Tab. 7.6). Der Kunde sollte auf die aus der Tagesdosis, zum Beispiel zwölf Pastillen, resultierende Zuckermenge und ihren kalo-

Auf zugeführte Zuckermenge sowie kalorische und kariogene Aspekte hinweisen

Tab. 7.6: Lutschpastillen und -tabletten mit einem Saccharosegehalt über 0,5 g (Auswahl)

Fertigarzneimittel	Pro Stück enthaltene Saccharosemenge
Ardey Aktiv Pastillen	695 mg
Anginetten® Halstabletten S	1 880 mg
Bronchicum® Pastillen	840 mg
Dobendan® Lutschpastillen	1 140 mg
Dolo-Dobendan® Lutschpastillen	990 mg
Emser Pastillen®	1 000 mg
Larylin® Husten-Stiller Pastillen	1 150 mg
Neo-Angin® N Halstabletten	1 422 mg
Wick Formel 44 plus Husten-Pastillen	2 100 mg

Tab. 7.7: Lutschpastillen und -tabletten mit einem Sorbitolgehalt über 0,5 g (Auswahl)

Fertigarzneimittel	Pro Stück enthaltene Sorbitolmenge
Larylin® Husten-Stiller Pastillen	2640 mg
Frubienzym® Halsschmerztabletten	1400 mg
Frubizin® akut Lutschtabletten	1370 mg
Larylin® Husten-Löser Pastillen	2900 mg
Mucoangin® Lutschtabletten	1370 mg
Mucosolvan® Lutschpastillen	922 mg
Neo-Bronchol® Pastillen	922 mg
Silomat® DMP Lutschpastillen	851 mg

rischen und kariogenen Aspekt hingewiesen werden. Versehentlich verschluckte Zuckerpastillen können durch ihre osmotischen Eigenschaften die Speiseröhrenmukosa schädigen, wenn sie aufgrund ihrer Klebrigkeit dort länger haften bleiben [25] (vgl. Ösophagusschäden bei Einnahme fester peroraler Arzneiformen ohne Flüssigkeit, Kap. 6.2 u. 6.4.3). Deshalb sollte man nach dem Verschlucken einer größeren Zuckerpastille eine ausreichende Menge (mindestens 100 ml) einer beliebigen Flüssigkeit in möglichst großen Schlucken trinken.

Nebenwirkungen von Fructose und Zuckeralkoholen

Fructose und die genannten Zuckeralkohole fungieren in den Pastillen und Tabletten als Zuckeraustauschstoffe. Die kariogene Wirkung von Fructose ist jedoch kaum geringer als die von Saccharose. Ferner ist der laxierende Effekt zu beachten, der bei den Zuckeralkoholen in der Reihenfolge Xylitol < Mannitol < Sorbitol zunimmt (Kap. 6.3.8.3). Einige Lutschtabletten enthalten beispielsweise zwischen ein und drei Gramm Sorbitol pro Einzeldosis (Tab. 7.7).

7.5.5 Orales therapeutisches System

Fentanyl-Bukkaltabletten „am Stiel"

Bei diesem System (Actiq®) ist ein Opioidanalgetikum (Fentanylcitrat) in einen wasserlöslichen Pulverpressling eingearbeitet, der am Ende eines stäbchenförmigen Kunststoffapplikators fixiert ist. Bei Bedarf, also bei Auftreten von Durchbruchschmerzen nach Gabe eines lang wirkenden Opioids, bewegt der Patient diesen Pressling, der technologisch einer Lutschtablette entspricht, mithilfe des Applikators an der Wangeninnenseite hin und her. Der Pressling löst sich dadurch auf, das Fentanyl wird rasch freigesetzt und partiell über die Wangenschleimhaut resorbiert. Es handelt sich hier quasi um eine Fentanyl-Bukkaltablette am Stiel. Das System ist mit 6 verschiedenen Wirkstoffmengen im Handel.

Der Patient muss vor der Anwendung beachten, dass die Mundhöhle feucht ist bzw. in normalem Umfang Speichel gebildet wird. Erforderlichenfalls kann der Mund mit Wasser, aber keinem sauren Getränk, befeuchtet werden. Der Pressling wird dann etwa 15 Minuten lang an verschiedenen Stellen der Wangenschleimhaut hin und her bewegt. Damit der in den Intestinaltrakt gelangende Wirkstoffanteil gering bleibt, darf der Pressling jedoch nicht gelutscht oder gekaut werden und der Patient sollte möglichst wenig Speichel schlucken. Unvollständig aufgebrauchte Systeme müssen wegen ihres Missbrauchs- und Gefahrenpotenzials unbedingt sicher aufbewahrt, entsorgt oder vernichtet werden [26]. Ein einfaches Vernichten ist durch Auflösen des Wirkstoffpresslings in laufendem heißem Wasser im Waschbecken möglich [27].

7.5.6 Kaugummis zur systemischen Wirkstoffzufuhr

Kaugummis mit inkorporierten Wirkstoffen werden zur Erreichung lokaler Effekte (z. B. zur Kariesprophylaxe) und zur Wirkstoffzufuhr über die Mundschleimhäute (und partiell über den Gastrointestinaltrakt) in die systemische Zirkulation eingesetzt. Im Folgenden sollen nur Produkte mit der letztgenannten Funktion angesprochen werden. Die verschiedenen Grundmassen dieser Kaugummis und Kaugummidragees (Tab. 7.8), die primär aus synthetischen Elastomeren (z. B. Styrol/Butadien-Kopolymere, Polyisobutylen) sowie Füll-und Geschmackstoffen bestehen, sind zum Kauen, jedoch nicht zum Schlucken vorgesehen. Im Einzelfall versehentlich verschluckte Kaugummis haben keine gesundheitschädigenden Konsequenzen, jedoch geben sie bei dieser Anwendungsroute den Wirkstoff nur sehr verzögert und nur zu einem geringen Anteil in den Verdauungstrakt ab. Wegen der Haftfähigkeit der Kaumasse an Zahnprothesen können Kaugummis für Prothesenträger ungeeignet sein [28].

Abhängigkeit der Wirkstoffabgabe von Kauintensität und -geschwindigkeit

Die Abgaberate des Wirkstoffs aus der Kaumasse wird u. a. durch die Kauintensität und -geschwindigkeit sowie die vorliegende Speichelmenge beeinflusst und unterliegt großen individuellen Schwankungen. Für dimenhydrinathaltige Kaugummidragees reicht ein Kauen für drei bis fünf Minuten zur weitgehenden Wirkstoffextraktion aus [29]. Bei Nikotinpräparaten

Tab. 7.8: Kaugummis zur systemischen Wirkstoffzufuhr (Auswahl)

Nicorette® Nicotin-Kaugummi 2 mg/ -4 mg [1]
Nicotinell® Kaugummi Kaugummi [1]
Superpep®/-forte Reise-Kaugummi-Dragees

[1] Das Präparat ist mit verschiedenen Geschmacksrichtungen lieferbar.

ist der Arzneistoff zusätzlich an den Kationenaustauscher Polacrilin gebunden und wird von diesem durch den alkalischen Speichel freigesetzt. Hier wird ein langsames, intermittierendes Kauen über 30 Minuten empfohlen. Die Kaubewegung kann unterbrochen und die Kaumasse zwischen Zahnfleisch und Wange deponiert werden, wenn der Anwender einen starken Nikotingeschmack wahrnimmt. Nach Abklingen der Geschmacksempfindung infolge Resorption oder Verschluckens des Nikotins beginnt er dann erneut mit dem Kauen. Damit der pH-Wert des Speichels nicht gesenkt wird, sollten vor dem Kauen keine Cola- oder andere sauren Getränke konsumiert werden [30].

Eine Kundin reklamiert eine Haftsalbe für die entzündete Mundschleimhaut. Das Präparat sei offensichtlich überlagert und lasse sich wegen seiner schon trockenen, sandigen Beschaffenheit nur schwer einmassieren.

Das technologische Prinzip mancher Adhäsivpasten mit „In-situ-Gelbildung" erfordert eine Aufklärung des Patienten über Aufbau und Anwendungsmodalität des Präparates (s. Kap. 7.4).

Internet-Link

Biopharmazeutische und technologische Grundlagen bukkaler Arzneiformen
www.ualberta.ca/~csps/JPPS1(1)/A.Shojaei/buccalreview.htm

8 Arzneiformen zur bronchopulmonalen Anwendung

8.1 Einführung

Der Erfolg einer Inhalationstherapie hängt ganz maßgeblich von der Handhabung der Arzneiformen ab, da nur bei ihrer sachgerechten Anwendung und Aufbewahrung die Wirkstoffe im gewünschten Umfang die vorgesehenen Regionen des Atemtrakts erreichen können und Infektionen der Atemwege vermieden werden.

Inhalative Darreichungsformen

Bei den hier eingesetzten inhalativen Darreichungsformen handelt es sich um

» wässrige Lösungen oder Suspensionen zur Überführung in ein Aerosol flüssiger und/oder fester Partikel mithilfe druckluft- oder ultraschallbetriebener Vernebler sowie eines tragbaren Hochdruckdüsenverneblers,
» Suspensionen oder Lösungen der Wirkstoffe in druckverflüssigten Treibgasen zur Überführung in ein Pulver- oder Flüssigkeitsaerosol bei Austritt aus einer Treibgasdose (sog. Dosieraerosole),
» Pulver zur Überführung in ein Aerosol mittels konstruktiv sehr unterschiedlicher Tascheninhalatoren.

Inhalatoren nach dem Prinzip des Heißwassertopfes (Kopfdampfbad) und wasserdampfbetriebene Inhalatoren deponieren Wassertröpfchen und Arzneistoffe mit niedrigem Dampfdruck wie etwa ätherische Öle nur im Nasen-, Mund- und Rachenraum sowie bestenfalls in der Luftröhre und den großen Bronchien. Tiefer liegende Atemwege werden jedoch nicht erreicht. Die mit diesen Geräten applizierten Medikamente gehören somit nicht zu den hier angesprochenen bronchopulmonalen Arzneiformen, sondern zu den nasalen und oralen (oropharyngealen/orolaryngealen) Darreichungsformen (vgl. Kap. 7 u. 12).

- » Bei der Handhabung inhalativer **Arzneistofflösungen und -suspensionen** sowie gegebenenfalls zugehöriger Verdünnungslösungen muss der Patient **Richtlinien zur Hygiene** streng beachten.
- » Beim **Mischen von Inhalationslösungen und -suspensionen** durch Patienten ist die **Kompatibilität** der jeweils enthaltenen Arznei- und Hilfsstoffe zu beachten.
- » Bei der Inhalation soll grundsätzlich in **aufrechter Position durch den Mund langsam** und **tief eingeatmet**, der **Atem 5 bis 10 Sekunden angehalten** und **langsam ausgeatmet** werden.
- » Das **Mundstück** und die **Verneblerkammer von Zerstäuberapparaten** sind unmittelbar **nach jedem Gebrauch zu zerlegen** und mindestens **gründlich mit Wasser zu spülen** und **sorgfältig zu trocknen**.
- » Bei der Inhalation von Kortikoiden müssen **Maßnahmen zur Vermeidung unerwünschter lokaler Kortikoidwirkungen** ergriffen werden.
- » Bei der Anwendung von **Dosieraerosolen** ist insbesondere auf die **Koordination von Ventilbetätigung und Einatmen** zu achten.
- » Die **Applikationshilfen für Dosieraerosole** (z. B. Spacer) sind ebenso wie die Dosieraerosolmundstücke **regelmäßig zu reinigen**.
- » **Inhalatoren und Arzneiformen zur Pulverinhalation** müssen **vor Feuchte geschützt** werden. Bei den einzelnen Handhabungsschritten ist die jeweils **korrekte Haltung** des Inhalators zu beachten.
- » Bei der inhalativen Therapie **pädiatrischer Patienten** sind das **Inhalationssystem** und ggf. passende **Applikationshilfen dem Entwicklungsstand des Kindes anzupassen**.

6.2 Bronchopulmonaler Applikationsweg

Anatomische und physiologische Gegebenheiten der bronchopulmonalen Anwendungsroute

Eingeatmete Arzneimittelaerosole, also Nebel- oder Staubaerosole, gelangen über Nase oder Mund sowie Rachen (Pharynx) und Kehlkopf (Larynx) in die Luftröhre (Trachea), (Abb. 6.1 und 6.2). Dabei ist die Stimmritze des Kehlkopfes (Glottis) die engste Stelle dieses Atemwegsabschnittes. Von der Luftröhre zweigen die beiden **Hauptbronchien** ab, die zum rechten und linken Lungenflügel führen. Nach weiterer Verzweigung der Hauptbronchien in verschiedene **Bronchien** erfolgt eine wiederholte Aufspaltung in die **Bronchiolen**, die zu den angegliederten **Alveolarsäcken** führen. Diese sind bienenwabenförmig aus den 100–300 µm großen **Lungenbläschen** (Alveolen) aufgebaut. Zwischen Luftröhre und Alveolen liegen 23 Verzweigungsstufen dieses Röhrensystems. Die Anzahl der vorhandenen Alveolarbläschen wird beim Erwachsenen auf 3×10^8 geschätzt. Der Röhrendurchmesser beträgt im Bereich der Hauptbronchien 10 bis 20 Millimeter, im Bereich der Bronchiolen (Verzweigungsstufe 10 bis 13) 0,6 bis 1 Millimeter und bei den Alveolargängen 0,4 Millimeter. Während die Lumina der einzelnen Atemwege also mit zunehmender Verzweigung immer enger werden, nimmt gleichzeitig der Gesamtdurchmesser aller Atemwege zusammen exponentiell zu. Daher sinkt die Strömungsgeschwindigkeit des inhalierten Aerosols, je tiefer es in die Lunge vordringt. Die extensive Verzweigung der Bronchialwege bewirkt auch, dass im Bereich der Lungenbläschen eine Kontaktfläche von etwa 140 m^2 für den Gasaustausch, aber auch für die alveolare Resorption besteht. Die durchschnittliche totale Lungenkapazität von 6,7 Liter der Männer und 4,9 Liter der Frauen wird unter normalen Atmungsbedingungen etwa zur Hälfte genützt, wobei die Luftröhre, Bronchien und Bronchiolen ca. vier Prozent der Atemluft enthalten und die Alveolen den Rest.

Resorption im bronchopulmonalen System

Der Diffusionsweg aus den Lungenbläschen in das die Bläschen umgebende Kapillarnetz umfasst nur wenige Zellschichten und beträgt etwa 0,2 µm. Die Resorption von Wirkstoffen mit nicht zu niedriger Wasserlöslichkeit kann deshalb sehr schnell erfolgen. Neben der Diffusion haben auch andere Resorptionsmechanismen wie Pinozytose eine Bedeutung am Alveolarepithel. Wasserlösliche Stoffe werden offenbar über wassergefüllte Poren resorbiert. Der Transportweg bei der raschen Resorption inhalierter Proteine ist nicht völlig geklärt; diskutiert wird beispielsweise für Insulinmonomere eine parazelluläre Aufnahme, also eine Diffusion durch Zellzwischenräume. Pulmonal resorbierte Arzneistoffe umgehen im Gegensatz zur peroralen Route den Portalvenenkreislauf und unterliegen somit nicht dem Abbau durch den First-Pass-Metabolismus der Leber.

Die **Luftröhre** ist eine bindegewebeartige Röhre von circa 10 bis 12 Zentimeter Länge, die durch hufeisenförmige Knorpelspangen vor dem Kollabieren bei Unterdruck, also während des Einatmens, bewahrt wird. Die großen Bronchien sind ebenfalls durch Knorpelspangen, die kleineren durch Knorpelplättchen versteift. Zwischen und unter den Knorpeln finden sich glatte Muskelfasern, die in der Lage sind, den Durchmesser der Bronchien zu verändern. Das Röhrensystem der Atemwege ist mit Schleimhaut ausgekleidet, in die **Flimmerhärchen** tragende Zellen (Zilien) und teilweise Schleim produzierende Drüsen eingelagert sind. Die Schleimdrüsen produzieren ein dünn- und ein dickflüssiges Sekret (Mukus), woraus sich auf der Schleimhaut ein Film ausbildet, bestehend aus einer niederviskosen Solphase und einer darauf schwimmenden Gelschicht. Die durchschnittlich 6 µm langen Flimmerhärchen ragen mit ihren Spitzen bis in die Gelschicht und bewegen diese durch permanente Schläge kontinuierlich in Richtung des Rachens. Darauf niedergeschlagene unlösliche Partikel werden somit aus dem Bronchialtrakt entfernt (mukoziliäre Clearance) und dann verschluckt. Die Wand der Bronchiolen (etwa ab Verzweigungsstufe 14) ist knorpel- und drüsenfrei. In die Alveolen eingedrungene unlösliche Fremdpartikel werden durch eine dort gebildete, stark spreitende Flüssigkeit (**Surfactant**; grenzflächenaktives Gemisch aus Phospholipiden, Cholesterin, Proteinen) abtransportiert und in den Bereich des Schleim-/Zilien-Reinigungssystems gebracht. Der Surfactantfilm reduziert die Oberflächenspannung an der Luft-Epithel-Grenzfläche und verhindert dadurch auch das Kollabieren der Alveolen in der Ausatmungsphase. Weiterhin spielt die Phagozytose bei der alveolaren Clearance eine wichtige Rolle. Die in den Alveolen anwesenden Makrophagen phagozytieren Fremdpartikel. Die phagozytierten Partikel werden über die mukoziliäre Clearance im Bronchialbaum nach oben transportiert und abgehustet.

Ein Hustenstoß beginnt meist mit einer Einatmung. Danach kontrahiert sich die Atemmuskulatur, der Kehlkopf bleibt aber geschlossen, wodurch der Druck in den Atemwegen ansteigt. Erst bei einem gewissen Druck öffnet sich der Kehlkopf und die Luft entweicht fast explosionsartig, wobei Strömungsgeschwindigkeiten bis 250 m/sec erreicht werden. Durch diesen schnellen Luftstrom treten an den Schleimhäuten starke Scherkräfte auf, die den Schleim mit den anhaftenden Partikeln losreißen und in die Mundhöhle schleudern. Die hochfrequenten Vibrationen (100–400 Hz) der Atemwegswände während des Hustenstoßes unterstützen das Ablösen des Schleims.

Die Luft leitenden Atemwege dienen nicht nur der Zuleitung von Frischluft während der Einatmung (Inspiration) und der Ableitung von Alveolarluft während der Ausatmung (Expiration), sondern erfüllen auch eine Reihe weiterer Funktionen für die Lungenbelüftung wie das Befeuchten, Anwärmen und Reinigen der Atemluft.

8.3 Endobronchiale Verfügbarkeit

Mechanismen der Partikelabscheidung

Folgende drei Mechanismen bedingen eine Abscheidung der Arzneistoffpartikel aus dem Atemstrom auf die Schleimhäute des Respirationstraktes [1–5]:

» Impaktion,
» Sedimentation,
» Diffusion.

Impaktion

Die **Impaktion** oder Prallabscheidung ist die Tendenz der Teilchen zur geradlinigen Fortbewegung aufgrund von Trägheits- und Zentrifugalkräften trotz einer Richtungsänderung des Luftstromes. Sie führt zur Abscheidung an Engstellen und Verzweigungen, beispielsweise am Stimmapparat (Glottis) und an der Luftröhrengabelung in die beiden Hauptbronchien (Bifurcatio tracheae). Die Wahrscheinlichkeit, dass ein Teilchen durch Impaktion deponiert wird, erhöht sich mit seiner zunehmenden Größe, zunehmenden Dichte und zunehmenden Strömungsgeschwindigkeit. So ist diese Abscheidungsart im Partikelgrößenbereich über ca. 5 µm besonders bedeutsam. Bei der Beurteilung der Impaktion und weiterer masseabhängiger Depositionsmechanismen ist zu beachten, dass die Partikelmassen nicht konstant bleiben, sondern insbesondere Tröpfchen hypertonischer Lösungen und hydrophile Feststoffpartikel bei den Milieubedingungen des Atemtraktes rasch Wasserdampf adsorbieren und damit eine deutliche Massenzunahme erfahren.

Sedimentation

Die **Sedimentation**, also der durch die Schwerkraft bedingte Transport, ist der wesentliche Abscheidungsmechanismus für Partikel mit etwa 0,5–5 µm Durchmesser. Die Wegstrecke, über die ein Aerosolteilchen sedimentiert, erhöht sich mit zunehmender Atemanhaltezeit, zunehmender Teilchengröße und zunehmender Teilchendichte (nach dem Stoke'schen Gesetz ist die Sedimentationsgeschwindigkeit eines kugelförmigen Partikels direkt proportional der Partikeldichte und dem Quadrat des Partikelradius); sie ist jedoch unabhängig von der Strömungsgeschwindigkeit im Atemtrakt. Beispielsweise sedimentierten Partikel mit einer Dichte von 1 g/cm^3 und einem Durchmesser von 1 µm pro Sekunde über eine Strecke von 0,04 mm, solche mit einem Durchmesser von 5 µm über eine Strecke von 0,7 mm.

Diffusion

Durch **Diffusion**, also durch Zusammenstöße mit Gasmolekülen, werden Teilchen mit einem Durchmesser kleiner als ca. 0,5 µm transportiert. Die Diffusionswege erhöhen sich mit abnehmender Partikelgröße und zunehmender Atemanhaltezeit. Sie sind unabhängig von der Strömungsgeschwindigkeit und der Dichte der Teilchen.

Multifaktorielle Beeinflussung der Wirkstoffdeposition

Eine Vielzahl von Faktoren beeinflusst die Menge des im Respirationstrakt deponierten Wirkstoffs. Diese Einflussgrößen lassen sich in folgende vier Gruppen unterteilen:

» die chemischen und vor allem die physikalischen Eigenschaften des Wirkstoffaerosols (u. a. Hygroskopizität, Durchmesser[1], Form und elektrische Ladung der Aerosolpartikel; Aerosoldichte),
» die Inhalationstechnik (u. a. Atemtiefe, -stromstärke[2], -frequenz),
» die individuelle Anatomie des Bronchialsystems (u. a. Geometrie der Glottisregion, pathologische Veränderungen) und
» die Körperhaltung (aufrechte oder gebückte Position des Oberkörpers).

In Abhängigkeit von der Partikelgröße und der Atemstromstärke (bzw. Atemzugdauer) ergibt sich bei der Inhalation durch den Mund für Teilchen mit einer Dichte von 1 g/cm^3, also beispielsweise Wassertröpfchen, folgendes charakteristisches **Verteilungsmuster im Atemtrakt** (Abb. 8.1):

1 Unter Partikeldurchmesser ist im Folgenden nicht der geometrische Durchmesser, sondern der aerodynamische Durchmesser zu verstehen; Letzterer ist der Durchmesser einer Kugel mit der Dichte 1 g/cm3 , die sich in der Luft bezüglich Trägheit und Geschwindigkeit (also aerodynamisch) genauso wie das zu beschreibende Teilchen verhält. Diese Partikelstandardisierung auf der Basis ihres Depositionsverhaltens ermöglicht den Vergleich sehr unterschiedlich zusammengesetzter und geformter Teilchen (z. B. verschiedener Substanzen in Form von kubischen Kristallen und Kristallnadeln).

2 Atemstromstärke, Atemstrom, Atemströmungsgeschwindigkeit, Atemfluss und Flow, jeweils mit der Dimension [l/min] oder [ml/sec], sind synonyme Begriffe.

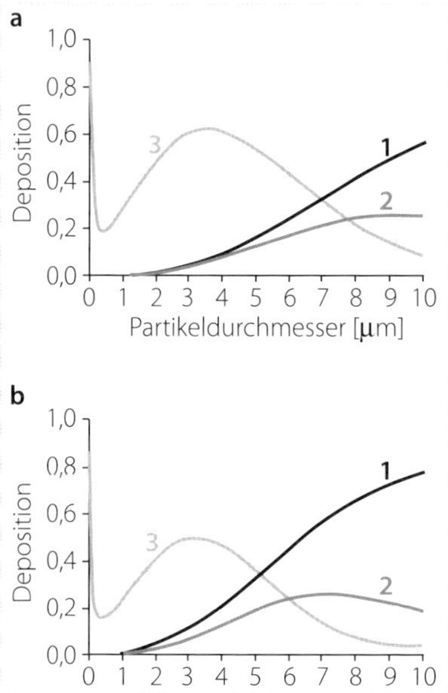

Abb. 8.1: Deposition von Aerosolpartikeln in verschiedenen Regionen des Atemtrakts in Abhängigkeit des Teilchendurchmessers und der Atemstromstärke (nach [1]).
a Atemstromstärke: 15 l/min; Atemzugvolumen: 1000 ml;
b Atemstromstärke: 45 l/min; Atemzugvolumen: 1500 ml.
1 – Mund-Rachenraum; 2 – Luftröhren-Bronchienraum; 3 – Alveolen

» Teilchen mit einem Durchmesser über etwa 10 µm werden weitgehend bereits in Regionen abrupter Richtungsänderung, also im Mund-Rachen-Raum und Kehlkopfbereich, durch Impaktion abgelagert.
» 5 bis 10 µm große Partikel gelangen in den Bereich zwischen Luftröhre und Bronchiolen.
» Teilchen mit einer Größe von etwa 2 bis 4 µm können schließlich bis in die Alveolen vordringen.
» Kleinere Partikel (0,5 bis 1 µm) werden kaum deponiert und zum größten Teil wieder ausgeatmet. Noch kleinere Aerosolteilchen werden zwar zunehmend durch Diffusion abgeschieden, sie spielen jedoch in Anbetracht ihrer sehr geringen Masse keine therapeutische Rolle.

Beim langsamen Einatmen erfolgt die Partikelabscheidung bevorzugt durch Diffusion und Sedimentation und damit vor allem in der Bronchien- und Alveolarregion. Eine Steigerung der Atemstromstärke durch schnelle Inhalation verstärkt die Impaktionskräfte. Dadurch erhöht sich besonders der Anteil der Partikel, der in Regionen abrupter Richtungsänderung abgelagert wird, also bereits im Mund, Rachen und im Kehlkopfbereich; die Wirkstofffraktion, welche die Lungenperipherie erreicht, verringert sich folglich. Abbildung 8.1 verdeutlicht diesen Effekt bei einer Steigerung der Atemstromstärke von 15 l/min auf 45 l/min; im ersten Fall wird das Aerosol also langsam über einen langen Zeitraum (8 sec) eingeatmet, im zweiten Fall schnell in kurzer Zeit (4 sec). Die Totaldeposition ist für beide Atemmuster gleich und beträgt etwa für 4-µm-Teilchen 0,77. Dies bedeutet, dass 77 %

aller in einem Atemzug inhalierten 4-µm-Teilchen irgendwo im Atemtrakt abgeschieden werden [1].

Eine zu hastige Einatmung soll daher insbesondere bei Verneblern und Dosieraerosolen vermieden werden. Bei Pulverinhalatoren ist dagegen gerätespezifisch eine hinreichend hohe Strömungsgeschwindigkeit zur aktiven Aerosolerzeugung erforderlich. Für gesunde Erwachsene liegen die Maximalgeschwindigkeiten bei Einatmung durch ein Inhalationsgerät etwa zwischen 30 und 120 l/min.

Entscheidender Einfluss der Inhalationstechnik auf die Wirkstoffdeposition

Neben der Atemstromstärke beeinflussen folgende Aspekte der **Inhalationstechnik** den Transport der Aerosolpartikel im Atemtrakt und den Umfang der Deposition [1–6]:

» Inhalation durch den Mund: Da die Nasenwege als sehr wirkungsvolle Aerosolabscheider auch für lungengängige Partikelgrößen fungieren, sollte grundsätzlich nicht durch die Nase inhaliert werden. Eine Ausnahme hiervon ist bei Säuglingen und Kleinkindern mit ihrer etwas abweichenden Anatomie der Nasenwege gegeben (vgl. Kap. 8.8).

» Synchronisation von Einatmung und Aerosolfreigabe: Das Aerosol muss bei Dosieraerosolen und Pulverinhalatoren zu Beginn der Einatemphase aus dem Inhalationssystem freigesetzt werden, damit es optimal mit den Atemgasen transportiert werden kann.

» Atemtiefe bei der Inhalation: Es soll möglichst tief eingeatmet werden, da die Atemtiefe entscheidet, wie weit die Lunge belüftet wird und ob auch periphere Anteile von den wirkstoffbeladenen Atemgasen erreicht werden.

» Atempause bzw. Atemfrequenz: Zwischen Ein- und Ausatmung sollte je nach physikalischen Eigenschaften der Aerosolpartikel ein Zeitraum zwischen drei und zehn Sekunden liegen, da die Sedimentations- und Diffusionsprozesse zeitabhängig verlaufen. Vor allem lipophile Wirkstoffpartikel (z. B. Kortikosteroide) sedimentieren bei zu kurzen Atempausen nicht in ausreichendem Maß, da sie in geringerem Umfang als hydrophile Partikel (z. B. β_2-Sympathomimetika oder quartäre Parasympatholytika) Wasser adsorbieren und somit ihre Masse nur langsam vergrößern. Aus didaktischen Gründen sollte man jedoch Patienten bei allen Arzneistoffen und Darreichungsformen einheitlich zu einer Atempause von etwa zehn Sekunden anleiten.

» Ausatemgeschwindigkeit: Mehrheitlich wird eine verringerte Geschwindigkeit mit „Lippenbremse“ empfohlen. Für eine rasche Ausatmung spricht die sich daraus ergebende Impaktion noch in der Schwebe befindlicher Partikel.

» Streckung der Atemwege: Legt der Patient bei der Anwendung von Dosieraerosolen ohne Inhalierhilfen wie Mundstückverlängerung oder Spacer den Kopf in den Nacken, vergrößert sich der nahezu rechte Winkel zwischen Mund-Rachen-Raum und Luftröhre zu einem stumpfen Winkel mit dem Effekt, dass ein annähernd laminares Einströmen des Aerosols ermöglicht wird.

Einfluss pathologischer Veränderungen auf die Wirkstoffdeposition

Unabhängig von der Inhalationstechnik können **pathologische Veränderungen des Respirationstraktes** die regionale Arzneistoffdeposition beeinflussen [2]:

» Schleimauflagerungen verengen die Atemwege und stören die laminare Atemgasströmung. Die entstehenden Turbulenzen erhöhen die Deposition im betreffenden Areal.
» Erweiterungen der Bronchialäste (Bronchiektasen) verlängern die Sedimentationsstrecken und vermindern somit die Wirkstoffdeposition.
» Pulmonale Ventilationsstörungen bei Lungenemphysem können dazu führen, dass Teile der Lunge auch bei guter Inhalationstechnik nicht oder nicht in ausreichendem Maß von den wirkstoffführenden Atemgasen erreicht werden.

8.4 Elektrische Vernebler

Elektrische Vernebler erzeugen aus wässrigen Lösungen und unter bestimmten Voraussetzungen auch aus Suspensionen feindisperse Aerosole mit einer lungengängigen Fraktion. Die für den häuslichen Gebrauch angebotenen Geräte lassen sich entsprechend ihrem Funktionsprinzip in druckluftbetriebene und ultraschallbetriebene Vernebler unterteilen (Tab. 8.1). Größtenteils sind sie stromnetzabhängig, einige Geräte lassen sich auch mithilfe von Batterien oder Akkus betreiben.

8.4.1 Druckluftbetriebene Vernebler

Druckluftvernebler

Druckluftbetriebene Vernebler, auch als Düsen- oder Jetvernebler bezeichnet, bestehen aus einem Kompressor zur Erzeugung der Druckluft, einem druckfesten Schlauch und der Verneblerkammer mit Arzneimittelreservoir, Verneblerdüse und Mundstück (Abb. 8.2 links). Die aus der Düse austretende Druckluft saugt Flüssigkeit aus dem Arzneimittelreservoir an (Bernoulli-Prinzip), zerreißt diese durch hohe Schubspannungen an der Flüssigkeitsoberfläche zu Tröpfchen und zerteilt diese Tröpfchen an einer Prallplatte zu einem feindispersen und hochkonzentrierten Nebelaerosol. Die Tröpfchengröße ist hierbei direkt proportional der Oberflächenspannung der Flüssigkeit sowie indirekt proportional dem Luftdruck bzw. der Luftströmungsgeschwindigkeit und der Viskosität der Flüssigkeit. Sie ist ferner von der Düsen- und Plattengeometrie abhängig. Die haushaltsüblichen Vernebler arbeiten mit Strömungsgeschwindigkeiten zwischen 3 und 8 Litern pro Minute. Spezielle Formgebungen der Verneblerkammer (z. B. ein kaminartiger Aufsatz) fungieren als „Sichter“, d. h. sie scheiden größere, nicht lungengängige Flüssigkeitspartikel aus dem Aerosolstrom ab und führen sie wieder dem Arzneimittelreservoir zu. Dabei verringert sich aller-

Tab. 8.1: Druckluft- und ultraschallbetriebene Verneblergeräte für den Heimgebrauch (Auswahl)

Gerät (Vertriebsfirma)	PZN	Funktionsprinzip	Unterbrechung der Aerosolerzeugung durch Intervalltaste möglich	Ein-/Ausatemventil vorhanden	Stromnetzunabhängig betreibbar	In der Bedienungsanleitung empfohlenes Desinfektionsmittel/-verfahren für Mundstück und Verneblerkopf
Erka Acro Master (Erka, 83 646 Bad Tölz)	428 8713	Druckluft	Ja	Nein	Nein	Handelsübliche Desinfektionsmittel (z. B. Gigasept®)
Kendall Respi-Jet (Kendall Care, 93 333 Neustadt/Donau)	457 7707	Druckluft	Ja	Nein	Nein	Mit thermischen Verfahren, evtl. in Desinfektionsmaschinen; Autoklavieren bis 134 °C
MicroDrop Master Jet (MPV-Truma, 85 640 Putzbrunn)	886 7052	Druckluft	Ja	Nein	Nein	Mit thermischen Verfahren, evtl. Autoklavieren bis 135 °C
Multisonic® home (O. Schill, 07 330 Probstzella)	739 0317	Hochfrequenzultraschall	Ja	Nein	Nein	Kaltdesinfektionslösung (z. B. Kohrsolin®, Gigasept®, Sekusept®), autoklavierbar bei 121 °C/20 Minuten
Multisonic® infracontrol (O. Schill, 07 330 Probstzella)	241 6555 (stromnetzabhängig)/ 241 6590 (akkubetrieben)	Hochfrequenzultraschall	Nein	Ja	Ja (Akku/12-V-Autobatterie	Siehe Multisonic® home
Omron® C1 Silentio (Omron, 68 163 Mannheim)	494 2360	Druckluft	Ja	Ja	Nein	Auskochen in Wasser, Autoklavieren bis 134 °C

Tab. 8.1: Druckluft- und ultraschallbetriebene Verneblergeräte für den Heimgebrauch (Auswahl, Fortsetzung)

Gerät (Vertriebsfirma)	PZN	Funktionsprinzip	Unterbrechung der Aerosolerzeugung durch Intervalltaste möglich	Ein-/Ausatemventil vorhanden	Stromnetzunabhängig betreibbar	In der Bedienungsanleitung empfohlenes Desinfektionsmittel/-verfahren für Mundstück und Verneblerkopf
Omron® U22 Micro Air (Omron, 68163 Mannheim)	3388074	Niederfrequenzultraschall	Ja	Nein	Ja (3-V-Batterien/Akkus)	Auskochen in destill. Wasser oder Ethanol 70 % für ca. 5 Minuten oder andere Desinfektionsmittel ohne Natriumhypochlorit
Pari Boy® SX (Pari, 82319 Starnberg)	1084424	Druckluft	Ja	Ja	Nein	Autoklavieren (136 °C), Auskochen im Wasserbad (mind. 10 Min.), Behandeln durch Wassserdampf (z. B. im Vaporisator), mit geeigneten Desinfektionsmitteln
Pari JuniorBoy® S[1] (Pari, 82319 Starnberg)	1084418	Druckluft	Nein	Ja	Nein	Siehe Pari Boy SX
Pari TurboBoy® S[1] (Pari, 82319 Starnberg)	1084401	Druckluft	Nein (nachrüstbar)	Ja	Nein	Siehe Pari Boy SX
Ultraschall Inhalator Optimac® (Medpro, 23923 Lüdersdorf)	0568700	Hochfrequenzultraschall	Nein	Nein	Ja (Akku)	Handelsübliche Desinfektionslösungen

[1] Die Geräte Pari JuniorBoy® S und Pari TurboBoy® S basieren auf dem gleichen Kompressor und unterscheiden sich in den jeweils gekoppelten Verneblerkammern. Jede Gerätevariante ist mit einer Vielzahl von Zubehör- und Nachrüstteilen für verschiedene Anwendungsmodalitäten kombinierbar.

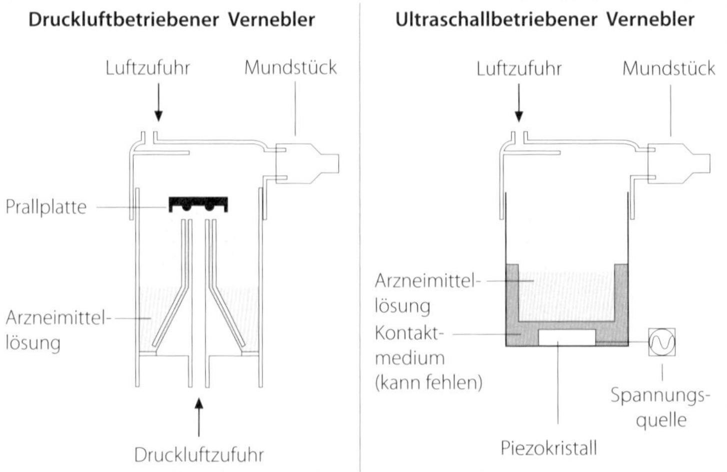

Abb. 8.2: Schematischer Aufbau von elektrischen Verneblern (nach [13])

dings die Aerosoldichte, also die pro Volumeneinheit aerosolhaltiger Luft mitgeführte Arzneimittelmenge. Durch eine Öffnung mit Ventil in der Verneblerkammer wird Nebenluft zugeführt und dadurch das Aerosol ebenfalls verdünnt. Bei einigen Geräten lässt sich durch eine Unterbrechertaste die Aerosolerzeugung auf die Einatmungsphase beschränken. Diese Unterbrechermöglichkeit vermindert Wirkungsverluste und eine Umgebungskontamination, sie macht die Inhalation aber anfälliger für Handhabungsfehler. Meistens werden heute Verneblerkammern mit zusätzlichem Ausatemventil im Mundstück eingesetzt, die besonders vorteilhaft sind, wenn die atemsynchrone Verneblung Probleme bereitet, also etwa bei Kleinkindern und manchen älteren Patienten [7–12].

Für einige Geräte ist eine Reihe von Zubehörteilen lieferbar (Tab. 8.2). So unter anderem:

» Silikonmasken für Säuglinge und Kleinkinder,
» Ausatemfilter zum Schutz der Umgebung vor Wirkstoffresten,
» schwenkbare Winkelstücke zum Koppeln des Mundstückes oder der Maske mit dem Vernebler sowie
» ein Aufsatz zur PEP-Therapie für die Verneblerkammer.

Die beiden letztgenannten Nachrüstteile ermöglichen ein problemloses Inhalieren im Liegen oder eine Kombination von Inhalations- und PEP-Behandlung (PEP, **P**ositive **E**xpiratory **P**ressure: positiver Ausatmungsdruck zum Vermeiden des Kollabierens bzw. des mangelhaften Entfaltens der kleinen Atemwege).

Tab. 8.2: Hilfsmittel und Ergänzungsartikel für die Anwendung verschiedener Inhalationsarzneiformen (Auswahl)

Artikel (Vertriebsfirma)	PZN	Charakterisierung/Funktion
Ausatemfilter (O. Schill, 07 330 Probstzella)	153 1165	Zur Verhinderung der Umgebungskontamination bei der Inhalation
Baby Winkel für Pari Boy (Pari, 82 319 Starnberg)	496 1676	Verbindungsstück zwischen Maske und Vernebler zum Inhalieren im Liegen
BD Plastipak® Tuberkulinspritze (Becton Dickinson, 69 126 Heidelberg)	725 0415 (100-Stück-Packung)	Zur exakten Dosierung flüssiger Inhalativa
Dispo-Spike® Entnahme-Kanüle (Dispomed Witt, 63 571 Gelnhausen)	742 9918 (50-Stück-Packung)	Zur Keimfiltration der in Durchstechflaschen einströmenden Luft
Easy-Haler® Schutzbox (Hexal, 83 602 Holzkirchen)	321 0554	Schmutz- und Feuchteschutz des Easyhaler®-Inhalators
Laerdal Silikon-Masken (Laerdall Medical, 81 249 München)	–	Zur Koppelung an Spacer
Mini-Spike plus® (B. Braun, 43 212 Melsungen)	742 3465	Zur Keimfiltration der in der Durchstechflaschen einströmenden Luft
Monoject® Lupe für 1-ml-Spritzen (Büttner-Frank, 91 002 Erlangen)	248 7609	Zur leichteren Handhabung von Tuberkulin-/Feindosierspritzen durch Sehbehinderte
Nasenklemme (B. Braun, 43 212 Melsungen)	193 2651 (10-Stück-Packung)	Zur Verhinderung der Nasenatmung bei der Inhalation
Nasenklemme (Pari, 82 319 Starnberg)	063 2220	Zur Verhinderung der Nasenatmung bei der Inhalation
NUK Vaporisator 4/ -6 (Mapa, 27 404 Zeven)	619 0160/ 424 3395	Zur Heißdesinfektion mittels Wasserdampf bei Normaldruck
Omnifix® F 1 ml Feindosierspritze (B. Braun, 43 212 Melsungen)	206 9160 (100-Stück-Packung)	Zur exakten Dosierung flüssiger Inhalativa
Pari Filter/Ventil Set (Pari, 82 319 Starnberg)	063 1841	Zur Verhinderung der Umgebungskontamination bei der Inhalation
Pari PEP-System I (Pari, 82 319 Starnberg)	698 2493	Zur herkömmlichen PEP-Therapie oder zur kombinierten Inhalations- und PEP-Therapie mit dem Pari Boy
Pari Prüfgerät 041 (bestehend aus Anschlussschlauch, Manometer, Referenzdüse) (Dr. Beckmann, 82 229 Seefeld)	–	Zur Funktionsüberprüfung des Kompressors von Verneblern der Firma Dr. Beckmann

Tab. 8.2: Hilfsmittel und Ergänzungsartikel für die Anwendung verschiedener Inhalationsarzneiformen (Auswahl, Fortsetzung)

Artikel (Vertriebsfirma)	PZN	Charakterisierung/Funktion
Pari Therm (ohne Vernebler) (Pari, 82319 Starnberg)	4961618	Zur Erwärmung des Aerosols auf Körpertemperatur
Respi-Jet EOS Vernebler mit Mundstück (Kendall Care, 93333 Neustadt/Donau)	4969554	Zur kombinierten Inhalations- und Fluttertherapie mit dem Respi-Jet
Turning aid for Turbohaler® (AstraZeneca, 22876 Wedel)	–	Zur leichteren Betätigung des Dosierknopfes durch manuell behinderte Patienten

8.4.2 Ultraschallbetriebene Vernebler

Ultraschallvernebler

Die ultraschallbetriebenen Vernebler beruhen auf dem umgekehrten piezoelektrischen Effekt. Das Anlegen einer Wechselspannung führt bei Piezokristallen, wie z. B. Bariumtitanat, zu Eigenschwingungen. Diese hochfrequenten Schwingungen im Megaherz-Bereich werden direkt oder über ein Kontaktmedium auf die Arzneistofflösung übertragen (Abb. 8.2 rechts). Sie führen an der Oberfläche zu einer wellenartigen Bewegung. Die in diesen Wellen befindliche Energie führt zur Ausbildung dünner, vertikaler Flüssigkeitssäulen, die in feine Aerosoltröpfchen zerfallen. Außerdem kommt es durch den Energieeintrag zur Bildung kleiner Luftbläschen, die beim Erreichen der Oberfläche zerplatzen und damit ebenfalls Tröpfchen erzeugen. Auch hier ist die Tröpfchengröße direkt proportional mit der Oberflächenspannung der Flüssigkeit sowie indirekt proportional mit ihrer Viskosität verknüpft. Sie ist ferner von der Geometrie des Piezokristalls abhängig [7, 10, 12].

Im Gegensatz zu dieser konventionellen Ultraschallvernebelung basiert eine neuere methodische Variante, die so genannte Membrantechnologie, auf wesentlich niedrigeren Schwingungen von etwa 180 kHz. Die Arzneimittellösung wird vom Piezoelement durch eine Metallmembran mit extrem feinen Maschen (µm-Durchmesser) gepumpt und wird dadurch zu lungengängigen Tröpfchen zerrissen (ca. 5 µm mittlerer Durchmesser). Das betreffende Gerät (Omron MicroAir U22) ist nur etwa zehn Zentimeter hoch und fünf Zentimeter tief und wird mit Batterien, Akkus oder Netzadapter betrieben. Die Funktion ist in jeder Position des Gerätes gewährleistet [13].

Aerosol aus Suspensionen

Um **Suspensionen** (Tab. 8.3) in ein lungengängiges Aerosol überführen zu können, sind die Größe der erzeugten Tröpfchen und die der Suspensionspartikel aufeinander abzustimmen. Die Aerosoltröpfchen müssen klein genug sein, um tiefere Atemwege erreichen und andererseits groß genug, um die Feststoffpartikel aufnehmen zu können. Beispielsweise beträgt im

Tab. 8.3: Charakteristika von Inhalationslösungen und -suspensionen (Auswahl)

Einzeldosisbehältnisse (Lösungen und Suspensionen)				
Präparat	**Suspension oder Lösung**	**Wirkstoff/ Konservierungsmittel**	**Packmittel**	**Aufbrauchfrist laut Packungsbeilage**
Cromohexal® Inhalationslösung	Lösung	Cromoglicinsäure, Dinatriumsalz/ –	Polyethyleneinzeldosisbehälter mit Drehknebelverschluss	–
Emser® Inhalationslösung	Lösung	Emser Salz (isoton.)/ –	Polyethyleneinzeldosisbehälter mit Drehknebelverschluss	–
Flutide®/ -forte Fertiginhalat	Suspension	Fluticasonpropionat/ –	1 Polyethyleneinzeldosisbehälter mit Drehknebelverschluss, jeweils in einer Aluminiumblisterpackung	2 Tage (nach Öffnen der Blisterpackung)
Intal® Inhalationslösung	Lösung	Cromoglicinsäure, Dinatriumsalz/ –	Doppelspießbrechampullen mit Öffnungshilfe	–
Mistabronco® Lösung zur Anwendung als Aerosol und Instillat	Lösung	Mesna/ –	Einspießbrechampullen	–
Pulmicort® 0,5 mg pro 2 ml / 1,0 mg pro 2 ml Suspension	Suspension	Budesonid/ –	5 Polyethyleneinzeldosisbehälter mit Drehknebelverschluss, jeweils in einem Aluminiumfolienbeutel	3 Monate (nach Öffnen des Beutels)
Salbutamol-ratiopharm® Fertiginhalat	Lösung	Salbutamolsulfat/ –	Polyethyleneinzeldosisbehälter mit Drehknebelverschluss	–
Sanasthmax® 400 µg/1 ml Suspension für einen Vernebler	Suspension	Beclometasondipropionat/ –	5 Polyethyleneinzeldosisbehälter mit Drehknebelverschluss, jeweils in einem Aluminiumfolienbeutel	3 Monate (nach Öffnen des Beutels)
Sultanol® Fertiginhalat	Lösung	Salbutamolsulfat/ –	10 Polyethyleneinzeldosisbehälter mit Drehknebelverschluss, jeweils in einem Aluminiumfolienbeutel	3 Monate (nach Öffnen des Beutels)

Tab. 8.3: Charakteristika von Inhalationslösungen und -suspensionen (Auswahl, Fortsetzung)

Mehrdosenbehältnisse (nur Lösungen)			
Präparat	**Wirkstoff/ Konservierungsmittel**	**Packmittel**	**Aufbrauchfrist laut Packungsbeilage**
Apsomol® Inhalationslösung	Salbutamolsulfat/ Benzalkoniumchlorid	Zentraltropfer	4 Wochen
Atrovent® LS Inhalationslösung	Ipratropiumbromid/ Benzalkoniumchlorid + Na.edetat	Dosierpumpe	12 Wochen
Bricanyl® 1 % Lösung	Terbutalinsulfat/ Chlorobutanol + Na.edetat	Tropfpipette mit gerader Abtropffläche	12 Wochen
Broncho Inhalat Lösung	Salbutamolsulfat/ Benzalkoniumchlorid	Graduierte Pipette	4 Wochen
Mucosolvan® Inhalationslösung	Ambroxolhydrochlorid/ Benzalkoniumchlorid	Zentraltropfer und Dosierbecher	Keine Angabe (24 Wochen lt. [19])
Salbu-Fatol® Inhalationslösung	Salbutamolsulfat/ Benzalkoniumchlorid	Zentraltropfer	6 Wochen
Salbuhexal® Inhalationslösung	Salbutamolsulfat/ Benzalkoniumchlorid	Zentraltropfer	6 Wochen
Salbutamol-ratiopharm® Inhalationslösung	Salbutamolsulfat/ Benzalkoniumchlorid	Zentraltropfer	6 Wochen
Salbutamol Trom® Inhalationslösung	Salbutamolsulfat/ Benzalkoniumchlorid	Zentraltropfer	6 Wochen
Sultanol® Inhalationslösung	Salbutamolsulfat/ Benzalkoniumchlorid	Tropfpipette mit gerader Abtropffläche	12 Wochen
Tacholiquin® 1 % Inhalationslösung	Tyloxapol/ –	–	Wenige Tage

Falle einer Budesonidsuspension (Pulmicort® Suspension) die Größe der Steroidpartikel ca. 3 µm. Zur Verneblung dieser Suspension erwiesen sich Druckluftzerstäuber als brauchbar, deren Tröpfchengrößenspektrum einen Bereich von < 6 µm umfasst (z. B. Pari LL Plus). Damit ließen sich bis zu 30 % der vorgelegten Wirkstoffmenge in ein respirables Aerosol überführen. Bei Ultraschallverneblern waren die entsprechenden Werte deutlich geringer, weshalb dieser Gerätetyp hier nicht geeignet erscheint [14].

Während Druckluftvernebler infolge der Verdunstungskälte ein kaltes Aerosol produzieren, kommt es bei den Ultraschallverneblern zu einer leichten Erwärmung des erzeugten Aerosols. Für Patienten mit ausgeprägter bronchialer Empfindlichkeit gegenüber Kältereizen ist ein Aufsatz für die Verneblerkammer eines Druckluftgerätes lieferbar, das nur das Aerosol, nicht aber die Arzneimittellösung auf Körpertemperatur erwärmt (Pari Therm, Tab. 8.2).

8.4.3 Handhabung von Inhalationslösungen und -suspensionen

Hygiene bei der Inhalation

Bei der Handhabung inhalativer Arzneistofflösungen und -suspensionen sowie gegebenenfalls zugehöriger Verdünnungslösungen muss der Patient hygienische Richtlinien streng beachten. Nur so wird das Entstehen mikrobiell kontaminierter Aerosole und eventuell daraus resultierender bronchopulmonaler Infektionen beispielsweise mit Pseudomonaden vermieden. Besonderes Augenmerk ist zu richten auf unkonservierte Verdünnungslösungen, wie beispielsweise isotonische Kochsalzlösung; sie erwiesen sich wiederholt als hauptverantwortlich für verkeimte Aerosole [15–18].

Sachgerechte Anwendung bei der Dosierung durch Fläschchen

Mehrdosenbehältnisse von Arznei- und Verdünnungslösungen sollten nach Anbruch vor Feuchte, teilweise auch vor Licht geschützt und im Kühlschrank aufbewahrt werden. Zum Abteilen der Einzeldosen sind die meisten Flaschen mit Tropfermonturen, Pipetten oder Dosierpumpen ausgerüstet (Tab. 8.3). Die sachgerechte Handhabung dieser Dispensiervorrichtungen ist im Interesse der Dosierungsgenauigkeit unbedingt zu beachten, so etwa die senkrechte Position beim Entleeren von Tropfpipetten mit gerader Abtropffläche und von Flaschen mit Zentraltropfern sowie eine geneigte Haltung von Dosierpumpen- und Randtropferflaschen (Kap. 6.3.3). Aus einer falschen Haltung können Dosisminderungen bis zu 25 % der Sollmenge resultieren. Die wiederholte Entnahme aus Flaschen ohne Dosiervorrichtung erfolgt am besten mittels steriler Einmalspritzen und Kanülen. Volumina von wenigen Millilitern oder Milliliterbruchteilen lassen sich mit Tuberkulinspritzen (Tab. 8.2) korrekt dosieren. Sehbehinderte Patienten können die Tuberkulinspritzen mit den Lupen kombinieren, die zum Aufsetzen auf Skalen von Insulineinmalspritzen angeboten werden (Tab. 8.2). Diese Skalenlupen erleichtern nicht nur das Erkennen der Spritzengraduierung und der Kolbenstellung, sondern auch die Kontrolle des Spritzeninhalts auf eingesaugte Luftblasen. Überschüssig entnommene Lösungen dürfen auch bei konservierten Präparaten nicht in das Vorratsgefäß zurück gegossen werden.

Bei Flaschen mit aufgebördeltem Gummistopfen (Durchstechflaschen) und unkonserviertem Inhalt (z. B. Kochsalzlösung) ist die zusätzliche Verwendung einer steril belüfteten Aufziehkanüle (Tab. 8.2) zweckmäßiger als jeweils erneutes Durchstechen des Gummistopfens [19]. Bei diesem Hilfsmittel passiert die in die Flasche einströmende Luft ein 0,2-µm-Membranfilter. Die Aufbrauchfrist der unkonservierten Lösung beträgt bei dieser Entnahmetechnik 1 Woche [20].

Aus Gründen der mikrobiologischen und/oder chemischen Stabilität liegt die Aufbrauchfrist bei den meisten Fertigarzneimitteln in Mehrdosenbehältern zwischen 4 und 12 Wochen (Tab. 8.3) [21]. Das Datum der erstmaligen Öffnung ist deshalb auf der Flasche zu vermerken. Das Neue Rezeptur-Formularium (NRF 2003) nennt für konservierte Inhalationslösungen einen allgemeinen Richtwert von 4 Wochen.

Mischen von Inhalativa

Die **Zubereitung von Mischungen** durch den Patienten bzw. das Pflegepersonal darf in Hinblick auf die meist eingeschränkte chemische und mikrobiologische Stabilität dieser Gemische nicht auf Vorrat, sondern erst unmittelbar vor dem Anwenden erfolgen. Bei Mischungen von verschiedenen wirkstoffhaltigen Lösungen ist die Kompatibilität der enthaltenen Arznei- und Hilfsstoffe zu berücksichtigen (Tab. 8.4) [22–30]. So dürfen etwa budesonid- und ambroxolhaltige Präparate nicht kombiniert werden. Das in Mehrdosenbehältnissen meist als Konservierungsmittel eingesetzte kationische Benzalkoniumchlorid kann mit dem anionenaktiven Cromoglicinsäure-Dinatriumsalz zu Unverträglichkeiten führen, die sich bei den präparateüblichen Konzentrationen meist in einer Trübung der Mischung zeigen. In den verschiedenen Publikationen beschriebene, unterschiedliche Untersuchungsmethoden wie etwa eine visuelle Prüfung auf Trübung [29], eine mikroskopische Prüfung auf ausgefallene Mikropartikel [27] oder eine Gehaltsbestimmung der einzelnen Komponenten mittels HPLC [22, 23, 25] führten bei manchen Mischungen zu widersprüchlichen Befunden. Die Prüfung auf unkontrolliert entstandene Feststoffpartikel erscheint in Hinblick auf evtl. Schleimhautirritationen durch solche Partikel und wegen ihrer größenabhängigen Deposition angebracht; bei Untersuchungen mit HPLC-Einsatz können im Eluens wieder gelöste Feststoffpartikel zu falschen Befunden führen [27]. Auch andere entscheidende Prüfparameter wie etwa Konzentration bzw. Mischungsverhältnis und Aufbewahrungstemperatur bzw. Beobachtungsdauer wurden in den verschiedenen Kompatibilitätsprüfungen unterschiedlich eingestellt oder nicht spezifiziert. Im Zweifelsfall sollte daher die betreffende Literaturstelle eingesehen werden. Es ist auch zu beachten, dass sich ungünstige Lösungsverhältnisse für die Wirkstoffe in derartigen Mischung durch den bei druckluftbetriebenen Verneblern auftretenden Temperaturabfall der Inhalationslösung (z. B. bis zu 12 °C nach dreiminütigem Betrieb [11]) noch verschlechtern können. Pulmozyme® Inhalationslösung (Wirkstoff: Dornase alfa) darf weder verdünnt, noch mit anderen Lösungsmitteln gemischt werden.

Tab. 8.4: Kompatibilität von Wirk- und Hilfsstoffen in Inhalationslösungsgemischen

Wirk-/Hilfsstoffe in der Mischung	Mischungs-verhältnis	Kompatibel/ Inkompatibel	Literatur
Acetylcystein 20 % + Cromoglicinsäure, Na. 1 %	1 +1	Kompatibel	[25, 25, 30]
Budesonid, susp. + Ambroxolhydrochlorid		Inkompatibel	[28]
Budesonid, susp. + Cromoglicinsäure, Na. 1 %	1 + 1	Kompatibel	[28, 29]
Budesonid, susp. 0,05 % + Ipratropiumbromid	1 + 1	Kompatibel	[29]
Budesonid, susp. 0,05 % + Terbutalin 1 %	1 + 1	Kompatibel	[29]
Cromoglicinsäure, Na. 1 % + Benzalkoniumchlorid 0,01 bis 0,05 %	1 + 1	Inkompatibel	[23, 24, 29, 30]
Cromoglicinsäure, Na. 1 % + Natriumchlorid 0,9 %	1 + 2,5	Kompatibel	[22]
Ipratropiumbromid 0,002 % + Cromoglicinsäure, Na. 1 %	1 + 1	Kompatibel	[23, 24]
Ipratropiumbromid 0,002 % + Salbutamol 0,5 %		Kompatibel	[24]
Salbutamolsulfat + Acetylcystein Salbutamolsulfat 0,5 % + Acetylcystein 10 %		Kompatibel Inkompatibel	[28] [27]
Salbutamolsulfat + Ambroxol		Kompatibel	[28]
Salbutamolsulfat 0,5 % + Cromoglicinsäure, Na. 1 % Salbutamolsulfat 0,5 % + Cromoglicinsäure, Na. 1 % Salbutamolsulfat 0,5 % + Cromoglicinsäure, Na. 1 % + Natriumchlorid 0,9 %	1 + 4 0,5 + 2+ 1	Kompatibel Inkompatibel Kompatibel	[24, 30] [27] [22]
Salbutamolsulfat 0,5 % + Ipratropiumbromid 0,002 %		Kompatibel	[24, 26, 30]
Salbutamolsulfat + Ipratropiumbromid + Budenosid, susp.		Kompatibel	[28, 29]
Salbutamolsulfat 0,5 % + Ipratropiumbromid 0,0025 % + Cromoglicinsäure, Na. 1 %	1 + 1 + 1	Kompatibel	[23]
Salbutamolsulfat + Ipratropiumbromid + Dexpanthenol		Kompatibel	[28]
Terbutalinsulfat 0,1 %/ -1 % + Cromoglicinsäure, Na. 1 %		Kompatibel	[25, 26, 30]
Terbutalinsulfat 1 % + Cromoglicinsäure, Na. 1 %		Inkompatibel	[27]

Einzeldosisbehältnisse aus Polyethylen mit gebrauchsfertigen Inhalationslösungen oder -suspensionen sind bei einigen Präparaten (Tab. 8.3) neben der Verpackung in einem Karton zusätzlich einzeln, zu fünf oder zehn Stück in Aluminiumverbundfolie oder einem Aluminiumblister eingesiegelt. Diese Aluminiumpackmittel fungieren als weiterer Lichtschutz, und vor allem verhindern sie sowohl die Diffusion von Luft in die Plastikampullen als auch die Verdunstung von Wasser aus diesen Behältnissen. Die Ampullenwandung aus Polyethylen mit niedriger Dichte (PE-LD) ist im Gegensatz zu einer Aluminiumverbundfolie sauerstoff-, kohlendioxid- und wasserdampfpermeabel [31]. Aus diesem Grund ist nach dem Öffnen der Aluminiumpackungen bei den enthaltenen Eindosisbehältnissen eine Aufbrauchfrist, zum Beispiel von 2 Tagen oder 3 Monaten, einzuhalten. Das Öffnungsdatum muss der Patient deshalb vermerken (vgl. Kap. 11.5.1.2).

Aufbrauchfrist von Plastikampullen in Folienbeuteln

Bei den Ein- und Doppelspießampullen von Inhalativa (Tab. 8.3) handelt es sich um Brechringampullen (Kap. 5.6.1). Diese mit Sollbruchstellen versehenen Glasampullen lassen sich am besten durch gleichzeitiges, ruckartiges Biegen und Ziehen der Ampullenspitze öffnen. Legt man dabei zusätzlich ein Papiertaschentuch um den Ampullenspieß, werden die Finger geschützt und evtl. auftretende Glassplitterchen bleiben meist am Tuch hängen. Bei Verwendung eines den meisten Präparaten beigepackten Ampullenöffners („Spießzange“) ist zu beachten, dass der Ampullenspieß bis zum Anschlag in diesen eingeführt wird. Doppelspießampullen hält man nach dem Abbrechen des erstes Spießes schräg mit der geöffneten Seite nach unten über den Arzneimittelbehälter der Verneblerkammer und trennt dann die zweite Spitze ab, worauf die Lösung ausfließt. Bei Einspießampullen lässt man vor dem Öffnen eventuell im Spieß befindliche Lösungsanteile durch Schütteln der Ampulle oder Klopfen gegen den Spieß in das Ampullenunterteil zurückfließen.

Handhabung von Glasampullen

Für unkonservierte Inhalationslösungen gibt das Neue Rezeptur-Formularium (NRF 2003) einen allgemeinen Richtwert für die Aufbrauchfrist von 24 Stunden an. Dies gilt auch für Kochsalzlösungen in Glas- oder Polyethylenampullen bis 20 Milliliter Füllmenge [20].

8.4.4 Anwendung der Vernebler

Bei ärztlich verordneten Arzneistofflösungen ist der Inhalationsmodus krankheits- und präparatespezifisch mit dem Arzt abzusprechen. In der Regel werden mit allen pneumatischen oder ultraschallbetriebenen Verneblern ein bis zwei Milliliter Lösung während maximal 15 Minuten mehrmals täglich inhaliert. Dabei muss der Patient folgende grundsätzliche Handhabungsrichtlinien beachten [6, 8, 10, 32]:

Inhalation von Lösungen mithilfe von Verneblern

» Unmittelbar vor dem Umgang mit dem Inhalator und der Inhalationslösung die Hände waschen.
» Eine aufrechte und entspannte Sitzposition einnehmen; eine leicht gebückte Körperhaltung, etwa bedingt durch Sitzen in einem sehr weichen Sessel, ist wegen der damit verbundenen Einengung der Atemwege ungünstig.
» Die Verneblerkammer annähernd senkrecht halten. Bei manchen Gerätetypen kann das Inhalat infolge stark geneigter Stellung nicht ord-

nungsgemäß in die Verneblerdüse angesaugt werden. Dies ist insbesondere von liegenden Patienten zu beachten. Erforderlichenfalls können wie bei Kleinkindern gewinkelte Verbindungsstücke eingesetzt werden (Tab. 8.2).

» Inhalatormundstück fest mit den Lippen umschließen. Ein Mundstück ist einer Gesichtsmaske stets vorzuziehen, da der Patient mit einer Inhalationsmaske auch durch die Nase atmet. Wird bei Kindern auf eine Maske ausgewichen, sollte versucht werden, mit einer Nasenklemme (Tab. 8.2) die Nasenatmung auszuschließen. Säuglinge haben noch unzureichend ausgebildete Choanen, sodass hier auch die Nasenatmung häufig zu einer intrabronchialen Deposition des Aerosols führt, wenn ein geeignetes Teilchenspektrum (hoher Partikelanteil mit Durchmesser < 3 µm) vorliegt. Die Maske sollte auch bei unruhigen Kindern nicht nur locker vor Mund und Nase gehalten werden, sondern möglichst auf dem Gesicht aufliegen; schon durch einen geringen Abstand von zwei Zentimetern kann nämlich die inhalierte Arzneistoffmenge auf etwa 15 % der Dosis bei eng anliegender Maske verringert werden.

» Langsam und tief einatmen, die Luft fünf bis zehn Sekunden anhalten und mit normaler Geschwindigkeit wieder ausatmen. Falls das Gerät über eine Intervalltaste verfügt, diese während des Einatmens drücken; Mundstücke mit Ausatemventil müssen während des Ausatmens nicht aus dem Mund genommen werden.

» Nach dem Inhalieren im Gerät verbleibende Arzneimittelreste, beispielsweise aus dem Totraum, müssen aus hygienischen Gründen verworfen werden.

» Nach der Inhalation von Anticholinergika und Glucocorticoiden das Zimmer lüften, da ein gewisser Anteil der zerstäubten Arzneimittellösung in die Raumluft gelangen und bei Unbeteiligten Effekte auslösen kann. Beispielsweise können Anticholinergika-Aerosole (z. B. Ipratropiumpräparate) bei einem in unmittelbarer Nähe des Inhalators sich aufhaltenden Glaukompatienten den Augeninnendruck steigern. Der Umfang der Raumkontamination hängt ab von der Inhalationstechnik des Patienten und den Konstruktionsmerkmalen des Inhalators (z. B. mit oder ohne Unterbrechermöglichkeit). Für einige Inhalatormodelle ist auch ein Filter für die Ausatemluft lieferbar (Tab. 8.2).

» Unmittelbar nach beendeter Inhalation sollte sich der Patient keinem extremen Temperaturwechsel aussetzen, also etwa bei kalter Witterung nicht sofort ins Freie oder in ein unbeheiztes Zimmer gehen. Dies kann das Auftreten weiterer Bronchialinfekte begünstigen.

» Das Mundstück (evtl. Maske) und die Verneblerkammer des Inhalators dürfen jeweils nur von einer Person benutzt werden. Benutzen mehrere Familienangehörige den gleichen Kompressor, sind daher die jeweiligen Verneblerkammern und Mundstücke deutlich zu kennzeichnen.

» Kinder unter etwa 12 Jahren sollten nur unter Aufsicht eines Erwachsenen inhalieren.

8.4.5 Reinigung und Desinfektion der Vernebler

Hinsichtlich Umfang und Frequenz der erforderlichen Reinigungs- und Desinfektionsmaßnahmen bei Heiminhalatoren werden kontroverse Auffassungen vertreten [15, 16, 32–36]. Übereinstimmend wird jedoch bei Verwendung des Gerätes nur durch eine Person folgende Minimalforderung erhoben: Sofort nach Gebrauch sind das Mundstück oder die Maske, die Verneblerkammer und ggf. das Arzneimittelreservoir soweit möglich zu zerlegen und unter fließendem warmen bis heißen Wasser gründlich zu spülen. Alternativ können die Teile auch in einer Geschirrspülmaschine gereinigt werden. Dazu wählt man mindestens ein 50 °C-Programm, legt die Teile am besten in den Besteckkorb und vermeidet die gleichzeitige Behandlung von stark verschmutztem Geschirr. Nach der jeweiligen Reinigung sind die Teile sehr sorgfältig zu trocknen. Um das Keimwachstum fördernde Feuchtigkeitsnester in Ecken und Vertiefungen sicher zu verhindern, empfiehlt es sich, das Gerät anschließend einige Stunden abgedeckt in zerlegtem Zustand liegen zu lassen oder – noch besser – die Einzelteile mit einem Haarfön zu trocknen. Um Wasserreste von der für eine Keimbesiedelung besonders prädestinierten Düse sicher zu entfernen, kann man sie mit Luft aus dem Kompressor des Düsenverneblers trocken blasen. Die Düsenöffnung darf niemals mit einer Bürste oder Metallinstrumenten bearbeitet werden, da dies zu sehr geringfügigen aber entscheidenden Formveränderungen führen kann. [16, 33–35].

Minimalanforderung an die Reinigung

Die Desinfektion des Gerätes hat in Zeitabständen zu erfolgen, die unter anderem vom Hygienebewusstsein und von der Atemwegsinfektanfälligkeit des Patienten abhängen, z. B. haben Patienten mit Bronchiektasen ein erhöhtes Risiko von Infektionen der betroffenen Lungenareale. Bei der Behandlung von Risikopatienten, etwa Patienten mit zystischer Fibrose, wird eine vergleichsweise hohe Desinfektionsfrequenz (nach jeder Anwendung) der Geräteteile als notwendig erachtet [36]. Entsprechende Fragen des Kunden sind deshalb in Abstimmung mit dem behandelnden Arzt zu beantworten.

Desinfektion der Vernebler

Materialverträgliche Desinfektionslösungen, etwa auf der Basis von Alkoholen oder Bernsteinsäuredialdehyd/Dimethoxytetrahydrofuran, geben häufig die jeweiligen Betriebsanleitungen an (Tab. 8.1). Nach der Einwirkungszeit des Desinfektionsmittels müssen die Geräteteile unbedingt mit klarem Wasser wieder gründlich ausgespült und sorgfältig getrocknet werden. Wegen der Rückstandsproblematik und der Disposition zur allergischen Reaktion vieler Atemwegskranker wird die chemische Desinfektion verschiedentlich kritisch beurteilt. Erlaubt die Betriebsanleitung aufgrund guter Thermostabilität der Bauteile ihre Heißdesinfektion durch Wasserdampf (z. B. mittels NUK-Vaporisator 4/6; Tab. 8.2), ist diese zu bevorzugen. Nach einer derartigen Behandlung dürfen die Teile nicht längere Zeit im feuchten Gerät gelagert werden. Sie sind ihm mit zuvor gereinigten bzw. desinfizierten Händen zu entnehmen und, wie oben erläutert, ebenfalls gründlich zu trocknen.

8.4.6 Verschleiß von Verneblergeräten

Auch Vernebler unterliegen trotz des Fehlens beweglich gelagerter Bauteile bei regelmäßiger Anwendung über längere Zeiträume einem gewissen Materialverschleiß. Durch relativ geringfügige Veränderungen beispielsweise der Düsengeometrie oder des Kompressordrucks kann das Partikelspektrum des erzeugten Aerosols verschoben werden. So zeigten sich etwa bei stationären Druckluftverneblern nach mehrjähriger Verwendungsdauer steigende Werte der Partikeldurchmesser: 3,6 µm bei 3-monatiger, 5,2 µm bei 2-jähriger und 8,5 µm bei knapp 6-jähriger Nutzungsdauer (aerodynamischer Massen-Median-Durchmesser der Partikel eines Aerosols von isotonischer NaCl-Lösung) [37].

Wartung von Verneblern

Um die Aerosolqualität langfristig zu erhalten, müssen deshalb beispielsweise Luftfilter, Druckschlauch und Verneblerkammer nach Sichtprüfung oder in Zeitabständen, welche die Betriebsanleitung nennt (z. B. jährlich), erneuert werden. Betriebsparameter des Gerätes, wie etwa der Betriebs- und der Maximaldruck des Kompressors, sind nach einer gewissen Anzahl von Betriebsstunden zu überprüfen und erforderlichenfalls zu korrigieren, z. B. durch den Gerätehersteller oder von ihm autorisierte Servicestellen.

8.4.7 Verleihen von Verneblergeräten

Werden druckluftbetriebene Vernebler von Apotheken an Patienten für eine limitierte Nutzungsdauer ausgeliehen, sind die Geräte nach jeder Rückgabe auf ihren hygienisch einwandfreien Zustand, ihre Funktionstüchtigkeit sowie die Vollständigkeit der Bauteile und der Gebrauchsanweisung zu überprüfen. Erforderlichenfalls müssen entsprechende Korrekturmaßnahmen durchgeführt werden.

In Hinblick auf Hygiene und einwandfreie Gerätefunktion sind die Verneblerkammer inklusive Mundstück und auch der Druckschlauch jeweils grundsätzlich zu erneuern sowie der Luftfilter bei Verschmutzung (Verfärbung) bzw. nach ca. 1-jähriger Nutzungsdauer auszuwechseln. Zur Sicherstellung der Verneblerleistung muss der Kompressor überprüft und nötigenfalls durch die Herstellerfirma repariert werden. Auch die Luftansaugschlitze sind auf Verunreinigung zu kontrollieren.

Kompressorleistung regelmäßig prüfen

Die Leistung des Kompressors lässt sich in der Apotheke durch Messen des erzeugten Luftdrucks bei einer gleichzeitig gekoppelten Referenzdüse überprüfen. Auskünfte bezüglich des tolerierbaren Druckintervalls und der Bauart der eingesetzten Prüfapparatur (z. B. Pari Prüfgerät, Tab. 8.2) sind beim jeweiligen Hersteller des Inhalators einzuholen.

8.3 Tragbarer mechanischer Lösungsvernebler

Funktionsweise des Respimat® Soft Inhalers

Der netzunabhängig betriebene Tascheninhalator **Respimat® Soft Inhaler** (Abb. 8.3) mit dem Format etwa eines 50-Milliliter-Tropffläschchens überführt jeweils eine Dosis einer wässrigen Arzneistofflösung in ein inhalierfähiges Aerosol. Unter der Bezeichnung Berodual® Respimat® Soft Inhaler wird er derzeit zur Anwendung einer wässrigen, mit Benzalkoniumchlorid/Natriumedetat konservierten Lösung von Ipratropiumbromid und Fenoterolhydrobromid eingesetzt. Die Einführung eines entsprechenden Tiotropiumpräparates wird erwartet.

Bei diesem Gerät wird eine Dosis der Wirkstofflösung mit sehr hohem Druck durch eine Düse mit zwei extrem feinen Kanälen gepresst. Diese beiden Kanäle sind in einer sog. Zweistrahlimpaktionsdüse so in einem spitzen Winkel angeordnet, dass die beiden synchron austretenden, sehr dünnen Flüssigkeitsstrahlen kurz nach dem Verlassen der Düse kollidieren und dadurch in kleinste Tröpfchen zerrissen werden. Es resultieren Flüssigkeitspartikel mit einer engen Größenverteilung und einem mittleren Durchmesser von 6 µm [38–40].

Die Kanäle zu den Düsen mit einem Durchmesser von nur 6 µm, die Düsenöffnungen und ein vorgeschaltetes Partikelfilter werden mittels einer in der Halbleiterproduktion eingesetzten fotolithographischen Technik in Glasplättchen geätzt. Auf die geätzte Glasfläche setzt man sandwichartig ein Metallplättchen auf, wodurch die rillenförmigen Kanäle zu Kapillaren geschlossen werden. Der Transport und das Dosieren der Inhalationslösung erfolgen durch eine Hochdruckpumpe mit Dosierkammer. Die erforderliche Energie zum Betreiben dieses Systems liefert eine vom Patienten gespannte Spiralfeder. Die sterile Arzneimittellösung wird einem kollabier-

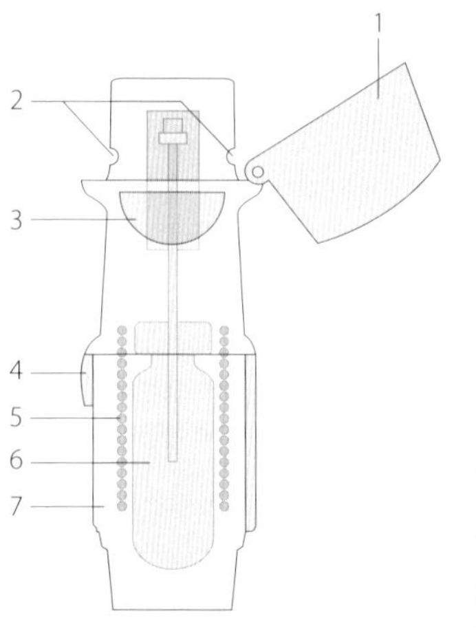

Abb. 8.3: Schematischer Aufbau des Respimat® Soft Inhalers (nach [40]).
1 – Mundstückschutzkappe,
2 – Luftschlitze,
3 – Auslöseknopf,
4 – Sicherheitsknopf,
5 – Spiralfeder,
6 – Kartusche,
7 – transparentes Geräteunterteil

bzw. zusammenfaltbaren Polyethylenbeutel entnommen, ähnlich dem Beutel in ophthalmologischen und rhinologischen Airless-Dosiersprühsystemen (COMOD-System, Kap. 11.5.1.1 und 12.3.1.2). Der 4,5-ml-Beutel ist in eine Aluminiumdose mit Silikondichtungsring montiert und bildet so die Arzneimittelkartusche. Beim erstmaligen Spannen des Gerätes mit einer neuen Kartusche wird diese durch das Verschieben nach unten auf einen Dorn gedrückt, der die Aluminiumhülle an einer dünnen Stelle im Boden perforiert. Damit wird im Raum zwischen Aluminiumdose und PE-Beutel die Ausbildung eines Unterdrucks verhindert und somit ein ungehindertes Kollabieren des Beutels ermöglicht [4, 40].

Beim Spannen des Systems wird auch das Kapillarrohr, durch welches die Arzneistofflösung aus dem Vorratsbeutel in die Dosierpumpe fließt, etwa einen Zentimeter kolbenartig aus dem Uniblock mit der Dosierkammer herausgefahren, d. h. es wird verlängert und somit in ihm ein Unterdruck aufgebaut. Eine entsprechende Menge der Arzneistofflösung fließt folglich aus dem Vorratsbeutel in das Kapillarrohr und in die Dosierkammer. Ein Kugelventil am oberen Rohrende verhindert das Zurückfließen der Lösung in den Vorratsbeutel. Beim Auslösen des Systems drückt die gespannte Spiralfeder das mit Flüssigkeit gefüllte Kapillarrohr mit großer Kraft (ca. 35 N) in die Ausgangsposition, also in die Dosierkammer zurück und baut damit in der Kammer kurzzeitig einen Druck von ca. 250 bar auf. Dadurch wird die Lösung durch die feinen Kanäle in die Doppeldüse gedrückt. Der nach dem Spannen im Dosiersystem herrschende Unterdruck gleicht sich nicht über die beiden offenen Sprühdüsen aus, da die dünnen Kanäle mit Flüssigkeit gefüllt sind und der dort herrschende Kapillardruck größer ist als der Ansaugdruck bzw. Unterdruck. Eine Dosis der Inhalationslösung mit 12–14 µl wird während 1,2 Sekunden in ein Aerosol überführt, einer etwa 6fach längeren Zeitspanne als beim treibgasgetriebenen Dosieraerosol. Auch die Geschwindigkeit der Tröpfchen ist mit etwa einen Meter pro Sekunde günstiger als beim Dosieraerosol [40, 147].

Handhabung des Respimat® Soft Inhalers

Der Respimat® Soft Inhaler wurde als wieder verwendbares Gerät entwickelt, zunächst jedoch als Einwegsystem eingeführt [4, 39]. Zum Gebrauch des Respimats® Soft Inhalers legt der Patient zunächst die Kartusche ein. Dazu drückt er bei geschlossener Mundstückschutzkappe den Sicherheitsknopf, zieht das transparente Gehäuseteil nach unten ab und führt die Arzneimittelkartusche mit dem schmalen Ende voraus bis zum Einrasten in den Inhalator ein. Erforderlichenfalls drückt man den Kartuschenboden bis zum Einrasten fest auf eine harte Unterlage. Bis zu ihrer vollständigen Entleerung darf die Kartusche nicht mehr entfernt werden. Beim Wiederaufsetzen des transparenten Gehäuseunterteils ist zu beachten, dass der Sicherheitsknopf in die entsprechende Aussparung des Gehäuseunterteils einrastet. Die Kartuschen sind grundsätzlich austauschbar, derzeit sind jedoch keine Nachfüllpackungen mit einzelnen Arzneimittelkartuschen im Handel, sodass nach der Entnahme der 120 Einzeldosen aus der Kartusche das gesamte System verworfen wird.

Der erste Handhabungsschritt bei der Anwendung besteht im Spannen der Spiralfeder, was durch eine halbe Drehung des transparenten Geräteunterteils bis zum Einrasten geschieht. Bei diesem Spannen wird gleichzeitig die Kartusche etwa einen Zentimeter nach unten aus ihrer Umhüllung geschoben. Da der Patient dies im transparenten Geräteunterteil verfolgen kann, erkennt er jeweils den gespannten bzw. ungespannten Zustand des Inhalers deutlich. Die Mundstückschutzkappe muss während des Spannens am senkrecht gehaltenen Gerät geschlossen bleiben und wird erst anschließend vollständig aufgeklappt. Beim Umschließen des Mundstücks mit den Lippen, wobei der Inhaler annähernd waagerecht gehalten wird, dürfen die beiden seitlichen Luftschlitze am Mundstück nicht abgedeckt werden. Synchron mit dem Atembeginn drückt der Patient den dunkelgrauen Auslöseknopf. Die weitere Inhalationstechnik entspricht der bei der Anwendung eines Dosieraerosols (Kap. 8.6.2), wobei jedoch hier wegen der längeren Abgabezeit des Aerosols die Synchronisation leichter fällt. Bei der erstmaligen Anwendung einer neuen Kartusche sind zum Füllen des Pump- und Dosiersystems die ersten unvollständigen Sprühstöße zum Boden zu richten. Nach dem ausreichend langen (> 1 sec) Austreten einer deutlichen Aerosolwolke sind noch drei weitere Sprühstöße zu verwerfen. Zwischen diesen vorbereitenden Sprühstößen muss die Mundstückschutzkappe jeweils wieder geschlossen werden. Ebenso ist ein ungenützter Probesprühstoß abzugeben, wenn der Inhaler sieben Tage nicht benützt wurde. Nach einer dreiwöchigen Pause sind die Handhabungsschritte Spannen, Mundstück öffnen, Sprühen so oft zu wiederholen, bis ein Sprühaerosol in gewohnter Weise austritt. Bei der im Geräteunterteil angebrachten Füllstandsanzeige sind die letzten 30 Sprühstöße rot markiert. Nach der vollständigen Kartuschenentleerung wird der Inhaler automatisch gesperrt, kann also nicht mehr angewandt werden. Die Aufbrauchfrist einer Kartusche beträgt drei Monate.

Mindestens einmal wöchentlich sollten das Mundstück und die Metalldüse mit einem feuchten Papier- oder Stofftuch gereinigt werden.

Die lange Aerosolgenierungszeit und die relativ geringe Geschwindigkeit der Aerosolpartikel erlaubt die Anwendung des Respimat® Soft Inhalers auch durch Patienten mit Tracheostoma [4].

8.6.3 Dosieraerosole

Aufbau der Dosieraerosole

Dosieraerosole (Druckgas-Dosierinhalatoren) bestehen aus einer druckfesten Aluminiumdose mit einem Dosierventil und einer Dosenhalterung aus Kunststoff mit Mundstück sowie einer Mundstückverschlusskappe (Abb. 8.4). Im Doseninneren ist über dem Dosierventil mit seiner Messkammer eine becherförmige Kammer (Rückhaltespeicher) montiert, die permanent mit dem Doseninhalt verbunden ist und etwa fünf bis sechs Einzeldosen fasst. Die mit dem Ventilrohr in der Halterung steckende Dose enthält das druckverflüssigte Treibgas (Kap. 8.6.1), in dem die Wirkstoffe

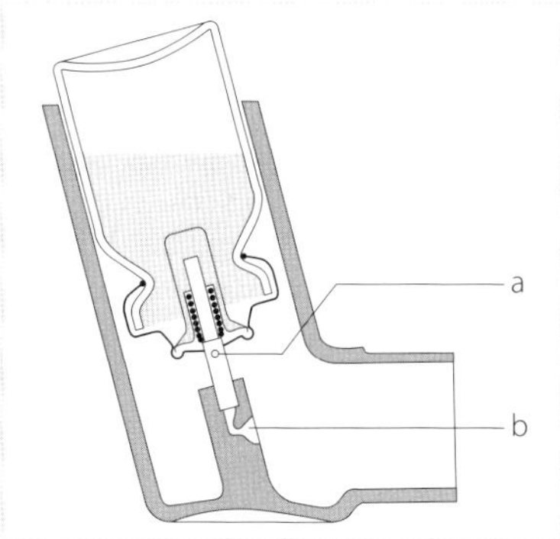

Abb. 8.4: Aufbau eines Dosieraerosols. a seitliche Bohrung am Ventilrohr; b Aerosolaustrittsöffnung. Die Verstopfung einer oder beider Öffnungen durch Suspensionspartikel kann zu Funktionsstörungen des Dosieraerosols führen.

gelöst oder suspendiert sind. Beispielsweise liegen alle Steroide mit Ausnahme des Fluticasonpropionats gelöst vor, Salbutamolsulfat und Salmeterolxinafat sind suspendiert. Ferner enthalten diese Präparate bis auf wenige Ausnahmen (Tab. 8.5) gelöste Hilfsstoffe mit folgenden Hauptfunktionen:

Hilfsstoffe in Dosieraerosolen

- Zitronensäure, Salzsäure zur pH-Wert-Einstellung entsprechend dem Stabilitätsoptimum des(r) Wirkstoff(e)s,
- Ethanol als polares Kosolvens für Wirkstoffe oder/und für Hilfsstoffe (z. B. Ölsäure),
- Glycerol zur Durchmesserregulierung von austretenden Lösungsspartikeln,
- Macrogol 600 als Ventilschmiermittel,
- Povidon als Suspensionsstabilisator,
- Saccharin-Na, Aromastoffe zur Geschmacksverbesserung der im Mund verbleibenden Präparateanteile,
- Sorbitantrioleat, Macrogolglyceroltrioleat, Ölsäure oder Sojalecithin als Suspensionsstabilisatoren und Ventilschmiermittel,
- Wasser als polares Kosolvens für Wirkstoffe oder/und für Hilfsstoffe (z. B. Zitronensäure).

Ethanolmengen in Dosieraerosolen

Bei Nachfragen durch Kunden ist die geringe Menge des in einigen Präparaten enthaltenen Ethylalkohols zu verdeutlichen. Sie beträgt etwa bei dem Präparat Aarane® N 0,7 mg pro Hub, bei Epaq® und identischen Präparaten (Tab. 8.5) 4,3 mg pro Hub sowie bei Ventolair® und identischen Präparaten 4,7 mg pro Hub. Unter ungünstigen Bedingungen, wie etwa bei schlechter Inhalationstechnik oder Verabreichung von zwei rasch aufeinander folgenden Hüben, konnte unmittelbar nach der Inhalation des genannten Salbutamolpräparates in der Ausatemluft eine forensisch relevante Ethanolmenge von 35 µg/100 ml nachgewiesen werden. Bereits zwei Minuten nach der Inhalation war dieser Wert um 95 % gefallen. Entsprechende Alkoholtests sollten daher mit einem zeitlichen Abstand von zwei, besser 15 Minuten nach der Inhalation durchgeführt werden [41]. Der geringe Ethanolgehalt muss auch bei alkoholentwöhnten Suchtpatienten berücksichtigt werden.

Treibgasverluste

Auch bei sachgemäßer Lagerung der Treibgasdosen treten sehr geringe, für die Funktion des Dosiersprühsystems nicht relevante Mengen des Treibgases langsam aus der Dose aus. So wurden etwa bei Salbutamol/Hydrofluoralkan-Präparaten während 6 Monaten Treibgasverluste von ca. 8 Milligramm gemessen. Temperaturen oberhalb der vorgeschriebenen Lagertemperatur können diesen Wert verdreifachen [143].

Funktionsweise von Dosieraerosolen

Drückt der Anwender die Dose in die Halterung, wird das Ventil betätigt bzw. die Dosierkammer nach innen zum Doseninhalt geschlossen und gleichzeitig nach außen geöffnet. Damit wird ein definiertes Volumen von meist 25 oder 50 µl an Suspension oder Lösung freigesetzt. Das verflüssigte Treibgas expandiert dann bei Normaldruck innerhalb eines Sekundenbruchteils und dispergiert eine Wirkstoffsuspension zu einem Pulveraerosol, eine Wirkstofflösung zu einem Lösungsaerosol. Das Aerosol bewegt sich jeweils mit hoher Geschwindigkeit vom Ventil weg (Kap. 8.6.7.1). Die strömenden Aerosolpartikel sind dabei zunächst noch von einer Treibmittelhülle umgeben, da sich das Aerosol aufgrund der Verdunstungskälte und der Volumenexpansion so stark abkühlt, dass die Verdampfung der Treibmittelreste zunehmend langsamer erfolgt. Erst nach etwa fünf Sekunden ist das Treibmittel vollständig verdunstet [12, 19, 42, 43].

Der Zusatz von Glycerol als schwerflüchtige Komponente zu einigen Lösungspräparaten bedingt in Kombination mit einem speziellen Düsendesign eine Größenoptimierung der entstehenden Aerosoltröpfchen (Modulite®-Technologie; Tab. 8.5). Der unerwünschte Anteil der Lösungströpfchen mit einem Durchmesser unter 2 µm wird zugunsten der 3–4-µm-Fraktion verringert. Ferner resultiert eine gegenüber dem klassischen Dosieraerosol geringfügig verlängerte und damit anwenderfreundlichere Abgabezeit aus dem Mundrohr [4, 39, 44].

Unmittelbar nach Freigabe der Dosis, also nach Rückkehr des Ventilsystems in die Ausgangsposition, wird die leere Dosierkammer mit der Dosis für die nächste Anwendung gefüllt.

Einflüsse auf die Dosierung

Der **Wirkstoffgehalt eines Sprühstoßes** kann durch folgende patientengesteuerte Parameter verringert werden:

» hohe Temperatur der Treibgasdose [45, 143],
» unzureichendes Schütteln von Suspensionspräparaten [42],
» sehr kurze oder sehr lange (Wochen) Zeitspanne zwischen zwei Sprühstößen [42, 43] und
» starke Verschmutzung des Mundstücks [46].

Weiterhin wird die Dosierung beeinflusst durch die:

» Geometrie des Mundstücks (wenn Patient verschiedene Dosieraerosole mit unterschiedlichen Mundstücken verwendet) [47],
» Position der Dose während der Lagerung (z. B. Ventil oben oder unten) [45, 48],
» Zeitspanne zwischen Schütteln der Dose und Ventilbetätigung [48].

Tab 8.5: Charakteristika von Dosieraerosolen (Auswahl)

Präparat (Pharm. Unternehmer/ Hersteller)	Wirkstoff(e)	Identisch mit folgendem Präparat (gleiche Rezeptur und Dosencharakteristika)	Treibgas(e)[1]/ weitere(r) Hilfsstoff(e)	Suspension oder Lösung	Vom pharm. Unternehmer empfohlene Inhalierhilfe
1. Bronchodilatatorisch wirkende Therapeutika					
Berotec® N (Boehringer Ingelheim/ Boehringer Ingelheim)	Fenoterolhydrobromid	–	Norfluran®/ Ethanol, Wasser, Zitronensäure	Lösung	Inhalationshilfe Boehringer Ingelheim
Foradil® Spray FCKW-frei (Novartis Pharma/ Chiesi, I)	Formoterolfumarat	Forair® FCKW-frei 12 µg	Norfluran®/ Ethanol, Salzsäure	Lösung	–
Forair® FCKW-frei 12 µg (Asche Chiesi/ Chiesi, I)	Formoterolfumarat	Foradil® Spray FCKW-frei	Norfluran®/ Ethanol, Salzsäure	Lösung	–
Atrovent® N (Boehringer Ingelheim/ Boehringer Ingelheim)	Ipratropiumbromid	–	Norfluran®/ Ethanol, Wasser, Zitronensäure	Lösung	Inhalationshilfe Boehringer Ingelheim
Berodual® N (Boehringer Ingelheim/ Boehringer Ingelheim)	Ipratropiumbromid/ Fenoterolhydrobromid	–	Norfluran®/ Ethanol, Wasser, Zitronensäure	Lösung	Inhalationshilfe Boehringer Ingelheim
Apsomol® N (Farmasan/ 3M, UK)	Salbutamolsulfat	Bronchospray® novo, Epaq®, Salbulair® N, Salbutamol STADA® N	Norfluran®/ Ethanol, Ölsäure	Suspension	Inhalierhilfe Farmasan
Bronchospray® novo (Astellas / 3M, UK)	Salbutamolsulfat	Apsomol® N, Epaq®, Salbulair® N, Salbutamol STADA® N	Norfluran®/ Ethanol, Ölsäure	Suspension	Rondo® Inhalationsapparat

Epaq® (Ivax/ 3M, UK)	Salbutamolsulfat	Apsomol® N, Bronchospray® novo, Salbulair® N, Salbutamol STADA® N	Norfluran®/ Ethanol, Ölsäure	Suspension	Inhalationshilfe Epaq®/Ventolair®
Salbuhexal® (Hexal/ GlaxoSmithKline, UK)	Salbutamolsulfat	Sultanol®N	Norfluran®/ –	Suspension	Inhalationshilfe Hexal® geeignet für Salbuhexal®
Salbulair® N (Ivax/ 3M, UK)	Salbutamolsulfat	Apsomol® N, Bronchospray® novo, Epaq®, Salbutamol STADA® N	Norfluran®/ Ethanol, Ölsäure	Suspension	Inhalationshilfe Epaq®/Ventolair®
Salbutamol-ratiopharm® N (ratiopharm/ Ivax, UK)	Salbutamolsulfat	Salbutamol® Sandoz, Salbutamol von ct	Norfluran®/ Ethanol	Suspension	Inhalierhilfe-ratiopharm® N
Salbutamol® Sandoz 100 µg (Sandoz/ Ivax, UK)	Salbutamolsulfat	Salbutamol-ratiopharm® N, Salbutamol von ct	Norfluran®/ Ethanol	Suspension	–
Salbutamol STADA® N (STADA/ 3M, UK)	Salbutamolsulfat	Apsomol® N, Bronchospray® novo, Epaq®, Salbulair® N	Norfluran®/ Ethanol, Ölsäure	Suspension	Salbutamol STADA Spacer rund
Salbutamol von ct (ct-Arzneimittel/ Merckle)	Salbutamolsulfat	Salbutamol-ratiopharm® N, Salbutamol® Sandoz	Norfluran®/ Ethanol	Suspension	Aerochamber®, Rondo®, Volumatic®
Sultanol® FCKW-frei (GlaxoSmithKline/ GlaxoSmithKline, UK)	Salbutamolsulfat	Salbuhexal®	Norfluran®	Suspension	Volumatic® Inhalationsgerät

Tab 8.5: Charakteristika von Dosieraerosolen (Auswahl, Fortsetzung)

Präparat (Pharm. Unternehmer/ Hersteller)	Wirkstoff(e)	Identisch mit folgendem Präparat (gleiche Rezeptur und Dosencharakteristika)	Treibgas(e)[1]/ weitere(r) Hilfsstoff(e)	Suspension oder Lösung	Vom pharm. Unternehmer empfohlene Inhalierhilfe
Serevent® FCKW-frei (GlaxoSmithKline/ GlaxoSmithKline, UK)	Salmeterolxinafoat	–	Norfluran®	Suspension	Volumatic® Inhalationsgerät
2. Antientzündlich wirkende Therapeutika					
AeroBec®N 50µg/ -100 µg (Ivax Pharma/ 3M, UK)	Beclometasondipropionat	Bronchocort® novo, Junik®, Ventolair®	Norfluran®/ Ethanol	Lösung	Inhalationshilfe Epaq®/Ventolair®
Beclo-Sandoz® 100 µg (Sandoz/ Ivax, UK)	Beclometasondipropionat	–	Norfluran®/ Ethanol	Lösung	–
Beclobreathe Sandoz® 100 µg/ -200 µg (Sandoz/ Ivax, UK)	Beclometasondipropionat	–	Norfluran®/ Ethanol	Lösung	–
Beclometason-ratiopharm® 0,05 mg/ -0,10 mg/ -0,20 mg/ -0,25 mg (ratiopharm/ Ivax, UK)	Beclometasondipropionat	–	Norfluran®/ Ethanol	Lösung	Inhalierhilfe ratiopharm® N
Beclometason von ct 0,05 mg/ -0,1 mg (ct-Arzneimittel/ Ivax, UK)	Beclometasondipropionat	–	Norfluran®/ Ethanol	Lösung	Aerochamber®, Rondo®, Volumatic®

Becloturmant®HFA 50 µg (Asche Chiesi/ Chiesi, I)	Beclometasondi-propionat	Sanasthmax® FCKW-frei	Norfluran®/ Ethanol, Glycerol	Lösung	Jetspacer®
Bronchocort® novo 100 (Astellas/ 3M, UK)	Beclometasondi-propionat	AeroBec® N, Junik®, Ventolair®	Norfluran®/ Ethanol	Lösung	Rondo® Inhalations-apparat
Junik® (Astellas / 3M, UK)	Beclometasondi-propionat	AeroBec® N, Bronchocort® novo, Ventolair®	Norfluran®/ Ethanol	Lösung	Rondo® Inhalations-apparat
Sanasthmax® FCKW-frei (Asche Chiesi/ Chiesi, I)	Beclometasondi-propionat	Becloturmant® HFA	Norfluran®/ Ethanol, Glycerol	Lösung	–
Ventolair® mite 50 µg/ -100 µg/ -250 µg (Ivax Pharma/ 3M, UK)	Beclometasondi-propionat	Aerobec® N, Bronchocort® novo, Junik®	Norfluran®/ Ethanol	Lösung	Inhalationshilfe Epaq®/Ventolair®
Budes® N (Hexal/ Salutas)	Budesonid	–	Norfluran®/ Ethanol, Sojalecithin	Lösung	Inhalationshilfe Hexal®
Budiair® 0,2 mg (Asche Chiesi/ Chiesi, I)	Budesonid	–	Norfluran®/ Ethanol, Glycerol	Lösung	Jetspacer®

Tab 8.5: Charakteristika von Dosieraerosolen (Auswahl, Fortsetzung)

Präparat (Pharm. Unternehmer/ Hersteller)	Wirkstoff(e)	Identisch mit folgendem Präparat (gleiche Rezeptur und Dosencharakteristika)	Treibgas(e)[1]/ weitere(r) Hilfsstoff(e)	Suspension oder Lösung	Vom pharm. Unternehmer empfohlene Inhalierhilfe
Alvesco (Altana/ IVAX, UK)	Ciclesonid	–	Norfluran®/ Ethanol	Lösung	–
Atemur® N 125/ -forte 250/ -mite 50 FCKW-frei (GlaxoSmithKline/ GlaxoSmithKline, UK)	Fluticason-17-propionat	Flutide®N	Norfluran®	Suspension	Volumatic® Inhalationsgerät
Flutide®N 125/ -forte 250/ -mite 50 (GlaxoSmithKline/ GlaxoSmithKline, UK)	Fluticason-17-propionat	atemur®N	Norfluran®	Suspension	Volumatic® Inhalationsgerät
Cromohexal® N (Hexal/ Aventis, UK)	Cromoglicinsäure-Na	Intal® N	Apafluran®/ Povidon, Macrogol 600	Suspension	Inhalationshilfe Hexal®
Intal®N Aerosol (Sanofi-Aventis/ Aventis, UK)	Cromoglicinsäure-Na	Cromohexal® N	Apafluran®/ Povidon, Macrogol 600	Suspension	Fisonair® Inhaliergerät

3. Kombinationspräparate (bronchodilatatorisch + antientzündlich wirkendes Therapeutikum)

Aarane®N/ (Sanofi-Aventis/ Aventis, UK)	Reproterol-HCl, Cromoglicinsäure-Na	Allergospasmin®N	Apafluran®/ Macrogol-25-glyceroltrioleat, Ethanol, Saccharin-Na, Aromastoff	Suspension	Fisonair® Inhaliergerät
Allergospasmin®N (Meda/ Aventis, UK)	Reproterol-HCl, Cromoglicinsäure-Na	Aarane®N	Apafluran®/ Macrogol-25-glyceroltrioleat, Ethanol, Saccharin-Na, Aromastoff	Suspension	Allergospasmin® Inhalationshilfe
atmadisc® mite 25 µg/ 50 µg atmadisc® 25 µg/125 µg atmadisc® forte 25µg/ 250µg (Schwarz/ GlaxoSmithKline, UK)	Salmeterolxinofoat, Fluticasonpropionat	Viani®	Norfluran®	Suspension	Volumatic® Inhalationsgerät
Foster ® 100/6µg (Asche Chiesi/Chiesi, I)	Formoterol-fumerat, Beclometasondipropionat	Invair®	Norfluran/Ethanol, Salzsäure	Lösung	(Jetspacer)
Inuvair® 100/6 (UCB Chiesi/I.)	Formeterol-fumerat, Beclometason-dipropionat	Foster®	Norfluran/Ethanol, Salzsäure	Lösung	–
Viani® mite 25µg/50µg Viani® 25µg/125µg Viani® forte 25µg/250µg (GlaxoSmithKline/ GlaxoSmithKline, UK)	Salmeterolxinofoat, Fluticasonpropionat	atmadisc®	Norfluran®	Suspension	Volumatic® Inhalationsgerät

[1] Apafluran® = Heptafluorpropan, HFA 227 (HFA von engl. **hydrofluoralkane** = Hydrofluorkohlenwasserstoff); Norfluran® = Tetrafluorethan, HFA 134a

8.6.1 Aufbewahrung der Dosieraerosole

Wärmeschutz von Dosieraerosolen

Die Treibgasdosen der Dosieraerosole müssen je nach Präparat bei Temperaturen unter 25 oder 30 °C aufbewahrt werden. Formoterolhaltige Präparate sind aus Gründen der Wirkstoffstabilität bei Kühlschranktemperaturen aufzubewahren. Es sind weiterhin die generellen Sicherheitsbestimmungen für Treibgaspackungen zu beachten, wonach diese Dosen nicht nur vor Hitze und direkter Sonneneinstrahlung zu schützen sind, sondern auch ihr gewaltsames Öffnen oder Verbrennen zu unterlassen ist.

Der Innendruck der Dosieraerosoldosen mit dem bei den meisten Präparaten eingesetzten Norfluran® (Tetrafluorethan) beträgt bei 20 °C 5,7 bar und bei 50 °C 13,2 bar. Dosen mit Apafluran® (Heptafluorpropan) weisen geringere Werte von 4,0 bar bei 20 °C und 9,2 bar bei 50 °C auf. Die meisten Handelspräparate mit Norfluran® enthalten jedoch Ethylalkohol als Kosolvens für den Wirkstoff und weitere Hilfsstoffe (Tab. 8.5). Der Alkohol hat gleichzeitig die Funktion eines Druckminderers, sodass der Druck in diesen Dosen bei 20 °C zwischen 4 und 5 bar liegt [49]. Bei Norfluran®-Präparaten ohne Ethanolzusatz wird dem erhöhten Innendruck durch vergleichsweise stärkere Dosenwandungen Rechnung getragen.

Zum Berstdruck der Dosen besteht zwar noch ein deutlicher Sicherheitsabstand, doch können bei höheren Druckwerten die Dosiervorrichtungen deformiert werden. Weiterhin besteht das Risiko von Undichtigkeiten und Mikroleckagen an der Crimpnaht mit der Folge, dass der Doseninhalt langsam entweicht. Dosieraerosole, die versehentlich längere Zeit bei Temperaturen über 50 °C aufbewahrt wurden, sollten nicht mehr verwendet werden, da infolge der möglichen Ventilschädigung und/oder Undichtigkeit eine exakte Dosierung und die geforderte aerodynamische Teilchengrößenverteilung nicht mehr gewährleistet sind. Die Gefahr einer hohen Wärmebelastung besteht zum Beispiel bei Aufbewahrung in einer in der Sommersonne abgelegten Tasche oder einem in der Sonne geparkten Personenwagen.

Dosieraerosole bei niedriger Temperatur und niedrigem Druck

Bei sehr niedrigen Temperaturen unterhalb –15 bis –20 °C ist die Funktionsfähigkeit der Treibgasdosen infolge der Druckverringerung im Behälter deutlich eingeschränkt, d. h. es wird eine verringerte Dosis mit einem verringerten Feinpartikelanteil abgegeben [45]. Dies ist etwa im Zusammenhang mit Hochalpin- oder Wintersport zu beachten.

Von Patienten verschiedentlich geäußerte Bedenken hinsichtlich der Aufbewahrung der Treibgasdosen in großer Höhe und damit bei vermindertem Atmosphärendruck, beispielsweise in Bergbahnen oder Frachträumen von Flugzeugen, sind dagegen unbegründet. Selbst unter Weltraumbedingungen kann ja der äußere Druckabfall nur maximal 1 bar betragen, wodurch das Verhältnis von Innen- zu Außendruck höchstens um diesen relativ kleinen Wert verändert würde. Darüber hinaus gilt für Flugzeuge, dass bei den Passagiermaschinen renommierter Luftverkehrsgesellschaften der Frachtraum genauso druckbelüftet wird wie die Passagierkabine. In beiden Bereichen herrschen Druckverhältnisse, wie sie maximal einer Außenhöhe von ca. 2500 m entsprechen (die von der Luftfahrtbehörde festgelegte Obergrenze entspricht einer Höhe von knapp 3000 m). Die Temperatur im Frachtraum kann geringfügig tiefer als der Wert der Kabine liegen, sie sinkt aber keinesfalls unter den Gefrierpunkt. Äußerst gering ist übrigens die relative Luftfeuchte in der Kabine von Verkehrsflugzeugen (zwischen ca. 5 und 15 %), was wegen der kurzen Verweildauer jedoch keine Auswirkungen auf Eigenschaften von Arzneiformen hat.

8.6.2 Anwendung der Dosieraerosole

Handhabung von Dosieraerosolen

Die Anwendung der Dosieraerosole hat in einer Reihe von Teilschritten nach folgendem Schema zu erfolgen [6, 10, 35, 50, 51]:

- Schutzkappe vom Mundstück abziehen und Mundstück auf Fusseln und Verunreinigungen kontrollieren.
- Dose mit Mundstück senkrecht so zwischen Daumen und Zeigefinger halten, dass sich Daumen und Mundstück bzw. Dosenventil unten befinden. Die Dose enthält kein Steigrohr zur Heranführung der Dispersion an das Ventil. Würde die Dose waagerecht oder in der Stellung mit dem Ventil oben benützt, würde deshalb der Sprühstoß nur Treibgas alleine enthalten.
- Dose mit Mundstück kräftig schütteln, da bei vielen Präparaten (Ausnahmen vgl. Tab. 8.5) die Wirkstoffe in den flüssigen Treibmitteln suspendiert vorliegen.
- Bei möglichst stehender oder sitzender Körperstellung Oberkörper aufrichten und Kopf leicht in den Nacken beugen. Diese „Begradigung" der Mund-Rachen-Wege ist vor allem bei der Dosieraerosolanwendung ohne Inhalierhilfen angezeigt. Die relativ hohe kinetische Energie der Partikel führt zu starker Impaktion an Orten einer Richtungsänderung.
- Langsam und tief ausatmen und dann das Mundstück mit den Lippen fixieren, wobei es nicht luftdicht abgeschlossen werden muss.
- Durch das Mundrohr langsam einatmen und exakt zu Beginn der Einatmung oder unmittelbar danach durch Drücken auf den Dosenboden das Ventil betätigen, weiter langsam und tief einatmen, Atem 5 bis 10 Sekunden anhalten. Das Einatmen sollte sich möglichst über eine Zeitspanne von drei Sekunden oder länger erstrecken.
- Mundstück aus dem Mund nehmen und langsam mit „Lippenbremse" oder durch die Nase ausatmen.
- Falls ärztlich verordnet, eine weitere Inhalation nach der angegebenen Zeit, frühestens jedoch nach 30 Sekunden, in gleicher Weise durchführen.
- Staubschutzkappe wieder aufsetzen, da sonst in das Mundstück gelangte Fremdpartikel etwa aus der Hosen- oder Jackentasche bei der folgenden Inhalation mitinhaliert würden.

Das Drücken des Dosenbodens zur Ventilbetätigung erfordert je nach Präparat eine Kraft zwischen 25 und 35 N (z.B. Budiair® FCKW-frei: ca. 30 N, Sultanol® N: ca. 32 N). Patienten mit feinmotorischer Behinderung, denen dieser Kraftaufwand Probleme bereitet, können das Dosieraerosol beidhändig fassen [150].

Konsequenzen falscher Anwendung

Abbildung 8.5 verdeutlicht das Ausmaß der intrabronchialen Wirkstoffdeposition bei richtiger und falscher Atemtechnik. Die zwei Beispiele stehen stellvertretend für die beiden in der Praxis vorkommenden Extremfälle. Ein gelegentliches Unterlassen des Schüttelns der Dose verändert die Dosierung von Suspensionspräparaten nicht beim nächstfolgenden Sprühstoß, sondern erst bei den weiteren Ventilbetätigungen. Beim ersten Sprühstoß ist die Dosierkammer ja noch von früheren, korrekten Handhabungen mit richtig konzentrierter Suspension gefüllt.

Anwendungsvarianten

Eine vereinzelt empfohlene Variante der geschilderten Anwendungsmethodik besteht darin, das Mundstückende nicht mit den Lippen zu umschließen, sondern es in einem Abstand von drei bis zehn Zentimeter vor dem weit geöffneten Mund zu halten. Der Effekt dieses Vorgehens entspricht dem einer Mundstückverlängerung (Kap. 8.6.7.1), also einer verrin-

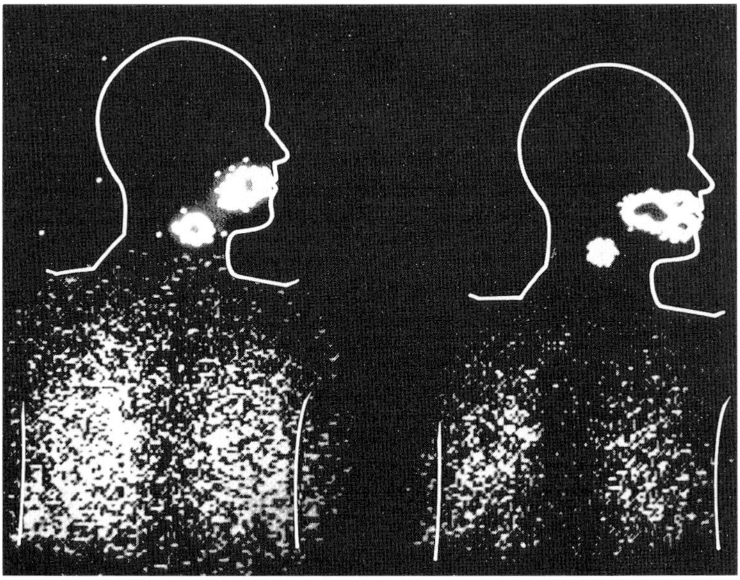

Abb. 8.5: Ort und Ausmaß der Wirkstoffdeposition in Abhängigkeit von der Inhalationstechnik bei Anwendung eines Suspensions-Dosieraerosols (nach [2]). Inhalation von radioaktiv markiertem Fenoterol, anschließend Aufnahme des Mund-Rachenraumes und der Lunge mittels Szintillationskamera. Links: Depositionsmuster bei optimaler Atemtechnik (Sprühstoß bei 50 % der Vitalkapazität während einer langsamen Inhalation mit anschließender Atemanhaltezeit von 10 Sekunden); rechts: Depositionsmuster bei schlechter Atemtechnik (Sprühstoß 2 Sekunden vor Inhalationsbeginn)

gerten Deposition von Wirkstoffpartikeln an der Rachenhinterwand. Allerdings besteht hierbei das Risiko, dass das Dosieraerosol nicht im richtigen Neigungswinkel und nicht zentrisch vor den Mund gehalten und damit die Mundöffnung vom Aerosolstrom teilweise verfehlt wird [50, 52].

Das früher generell empfohlene Anhalten des Atems nach dem Einatmen für möglichst zehn Sekunden ist nach aktuellen Erkenntnissen nur bei der Inhalation von festen Glucocorticoidpartikeln und bei sehr kleinen Lösungströpfchen mit dieser Zeitspanne erforderlich. Bei hydrophilen Feststoffen sind dagegen wenige Sekunden ausreichend. Die festen Kortikoidpartikel adsorbieren wegen ihrer Lipophilie in der hohen Luftfeuchte des Bronchialsystems nur wenig Wasser. Die anderen Wirkstoffe sind so hygroskopisch, dass sie infolge ihrer Massenzunahme rasch deponieren und nicht mehr ausgeatmet werden können [6]. Sehr kleine Aerosoltröpfchen (< 1 µm), wie sie bei einigen Lösungspräparaten auftreten, können bei zu kurzer Atemanhaltezeit wieder exhaliert werden, weshalb hier auch möglichst 10 Sekunden einzuhalten sind. Trotz dieser Unterschiede wird aus didaktischen Gründen in der Regel ein einheitliches Atemmanöver mit einer Atemanhaltezeit von 10 Sekunden propagiert.

Probestöße bei neuen und länger nicht benutzten Aerosoldosen

Bei neuen, noch nicht gebrauchten Treibgasdosen ist es wichtig, das Dosierventil zunächst zwei- bis viermal ohne Inhalation und vom Körper abgewandt zu betätigen, um die Dosierkammer des Ventils mit Arzneistoffsuspension zu füllen. Auch nach längerem Nichtgebrauch sollte man im Interesse der Dosierungsgenauigkeit ein bis zwei Probestöße auslösen [43, 48].

Vermeidung lokaler Kortikoidwirkungen

Bei der Inhalation von Steroiden müssen **Maßnahmen zur Vermeidung unerwünschter lokaler Kortikoidwirkungen** ergriffen werden. Der Anteil des inhalierten Wirkstoffes, der nicht im bronchopulmonalen Bereich deponiert wird, sondern bereits in verschiedenen Atemwegsbereichen oberhalb des Luftröhreneingangs, hängt ab von der Inhalationstechnik (Kap. 8.3), von verschiedenen Parametern des Aerosols (Kap. 8.3) und eventuell eingesetzten Inhalierhilfen (Kap. 8.6.7). Er liegt bei den verschiedenen Dosieraerosolsystemen und -formulierungen etwa zwischen einem Drittel und vier Fünftel der insgesamt inhalierten Wirkstoffmenge. Abgesehen von den Fällen völlig falscher Anwendung (z. B. Sprühen während des Ausatmens oder an die Wangeninnenseite) werden davon sehr kleine Anteile in der Mundhöhle, wesentliche Anteile im Mundrachen (Oropharynx) und ebenfalls kleinere Anteile im Kehlkopf (Larynx) deponiert. Anschließend gelangen diese Wirkstoffmengen größtenteils in die Speiseröhre und den weiteren Gastrointestinaltrakt. Resultieren können als unerwünschte lokale Effekte bei steroidalen Wirkstoffen Candidamykosen im Mund, im Mund-Rachen-Raum oder in der Speiseröhre, sonstige Infektionen und Entzündungen des Mundrachens sowie verschiedene Dysphonieformen (z. B. Veränderungen des Stimmklangs, Heiserkeit) [53–55]. Während mehrwöchiger Anwendung eines Beclomethasonpräparates (B.-dipropionat in HFA gelöst, damit geringe pharyngeale Deposition; tägl. 800 µg) traten u. a. folgende lokale Nebenwirkungen mit fallender Inzidenz auf: Dysphonie (8 % von 116 Patienten), Pharyngitis, oropharyngeale Candidiasis

(1 Patient) [53]. Um das Risiko derartiger Nebenwirkungen zu minimieren, ist es insbesondere bei Patienten mit Disposition zu Dysphonie und Schleimhautmykosen erforderlich, kortikoidhaltige Dosieraerosole **vor** dem Essen und/oder Trinken zu inhalieren. Ferner sollte der Patient gegebenenfalls vorhandenen Schleim aus dem Rachen abhusten. Weiterhin kann man nach der Anwendung den Mund gründlich mit warmem Wasser spülen. Auch sollte auf eine sorgfältige Mundhygiene geachtet werden [54, 55]. Dabei ist jedoch zu bedenken, dass durch Spülen oder Gurgeln nur im Bereich der (vorderen) Mundhöhle deponierte Kortikoidpartikel entfernt werden können, während oropharyngeal oder gar laryngeal deponierte Partikel auf diese Weise nicht erreichbar sind. Der spätestens bei Kontakt mit dem vorderen Gaumenbogen auftretende Würgereflex verhindert die Benetzung bzw. Reinigung tieferer Schleimhautbezirke (Kap. 7.2). Alle genannten prophylaktischen Maßnahmen bei der Kortikoidinhalation sind jedoch keinesfalls ein Ersatz für die noch zu schildernden Inhalierhilfen (Kap. 8.6.7).

Fehldosierungen bei Überschreiten der angegebenen Sprühstoßanzahl

Bei den verschiedenen Dosieraerosolpräparaten sind als **Doseninhalt** 100, 120 oder 200 Sprühstöße als Mindestmenge deklariert. Ein Charakteristikum von Treibgasdosen mit Dosierkammerventilen ist jedoch, dass sich nach Abgabe der Anzahl an Hüben, für die eine arzneibuchkonforme Dosierung gewährleistet wird, aus ihnen noch weitere Aerosolstöße mit anfangs korrektem, im weiteren Verlauf aber deutlich vermindertem Arzneistoffgehalt freisetzen lassen. Die Zahl dieser zusätzlich möglichen Hübe beträgt bei vielen Präparaten etwa ein Zehntel, vereinzelt aber auch über ein Drittel der deklarierten Sprühstoßmenge [56–59]. Sprüht man die Dosen nicht nur bis zur erkennbaren Dosisverringerung, sondern bis zur völligen Entleerung, verdoppelt sich teilweise sogar die Sprühstoßanzahl gegenüber der deklarierten Menge [57]. Diese Überfüllung muss bei der Reichweitenkontrolle von Dosieraerosolpackungen, also der Überwachung von Compliance und adäquater medikamentöser Einstellung im Rahmen der pharmazeutischen Betreuung insbesondere bei Problempatienten zumindest „halbquantitativ" berücksichtigt werden [60].

Weiterhin ist von besonderer therapeutischer Relevanz, dass vor allem bei Präparaten mit suspendiertem Wirkstoff der Wirkstoffgehalt etwa der letzten fünf bis zehn, teilweise deutlich mehr dieser zusätzlichen Aerosolstöße, vor der erkennbaren Dosisverringerung stark schwanken kann (Abb. 8.6) [45, 61]. Bedingt sind diese als **Tail-off-Phänomen** bezeichneten Dosisschwankungen durch unvollständiges und unregelmäßiges Füllen der Dosierkammer mit Wirkstoffsuspension. Da das Sprühstoßgewicht durch einige vom Patienten gesteuerte Faktoren beeinflusst wird (z. B. Temperatur der Dose, Intensität des Schüttelns, Zeitspanne zwischen Schütteln und Ventilauslösen) und sich die Füllmengen der Dosen innerhalb gewisser Toleranzen bewegen, ist Häufigkeit und Ausmaß dieser Dosierungsschwankungen nach Abgabe der nominalen Sprühstoßmenge nicht exakt reproduzierbar. Präparate, deren Wirkstoffe in der Hydrofluoralkan (HFA)-Hilfsstoff-Mischung gelöst sind, zeigen das Tail-off-Phänomen nahezu nicht, da

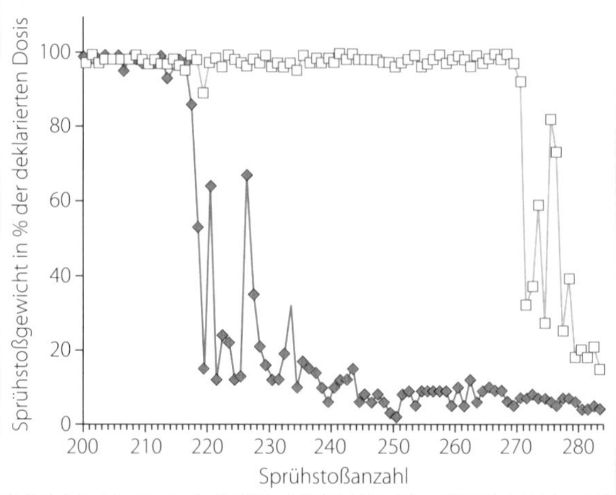

Abb. 8.6: Sprühstoßgewichte der finalen Hübe von zwei Salbutamol-Dosieraerosolen mit jeweils 200 deklarierten Sprühstößen [61].
◆ – ◆ Sultanol® N, □ – □ Epaq®; Stichprobe an jeweils einer Dose unter anwendungsüblichen Bedingungen (Temperaturen der Dosen zwischen 20 und 26 °C)

eine Lösung in die Dosierkammer dosiskonstanter einfließt als eine Suspension [45].

Das Tail-off-Phänomen ist bei den modernen HFA-Dosieraerosolen mit ihren verbesserten Dosierkammern wesentlich weniger ausgeprägt als bei den früheren FCKW-haltigen Präparaten; vor allem die geänderte Lage der Einlassöffnung für das Füllen der Dosierkammer hat einen entscheidenden Einfluss [43]. Doch sind auch diese im geringeren Umfang auftretenden Dosisschwankungen der finalen Sprühstöße problematisch, da der Patient die verminderten Arzneistoffmengen beziehungsweise das Entleerungsstadium nicht erkennen oder nur sehr grob abschätzen kann [58, 60, 62, 63–65]. Unsere Stichproben an gebrauchten Dosen von Salbutamolpräparaten ergaben, dass ein Großteil der Behälter deutlich über den Bereich mit korrekter Dosisabgabe hinaus entleert wurde, zwei von 11 Patienten entnahmen sogar nach den 200 nominalen Hüben noch über 70 unterdosierte Sprühstöße! Das Problem dürfte bei Verwendung eines Spacers und damit ohne Kontrolle durch das „orale Sprüherlebnis" noch ausgeprägter sein [60].

Schwimmtest unbrauchbar zur Bestimmung der Arzneimittelrestmenge

Die in einer angebrochenen Packung noch enthaltene Treibgasmenge, nicht jedoch die noch verfügbare Arzneistoffmenge, kann im **Schwimmtest**, also am Schwimmverhalten des von der Kunststoffhalterung abgezogenen Aluminiumbehälters grob abgeschätzt werden. Mit Treibgas vollständig gefüllte Dosen bleiben am Boden eines mit Wasser gefüllten Glases liegen, halbvolle schwimmen in senkrechter Stellung mit dem Ventil nach unten, wobei der Dosenboden je nach Präparat unterschiedlich weit aus dem Wasser ragt, und viertelvolle Dosen schließlich schwimmen in sehr unterschiedlichen Positionen nahe der Oberfläche. Insbesondere in dem für den Patienten interessanten letzten Viertel der Dosenfüllung erlaubt dieser Schwimmtest damit keine Aussagen über den Restgehalt an Treibmittel, geschweige denn an Wirkstoff [56, 57]! Auch die in manchen Fachinformationen wiedergegebenen Abbildungen zum präparatespezifischen Schwimmverhalten erhöhen die Aussagekraft dieses Tests nur unwesentlich. Auf die Untauglichkeit des in verschiedenen Patientenbroschüren und Internetseiten beschriebenen Schwimmtests sind Kunden hinzuweisen. Gleiches gilt für den Schütteltest, also das vermeintliche Fühlen oder Hören des Füllungsgrades beim Schütteln der Dose [58, 62]

Im Fall einer konstanten Anwendungsfrequenz eines Dosieraerosols, also etwa bei Steroid- oder Cromoglicinsäurepräparaten, lässt sich das Problem lösen, indem der Anwender oder erforderlichenfalls die Apotheke bei der erstmaligen Anwendung auf der Basis der Tagesdosen und der deklarierten Sprühstoßanzahl das Datum der letztmöglichen korrekten Dosisentnahme errechnet und auf der Packung vermerkt. Bei Präparaten mit bedarfsabhängiger Anwendung werden jedoch Patienten in der Regel die entnommenen Sprühstöße nicht mitzählen; auch ein vorzeitiges Verwerfen unvollständig entleerter Dosen ist unter ökonomischen Aspekten nicht vertretbar. Eine gewisse Hilfestellung kann der Apotheker geben, indem er im Einzelfall durch genaues Wiegen der zu beurteilenden Dose bei Kenntnis des Gewichtes der vollen Dose und eines Sprühstoßes den aktuellen Füllungsgrad grob abschätzt. Mit Einschränkungen erlaubt notfalls auch das Sprühbild von Suspensionspräparaten an einer Fensterscheibe oder einem Spiegel (Mundstück auf das Glas aufsetzen; „Vergleichsfleck“ mit voller Dose sprühen) dem Patienten eine gewisse Orientierung über den Wirkstoffgehalt eines Sprühstoßes [60].

Hilfestellungen zur Abschätzung des Füllungsgrades

Nachträglich aufsteckbare Zählwerke

Auf die Dosieraerosoldose nachträglich aufsteckbare, **mechanische oder elektronische Zählwerke**, die den auf den Dosenboden ausgeübten Druck und damit jede Ventilbetätigung registrieren, sind in angelsächsischen Ländern im Handel [59], bedauerlicherweise aber nicht in Deutschland. Für ein bestimmtes atemzugausgelöstes Dosieraerosol wird vom pharmazeutischen Unternehmer eine aufsteckbare elektronische Zählvorrichtung (Junik® Autohaler® Zählwerk) kostenfrei über Apotheken und Arztpraxen vertrieben, welche jeweils das Umlegen des Kipphebels zum Spannen des Dosiersystems (Kap. 8.6.3) registriert. Die Batterie dieses digital anzeigenden, auf Null rückstellbaren Zählwerks hält etwa 15 Monate. Während dieses Zeitraums kann es beliebig oft an neuen Dosen eingesetzt werden.

Zwei konventionelle Dosieraerosolsysteme mit je 120 Hüben der Wirkstoffkombination Salmeterol/Fluticason (atmadisc®, Viani®) sind mit einer integrierten Dosiszählvorrichtung ausgerüstet, die bei 120 beginnend bis Null zurück zählt.

Sowohl seitens pulmologischer Vereinigungen als auch durch die Aufsichtsbehörden wird die Forderung erhoben, in Anbetracht der geschilderten Problematik Dosieraerosolpräparate künftig generell mit integrierten Zählwerken auszurüsten [58, 65].

8.6.3 Spezielle Dosieraerosolsysteme

Atemzuggesteuerte Dosieraerosole

Zwei spezielle Bauvarianten des Dosieraerosols zeichnen sich dadurch aus, dass das Dosierventil jeweils nicht durch Fingerdruck auf den Dosenboden, sondern direkt durch den Atemzug des Patienten ausgelöst wird (Abb. 8.7; Tab. 8.6). Es reichen dazu geringe inspiratorische Strömungsgeschwindigkeiten (20–30 l/min) aus.

Autohaler®-System

Beim **Autohaler®-System** spannt der Anwender nach dem Abziehen der Mundstückkappe mittels eines kleinen Kipphebels am Oberteil des Gerätes einen Federmechanismus, der eine Kraft auf den Dosenboden bzw. das Ventilrohr ausübt. Ein Sperrhebel blockiert jedoch zunächst noch die Kraftübertragung. Diese mechanische Blockierung wird erst durch den Einatmungssog des Patienten gelöst, wodurch es zu einer atemsynchronen Freigabe des Arzneimittels kommt [66]. Der Kipphebel muss unbedingt vor jeder einzelnen Anwendung betätigt und bei Nichtbenutzung des Gerätes

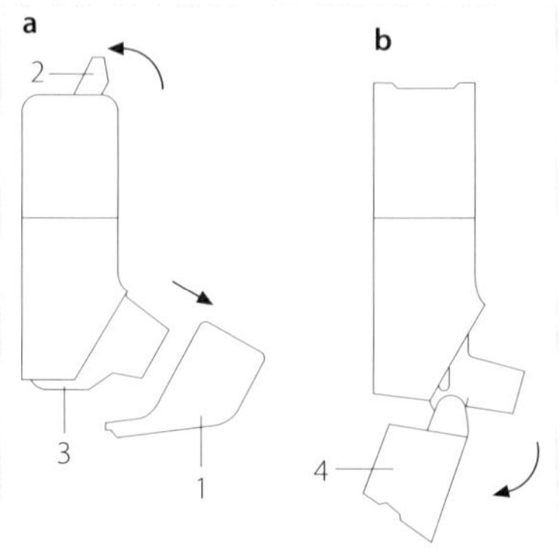

Abb. 8.7: Dosieraerosole mit atemzuggesteuerter Arzneistoffabgabe.
a Autohaler® mit abgezogener Mundstückkappe (1), Kipphebel (2) und Dosisfreigabeschieber (3);
b Easi-Breathe® mit aufgeklappter Mundstückkappe (4)

Tab. 8.6: Dosieraerosole mit atemzuggesteuerter Arzneistoffabgabe (Auswahl)

Präparat	System	Wirkstoff
AeroBec® N[1] 50 µg/ -100 µg	Autohaler®	Beclometasondipropionat
Bronchospray®	Autohaler®	Salbutamolsulfat
Junik®[1]/ -junior	Autohaler®	Beclometasondipropionat
Salbulair® N[1]	Autohaler® Easi-Breathe®	Salbutamolsulfat
Ventolair® 100 µg/ -mite 50 µg	Autohaler®	Beclometasondipropionat
Ventolair®[1] 250 µg	Easi-Breathe®	Beclometasondipropionat

[1] Präparat ist als herkömmliches (fingerdruckgesteuertes) und als atemzuggesteuertes Dosieraerosol im Handel

heruntergeklappt werden, sodass er in waagerechter Position steht. Zur erforderlichen regelmäßigen Reinigung des Mundstücks taucht man bei abgenommener Schutzkappe nur das Mundstück des senkrecht gehaltenen Autohalers® in lauwarmes Wasser und schwenkt es hin und her. Nach dem Abschütteln anhaftender Wassertropfen lässt man das Gerät an der Luft trocknen. Weitere Manipulationen sind zu unterlassen, da hierdurch Teile der Auslösemechanik beschädigt werden können. Will man das Dosierventil ohne Inhalation betätigen, etwa zur Funktionskontrolle oder bei erstmaliger Verwendung einer neuen Treibgasdose, so drückt man bei gespanntem Kipphebel den Dosisfreigabeschieber an der Unterseite des Autohalers in Richtung des aufgedruckten Pfeils. Aus Gründen der Systemsicherheit und Hygiene ist das Gerät jeweils nur zur Anwendung einer Dose bestimmt, es sind also keine Nachfülldosen im Handel.

Easi Breathe® System

Beim **Easi-Breathe®-System** wird der Federmechanismus zur Ventilbetätigung bereits durch das Zuklappen der Mundstückschutzkappe nach der vorherigen Anwendung gespannt. Die Kraftübertragung von der Feder auf die Dose bzw. das Ventilrohr verhindert zunächst aber noch ein Unterdrucksystem, das im Wesentlichen aus einer evakuierten Dose besteht. Der Einatemstrom des Patienten öffnet an dieser Vakuumdose eine Lüftungsklappe, wodurch das Vakuum aufgehoben und die Blockierung gelöst wird [67].

Dieses System ermöglicht ebenfalls manuell ausgelöste Kontrollsprühstöße, und zwar einfach durch Abschrauben des Geräteoberteils und Niederdrücken der Dose. Auch bei Funktionsstörungen der pneumatischen Auslösemechanik kann mit dieser konventionellen Ventilbetätigung inhaliert werden. Zur Reinigung des Mundstücks zieht man bei abgeschraubtem Geräteoberteil die Dose aus dem Unterteil und spült dieses mit warmem Wasser aus. Das Oberteil ist dabei vor Spritzwasser zu schützen.

Vorteile atemzuggesteuerter Dosieraerosole

Diese Systeme mit atemzuggesteuerter Wirkstoffabgabe vermeiden Koordinationsprobleme und erleichtern etwa Kindern oder Patienten mit eingeschränkten manuellen Fähigkeiten die korrekte Anwendung eines Dosieraerosols. Bei Patienten mit rheumatoider Arthritis erwiesen sie sich unter dem Aspekt der einfachen Bedienbarkeit nicht nur einem herkömmlichen Dosieraerosol überlegen, sondern auch einem wiederbeladbaren Pulverinhalator (Diskhaler®) [68].

Natürlich dürfen nur die jeweils auf das Gerät abgestimmten Treibgasdosen verwendet werden. Ein Austausch der Originaldosen gegen andere, auch äußerlich gleich erscheinende Dosen darf aus Gründen der Therapiesicherheit nicht erfolgen. Derzeit sind diese Technologien, teilweise patentbedingt, nur auf die zwei Arzneistoffe Beclometason und Salbutamol beschränkt (Tab. 8.6). Eine vollständige Versorgung des Asthmapatienten ist daher nicht in allen Fällen möglich.

8.6.4 Pflege der Dosieraerosole

Pflege des Mundrohrs

Falls die Mundrohröffnung und insbesondere die Ventilaustrittsöffnung von Dosieraerosolen nach mehrmaligem Gebrauch durch Substanzablagerungen verklebt oder durch Fremdstoffe verschmutzt sind, ist das Mundstück von der Dose abzuziehen und an den betreffenden Stellen mit warmem Wasser zu reinigen sowie anschließend wieder sorgfältig zu trocknen, evtl. mit nicht zu heiß eingestelltem Haarfön. Ein derartiges Säubern wird im täglichen bis dreitägigen Rhythmus empfohlen [69]. Bei Präparaten mit hohem Feststoffanteil im Sprühstoß (z. B. 1 oder 2 mg bei cromoglicinsäure- oder nedocromilhaltigen Präparaten) ist die Gefahr von Wirkstoffablagerungen an der Düse natürlich größer als bei niedrig dosierten Lösungssprays (z. B. 0,02 mg bei Fenoterolpräparaten). Hygroskopische Wirkstoffe, wie etwa Nedocromil oder Reproterol, führen ebenfalls leicht zur Verklebung der Düse. Ein leicht ranziger Geruch der Ablagerungen wird verursacht durch Hydroperoxidbildung von Oleaten, welche als Hilfsstoffe in der Dose enthalten sind (z. B. Ölsäure oder Oleate als Suspensionsstabilisator bzw. Ventilschmiermittel). Ungenügende Reinigung und Pflege des Mundrohres sind die häufigste Ursache von nicht einwandfreien Sprühstößen und Sprühaussetzern. Ist das Dosieraerosol trotz Säuberns des Mundrohres nicht voll funktionsfähig, empfiehlt es sich, auch die seitlich am Ventilrohr angebrachte kleine Bohrung (Abb. 8.4) auf verstopfende Pulverpartikel zu kontrollieren und erforderlichenfalls mit Wasser zu reinigen. Mechanische Manipulationen am Ventil, etwa mit Scheren oder Zangen, sind unbedingt zu unterlassen, da diese zu einer Schädigung der Dosiereinrichtung führen können. [46, 69, 70].

Eine auf manche Treibgasdosen aufgesetzte Gummimanschette mit einer Öffnung für das Ventilrohr (z. B. bei Aarane® N, Allergospasmin® N) darf ebenfalls nicht verändert oder entfernt werden. Sie hat die Funktion, die seitliche Bohrung im Ventilrohr vor Feuchtigkeit zu schützen und damit die oben genannten Komplikationen zu verhindern. Auch darf der Patient nicht das Mundrohr eines anderen Präparates anstelle eines verstopften Mundstücks verwenden, da das Sprühkopfdesign (z. B. Bohrungsdurchmesser, ohne/mit Drallkammer) das Partikelspektrum des erzeugten Aerosols wesentlich mitbestimmt [47]. Je kleiner der Bohrungsdurchmesser gewählt wird, desto tiefer liegt der Durchmesser der erzeugten Aerosolpartikel. Die untere Grenze für die Bohrung liegt bei etwa 0,3 Millimeter, da bei geringeren Durchmessern das Risiko eines Verstopfens der Düse deutlich ansteigt. Innerhalb verschiedener Packungen des gleichen Fertigarzneimittels kann das Mundrohr natürlich getauscht werden. Es wird empfohlen, ein gesäubertes Mundstück einer verbrauchten Dose für eventuelle Betriebsstörungen der aktuellen Packung in Reserve zu halten.

8.6.5 Trainingsgerät für die Dosieraerosol-Handhabung

Trainingsgerät für Dosieraerosolanwendungen

Es ist ein Trainingsgerät im Handel, der so genannte **Aerosol Inhalations Monitor** (Tab. 8.7, Abb. 8.8), mit dem der Patient die korrekte Handhabung eines Dosieraerosols kontrollieren bzw. einüben kann. Das mit einem Netzteil betriebene Tischgerät ist primär für Kliniken und niedergelassene Ärzte bestimmt, kann aber im Rahmen der pharmazeutischen Betreuung auch in Apotheken eingesetzt werden. Es ist mit einem Placebodosieraerosol gekoppelt, dessen Einwegmundstücke schnell austauschbar und dessen Dosenhalterung (mit Messkopf) wasch- und desinfizierbar sind. Das Gerät zeigt mittels eines Zeigerinstrumentes den jeweils erreichten Inspirationsfluss an (3 Skalenbereiche: 0–10 l/min, 10–50 l/min, über 50 l/min) sowie durch Leuchtdioden die un- bzw. sachgemäße Durchführung folgender Handhabungsschritte: die Koordination zwischen Ventilauslösen und Einatmen, die Dauer des Atemzuges bei der Inhalation und ebenso die Dauer des postinspiratorischen Atemanhaltens. Für Kinder ist ein Zusatzgerät verfügbar (Bambini Trainingshilfe), das bei richtiger Anwendungstechnik eine Melodie ertönen lässt.

Tab. 8.7: Artikel für das Training der korrekten Anwendung verschiedener inhalativer Darreichungsformen (Auswahl)

Artikel (Vertriebsfirma)	Funktion
Aerosol Inhalations Monitor (Vitalograph, 22525 Hamburg)	Kontrolle der Koordination, des Inspirationsflusses, der Dauer des Atemzuges und des Atemanhaltens beim Üben mit einem Placebodosieraerosol
Easyhaler® PIF Meter (Hexal, 83602 Holzkirchen)	Ermittlung des erreichbaren Inspirationsflusses bei der Easyhaler®-Anwendung
In-check® Inhaler Assessment Kit (Clemen Clarke, Harlow, Essex, CM20 2TT, U.K.)	Ermittlung des bei der Anwendung verschiedener Inhalatortypen maximal erreichbaren Inspirationsflusses
Spinhaler® Whistle (Fisons Arzneimittel, 50829 Köln)	Kontrolle des Inspirationsflusses bei der Spinhaler®-Anwendung, Motivation zur Anwendung bei Kindern
Turbohaler® Pfeife (Pfeifenplacebo) (AstraZeneca, 22876 Wedel)	Kontrolle des Inspirationsflusses bei der Turbohaler®-Anwendung
Turbohaler Usage Trainer® (AstraZeneca, 22876 Wedel)	Ermittlung des erreichbaren Inspirationsflusses bei der Turbohaler®-Anwendung

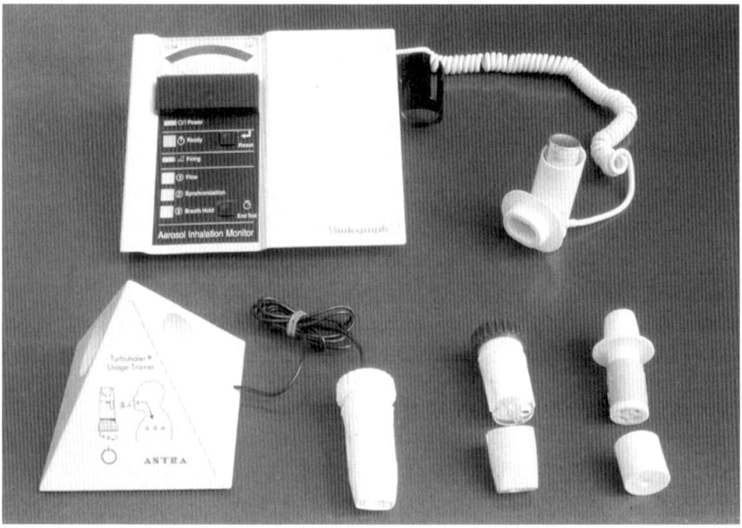

Abb. 8.8: Artikel für das Training der korrekten Anwendung von Dosieraerosolen und Pulverinhalatoren.
Oben: Vitalograph Aerosol Inhalation Monitor. Unten von links nach rechts: Easyhaler® PIF Meter, Turbohaler Usage Trainer®, Pfeifchen für Turbohaler®-Placebo, Pfeifchen für Spinhaler®

8.6.6 Entsorgung leerer Dosieraerosoldosen

„Grüner Karton“

Zur sachgerechten Entsorgung leerer Druckdosen haben sich 22 Unternehmen zu einem Konsortium zusammengeschlossen und das Konzept „Grüner Karton“ geschaffen. Danach werden die in die Apotheke zurückgebrachten Dosen in einem speziellen Behälter gesammelt, den der pharmazeutische Großhandel kostenlos anbietet („Grüner Karton“, PZN 456 6916). Die Kunststoffteile der Dosieraerosole jedoch sind vom Patienten getrennt zu entsorgen (Hausmüll bzw. „Grüner Punkt“). Der volle Sammelkarton wird ohne Kosten für die Apotheke und ohne Einzelauftrag von der Spedition Trans-o-flex zur Entsorgungsfirma gebracht. Er fasst etwa 700 Leerdosen und wiegt ungefähr sieben Kilogramm, womit er der „Gefahrgutverordnung Straße“ (lässt Gesamtgewicht bis 10 Kilogramm zu) entspricht. Die Dosen werden in einem geschlossenen System unter Stickstoffatmosphäre geschreddert. Danach folgt die Auftrennung in feste, flüssige und gasförmige Bestandteile. Die Treibgasreste werden der Sondermüllverbrennung zugeführt; die Metallteile, getrennt in Eisen- und Nichteisenfraktion, dienen als Sekundärrohstoff in der Stahl- bzw. Aluminiumindustrie [71].

8.6.7 Inhalierhilfen für Dosieraerosole

Typen von Inhalierhilfen

Bei den unterschiedlichen Inhalierhilfen für Dosieraerosole (Tab. 8.5 und Tab. 8.8, Abb. 8.9) handelt es sich um Hohlraumsysteme aus verschiedenen Kunststoffen, die zwischen Dosenventil und Mund des Patienten geschaltet werden. Sie lassen sich in **Mundstückverlängerungen** und **Spacer** unterteilen. Diese Artikel werden teilweise vom Hersteller den entsprechenden Präparaten beigepackt, zum überwiegenden Teil müssen sie jedoch separat bezogen werden. Sie werden dann entweder über den pharmazeutischen Großhandel oder direkt von der Hersteller- bzw. Vertriebsfirma an die Apotheke geliefert. Bei einigen Inhalierhilfen erfolgt die kostenlose Abgabe auch als so genannter Praxisservice durch den Arzt.

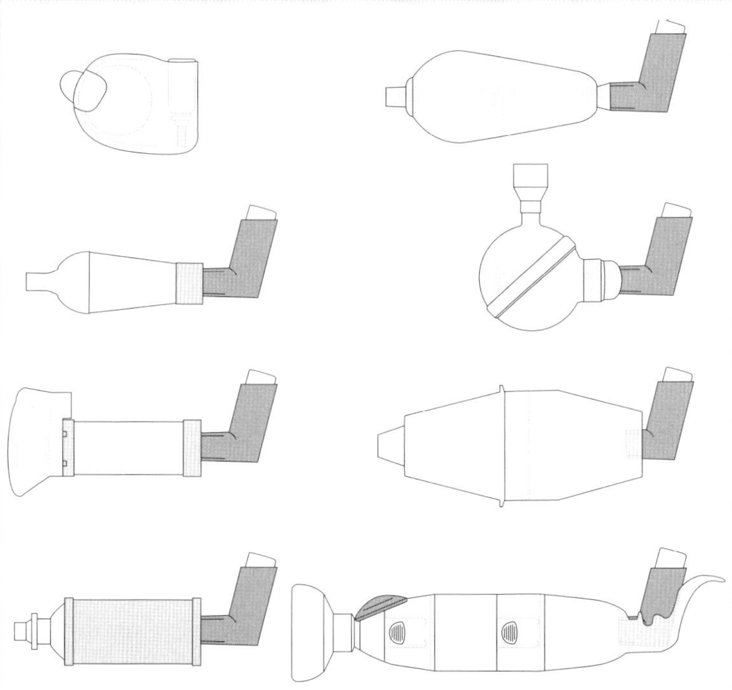

Abb. 8.9: Applikationshilfen für Dosieraerosole (Auswahl von Spacern).
Links von oben nach unten: Jetspacer®, Able® Spacer, AeroChamber® für Kinder, Vortex® Holding Chamber; rechts von oben nach unten: Inhalationshilfe Hexal®, Rondo® Inhalationsapparat, Volumatic® Inhalationsgerät, Babyhaler® Inhalationshilfe

Tab. 8.8: Charakteristika von Inhalierhilfen für Dosieraerosole (Auswahl)

Bezeichnung (Vertriebsfirma)	PZN	Typ	Baumaterial des Hohlraumsystems	Fassungsvermögen [cm³]	Geeignet für	Reinigungsmittel laut Bedienungsanleitung
Able® Spacer (Dr. Beckmann, 82 229 Seefeld)	134 7591	Spacer mit Ventil	Polycarbonat	135	Verschiedene Präparate	Warmes Wasser
AeroChamber® für Erwachsene mit Maske, ohne Maske für Erw. + Kinder, für Kleinkinder und Säuglinge (R. Cegla, 56 402 Montabaur)	476 4823 476 4817 476 4846 476 4852	Spacer mit Ventil(en)	Ektachrom®/ Gummi	145 (alle Modelle)	Verschiedene Präparate	Warmes Wasser
Allergospasmin® Inhalierhilfe (Meda, 60 314 Frankfurt)	–	Spacer ohne Ventil	Polyethylen	80	Allergopasmin® N	Warmes Wasser
Babyhaler® Inhalationshilfe für Kinder (GlaxoSmithKline, 23 843 Bad Oldesloe)	618 0233	Spacer mit 2 Ventilen (Zweikammersystem mit Maske)	Polycarbonat	350	Verschiedene Präparate	Warmes Wasser/ Spülmittel oder Lösung wie zum Reinigen von Babyflaschen
E-Z Spacer® (Vitalograph®, 22 525 Hamburg)	–	Spacer, zusammenfaltbar, ohne Ventil	Polycarbonat	700	Verschiedene Präparate	Warmes Wasser/ Spülmittel
Fisonair® Inhaliergerät (Sanofi-Aventis, 65 812 Bad Soden)	380 4408	Spacer mit Ventil	Polycarbonat	850	Aarane® N, Intal® N	Warmes Wasser

Tab. 8.8: Charakteristika von Inhalierhilfen für Dosieraerosole (Auswahl, Fortsetzung)

Bezeichnung (Vertriebsfirma)	PZN	Typ	Baumaterial des Hohlraumsystems	Fassungsvermögen [cm³]	Geeignet für	Reinigungsmittel laut Bedienungsanleitung
Inhalationshilfe Boehringer Ingelheim (Boehringer Ingelheim, 55216 Ingelheim)	4928414 (Packung mit 5 Stück)	Spacer ohne Ventil	Polyethylen	50	Atrovent® N, Berodual® N, Berotec® N	Warmes Wasser
Inhalationshilfe Epaq®/Ventolair® (3M, 46322 Borken)	–	Spacer ohne Ventil	Polyethylen	420	Epaq®, Ventolair®	
Inhalationshilfe Hexal® geeignet für Salbuhexal® N (Hexal, 83607 Holzkirchen)	–	Spacer ohne Ventil	Polyethylen	420	Cromohexal® N/ Salbuhexal®	Warmes Wasser
Inhalierhilfe Farmasan (Farmasan, 76204 Karlsruhe	–	Spacer ohne Ventil	Polyethylen	230	Apsomol® N	
Inhalierhilfe-ratiopharm® (ratiopharm, 89070 Ulm)	7709724	Spacer ohne Ventil	Polyethylen	450	Salbutamol-ratiopharm® N	Warmes Wasser/ Spülmittel
Jetspacer® (Asche Chiesi, 22761 Hamburg)	–	Spacer ohne Ventil	Polypropylen	200	Becloturmant® HFA 50 µg, Budiair® 0,2 mg	Warmes Wasser
Rondo® Inhalationsapparat (Astellas 81673 München)	6180894	Spacer mit Ventil	Polypropylen	300	Brocnchospray® novo, Bronchocort® novo, Junik® u. a. Präparate	Warmes Wasser/Spülmittel

Tab. 8.8: Charakteristika von Inhalierhilfen für Dosieraerosole (Auswahl, Fortsetzung)

Bezeichnung (Vertriebsfirma)	PZN	Typ	Baumaterial des Hohlraumsystems	Fassungsvermögen [cm³]	Geeignet für	Reinigungsmittel laut Bedienungsanleitung
Spacer Boehringer Ingelheim (Boehringer Ingelheim, 55216 Ingelheim)	492 8437 (Packung mit 2 Stück)	Spacer ohne Ventil (Ventile sind separat lieferbar)	Polyethylen	330	Atrovent®, Berodual® N, Berotec®	Warmes Wasser/ Spülmittel
Tilade®-Mundstückverlängerung (Sanofi-Aventis, 65 812 Bad Soden)	–	Offene Mundstückverlängerung (wegklappbar montiert)	Polyethylen	–	Tilade®	
Volumatic® Inhalationsgerät (GlaxoSmithKline, 23 843 Bad Oldesloe)	433 7593	Spacer mit Ventil	Polycarbonat	880	Aeromax®, Atmadisc®[1], Atemur®[1], Flutide[1], Sultanol®, Severent®, Viani®[1]	Warmes Wasser
Vortex® Holding Chamber (Pari, 82 819 Starnberg)	241 0765, 241 0794, 241 1233, 241 1316	Spacer mit Ventilen	Aluminium, Polycarbonat	200	Verschiedene Präparate	Warmes Wasser/ Spülmittel

Die mit [1] bezeichneten Fertigarzneimittel sind in verschiedenen Wirkstoffstärken im Handel.

8.6.7.1 Mundstückverlängerungen

Die vergleichsweise selten eingesetzten Mundstückverlängerungen in Form eines etwa zehn Zentimeter langen, an der Oberseite manchmal offenen Kunststoffrohres dienen als Abstandshalter zwischen Dosierventil und Mundöffnung bzw. Rachen. Infolge des durch diese Hilfsmittel verlängerten Weges der Aerosolpartikel verringert sich die Geschwindigkeit dieser Partikel von ca. 20 m/sec in Ventilnähe auf etwa ein Sechstel am Ende des Rohres (Abb. 8.10), wobei hier formulierungsabhängig Unterschiede um mehr als

Wirkungsmechanismus der Mundstückverlängerungen

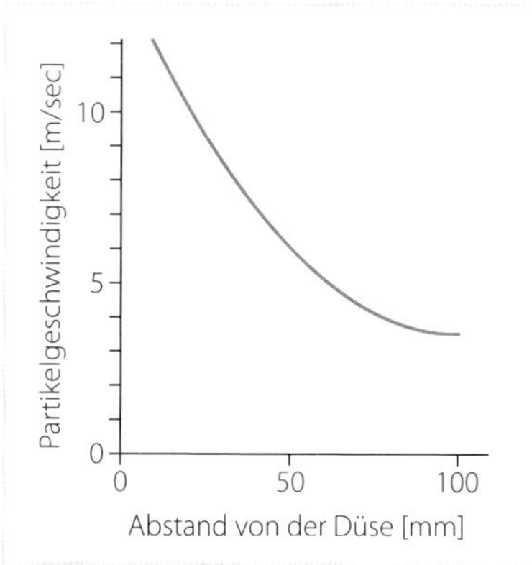

Abb. 8.10: Geschwindigkeit der aus einem Dosieraerosol austretenden Feststoffpartikel in Abhängigkeit der Entfernung von der Ventilöffnung

den Faktor 2 auftreten können [147, 148]. Gleichzeitig vermindert sich die Masse der Partikel infolge Verdunstens noch anhaftender Treibmittelreste. Durch diese Reduzierung der kinetischen Energie und der Masse verkleinert sich wesentlich der an der Rachenhinterwand durch Impaktion abgeschiedene Anteil der Partikel. Daraus resultieren eine größere intrabronchial deponierte Wirkstoffmenge und bei der Kortikoidanwendung zusätzlich ein geringeres Risiko von Heiserkeit oder Candidamykosen im Mund-Rachen-Raum. Weiterhin wird der durch Treibgasreste bedingte Kältereiz im Mundrachen mit seinen möglichen Folgen, wie Reflexbronchokonstriktion oder Glottisverschluss, verringert.

Handhabung der Mundstückverlängerungen

Bei Verwendung einer Mundstückverlängerung sind danach keine weiteren Änderungen des oben dargelegten Anwendungsablaufs von Dosieraerosolen notwendig; die Synchronisation von Sprühstoß und Einatmen ist also auch hier streng zu beachten. Die Mundstückverlängerungen mit nur halb geschlossenem Rohr ermöglichen auch eine gewisse Kontrolle der Anwendungstechnik, da bei schweren Applikationsfehlern (z. B. zeitlich getrenntem Ventilbetätigen und Einatmen, zu geringes Atemzugvolumen) das Aerosol teilweise aus dem offenen Tubus nach oben sichtbar austritt [72–75].

Ebenso wie die Originalmundstücke der Dosieraerosole müssen auch die Mundstückverlängerungen hygienisch gehandhabt werden. Sie sind also vor Verschmutzung zu schützen (ggf. vorhandene Schutzkappe bei Nichtgebrauch aufsetzen) und analog den Mundstücken regelmäßig zu reinigen.

8.6.7.2 Spacer

Wirkungsmechanismus der Spacer

Bei den Spacern, manchmal auch als **Vorschaltkammern** oder **Holding Chambers** bezeichnet, handelt es sich um zylindrische, konus-, kugel- oder diskusförmige Hohlraumsysteme aus verschiedenen Kunststoffen, in einem Fall aus Metall, mit Volumina zwischen 50 und ca. 900 cm^3. Ihre Handhabung erfolgt in der Weise, dass zunächst das Aerosol vom Patienten oder einem Helfer in den Behälter gesprüht wird. Dort verringern sich ähnlich den Vorgängen in den Mundstückverlängerungen die kinetische Energie der Aerosolpartikel und die ihnen anhaftenden Treibgasreste. Beide Prozesse verlaufen jedoch aufgrund der hier vorhandenen längeren Wege und des größeren Luftvolumens (mehr Energie zum Verdunsten des Treibmittels) in größerem Umfang ab als in den Mundstücken. In einigen Spacern werden die Aerosolpartikel zusätzlich durch die Geometrie der Spacerwandung, des Aerosoleinströmkanals oder der Luftzufuhrkanäle in eine kreis- oder spiralförmige Bahn gelenkt. Neben der Reduzierung der Energie und Treibgasreste kommt es zu einer weitgehenden Trennung der nicht bronchiengängigen von den bronchiengängigen Partikeln, da die massereichen Teilchen relativ schnell sedimentieren oder sich an der Wandung des Spacers abscheiden, während die inhalierbaren Wirkstoffpartikel eine gewisse Zeit in der Schwebe bleiben. Der Umfang dieser Separierung in Abhängigkeit von der Partikelmasse kann bei verschiedenen Präparaten sehr unterschiedlich ausgeprägt sein. Er hängt unter anderem von der Größe und Form der Vorschaltkammer sowie den physikalischen Parametern des Aerosols ab. Durch ein Mundstück mit Ventil oder nach Entfernen einer Verschlusskappe vom Mundstück inhaliert der Patient dann langsam mit einem möglichst tiefen Atemzug aus dieser Vorschaltkammer. Die in die größeren Systeme eingebauten Ventile bewirken, dass beim Ausatmen in den Spacer die Ausatemluft nicht in die Kammer gelangt, sondern am Mundstück abgeleitet wird. Um die einwandfreie Funktion dieser Ventile zu gewährleisten, müssen die meisten Kammern beim Inhalieren waagerecht gehalten werden [76–81].

Handhabung der Spacer

Wegen der fortschreitenden Sedimentation auch kleiner, bronchiengängiger Partikel darf nach dem Einsprühen in das System mit dem Inhalieren keinesfalls gewartet werden, sondern es hat umgehend, jedoch ohne Hektik zu erfolgen. Auch die Entleerung der Kammer durch viele kurze Atemzüge mit der jeweils erforderlichen Atempause ist daher nur eingeschränkt effektiv. Eine Ausnahme gilt für Kleinkinder mit ihrem deutlich abweichenden Atemmuster (vgl. Vorschaltkammern für Kleinkinder, weiter unten). Beispielsweise verringerte bei großvolumigen Spacern eine zeitliche Verzögerung von nur 20 Sekunden zwischen Ventilbetätigung und Inhalation die Abgabe an kleinen (d < 5 µm) Cromoglicinsäure- und Budesonidpartikeln um etwa 65 % [82, 83]! Auch ein Schütteln der gefüllten Vorschaltkammer kann die verfügbare Arzneistoffmenge senken, und zwar auf ein Drittel des ursprünglichen Wertes [84].

Das Beladen eines Spacers mit mehreren Sprühstößen vor dem Inhalieren verminderte erstaunlicherweise ebenfalls deutlich die abgegebene Menge an bronchiengängigen Wirkstoffpartikeln. Selbst bei dreimaligem Einsprühen jeweils verschiedener Wirkstoffe in eine großvolumige, konusförmige Vorschaltkammer gab diese jeweils nur etwa die Hälfte derjenigen Menge ab, die bei einem Sprühstoß verfügbar war [82, 83, 85]! Offensichtlich versetzt der folgende Sprühstoß die lungengängigen Partikel des im Spacer vorhandenen Aerosols in starke turbulente Strömungen und deponiert sie dadurch teilweise sehr schnell an der Kammerwand. Sind mehrere Hübe pro Anwendung verordnet, müssen diese deshalb getrennt im etwa zweiminütigen Abstand in die Kammer gesprüht und dann jeweils inhaliert werden.

Vorteile der Spacerverwendung

Die Anwendungsvariante mit einem Spacer erfordert keine Koordination von Ventilbetätigung und Atmung, weshalb weniger Handhabungsfehler als bei der konventionellen Verabreichungstechnik auftreten können. Neben einer Steigerung der in tiefer gelegene Abschnitte des Respirationstraktes gebrachten Wirkstoffmenge ist als weitere Konsequenz der Partikelgrößentrennung im Spacer ein vermindertes Risiko einer Candidamykose im Oropharynx oder einer Dysphonie bei Anwendung von Glucocorticoid-Suspensionspräparaten zu nennen. Deshalb wird der Einsatz eines großvolumigen Spacers insbesondere bei dieser Wirkstoffgruppe empfohlen. Da Steroide nicht nach Bedarf, sondern nach Therapieplan morgens und/oder abends, also meist zu Hause, verabreicht werden, ist die Sperrigkeit der großvolumigen Spacer nicht so nachteilig wie sie oft vom Anwender zunächst empfunden wird. Bei der erforderlichen Anwendung bei Kleinkindern ist die eingeschränkte Transportierbarkeit ebenfalls nicht relevant [78, 86].

Flexible Gesichtsmasken

An einigen Spacern ist anstelle des Mundstücks eine flexible Gesichtsmaske montiert (z. B. AeroChamber® für Säuglinge und Kleinkinder/- für Kinder, Babyhaler®, Vortex® mit Kinder- oder Erwachsenenmaske) oder sie sind alternativ mit Mundstück oder Maske lieferbar (z. B. AeroChamber® für Erwachsene, Able® Spacer, Vortex® Holding Chamber). Bei einigen wenigen Modellen (z. B. Rondo® Inhalationsapparat) wird in bestimmten Fällen das Ankoppeln einer handelsüblichen Silikonmaske (Tab. 8.2) empfohlen. Die **Gerätekombination Dosieraerosol-Spacer-Maske** erleichtert insbesondere die Versorgung von Kleinkindern oder schlecht kooperierenden Patienten. Da jedoch ein durch die Maske bedingtes großes Totvolumen die verfügbare Wirkstoffmenge deutlich verringern kann, ist darauf zu achten, dass die Maske nicht größer als nötig dimensioniert ist [84]. Wenngleich einige der Silikonmasken auch die Nase abdecken, sollten jugendliche und erwachsene Patienten auch in diesem Fall möglichst nur durch den Mund atmen. Nötigenfalls können die Nasenflügel über den flexiblen Nasenteil der Maske mit den Fingern oder einer Nasenklemme (Tab. 8.2) zusammengedrückt werden.

Handhabung der Gesichtsmaske

Bei dem Able® Spacer und der AeroChamber® ist jeweils eine Pfeife eingebaut, die bei zu hastiger Einatmung einen Warnton erzeugt. Die verschiedenen Vorschaltkammern mit relativ kleinem Fassungsvermögen von 50 bis 80 cm^3 sind nicht mit Einatmungsventilen, sondern nur mit abziehbaren Verschlusskappen ausgerüstet (Tab. 8.8). Sie können daher bei entsprechender Handhabung auch als Mundstückverlängerung eingesetzt werden. In diesem Fall ist das Kammermundstück schon vor der Ventilbetätigung durch Abziehen der Kappe zu öffnen und mit den Lippen zu umschließen. Die Kammer des Able® Spacers lässt sich leicht öffnen, wodurch es möglich ist, das Dosieraerosol im Spacer zu transportieren. Die folienartige Wandung des zylinderförmigen E-Z Spacers® lässt sich zusammenfalten und der Spacer damit auf einen zwei Zentimeter hohen Diskus verkleinern.

Spacer nur für das empfohlene Dosieraerosol verwenden

Die diversen Spacer sollten in der Regel immer nur für das vom Hersteller empfohlene Dosieraerosol benützt werden, da nur derartige Gerätekombinationen hinsichtlich ihres Abgabeverhaltens validiert sind [76, 78, 81, 87]. Die verschiedenen Dosieraerosolpräparate geben die Wirkstoffe beispielsweise mit sehr unterschiedlichen Teilchengrößenverteilungen ab; auch die lagerungsbedingte Verschiebung des Partikelgrößenspektrums in der Dose hin zu größeren Durchmessern erfolgt bei den verschiedenen Suspensionspräparaten in unterschiedlichem Ausmaß [47, 49, 85]. Relativ große Aerosolpartikel können sich in einer unpassend kleinen Kammer zu schnell niederschlagen. Die für verschiedene, früher im Handel befindlichen FCKW-Präparate ermittelte direkte Korrelation zwischen Kammervolumen und freigesetzter Arzneistoffmenge war allerdings bei einem Salbutamol-HFA-Präparat vergleichsweise gering ausgeprägt [89]. Auch weisen die Aerosole mit verschiedenen Wirkstoffen sehr unterschiedliche Dichten auf. So enthält etwa ein Sprühstoß eines Ipratropiumpräparates 0,02 mg, ein nedocromilhaltiges Präparat dagegen die hundertfache Menge Wirkstoff.

Bei großvolumigen Spacern scheinen nicht nur Größe, Form und Baumaterial der Kammern ihr Abgabeverhalten zu bestimmen, sondern auch der Mechanismus und die Geometrie ihrer Ventile. Beispielsweise lässt ein zur Seite klappendes Kunststoffplättchen ein Aerosol unter anderen Strömungsverhältnissen passieren als eine sich in Strömungsrichtung verschiebende Ventilplatte oder sich erweiternder Folienschlauch. Bei den verschiedenen Gummiplättchenventilen, bei denen vier Segmente einer dünnen Gummiplatte nur in eine Richtung aufklappen, haben die Stützgitter für die Plättchen unterschiedlich große Öffnungen.

Vergleichsweise am wenigsten problematisch erscheint daher gegebenenfalls der Austausch von ventilfreien Polyethylenspacern mit annähernd gleich großem Fassungsvermögen (Tab. 8.8). Einige wenige Vorschaltkammern sind mit dehnbaren Anschlussöffnungen (z. B. Able® Spacer, AeroChamber®, Vortex® Holding Chamber) oder unterschiedlich weiten Adapterstücken ausgerüstet (z. B. Rondo® Inhalationsapparat), wodurch ihr Ankoppeln an Dosieraerosole diverser Firmen erleichtert wird.

Spacer für Kleinkinder und Säuglinge

Zwei Varianten der **Spacer** sind speziell **für Kleinkinder und Kinder** ausgelegt (Aerochamber® für Säuglinge und Kleinkinder, Babyhaler®, Vortex® mit Kindermaske 1–2 Jahre/– ab 3 Jahre). Sie berücksichtigen die Physiologie kindlicher Lungen bzw. das Atemmuster von Säuglingen und Kleinkindern, das sich deutlich von dem älterer Kinder und Erwachsener unterscheidet. Kleinkinder haben neben einer hohen Atemfrequenz und einer niedrigen inspiratorischen Flussgeschwindigkeit ein geringes Atemzugvolumen von nur etwa 10 ml/kg Körpergewicht. Sie benötigen daher zu viele Atemzüge, um eine komplette Dosis aus einer großvolumigen Kammer zu inhalieren. Die kleinkindgerechten Applikationshilfen verfügen folglich über relativ kleinvolumige Kammern (zwischen 145 und 350 ml). Sie sind zusätzlich mit einer weichen Gesichtsmaske sowie zwei Ventilen (Ein- und Ausatmungsventil) mit niedrigem Widerstand ausgerüstet. Der Kammerinhalt kann somit in mehreren Atemzügen entleert werden, wobei die Atemmaske zwischendurch nicht abgesetzt werden muss. Die Anwendung ist daher auch beim schlafenden Kind möglich [77, 80].

Effekt elektrostatischer Ladungen bei Spacern

Ein grundsätzliches Problem beim Einsatz der Vorschaltkammern aus Kunststoffen besteht in der möglichen Ausbildung **elektrostatischer Ladungen** auf den Innenseiten dieser Behälter und einer dadurch verstärkten Adhäsion von Wirkstoffteilchen an den Kammerwandungen. Da auch bronchiengängige Partikel von diesem Effekt betroffen sind, kann sich die aus dem Spacer verfügbare Wirkstoffmenge deutlich verringern. Prinzipiell ist diese Ausbildung von Coulomb'schen Ladungen bei Kontakt aller Kunststoffe mit einem Material mit unterschiedlicher Dielektrizitätskonstante möglich. Therapierelevante Wirkstoffreduzierungen infolge elektrostatischer Ladung wurden jedoch nur bei Spacern aus Polycarbonat berichtet. Dieses Material weist im Vergleich zu Polyethylen niedriger oder hoher Dichte und Polypropylen einen höheren Oberflächenwiderstand und damit eine günstigere Voraussetzung zur Ausbildung elektrostatischer Ladungen auf [90–92]. Die aus einer großvolumigen Polycarbonatvorschaltkammer mit hoher Ladung abgegebene bronchiengängige Salbutamolmenge war um über 20 % geringer als die aus dem gleichen Spacer mit niedriger Ladung freigegebene Wirkstoffmenge [93–95]. Zwischen geladenen und antistatisch behandelten (innen mit handelsüblichem Antistatikum besprühten) Polycarbonatspacern wurden für die Wirkstoffe Budesonid und Cromoglicinsäure sogar Mengendifferenzen von knapp 60 % ermittelt [82, 83].

Hohe elektrostatische Ladungen wurden beispielsweise an neuen Polycarbonatkammern gemessen und an solchen, die mit einem trockenem Stofftuch oder einer Plastikfolie abgerieben wurden. Polyacrylatspacer sollten deshalb nicht in Plastikbeuteln aufbewahrt werden [94, 95].

Während das Spülen und anschließende Lufttrocknen eines Spacers mit reinem Wasser seine Aufladung nur wenig absenkte, hatte ein Spülen mit Lösungen anionischer oder kationischer Tenside eine deutliche Ladungsverringerung und eine Erhöhung der abgegebenen Wirkstoffmenge zur Folge [93–95]. Anionische und kationische Tenside (z. B. Cetrimide, Benzalkoniumchlorid) zeigten dabei ausgeprägtere Effekte als nichtionische Tenside; die ionischen Tenside bilden offensichtlich auf der Spacerwandung eine besser leitende Schicht aus.

Bei mehrmaliger Verwendung einer Polycarbonatkammer vermindert sich der unerwünschte Effekt der elektrostatischen Ladung ebenfalls deutlich. Dies erklärt sich aus Wirk- oder Hilfsstoffanteilen, die sich auf der geladenen Spacerwandung zunehmend niederschlagen und die Ladung abschwächen bzw. aufheben [42, 77]. Im Interesse hygienischer Aspekte sollte man aber die regelmäßige Reinigung beibehalten und anschließend mit klarem Wasser nachspülen. Die frisch gereinigte und getrocknete Kammerwandung wird dann durch einen Sprühstoß ohne nachfolgende Inhalation mit dem später zu inhalierendem Präparat belegt (die niedergeschlagenen Arznei- und Hilfsstoffe des Präparates wirken damit quasi antistatisch).

Bei einem zylinderförmigen Spacermodell (Vortex® antistatische Holding Chamber) besteht der röhrenförmige Hohlraum (nicht das Mundstück und die Verschlusskappe mit dem Adapter für das Dosieraerosol) aus Metall, wodurch hier kein Risiko einer elektrostatischen Aufladung besteht.

Reinigung der Spacer

Die Vertriebsfirmen der in Deutschland im Handel befindlichen Vorschaltkammern geben unterschiedliche Reinigungsempfehlungen für ihre Modelle (Tab. 8.8), wobei im Fall einer Reinigung mit Tensidlösung anschließend immer ein gründliches Nachspülen mit klarem Wasser angeordnet wird. Bei thermischer Belastung der Spacer zur Keimzahlverringerung oder beschleunigten Trocknung sind die maximalen Gebrauchstemperaturen der als Baumaterialien eingesetzten Polymere zu beachten. Sie betragen für

» Polyethylen niedriger Dichte (PE-LD) 75 °C (kurzzeitig 90 °C),
» Polyethylen hoher Dichte (PE-HD) 80 °C (120 °C),
» Polycarbonat 135 °C (kurzzeitig 160 °C),
» Polypropylen 100 °C (140 °C) [80].

Bei einer diskusförmigen Vorschaltkammer mit integrierter Düse für die eingesteckte Dosieraerosoldose (Jetspacer®) kann eine sehr häufige Benutzung zu einem Verstopfen dieser Düsenöffnung führen. Deshalb ist dieser Spacer jeweils nur für die Anwendung **einer** Dose mit 200 Hüben vorgesehen.

Alternativen zu industriell hergestellten Spacern

Eine früher empfohlene, **alternative Inhaliertechnik mit einfacheren Mitteln**, bei der zunächst in einen luftgefüllten Plastikbeutel gesprüht und dann aus diesem inhaliert wird, ist ungünstig zu beurteilen. Plastiktüten sind ebenfalls häufig elektrostatisch geladen, was zusammen mit ihrer flexiblen Wandung dazu führt, dass ein Großteil der bronchiengängigen Aerosolpartikel sich sehr schnell an der Beutelinnenseite niederschlägt [96]. Bei der Überprüfung von handgemachten Spacern für die Akuttherapie asthmatischer Kinder in Entwicklungsländern konnte mit einem aus einer Softdrinkplastikflasche hergestellten Gerät (500 ml; Bohrung im Boden zum Einsetzen des Dosieraerosolmundstücks; Verwendung des Flaschenhalses als Mundstück) im Lungenfunktionstest eine vergleichbare Bronchodilatation (durch Fenoterol) erzielt werden wie mit einem industriellen Spacer. Interessanterweise war das luftdichte Verkleben des Flaschenbodens mit dem eingesetzten Dosieraerosolmundstücks mit entscheidend für die gute Funktion dieses Notbehelfs. Dagegen erwiesen sich Polystyrolbecher (200 ml; durchbohrter Boden, weite Öffnung als Gesichtsmaske) ungeeignet für den Bau einer entsprechenden pädiatrischen Anwendungshilfe [97].

8.7 Pulverinhalatoren

Die inhalative Verabreichung von Pulvern aus Hartkapseln, Blisterreservoiren oder Mehrdosendepots erfolgt mithilfe von treibgasfreien Tascheninhalatoren (Tab. 8.9). Dies sind konstruktiv sehr unterschiedliche Systeme mit teilweise stark differierender Handhabung. Übereinstimmend bestehen sie aus folgenden Komponenten:

Komponenten der Pulverinhalatoren

» einer pulvertechnologischen Formulierung von ein oder zwei Wirkstoffen,
» einem Dosierungsmechanismus, der die oben genannten Einzeldosisformen enthält oder Einzeldosen aus einem Depot abteilt,
» einer Vorrichtung zur Freisetzung der Wirkstoffpartikel aus ihrer Formulierung und Überführung in ein inhalierfähiges Aerosol und
» einem Mundstück [10, 19, 98–126, 144].

Entgegen früheren Erwartungen beschreiben nicht alle Autoren bei diesen Geräten eine geringere Quote an Falschanwendungen als bei Dosieraerosolen.

Die Erzeugung des lungengängigen Pulveraerosols in den verschiedenen Inhalatormodellen und dessen Transport vom Aerosolgenerator zum Wirkort erfolgen entweder

» ausschließlich durch den inspiratorischen Luftstrom des Patienten, also ohne Fremdenergie, oder
» unter Verwendung mechanischer oder elektrischer Energie, also mit zusätzlichem Einsatz einer feder- oder batteriebetriebenen Systemkomponente (batteriebetriebene Systeme befinden sich derzeit noch nicht im Handel, aber in unterschiedlichen Entwicklungsphasen) [4, 122].

Die Wirkstoffe werden in den verschiedenen Inhalationspräparaten zu unterschiedlichen **pulvertechnologischen Zubereitungen** verarbeitet. Sie sind in Hinblick auf die pulmonale Verfügbarkeit jeweils mikronisiert, also feinst vermahlen (ca. 1–5 µm). Alle Stoffe sind in dieser Partikelgrößenverteilung sehr ko- und adhäsiv, sie neigen also aufgrund van-der-Waal'scher-Kräfte zur Agglomeration und zum Anhaften an Oberflächen. Die Wirkstoffe liegen deshalb in den Inhalationspräparaten nicht in Form einzelner freier Partikel vor, sondern aggregiert in einer der folgenden Formulierungen [110, 117, 122, 144]:

Verschiedene Pulvertechnologien für Inhalatoren

» ohne Hilfsstoffzusatz zu mechanisch labilen, sphärischen Aggregaten vereinigt,
» mit einem mikronisierten Hilfsstoff agglomeriert,
» an die Oberfläche größerer Hilfsstoffpartikel adhäriert,
» an die Oberfläche größerer Hilfsstoffpartikel adhäriert und zusätzlich zu einem ringförmigen Pressling komprimiert.

Tab. 8.9: Charakteristika von Pulverinhalatoren (Auswahl)

Bezeichnung des Inhalators (Vertriebsfirma)	Inhalator vollständig oder weitgehend baugleich mit	Bestimmt für die Anwendung von	Inhalator wieder beladbar	Anzahl der enthaltenen Einzeldosen	Verpackung der Einzeldosen bzw. des Reservoirs	Haltung des Inhalators beim		Anzahl der pro Dosis erforderlichen Atemzüge
						Öffnen der Einzeldosispackung	Inhalieren	
Aerolizer® (Novartis, 90 327 Nürnberg)	Cromolator®, Cyclohaler®, Formolich® Pulverinhalator, Formoterol-ct/-ratiopharm Pulverinhalator	Foradil® P Inhalationskapseln, Miflonide® Inhalationskapseln	Ja	1	Hartkapsel	Senkrecht, Mundstück oben	Waagerecht/leicht geneigt, Mundstück unten	1
Auto-Jethaler® (Ratiopharm, 89 079 Ulm; ct-Arzneimittel, 13 407 Berlin)	–	Budesonid-ratiopharm®, Budesonid von ct Inhaler	Ja	200	Ringtablette	–	Beliebig	1
Budefat® sicc Pulverinhalator (Fatol, 66 573 Schiffweiler)	Budesonid AL Inhaler, Easylizer®	Budefat® sicc Inhalationspulver	Nein	Ca. 250	Siehe Easylizer			
Budesonid AL Inhaler (Aliud®, 89 150 Laichingen)	Budefat® sicc Pulverinhalator, Easylizer®	Budesonid AL Inhaler	Nein	Ca. 250	Siehe Easylizer			

Tab. 8.9: Charakteristika von Pulverinhalatoren (Auswahl, Fortsetzung)

Bezeichnung des Inhalators (Vertriebsfirma)	Inhalator vollständig oder weitgehend baugleich mit	Bestimmt für die Anwendung von	Inhalator wieder beladbar	Anzahl der enthaltenen Einzeldosen	Verpackung der Einzeldosen bzw. des Reservoirs	Haltung des Inhalators beim		Anzahl der pro Dosis erforderlichen Atemzüge
						Öffnen der Einzeldosispackung	Inhalieren	
Certihaler™ (Novartis, 90327 Nürnberg)	–	[Seit Feb. 2006 außer Handel]	Nein	Ca. 60	Mehrdosenbehältnis mit Dosierschieber	–	Waagerecht	1
Clickhaler® (Merck dura, 64 206 Darmstadt)	–	Budesonid Merck® Clickhaler® 0,2 mg/0,4 mg	Nein	Ca. 200	Mehrdosenbehältnis mit Dosierkegel	–	Senkrecht, Mundstück unten	1
Cromolator® (Lindopharm, 40 721 Hilden)	Aerolizer®, Cyclohaler®, Formolich® Pulverinhalator, Formoterol-ct/-ratiopharm Pulverinhalator	Cromolind® Inhalationskapseln	Ja	1	Hartkapsel	Senkrecht, Mundstück oben	Senkrecht, Mundstück unten	3–4
Cyclohaler® (Jenapharm, 07 745 Jena)	Aerolizer®, Cromolator®, Formolich® Pulverinhalator, Formoterol-CT/-ratiopharm Pulverinhalator	Cyclocaps® Beclometason, Cyclocaps® Budesonid, Cyclocaps® Salbutamol	Siehe Aerolizer®					

Diskhaler® (Cascan, 23 843 Bad Oldesloe; GlaxoSmithKline, 80 700 München)	–	Atemur® Rotadisk®, Flutide® Rotadisk®, Sanasthmyl® Rotadisk®, Sultanol® Rotadisk®	Ja	4/8	Blister-scheibe	Waage-recht	Waagerecht	1
		Relenza® Rotadisk® und Diskhaler®	Ja	4	Blister-scheibe	Waage-recht	Waagerecht	1
Diskus® (Cascan, 23 843 Bad Oldesloe; GlaxoSmithKline, 80 700 München)	–	Aeromax® Diskus®, Atemur® Diskus®, Atmadisc® Diskus®, Flutide® Diskus®, Serevent® Diskus®, Viani® Diskus®	Nein	60	Blister-streifen	Waage-recht	Waagerecht	1
Easyhaler® (Hexal, 83 602 Holzkir-chen; Sandoz, 85337 Ismaning)	–	Beclohexal®, BecloSandoz®, Budes®, Budesonid Sandoz®, Formoterol Hexal®, Salbuhexal®, Salbu Sandoz, alle mit Zusatz Easyhaler®	Nein	Ca. 100 / 200	Mehrdo-senbehält-nis mit Dosier-walze	– (beim Dosieren: senkrecht, Mund-stück unten)	Senkrecht, Mundstück unten	1
Easylizer® (Lichtenstein, 56 218 Mülheim-Kärlich)	Budefat® sicc Pulverinhalator, Budesonid AL Inhaler,	BudeLich® Easylizer®	Nein	250	Mehrdo-sen-behältnis mit Dosierrad	– (beim Do-sieren: senkrecht, Mund-stück unten)	Senkrecht, Mundstück unten	1

Tab. 8.9: Charakteristika von Pulverinhalatoren (Auswahl, Fortsetzung)

Bezeichnung des Inhalators (Vertriebsfirma)	Inhalator vollständig oder weitgehend baugleich mit	Bestimmt für die Anwendung von	Inhalator wieder beladbar	Anzahl der enthaltenen Einzeldosen	Verpackung der Einzeldosen bzw. des Reservoirs	Haltung des Inhalators beim		Anzahl der pro Dosis erforderlichen Atemzüge
						Öffnen der Einzeldosispackung	Inhalieren	
Formoterol-CT 12 Mikrogramm Pulverinhalator (ct-Arzneimittel, 13407 Berlin)	Aerolizer®, Cromolator®, Cyclohaler®, Formolich® Pulverinhalator, Formoterol-ratiopharm® Pulvrinhalator	Formoterol-CT 12 Mikrogramm Hartkapseln mit Pulver zur Inhalation	Siehe Aerolizer®					
Formoterol-ratiopharm 12 Mikrogramm Pulverinhalator (ratiopharm, 89070 Ulm)	Aerolizer®, Cromolator®, Cyclohaler®, Formolich® Pulverinhalator, Formoterol-CT Pulverinhalator, Formoterol ratiopharm® Pulverinhalator	Formoterol-ratiopharm 12 Mikrogramm Hartkapseln mit Pulver zur Inhalation	Siehe Aerolizer®					
Formoterol STADA® Pulverinhalator (STADApharm, 61118 Bad Vilbel)	Aerolizer®, Cromolator®, Cyclohaler®, Formolich® Pulverinhalator, Formoterol ratiopharm® Pulverinhalator	Formoterol-STADA® 12 Mikrogramm Hartkapseln mit Pulver zur Inhalation	siehe Aerolizer®					

Handihaler® (Boehringer Ingelheim, 55 216 Ingelheim)	-	Spiriva® 18 Mikrogramm	Ja	1	Hartkapsel	Senkrecht, Mundstück oben	Waagerecht	2
Inhalator Ingelheim M (Boehringer Ingelheim, 55 216 Ingelheim)	–	Atrovent® Inhaletten® Kapseln, Berodual® Inhaletten® Kapseln, Berotec® Inhaletten® Kapseln	Ja	6	Hartkapsel	Senkrecht, Mundstück oben	Waagerecht	2
Novolizer® (Meda, 61 352 Bad Homburg; Astellas, 81 673 München)	–	Budecort®, Formatris®, Formotop®, Novopulmon® 200 Salbu, Ventilastin®	Ja	60 / 100/ 200	Mehrdosenbehältnis mit Dosierschieber	– (beim Dosieren: waagerecht)	Waagerecht	1
Spinhaler® (Aventis, 65 812 Bad Soden)	–	Intal® Pulver in Kapseln	Ja	1	Hartkapsel	Senkrecht, Mundstück unten	Waagerecht/ geneigt, Mundstück unten	3–4
Spiromax® (IVAX, 41 460 Neuss)	–	Eformax®, Pulmax® 200 µg	Nein	Ca. 200 (Pulmax)	Mehrdosenbehältnis mit Dosierschlitten	–	Beliebig	1

Tab. 8.9: Charakteristika von Pulverinhalatoren (Auswahl, Fortsetzung)

Bezeichnung des Inhalators (Vertriebsfirma)	Inhalator vollständig oder weitgehend baugleich mit	Bestimmt für die Anwendung von	Inhalator wieder beladbar	Anzahl der enthaltenen Einzeldosen	Verpackung der Einzeldosen bzw. des Reservoirs	Haltung des Inhalators beim		Anzahl der pro Dosis erforderlichen Atemzüge
						Öffnen der Einzeldosispackung	Inhalieren	
Turbohaler® (Pharmastern, 22 876 Wedel)	–	Aerodur® Pulver zum Inhalieren, Pulmicort® Pulver zum Inhalieren	Nein	Ca. 200	Mehrdosenbehältnis mit Dosierscheibe	– (beim Dosieren: senkrecht, Mundstück unten)	Beliebig	1
		Oxis® Pulver zur Inhalation, Symbicort® Pulver zur Inhalation	Nein	Ca. 60 / 120 (Symbicort)	Mehrdosenbehältnis mit Dosierscheibe	– (beim Dosieren: senkrecht, Mundstück oben)	Beliebig	1
Twisthaler® (Essex Pharma, 81 737 München)	–	Asmanex® Pulver zur Inhalation	Nein	Ca. 30 / 60	Mehrdosenbehältnis mit Dosierscheibe	– (beim Dosieren: senkrecht, Mundstück oben)	Beliebig	1

Bei der Herstellung der beiden erstgenannten Varianten nutzt man die kohäsiven Eigenschaften der frisch mikronisierten Substanzen zu einer „kontrollierten Agglomeration", wobei Partikelgrößen zwischen etwa 200 und 2000 µm resultieren können. Die unter 3. und 4. genannte „adhäsive Pulvermischung" (auch als „interaktive Mischung" bezeichnet), also die vollständige Bindung des mikronisierten Wirkstoffs an einen grobkörnigen Hilfsstoff wie etwa α-Lactosemonohydrat (Partikelgröße ca. 100–300 µm) durch Adhäsion, wird vor allem bei niedrig dosierten Wirkstoffen eingesetzt. Mit Ausnahme des unter 4. genannten Pulverpresslings liegen also jeweils Zubereitungen mit pulverförmigem oder granulatähnlichem Aussehen vor.

Der Arzneimittelkommission der Deutschen Apotheker verschiedentlich gemeldete Beanstandungen „grobkörniger", „verklumpter" oder „nicht zum Inhalieren geeigneter" Partikel in transparenten Hartkapseln erwiesen sich als Agglomerate in der geschilderten Art und nicht als galenische Qualitätsmängel. Von dem genannten Pulverpressling wird eine definierte Menge der Wirkstoff-Hilfsstoff-Mischung unmittelbar vor dem Inhalationsvorgang abgeschabt.

Funktionsprinzip der Pulverinhalatoren

Ausreichend hohe Atemstromstärken während des Inhalierens und in einigen wenigen Fällen (z. B. beim Easylizer®- und baugleichen Inhalatoren, Auto-Jethaler®) zusätzlich durch den Inhalator übertragene mechanische Kräfte üben auf die mechanisch labilen Pulveraggregate intensive Scher- und Beschleunigungskräfte aus. Diese Scherbelastungen werden bei den meisten Inhalatormodellen dadurch gesteigert, dass die Partikel eine Prallplatte, eine Zyklonkammer, relativ dünne, helixförmige oder geriffelte Kanäle zu passieren haben. Infolge dieser Krafteinwirkungen desaggregieren die Pulverzubereitungen in ihre ursprünglichen Primärpartikel. Diese nun freien, singulären Mikropartikel werden anschließend zu einem respirablen Staubaerosol dispergiert. Die zur Überwindung der interpartikulären Kräfte erforderliche Energie führt also der Patient bei den Inhalatormodellen ohne feder- (oder batterie-)getriebene Mechanik ausschließlich in Form kinetischer Energie des Luftstromes zu. In allen Inhalatormodellen wird die vorhandene Wirkstoffdosis bei diesen Prozessen nicht immer vollständig in ein Aerosol überführt. Arzneistoffreste verbleiben daher im Gerät, und zwar in den Einzeldosisbehältnissen oder in den Aerosol führenden Kanälen. In den Mundstücken einzelner Geräte werden bis zu einem Fünftel der abgeteilten Dosis zurückgehalten [10, 19, 106, 110, 117, 121, 122, 144].

Niedrige Atemstromstärken können aufgrund der dargelegten Vorgänge bei der Aerosolbildung die Aerosolqualität und damit den therapeutischen Effekt verschlechtern. Die Abhängigkeit des Anteils an alveolengängiger Partikelfraktion von der Flussrate besteht jedoch nicht bei allen Modellen in gleichem Ausmaß. So zeigte sich etwa im Atemstrombereich zwischen 30 und 90 l/min beim Cyclohaler®, Diskus® und Diskhaler® ein praktisch konstanter Anteil der bronchiengängigen Fraktion, während sich beim Novolizer® und Turbohaler® eine nahezu lineare Korrelation zwischen beiden Parametern ergab [144]. Einige Modelle sind atemzugetriggert, d. h. sie lösen die Pulverfreigabe erst bei einer definierten Atemstromstärke von etwa 40 l/min aus (Easylizer® N Inhalator und baugleiche Modelle, Certihaler®, Jethaler®, Novolizer®).

Größere, d.h. nicht mikronisierte Hilfsstoffpartikel, eventuell auch solche mit nicht abgelösten Wirkstoffresten, bilden kein bronchiengängiges Aerosol, sondern werden weitgehend im Mund-Rachen-Raum deponiert.

Gerätespezifischer Inhalationswiderstand

Die verschiedenen Inhalatortypen setzen dem inspiratorischen Atemfluss jeweils einen unterschiedlich starken Widerstand entgegen. Dieser **gerätespezifische Inhalationswiderstand** berechnet sich aus dem Verhältnis zwischen Druckabfall und Flussrate. Bei einem Inhalator mit einem hohen Strömungswiderstand muss der Patient in der Regel mit einer höheren Atemanstrengung (inspiratorischem Druckaufbau) einatmen als bei einem Gerät mit niedrigem Widerstand. So führt etwa der gleiche Druckaufbau bei dem relativ hohen Widerstand des Turbohalers® zu einem Inspirationsfluss von 28 l/min, beim geringen Widerstand des Aerolizers® zu einem Fluss von 60 l/min. Ein inspiratorischer Atemfluss von 60 l/min durch den Widerstand eines Turbohalers® entspricht beispielsweise einem ohne Inhalator gemessenen Maximalwert von ca. 240 l/min [10, 106, 108, 111].

Während die erforderlichen Atemstromstärken zwischen etwa 30 und 60 l/min durch den Inhalator von den meisten Erwachsenen selbst bei mittelschweren Asthmaanfällen noch erreicht werden, ergeben sich Probleme bei Säuglingen und Kleinkindern sowie bei Patienten mit starker Einschränkung der Lungenfunktion. Kinder sind üblicherweise erst etwa ab dem 5. Lebensjahr in der Lage, einen ausreichenden Fluss aufzubauen. Für die Notfallbehandlung des schweren bis lebensbedrohlichen Asthmaanfalls sind Pulverinhalatoren nicht geeignet, da nur noch geringe Atemgasmengen bei erniedrigtem Atemzugvolumen transportiert werden [106, 108].

Messung der Einatemstromstärke

Ein einfaches mechanisches Gerät (In-check® Inhaler Assessment Kit; Tab. 8.7) erlaubt ein rasches Messen der durch einen Patienten bei verschiedenen Pulverinhalatoren maximal erreichbaren Einatemstromstärken. Bei dem Messgerät handelt es sich im Prinzip um ein Peak-Flow-Meter mit Kolbenprinzip in Reversstellung, bei dem also durch den Einatemstrom in einer Röhre ein Plättchen mit Schleppzeiger zum Mund hin verschoben wird. Auf die Lufteinlassöffnung der Röhre können Kappen mit unterschiedlich großen Öffnungen aufgesetzt werden, deren Strömungswiderstand jeweils den verschiedener Pulverinhalatoren (Aerolizer®, Diskus®, Turbohaler®) entsprechen. Damit lässt sich auch in der Apotheke kontrollieren, ob ein Patient in der Lage ist, den für einen bestimmten Pulverinhalator erforderlichen Atemfluss aufzubauen. Entsprechende, spezifisch für den Easyhaler® und den Turbohaler® ausgerichtete elektronische Messgeräte werden jeweils bei diesen Inhalatoren besprochen.

Synchronisation von Arzneimittelfreigabe und Einatmung bei Pulverpräparaten nicht erforderlich

Die bei den Druckgasdosen übungsbedürftige Synchronisation von Arzneimittelfreigabe und Einatmung muss bei den Pulverpräparaten nicht beachtet werden. Wegen der vergleichsweise geringeren Beschleunigung der Partikel sind auch keine Maßnahmen zur Verringerung ihrer kinetischen Energie erforderlich. Ferner ist das Risiko einer auftretenden Dysphonie geringer als bei der Inhalation aus einem Dosieraerosol, da durch die saugende

Inhalation die Glottis reflektorisch weit gestellt und somit die unerwünschte Partikelablagerung im Stimmbandbereich vermindert werden [107, 109].

Das von Patienten mit Laktoseintoleranz manchmal angesprochene, laktosebedingte Risiko gastrointestinaler Nebenwirkungen ist wohl äußerst gering, da die im Rachen deponierten und verschluckten Laktosemengen viel zu klein sind, um derartige Beschwerden auszulösen (vgl. Kap. 6.4.13) [4].

Bei den verschiedenen Inhalatortypen des Handels lassen sich unter Handhabungsaspekten zwei Grundvarianten unterscheiden, nämlich die wieder beladbaren und die nicht wieder beladbaren Geräte (Tab. 8.9, Abb. 8.11 u. 8.12).

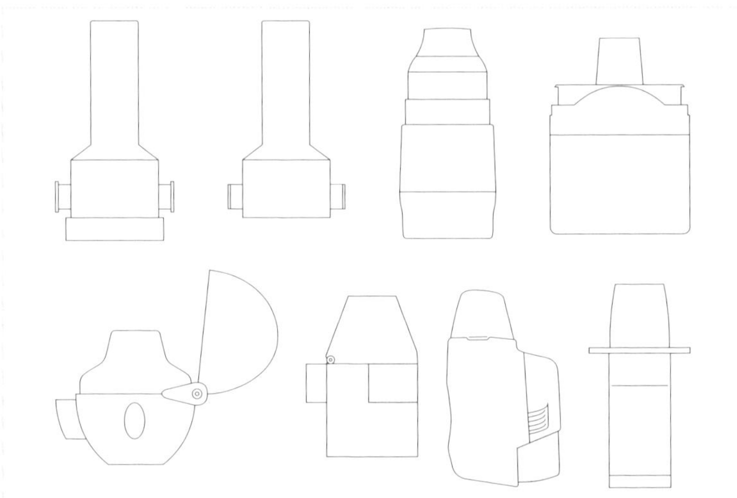

Abb. 8.11: Auswahl von wieder beladbaren Pulverinhalatoren (jeweils mit abgezogener Schutzkappe, Mundstück nach oben gerichtet). Obere Reihe von links nach rechts: Aerolizer®, Cyclohaler® und weitgehend baugleiche Modelle, Auto-Jethaler®, Diskhaler®; untere Reihe: Handihaler®, Inhalator M®, Novolizer®, Spinhaler®

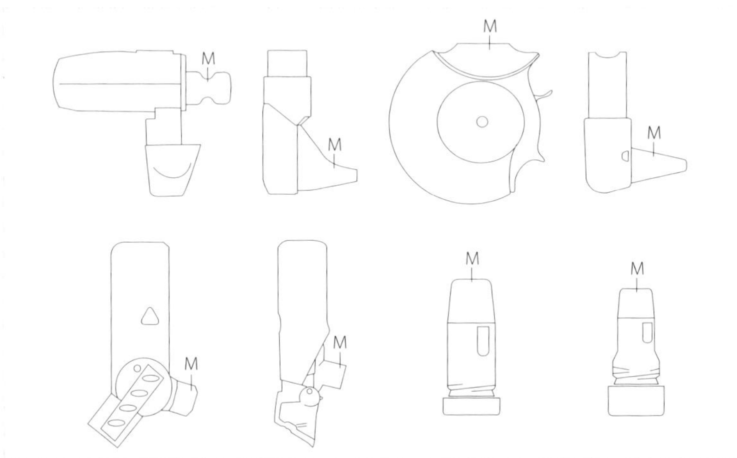

Abb. 8.12: Auswahl von nicht wieder beladbaren Pulverinhalatoren (jeweils mit abgezogener Schutzkappe bzw. geöffnet). Obere Reihe von links nach rechts: Certihaler™, Clickhaler®, Diskus®, Easyhaler®; untere Reihe von links nach rechts: Easylizer®, Spiromax®, Turbohaler®, Twisthaler®; M – Mundstücköffnung

8.7.1 Wieder beladbare Pulverinhalatoren

Beladungsformen wieder beladbarer Pulverinhalatoren

Die wieder beladbaren Inhalatoren werden mit unterschiedlichen Formen von Nachfüllpackungen gefüllt:

» Einzeldosenpackungen in Form von Hartkapseln aus Gelatine oder Hypromellose (1 oder 6 Stück pro Füllung),
» Einzeldosenpackungen in Form scheibenförmiger Blisterfolien (Aluminium-Aluminium-Blister mit jeweils 4 oder 8 Einzeldosen in kreisförmiger Anordnung),
» Mehrdosenpackung in Form eines Pulverbehälters (Pulverpatrone mit Dosierschieber),
» Mehrdosenpackung in Form eines ringförmigen Pulverpresslings.

Die Hartkapseln sind bei den meisten Präparaten teilweise oder vollständig transparent und nur zu einem Viertel bis zu einem Drittel gefüllt, um die oben geschilderte Art der Aerosolerzeugung zu ermöglichen. Dieser geringe Füllungsgrad transparenter Kapseln und das Vorliegen relativ grobkörniger Pulverpartikel (Kap. 8.7) können von kritischen Patienten als galenische Mängel fehlinterpretiert werden und sind deshalb im Beratungsgespräch zu begründen.

Feuchteschutz wieder beladbarer Pulverinhalatoren

Damit sich die Pulver aus den Kapseln, Foliennäpfen und Patronen zu einem feindispersen Aerosol verteilen lassen, müssen Pulverbehälter und Inhalatoren innen völlig trocken sein. Insbesondere die Gelatinekapseln und Mehrdosenpatronen sind daher vor adhäsionsfördernder Luftfeuchtigkeit geschützt, in der Originalverpackung, kurzzeitig auch im Inhalatoretui aufzubewahren. Ferner darf niemals durch den Inhalator ausgeatmet werden, damit sich kein Kondenswasser aus der Atemluft im Inhalatorinneren niederschlägt. Das Risiko einer versehentlichen Ausatmung in den Inhalator ist bei denjenigen Geräten größer, die zur Aerosolgenerierung mehr als einen Atemzug erfordern (Tab. 8.9). Nach einer feuchten Reinigung wird das Gerät am besten mit einem Warmluftfön sehr gründlich getrocknet. Das mit einer Ringtablette beladene Inhalatormodell Auto-Jethaler® ist vergleichsweise weniger feuchtigkeitsempfindlich.

Handhabung der wieder beladbaren Pulverinhalatoren

Folgender grundsätzlicher Ablauf der Anwendungsschritte ist übereinstimmend bei den mit Kapseln oder Blisterscheiben beladenen Inhalatortypen einzuhalten (weitere Handhabungsdetails sind den nachfolgenden Geräteschreibungen und Tab. 8.9 zu entnehmen):

» Kapsel(n) oder Blisterscheibe mit gewaschenen, aber trockenen Händen in den Inhalator einsetzen, Gerät schließen.
» Kapselhülle oder Blisterfolie nicht im Voraus, sondern erst unmittelbar vor der Inhalation perforieren; darauf achten, dass Durchstechdorn(e) wieder in Ausgangsposition zurückgleiten. Würde die Perforationsmechanik klemmen und das vollständige Rückstellen der Dorne unterbleiben, blieben nicht nur die gestanzten Öffnungen weitgehend verschlossen, sondern im Falle der mit Hartgelatinekapseln gefüllten Inhalatoren

würde die betreffende Kapsel arretiert und könnte nicht die erforderlichen Vibrationen und (Rotations-)Bewegungen ausführen.

- » Vollständig ausatmen, Mundstück mit den Lippen dicht umschließen und durch den Inhalator mit normaler bis leicht erhöhter Geschwindigkeit tief einatmen, Atem wenige Sekunden anhalten.
- » Korrekte Haltung des Inhalators beim Perforieren der Einzeldosispackung und beim Inhalieren beachten.
- » Inhalator vom Mund absetzen, erst dann mit normaler oder leicht erhöhter Geschwindigkeit ausatmen.
- » Inhalationsvorgang gegebenenfalls so oft wiederholen, bis das Pulverreservoir der jeweiligen Dosiskammer leer ist.
- » Gegebenenfalls leere Kapsel dem Gerät entnehmen oder Magazin mit mehreren Einzeldosen um eine Position weitertransportieren.
- » Nach mehrmaliger Anwendung Inhalator von eventuell verbliebenen Pulverresten reinigen.
- » Stets unmittelbar nach der Anwendung Schutzkappe auf Inhalator stecken, um den Inhalt vor Feuchtigkeit zu schützen und weil in das Gerät gelangte Schmutzpartikel bei der nächsten Anwendung mit inhaliert würden.

Im Gegensatz zur Anwendung von Dosieraerosoldosen ist also im Fall der Pulverinhalatoren auf einen luftdichten Lippenschluss um das Mundstück und auf ein vergleichsweise schnelleres Einatmen zu achten. Das bei der Inhalation von Flüssigkeitströpfchen und von Kortikoidpartikeln aus Druckgasdosen beschriebene Anhalten des Atems für möglichst zehn Sekunden kann hier verkürzt werden. Die trockenen, hygroskopischen Pulverpartikel adsorbieren bei der hohen relativen Luftfeuchtigkeit im Atemtrakt rasch Wasser und schlagen sich dann nahezu vollständig auf der bronchopulmonalen Schleimhaut nieder [2, 3, 6]. Auch ein weites Zurücklegen des Kopfes erübrigt sich meist, da im Vergleich zu den stark beschleunigten Partikeln aus der Treibgasdose die Teilchen des Pulverinhalators ja eine geringere kinetische Energie aufweisen. Auf diese unterschiedlichen Inhalationsmanöver müssen insbesondere Patienten hingewiesen werden, die parallel Dosieraerosole und Pulverinhalatoren verwenden. In solchen Fällen wurden deutlich höhere Fehlerquoten bei der Handhabung beobachtet als bei Anwendung nur eines einzigen Systems [115].

Maßnahmen zur Vermeidung lokaler Nebenwirkungen

Die nach der Anwendung von Kortikoiddosieraerosolen zu treffenden **Maßnahmen zur Vermeidung lokaler Nebenwirkungen** im Mund-Rachen-Raum (Kap. 8.6.2) wie Inhalieren vor dem Essen/Trinken, Abhusten von Schleim aus dem Rachen und Mundspülen müssen trotz der geringeren kinetischen Energie der Wirkstoffpartikel und der Weitstellung der Glottis auch bei Pulverinhalatoren beachtet werden. In Abhängigkeit verschiedener Parameter (z. B. Aerosolcharakteristika, Flussrate, vgl. Kap. 8.3) beträgt hier der im Mundrachen deponierte Wirkstoffanteil mindestens 60 % der insgesamt inhalierten Menge [106, 112]. Zur Candidiasis und Dysphonie disponierte Patienten sind vor allem auch auf das Essen und Trinken nach der

Inhalation hinzuweisen, da diese prophylaktische Maßnahme in den Fachinformationen und Packungsbeilagen mehrerer Präparate nicht erwähnt wird (z. B. bei Beclohexal®, Miflonide®, Symbicort®, Viani®), hinsichtlich einer Soorprophylaxe aber effektiver als das ausschließliche Mundspülen und Gurgeln erscheint (Kap. 8.6.2). Wegen der sauren und damit zahnschmelzschädigenden Eigenschaften einiger Inhalationspulver wird manchmal insbesondere Kindern empfohlen, nach einer Pulverinhalation den Mund zu spülen und mindestens zweimal täglich die Zähne mit einer fluorhaltigen Zahnpasta zu putzen. Messungen bei Dosieraerosolen und Pulverinhalatoren ergaben, dass verschiedene Inhalationspulver an den Zähnen pH-Werte unter 5,5 einstellen und damit ein Milieu schaffen, in dem Erosionen des Zahnschmelzes auftreten [127].

Trägersubstanzen in Pulverinhalatoren

Die in den meisten Präparaten neben den Wirkstoffen enthaltenen Trägersubstanzen Glucose (ca. 5 mg pro Dosis) oder α Laktosemonohydrat (zwischen ca. 0,6 und 25 mg pro Dosis) nimmt der Patient infolge ihrer relativ großen Partikeldurchmesser von ca. 100 µm beim Einatmen sensorisch wahr. Sie ermöglichen somit eine Kontrolle des Inhalationsvorganges. Reine Wirkstoffe ohne Hilfsstoffzusatz werden dagegen verabreicht mittels des Spinhalers® und teilweise des Turbohalers® (nur Aerodur®- und Pulmicort®-Turbohaler®; die Präparate Oxis® und Symbicort® geben pro Dosis zwischen ca. 0,6 und 0,8 mg Laktose ab). Bei Glucocorticoiden ist mitunter, bedingt durch größere oral deponierte Partikel, ein bitterer Geschmack einige Sekunden nach der Inhalation feststellbar.

Akustische Kontrollgeräusche

Bei verschiedenen Pulverinhalatoren wird das korrekte Ausführen einzelner Bedienungsschritte dem Patienten durch ein vom Inhalator erzeugtes Klick- oder Einrastgeräusch bestätigt; auch einige Sekunden anhaltende summende oder surrende Betriebsgeräusche dienen als akustisches Feedback. Kann der Patient infolge eingeschränkten Hörvermögens diese **akustische Kontrolle** nicht oder nur vermindert wahrnehmen, erhöht sich das Risiko von Fehlbedienungen (Kap. 4.3). Dieser akustische Aspekt muss daher vom betreuenden Apotheker in entsprechenden Fällen berücksichtigt werden. Um sich über diese Schallsignale orientieren zu können, werden im Folgenden bei der Beschreibung von Kontrollgeräuschen teilweise auch Schallpegelangaben in Dezibel gemacht (dB mit Frequenzbewertung A; gemessen in 15 cm Entfernung zum Gerät mit Schallpegelmeter entspr. EN 60651, Kl. 2). Da eine Vielzahl von inhalator-, patienten- und umgebungsbedingten Parametern den erzeugten Schallpegel beeinflussen, handelt es sich bei den genannten dB-A-Werten um Durchschnittswerte aus mindestens 10 Messungen unter verschiedenen Bedingungen. So kann beispielsweise die Geschwindigkeit, mit welcher der Patient einen Handhabungsschritt ausgeführt, den resultierenden Schallpegel beeinflussen.

Spinhaler®

Mit dem **Spinhaler®** (Abb. 8.11; Tab. 8.9) wird das Präparat Intal® Kapseln verabreicht. Dessen relativ hoch dosierter (20 mg) Wirkstoff Dinatrium-Cromoglicinat liegt in den transparenten, klargelben, zu einem Drittel gefüllten Hartkapseln in Agglomeraten von bis zu 400 µm Durchmesser vor [110].

Beim Spinhaler® steckt man nach dem Abschrauben des röhrenförmigen Gehäuseteils vom Mundstück eine Hartkapsel mit dem farbigen Kapselende auf den Propeller. Danach wird der Inhalator wieder geschlossen, durch einmaliges Hin- und Herschieben der grauen Manschette die eingesetzte Kapsel seitlich angestochen und aus dem waagerecht bis leicht geneigt gehaltenen Gerät mit drei bis vier Atemzügen inhaliert. Besteht beim Patienten eine Unsicherheit über das korrekt erfolgte Perforieren der Kapsel, kann die entsprechende Bewegung der Manschette ohne Bedenken wiederholt werden. Durch den inspiratorischen Atemfluss wird die perforierte Kapsel nicht nur in Rotation (Spin), sondern auch in eine hochfrequente Vibration versetzt, welche die Aerosolbildung zusätzlich fördert. Als Zubehör ist eine kleine Pfeife lieferbar (Spinhaler® Whistle; Tab. 8.7, Abb. 8.8), die auf die Lufteinsaugöffnung des Spinhalers® gesteckt wird und dann einen von der Inspirationsstärke abhängigen Pfeifton erzeugt. Damit ist eine akustische Kontrolle der Inhalationstechnik möglich. Auch die Motivation von Kindern zur regelmäßigen Anwendung gelingt damit leichter. Einmal pro Woche sollte der Spinhaler® gründlich gereinigt werden, indem man nach dem Zerlegen alle Bauteile mit warmem Wasser spült [10, 110, 124].

Der Spinhaler® gehört zu den Pulverinhalatoren mit geringem Strömungswiderstand [107, 144]. Bei ihm wurde ein deutlicher Einfluss der inspiratorischen Flussrate auf die in tieferen Atemwegen deponierten Wirkstoffmenge nachgewiesen. Bei vergleichsweise langsamem Einatmen (60 l/min) lag die verfügbare Wirkstoffmenge gegenüber sehr schnellem Einatmen (120 l/min) um ein Drittel tiefer. Bei einem Inhalationsmanöver mit zusätzlichem Zurücklegen des Kopfes und Anhalten des Atems für 10 Sekunden zeigt sich erwartungsgemäß keine signifikante Erhöhung der intrabronchial deponierten Wirkstoffmenge [111].

Die ebenfalls mit einer Hartkapsel zu befüllenden, konstruktiv sehr ähnlichen Inhalatormodelle **Cromolator**®, **Cyclohaler**® und **Formoterol Inhalator ct/-Lichtenstein/-ratiopharm**® (Abb. 8.11) sind patentrechtlich nicht mehr geschützt und werden von verschiedenen Firmen mit geringfügigen baulichen Unterschieden (z. B. Maschenweite des Siebs, Ausführung der Rückstellfeder) produziert. Das gleiche Bau- und Funktionsprinzip wie bei diesen Inhalatoren liegt auch beim Inhalator **Aerolizer**® sowie dem **Formoterol STADA**® **Inhalator** vor, die jedoch noch weitergehende Charakteristika aufweisen. So etwa eine ergonomische Gestaltung der Druckknöpfe und eine Teflonierung der Perforier-Dorne beim Aerolizer® sowie ein verkürztes Mundstück und facettiert angeschliffene Dornenspitzen beim STADA® Inhalator. Bei den Präparaten, die mit diesen 7 Inhalatormodellen verabreicht werden (Tab. 8.9), sind die mikronisierten Wirkstoffe an größere Laktosepartikel adhäriert und bis auf das Präparat Cromolind® (weiße Hartkapseln) in vollständig oder halbseitig transparenten Hartkapseln aus Gelatine oder Hypromellose (bei Formoterol STADA®) abgefüllt.

Handhabung der ISF-Inhalatoren

Bei der Benutzung dieser Inhalatormodelle zieht man zunächst die Schutzkappe ohne Drehbewegung ab, dreht bei senkrecht gehaltenem (Mundstück oben) Gerät das Mundrohr nach links weg und öffnet damit die Kammer zur Aufnahme einer Hartkapsel. Nach dem Schließen der gefüllten Kammer perforiert der Anwender die eingelegte Hartkapsel an beiden Enden durch gleichzeitiges, kurzes und kräftiges Betätigen zweier Druckknöpfe. Sollten die Knöpfe nach dem Loslassen ausnahmsweise nicht von selbst in die Ausgangsstellung zurückspringen, zieht man sie wieder vorsichtig zurück. Die Druckknöpfe des Aerolizers® weisen hierfür seitlich überstehende Plättchen auf, die das Zurückziehen der Knöpfe erleichtern. Es kann in seltenen Fällen vorkommen, dass die Kapsel durch das beidseitige Einstechen der Dorne nicht nur durchlöchert wird, sondern teilweise auch zersplittert. Die dabei entstehenden Gelatine- oder Hypromellosestücke werden jedoch durch ein Sieb aus dem Atemstrom gefiltert; sehr kleine Stückchen können evtl. die Siebmaschen passieren und in den Mund- oder Rachenraum gelangen [102, 118].

Als nächstes wird das Gerät umgedreht, also mit dem Mundrohr nach unten geschwenkt. Dadurch fällt die perforierte Kapsel in eine Rotationskammer, wo sie sich dann infolge des inspiratorischen Atemflusses rasch um ihre Querachse dreht, was der Patient an einem summenden Geräusch erkennt. Je nach Atemflussstärke bewegt sich der Pegel dieses Geräusches zwischen 65 und 80 dB A. Während des Inhalierens mit ein bis vier Atemzügen kann der Inhalator in waagerechter, geneigter oder nahezu senkrechter (Mundstück unten) Position gehalten werden. Bei den meisten Präparaten wird eine mit dem Mundrohr leicht nach unten geneigte Stellung empfohlen (Tab. 8.9); der Patient legt dabei den Kopf nur leicht in den Nacken. Bleibt das summende Geräusch während des Einatmens aus, befindet sich die Kapsel nicht in der richtigen Position oder ist verklemmt. Lässt sich dies durch ein leichtes Klopfen gegen den Inhalator nicht beheben, entnimmt man die Kapsel vorsichtig der Kammer und wiederholt die genannten Schritte zum richtigen Positionieren. Die Druckknöpfe sollten zu einem derartigen Lockern nicht betätigt werden. Nach der Inhalation ist das Gerät zu öffnen und die Kapsel auf vollständige Entleerung zu prüfen. Ist noch Pulver enthalten, muss die Inhalation wiederholt werden [102, 118].

Zur Reinigung des Inhalators kann das vom Kammergehäuse abgezogene Mundstück mit warmem Wasser gespült werden. Rückstände im Gehäuse dürfen dagegen nicht mit Wasser, sondern nur mit einem kleinen, trockenen Pinsel (einigen Geräten beigepackt) oder trockenen Wattestäbchen entfernt werden. Manche Präparatehersteller verbieten vorsichtshalber generell die Reinigung von Inhalatorteilen mit Wasser. Auch zur Verwendbarkeitsdauer des Inhalators werden bei den einzelnen Präparaten etwas unterschiedliche Empfehlungen gegeben. Während bei den meisten Präparaten im Interesse der Betriebssicherheit pro 60 Kapseln ein Inhalator beigepackt ist, wird die Verwendbarkeitsdauer des Cyclohalers® auf einen Zeitraum von 3 bis 6 Monaten limitiert [102, 118].

Der Aerolizer® und der STADA® Inhalator sowie die fünf weitgehend baugleichen Modelle gehören zu den Systemen mit niedrigem Luftflusswiderstand [4, 144].

Inhalator M® mit Vorratsmagazin

Bei den mit dem **Inhalator M®** (Abb. 8.11; Tab. 8.9) verabreichten Präparaten (Tab. 8.9) wird als Adsorbens für die mikronisierten Wirkstoffe Glucose in einer Menge von ca. 5 mg pro Einzeldosis eingesetzt, bei dem Präparat für den ähnlich aufgebauten Handihaler® dient Laktose in der gleichen Menge als entsprechender Trägerstoff. [110, 122]. Diese Zubereitungen sind jeweils in opake Hartkapseln abgefüllt.

Der Inhalator M® ist für die Anwendung folgender Präparate bestimmt (jeweils in Form der Inhaletten® Kapseln):

» Atrovent® (Wirkstoff: Ipratropium),
» Berodual® (Ipratropium, Fenoterol) und
» Berotec® (Fenoterol).

Er verfügt über ein Vorratsmagazin für sechs Hartkapseln, das nach Wegklappen des Mundstücks beladen werden kann. Da die Gelatinekapseln in diesem Magazin jedoch nicht ausreichend vor erhöhter Luftfeuchtigkeit geschützt sind, ist die Beschickung nur für maximal 3 Tage zulässig. Füllt man den Inhalator mit weniger als sechs Kapseln, ist die erste in die der weißen Drucktaste am nahesten gelegene Kammer einzulegen. Die restlichen Kapseln werden entgegen dem Uhrzeigersinn eingefüllt. Durch kurzes und kräftiges Drücken (> 20 N) der weißen Taste in senkrechter Position (Mundstück oben) des Inhalators durchlöchert man die geladene Kapsel an zwei Stellen. Zur Applikation wird der Inhalator waagerecht gehalten und der Kapselinhalt in drei Atemzügen inhaliert, wobei die Kapselentleerung und Pulverdispergierung auch hier durch Vibration der lose im Magazinfach sitzenden Kapsel erleichtert wird. Der Weitertransport der Hartkapseln erfolgt durch Drehen des Vorratsmagazins ähnlich dem Patronenmagazin eines Revolvers, wobei eine Nummerierung der Magazinfächer die Kontrolle der noch verbliebenen Dosen erleichtert. Zur Reinigung wird empfohlen, das Gerät nach Abziehen des Magazins mit lauwarmem Wasser zu spülen [10, 110].

Der **Handihaler®** (Abb. 8.11; Tab. 8.9) entspricht im Aufbau und der Handhabung prinzipiell dem Inhalator M®. Der Wirkstoff Tiotropium des mit ihm verabreichten Präparates Spiriva® 18 Mikrogramm ist sehr ausgeprägt hygroskopisch, weshalb die Kapseln erst unmittelbar vor der Anwendung der Blisterpackung entnommen werden dürfen und nicht in einem Vorratsmagazin verbleiben können. Weiterhin wird in der Regel nur eine Kapsel alle 24 Stunden inhaliert. Aus diesen Gründen ist der Handihaler anstelle des Vorratsmagazins nur mit einer Kapselkammer ausgerüstet. Weiterhin verfügt er über eine das Mundstück abdeckende, wegklappbare Schutzkappe. Zum Spülen des Gerätes mit warmen Wasser (etwa monatlich) und anschließendem 24-stündigem Trocknen können nicht nur die Schutzkappe und das Mundstück aufgeklappt werden, sondern auch die Kapselkammer mit der Drucktaste zur Kapselperforation lässt sich aus dem Inhalatorgehäuse herausschwenken. Dazu drückt man von unten gegen die Drucktaste. Als Verwendbarkeitsdauer des Handihalers® wird ein Zeitraum von bis zu einem Jahr empfohlen [100, 120].

Schutz des Mundstücks und der Vorratskammer beim Handihaler®

Der Inhalator M® und der Handihaler® weisen einen relativ hohen Inhalationswiderstand auf [4, 122, 144].

Kraftaufwand bei Inhalator M® und Handihaler®

Das kurze und kräftige Betätigen der Druckknöpfe bei den oben genannten Kapselinhalatoren erfordert eine vergleichsweise höhere **Fingerkraft** als die Bedienungsschritte verschiedener anderer Pulverinhalatoren. Diese Krafterfordernis stellt unter Umständen für feinmotorisch behinderte Patienten ein Problem dar (Kap. 4). Sollten sich derartige Schwierigkeiten im Patientengespräch andeuten, kann das Apothekenpersonal die Perforation zunächst bei einem entsprechenden Placebomodell prüfen. Detaillierte Abklärungen müssen mit dem Originalpräparat durchgeführt werden, wobei insbesondere der nach der Inhalation in der transparenten Kapsel verbliebene Pulverrest zu überprüfen ist. Gegebenenfalls besteht die Problemlösung darin, die Patienten zur regelmäßigen Kontrolle dieses Restes und daraus sich ergebenden Wiederholungen des Inhalierens anzuleiten.

An den Druckknöpfen montierte Metalldorne (je nach Modell zwischen 1 und 4 pro Druckknopf) durchstechen die Wandung der eingelegten Kapsel. Der nötige Kraftaufwand resultiert unter anderem aus der erforderlichen Kompression der Rückstellfeder des Druckknopfes und aus dem Widerstand der Kapselwand. Die Kraftbeträge bewegen sich bei den verschiedenen Modellen und Kapselpräparaten zwischen 10 und 30 N, was einer Belastung der Druckknöpfe mit Gewichten zwischen ein und drei Kilogramm entspricht. Bei der Krafterfordernis für die weitgehend baugleichen Inhalatormodelle Aerolizer®, Cromolator®, Cyclohaler® und Formoterol Inhalator ct/-Lichtenstein/-ratiopharm®/-STADA® bestehen praxisrelevante Unterschiede, nicht nur aufgrund der verschiedenen Kapselpräparate, sondern auch infolge unterschiedlicher Rückstellfedern (4 kleine bzw. 1 große Spiralfeder pro Druckknopf, verschiedene Federkonstanten der eingesetzten Spiralfedern) und unterschiedlicher Dornenspitzen in diesen Modellen. Im Falle des Aerolizers® ist die Metalloberfläche der Dornenspitzen im Interesse einer besseren Gleitfähigkeit beim Durchstechen der Kapselwandung zusätzlich mit Teflon® beschichtet. Beim Inhalator STADA® bedingt ein Facettiertenschliff (vgl. Spitze von Injektionskanülen) der beiden Dornenspitzen eine sehr geringe Krafterfordernis. Der bei einem bestimmten Inhalatormodell und Arzneimittel erforderliche Kraftbetrag kann infolge einer Vielzahl von Einflussfaktoren stark variieren. Als solche sind beispielsweise die Geometrie und Oberflächenbeschaffenheit der Dornenspitzen (Nutzungsdauer, Verschmutzungsgrad), der Wassergehalt der Kapselwandung (Aufbewahrung außerhalb des Blisters) oder die Temperatur der Kapsel und des Inhalators zu nennen [150].

Folgen unvollständiger Kapsellochung

Bei zu geringer Kraftausübung kann es zu einem unvollständigen Durchlöchern der Kapsel kommen, d. h. nicht alle Dorne perforieren die abgerundete Kapselwand oder sie dringen jeweils nicht vollständig, also nicht mit der ganzen Länge der Spitze, ein. Es resultieren nicht ausreichend viele und/oder unzureichend weite Stanzöffnungen, wodurch die abgegebene Arzneistoffmenge drastisch reduziert sein kann. Beispielsweise setzte eine bestimmte Kapsel-Inhalator-Kombination, die eine Mindestkraft von 24 N erforderte, nach Perforation mit einer Kraft unter 20 N trotz zweimaliger Inhalation mit 60 l/min nur etwa die Hälfte der Solldosis frei [150].

Der **Diskhaler**® (Abb. 8.11; Tab. 8.9) wird mit einer sog. Rotadisk®-Scheibe beladen. Diese ist im Wesentlichen aus zwei Aluminiumfolien, analog einer Blisterpackung, aufgebaut. Die ringförmig angeordneten Näpfe in der unteren Folie zur Aufnahme der Pulvermischung sind mit der Deckfolie verschweißt. Der Diskhaler® wird für die Asthmatherapie in zwei Größen und unterschiedlichen Farben geliefert: Als große Variante zur Aufnahme von Blisterscheiben mit jeweils 8 Einzeldosen in

Diskhaler® in zwei Größen und unterschiedlichen Farben

» grau/blauer Färbung für die Präparate Sultanol® Rotadisk® 200/ -400 (Wirkstoff: Salbutamol) und in
» beige/brauner Tönung für Sanasthmyl® Rotadisk® 200 (Wirkstoff: Beclomethason).

Die kleine Ausführung in lachsfarben/dunkelroter Färbung ist für Blisterscheiben mit jeweils 4 Einzeldosen ausgelegt, und zwar für die beiden Fluticasonpräparate Atemur® 250/-junior 50 Rotadisk® und Flutide® 250/ -junior 50 Rotadisk®. Der Farbton der Rotadisk®-Oberseite entspricht dabei jeweils der Färbung des passenden Inhalators. Auch die Inhalation von Zanamivir (Relenza®) bei der Influenzatherapie erfolgt mittels eines Diskhalers®.

Zum Einsetzen einer Rotadisk®-Scheibe in den Inhalator entfernt der Patient zunächst die Schutzkappe, zieht dann das Innenteil mit Mundrohr bis zum Anschlag aus dem Gehäuse heraus, wobei an jeder Seite eine weiße Lasche mit Riffelung sichtbar wird. Drückt man mit Daumen und Zeigefinger auf diese Riffelungen, lässt sich das Innenteil vollständig herausziehen und derart mit einer Rotadisk®-Scheibe beladen, dass die Pulvernäpfe nach unten in die entsprechenden Bohrungen der Lochscheibe des Inhalators ragen. Nach dem Zurückstecken des beladenen Innenteils in das Gehäuse wird es so oft bis zum Anschlag herausgezogen und wieder hinein geschoben, bis die höchste Nummer der Scheibe im Anzeigefeld erscheint (sie steht für die Anzahl der noch möglichen Inhalationen).

Zum Inhalieren wird der Inhalator waagerecht gehalten, der Magazindeckel kurz auf- und zugeklappt und mit einem Atemzug inhaliert. Beim Aufklappen des Deckels durchstößt ein dornförmiger Fortsatz die Basis- und die Deckfolie des Pulvernapfes, wodurch sein Inhalt in den Luftkanal fällt. Während des Inhalierens dürfen die seitlich am Mundstück befindlichen Lufteintrittsöffnungen nicht abgedeckt werden. Der Weitertransport der Rotadisk®-Scheibe erfolgt dann wieder durch Vor- und Zurückschieben des weißen Geräteinnenteils. Im Anzeigenfeld erscheint dabei die nächste niedrigere Nummer. Beim Auswechseln der leeren Rotadisk®-Scheibe darf nicht versehentlich auch die weiße Lochscheibe des Inhalators weggeworfen werden; man kann sie nämlich vor allem bei der größeren Inhalatorversion relativ leicht von ihrer Achse abziehen. Vor dem Einlegen einer neuen Blisterscheibe ist der Inhalator mit einem beigepackten Pinselchen zu reinigen. Das eventuell verschmutzte Mundrohr kann mit lauwarmem Wasser gespült werden [10, 110, 122, 123].

Für den Inhalationswiderstand des Diskhalers® wurden niedrige bis mittelhohe Werte gemessen [4, 107, 122, 144].

Handhabung des Novolizers®

Zum Beladen des **Novolizers®** (Abb. 8.11; Tab. 8.9) benötigt man eine entsprechende Nachfüllpatrone. Diese speziellen Mehrdosenbehälter werden jeweils einzeln in versiegelten Dosen geliefert; Formoterolpräparaten ist zusätzlich eine einseitig rote Trockentablette beigepackt. Zunächst wird der Deckel des Novolizers® nach Verschieben in Richtung des Mundstücks abgehoben. Dann steckt man die dem Liefergefäß entnommene Nachfüllpatrone in den geöffneten Inhalator, wobei das Zahlenfenster in die Richtung des Mundstücks zeigen muss. In jeder Nachfüllpatrone ist eine Dosiervorrichtung, bestehend aus einem verschiebbaren Plättchen mit einer Dosiermulde integriert. Die Patrone enthält 100, 200 oder 300 Einzeldosen des wirkstoffhaltigen Pulvers, bei dem die mikronisierten Wirkstoffe jeweils an größere Laktosepartikel (ca. 11 mg pro Einzeldosis) adhäriert sind. Zum wieder Verschließen des Inhalators wird der Deckel in die seitlichen Führungen gesetzt und bis zum Einrasten nach hinten verschoben. Die Nummer im Fenster zeigt die Anzahl der (noch) in der Patrone enthaltenen Einzeldosen in 20er Schritten an. Erscheint die Null in der Mitte des Zahlenfensters, muss die leere Patrone ausgewechselt werden [113, 114].

Zur Vorbereitung der Inhalation zieht der Patient die Schutzkappe des Mundstücks ab und drückt die farbige Gerätetaste (rot gefärbt bei Budesonid-, violett bei Formoterol-, blau bei Salbutamolpräparaten), bis er ein deutliches Doppelklicken (ca. 50 dB A) hört. Die Krafterfordernis zum Betätigen der Taste ist mit etwa 7 N relativ gering. Durch diesen Tastendruck wird zunächst ein Stoß auf das Pulverbehältnis ausgeübt, wodurch der integrierte Dosierschieber vollständig mit Pulver gefüllt wird. Danach entleert der Schieber das Pulver in einen Kanal, der zu einer so genannten Zyklonkammer im Mundstück führt. Dabei handelt es sich um eine Dispergierkammer mit radialer Luftzufuhr, wodurch das Pulver intensiven Zentrifugalkräften ausgesetzt wird. Die Anzeige unterhalb des Zahlenfensters signalisiert durch Wechsel nach grün, dass das Gerät nun zur Inhalation vorbereitet ist. Ein versehentliches Mehrfachdosieren ist nicht möglich. Beim Inhalationsmanöver ist einmal so stark einzuatmen bis ein klickendes Geräusch (ca. 70 dB A) auftritt und die Anzeige auf ihre ursprüngliche Farbe zurückspringt. Diese akustische und optische Kontrollfunktion wird bei einem Inspirationsfluss von mindestens 35–50 l/min ausgelöst. Bei allen Bedienungsschritten muss das Gerät annähernd waagerecht gehalten werden; die Aufbewahrung kann in beliebiger Position erfolgen [4, 113, 114].

Zur Reinigung des Gerätes, die mindestens bei jedem Patronenwechsel erfolgen sollte, entfernt man die Mundstückschutzkappe vom Gerät und schraubt das Mundstück durch kurzes Drehen gegen den Uhrzeigersinn ab. Danach stellt man den Inhalator auf den Kopf und zieht die locker sitzende Dispergierkammer inklusive Zufuhrkanal nach vorne und oben vom Inhalator ab. Die Einzelteile werden durch leichtes Beklopfen und mittels eines weichen trockenen Tuches, jedoch keinesfalls mit Wasser, gereinigt. Nach der Säuberung setzt man die Kammer mit Kanal schräg von oben ein und drückt dieses Teil vorsichtig in seine Position. Das Mundstück setzt man mit dem Stift links in die Aussparung und dreht es bis zum Einrasten nach rechts. Die Aufbrauchfrist der Patrone beträgt drei Monate, der Inhalator soll nicht länger als ein Jahr in Gebrauch sein [114].

Der Novolizer® ist ein System mit mittlerem spezifischen Widerstand [4, 144].

Auto-Jethaler® erzeugt die Einzeldosen selbst

Der **Auto-Jethaler®** (Abb. 8.11; Tab. 8.9) weicht von den bisher beschriebenen Pulverinhalatoren insofern ab, als bei ihm die Einzeldosen nicht abgeteilt vorliegen, sondern mittels einer mechanischen Abriebvorrichtung erst unmittelbar vor der Inhalation von einem ringförmigen Pulverpressling abgeschabt werden. Die mikronisierten Abriebpartikel werden anschließend sofort im Luftstrom dispergiert und können daher nicht mehr in wesentlichem Umfang agglomerieren. Da das zu inhalierende Pulver nach dem Abrieb bereits in der erforderlichen Partikelgröße vorliegt, reicht im Vergleich zu anderen Pulverinhalatoren eine geringere Atemstromstärke aus. Zur Herstellung der Ringtablette komprimiert man eine Wirkstoff-Laktose-Mischung in einem speziellen Verfahren unter sehr hohem isostatischem Pressdruck. Der Pressling zeichnet sich durch eine geringe, gleichmäßige Porositätsverteilung aus, sodass bei jeder Anwendung die gleiche Menge Pulver mit der gleichen Korngrößenverteilung abgeschabt wird. Infolge dieses nicht hygroskopischen Wirkstoffdepots ist dieses System im Vergleich zu den anderen Pulverinhalatoren weniger feuchtigkeitsempfindlich. Die beiden wesentlichen Baukomponenten des Auto-Jethalers® sind ein für den Dauergebrauch vorgesehener Pulvergenerator, bestehend aus einer motorgetriebenen, scheibenförmigen Fräse aus Keramik, sowie ein austauschbares Mundstück, in dem der ringförmige Pulverpressling befestigt ist. Löst man den federgetriebenen Pulvergenerator durch den Einatmungssog aus, wird mithilfe der Frässcheibe unter definierter Drehzahl und definiertem Anpressdruck eine bestimmte Menge der Wirkstoff-Hilfsstoff-Mischung freigesetzt [39, 119, 122].

Handhabung des Auto-Jethalers®

Die Mundstücke für jeweils 200 Inhalationen sind in Nachfüllpackungen mit ein oder zwei Stück im Handel. Zum Aufsetzen des Mundstücks auf den Pulvergenerator zieht man zunächst den Deckel von der transparenten Mundstück-Schutzkappe ab, entnimmt aber das Mundstück nicht, sondern steckt die Schutzkappe mit dem enthaltenen Mundstück so auf den Pulvergenerator, bis sie hörbar (ca. 40 dB A) einrastet. Dadurch wird nicht nur die Schutzkappe fixiert, sondern auch das Mundstück rastet in die Verankerung ein. Die im Mundstück enthaltene Ringtablette ist während dieser Manipulation vor Verunreinigungen und mechanischen Beschädigungen zu schützen. Sie darf daher nicht berührt oder mit fremden Gegenständen in Kontakt gebracht werden. Das Mundstück mit der Ringtablette sollte daher auch nicht unnötigerweise wieder abgezogen werden, sondern bis zum erforderlichen Austausch auf dem Pulvergenerator verbleiben.

Zur Vorbereitung der Inhalation zieht der Patient zunächst die transparente Schutzkappe vom Mundstück ab und spannt durch Drehen eines Drehknopfes am Boden des Gerätes in Pfeilrichtung (im Uhrzeigersinn) die Feder des Antriebsmotors. Hierzu ist etwa eine halbe Umdrehung erforderlich; wird der leichtgängige Drehknopf versehentlich über den Anschlag hinaus gedreht, ist das knackende Geräusch (70 dB A) einer Sicherheitsmechanik zu hören, die ein Überspannen der Feder verhindert. Auch bei diesem Inhalatortyp wird das Mundstück erst nach dem Ausatmen mit den Lippen umschlossen. Beim Einatmen mit einem Fluss von etwa 35 l/min wird der mechanische Pulvergenerator ausgelöst. Das weniger als eine Sekunde dauernde Rotieren der Frässcheibe nimmt man durch das dabei auftretende, schnarrende Geräusch (ca. 75 dB A) deutlich wahr. Das Einatmen muss auch nach Beendigung dieses Geräusches möglichst lange beibehalten werden. Ein einmaliger Einatemzug ist ausreichend, der weitere Inhalationsmodus entspricht dem der bisher besprochenen Pulverinhalatoren. Die Funktion des Jethalers® ist unabhängig von seiner Stellung, bei Gerätetemperaturen unter 5 °C ist sie jedoch nicht gewährleistet [119].

Das Mundstück mit der Ringtablette wird nach dem Verbrauch der deklarierten Anzahl an Dosierungen komplett ausgetauscht. Den Verbrauch der Ringtablette nach 200 Anwendungen zeigt eine allmählich sichtbare rote, ringförmige Markierung im Mundstück an. Sie ist bereits etwa 20 Inhalationen vor der deklarierten Anzahl an Anwendungen sichtbar, weshalb eine entsprechend große Sicherheitsreserve verbleibt. Das Entfernen des verbrauchten Mundstücks kann am leichtesten durch Abkippen vom Pulvergenerator mittels beider Daumen erfolgen. Vor dem Aufsetzen des neuen Mundstücks ist der Rand des Pulvergeneratos durch vorsichtiges Abwischen mit einem trockenen, fusselfreien Tuch zu reinigen.

Der Jethaler® ist mit aufgesetzter Schutzkappe und im nicht aufgezogenen Zustand zu lagern. Wurde der Inhalator versehentlich ohne gleichzeitiges Einatmen ausgelöst, ist er zum Entfernen der freigesetzten Pulverdosis ohne Schutzkappe mit der Öffnung nach unten zu halten und mehrmals mit dem Finger zu beklopfen. Es darf jedoch nicht in das Mundstück oder durch die seitlichen Schlitze geblasen werden.

Der Pulvergenerator erlaubt technisch eine sehr hohe Anwendungsfrequenz, aus hygienischen und haftungsrechtlichen Gründen wird jedoch seine Erneuerung nach etwa 1800 Anwendungen empfohlen.

8.7.2 Nicht wieder beladbare Pulverinhalatoren

Aufbau der nicht wieder beladbaren Pulverinhalatoren

In den verschiedenen Modellen der nicht wieder beladbaren Inhalatoren ist eine relativ große Anzahl von Einzeldosen integriert, nach deren Aufbrauchen das gesamte Inhalationssystem verworfen wird. Beim Diskus® sind 60 Dosen hintereinander in einem bandförmigen Blisterstreifen aus Aluminium/PVC einzeln versiegelt, die restlichen Modelle enthalten jeweils einen

Mehrdosenbehälter. Sein Inhalt reicht bei den meisten Modellen für 200 bis 250 Inhalationen, beim Certihaler™ für 60, beim Turbohaler® und Twisthaler® präparateabhängig für 30, 60, 100, 120 oder 200 Anwendungen.

Das Abteilen der Einzeldosen aus diesen Behältern mittels eingebauter, volumetrischer Dosiervorrichtungen darf erst unmittelbar vor der Inhalation erfolgen, da ein Erschüttern oder Neigen des geladenen Gerätes die Wirkstoffverfügbarkeit therapierelevant verringern kann. Alle Systeme schützen vor irrtümlicher Überdosierung, d. h. sie geben auch bei versehentlich mehrfacher Betätigung des Dosierknopfs pro Inhalationsvorgang nur eine Dosis ab. Die fälschlich ausgelösten Dosen verbleiben im Gerät, werden aber von der Füllgradanzeige mitgezählt und gehen damit verloren.

Handhabung der nicht wieder beladbaren Pulverinhalatoren

Das jeweils durchzuführende Atemmanöver entspricht dem bei den wieder beladbaren Pulverinhalatoren genannten Vorgehen, wobei hier jedoch generell pro Dosis nur **ein** gleichmäßiger und tiefer Atemzug erforderlich ist. Auch bei diesen nicht wieder beladbaren Inhalatoren besteht ein Einfluss der Atemstromstärke auf die abgegebene Menge an kleinteiligen Partikeln. Eine Halbierung der Flussrate (auf 30 l/min) verringerte etwa beim Turbohaler® die entsprechende Wirkstoffmenge (Partikelfraktion 0,8 bis 3,3 μm) auf ein Drittel des ursprünglichen Wertes [104].

Der Feuchtigkeitsschutz ist hier ebenfalls strikt einzuhalten, insbesondere bei den Geräten mit Mehrdosenbehältern. So kann etwa ein versehentliches, einstündiges Aufbewahren des Turbohalers® ohne aufgeschraubte Schutzkappe bei Bedingungen eines Badezimmers (30 °C, 75 % rel. Feuchte) die bronchiengängige Wirkstoffmenge, die der Inhalator abgibt, halbieren [91]. Auch bei ordnungsgemäßer Aufbewahrung des Gerätes kann sich in Räumen mit sehr hoher relativer Luftfeuchte der respirable Arzneistoffausstoß verringern, wobei jedoch die abgegebene Menge für den klinischen Effekt ausreicht [116].

Akustische Kontrollgeräusche

Die bei den wieder beladbaren Pulverinhalatoren genannte akustische Kontrolle verschiedener Handhabungsschritte ist auch bei einigen nicht wieder beladbaren Inhalatoren von Bedeutung und sollte deshalb bei hörbehinderten Patienten Bestandteil der Beratung sein.

Diskus®-Inhaliergerät für Atemur®-, Flutide®-, Aeromax®-, Serevent®-, Atmadisc®- und Viani®-Diskus®

Das **Diskus**®-Inhaliergerät (Abb. 8.12; Tab. 8.9) mit seiner namensgebenden Form dient zur Verabreichung von Präparaten mit den Wirkstoffen:

» Fluticason (Atemur®-, Flutide® Diskus®),
» Salmeterol (Aeromax®-, Serevent® Diskus®) sowie
» Kombinationspräparaten mit diesen beiden Stoffen (Atmadisc®-, Viani Diskus®).

Als Trägerstoff wird jeweils Laktose in einer Menge von ca. 12 mg pro Einzeldosis eingesetzt.

Das Gerät wird etwa zur Hälfte durch eine drehbare Hülle abgedeckt. Durch Drehen dieser Abdeckung um etwa 180° legt der Patient das Mundstück und einen Spannhebel frei. Letzteren verschiebt man bei waagerechter Stellung des Gerätes bis zu einem hörbaren Klicken (ca. 55 dB A). Dadurch werden der aufgerollte Blisterstreifen weiter transportiert, die Aluminiumdeckfolie von einem Blisternapf (Al/PVC) abgezogen und ein Kanal von diesem zum Mundstück geöffnet. Somit ist der Inhalator einsatzbereit. Beim Inhalieren muss das Gerät ebenfalls in annähernd waagerechter Position verbleiben. Wird eine Einzeldosis versehentlich nicht inhaliert, so wird sie in eine Entsorgungskammer innerhalb des Diskus® entleert. Mit dem Schließen der Drehhülle gelangt der Spannhebel in seine Ausgangsposition zurück und das Gerät ist nach dem erneuten Öffnen und Betätigen des Hebels wieder zur Anwendung bereit. Ein Zählwerk nennt die noch vorhandenen Einzeldosen [99].

Der Diskus® ist in die Gerätegruppe mit kleinem Inhalationswiderstand einzuordnen [107].

Clickhaler® für Budesonid Merck® Clickhaler®

Der **Clickhaler**® (Abb. 8.12; Tab. 8.9) enthält, wie alle folgenden Modelle einen Mehrdosenbehälter, aus dem die Einzeldosen abgeteilt werden. Er wird derzeit (Herbst 2006) nur zur Verabreichung des Präparates Budesonid Merck® Clickkaler® 0,2 mg eingesetzt. Neben dem Wirkstoff enthält eine Dosis ca. 8 Milligramm Laktose.

Unterhalb des Pulverbehälters befindet sich ein drehbarer Kegel mit mehreren kleinen Dosiermulden zum Abmessen jeweils einer Einzeldosis. Diese Mulden füllen sich beim Passieren des offenen Behälterbodens schwerkraftbedingt mit einem definierten Pulvervolumen. Durch das schrittweise Weiterdrehen des Kegels bei jeder Inhalatorbetätigung wird die jeweils gefüllte Mulde zum Inhalationskanal geschwenkt und ihr Inhalt in diesen entleert [4].

Das Gerät ist zum Schutz vor Feuchtigkeit in einem Aluminiumverbundfolienbeutel konfektioniert, dessen Aufbrauchfrist 6 Monate beträgt. Nach dem Abziehen der Mundstückkappe ist der Clickhaler® zunächst zum Lockern der kohäsiven Pulverformulierung gut zu schütteln und erst danach wird der Auslöseknopf bei senkrechter Position des Gerätes (Mundstück unten) mit gewisser Kraft (mindestens ca. 13 N, entsprechend einer Gewichtskraft von ca. 1,3 kg) nach unten gedrückt. Das weitere Anwendungsprozedere entspricht dem der übrigen Inhalatormodelle, wobei das Gerät in senkrechter Stellung verbleiben muss. Das auf der Geräterückseite befindliche Zählwerk nennt die Anzahl der entnommenen Dosen in Einerschritten. Bei einer enthaltenen Restmenge von 10 Inhalationen erscheinen in der Anzeige rote Streifen. Nach Entnahme der letzten Dosis rastet der Auslöseknopf in gedrückter Stellung ein [149].

Die äußerliche Reinigung des Clickhalers® inklusive Mundstück darf nur mit einem trockenen Tuch, niemals mit Wasser erfolgen.

Easyhaler® für Beclohexal®-, Budes®-, Formoterol Hexal®- und Salbuhexal® Easyhaler®

Das System weist einen niedrigen spezifischen Luftwiderstand auf [4].

Das Inhalatormodell **Easyhaler**® (Abb. 8.12; Tab. 8.9) wird zur Anwendung der Präparate

» Beclohexal® Easyhaler® und BecloSandoz® Easyhaler (Wirkstoff: Beclomethason in verschiedenen Stärken; braunes Inhalatoroberteil),
» Budes® Easyhaler® und Budesonid Sandoz® Easyhaler® (Budesonid in verschiedenen Stärken; orangefarbenes Oberteil),
» Formoterol Hexal® Easyhaler® (grünes Oberteil) und
» Salbuhexal® Easyhaler® und SalbuSandoz® Easyhaler® (Salbutamol in verschiedenen Stärken; blaues Oberteil) benützt.

Auch dieser Inhalator wird in einem Aluminiumfolienbeutel mit 6-monatiger Aufbrauchfrist geliefert. Der Patient überführt den Inhalator aus dem Beutel in eine aufklappbare Schutzbox (Tab. 8.2), wo er während und nach der Anwendung bis zu seiner Entleerung verbleibt. Vom Verordner ist zu beachten, dass die Inhalatoren mit und ohne beigepackte Schutzbox geliefert werden und diese wiederholt verwendbare Box auch einzeln gekauft werden kann. Vor der Verabreichung wird die Schutzbox mit dem eingesetzten Inhalator geöffnet und zur Auflockerung der Pulvermischung im Mehrdosenbehältnis kräftig geschüttelt. Die hier pro Einzeldosis in einer Menge von ca. sieben Milligramm eingesetzte Laktose liegt in Partikeln mit niedrigem mittlerem Durchmesser vor. Bei diesem und den folgenden Anwendungsschritten muss das Gerät senkrecht mit dem Mundstück unten gehalten werden. Durch das Abziehen der Schutzkappe vom Mundstück wird eine Blockierung gelöst, die ein versehentliches Betätigen der Dosiereinheit verhindert. Ein kurzes Niederdrücken des Schutzboxoberteiles mit einer Mindestkraft von ca. 18 N (entsprechend einer Gewichtskraft von ca. 1,8 kg) dreht nun die an der unteren Öffnung des Pulverbehälters montierte Walze mit Dosiermulden so weit, dass sich eine mit Pulver gefüllte Mulde zum Mundstück hin öffnet [103, 110, 122].

Schutzbox für Easyhaler®

Unmittelbar nach dem Inhalieren der Wirkstoff-Laktose-Mischung ist die Schutzkappe auf das Mundstück wieder aufzusetzen und die Schutzbox zu schließen. Eine Zählwerkanzeige nennt die im Gerät noch enthaltenen Einzeldosen; bei einer Restmenge von 20 Einzeldosen erscheint im Sichtfenster zusätzlich eine rote Markierung. Das Zählwerk registriert in Fünfer-Schritten, d. h. nach jeder fünften Inhalation rückt die Füllgradanzeige weiter. Eine zusätzliche Kontrolle der verbleibenden Pulvermenge ist durch die transparente Geräterückseite möglich. Bei versehentlich mehrfacher Betätigung des Gerätes pro Inhalationsvorgang wird auch hier nur eine Pulverdosis abgegeben, die fälschlich ausgelöste Dosis verbleibt im Gerät. Wegen der Empfindlichkeit des Systems gegenüber Wasserdampf darf die Reinigung des Mundstücks nur mit einem trockenen Tuch erfolgen [103, 110].

Ein elektronisches Messgerät, das Easyhaler® PIF Meter (Tab. 8.7; Abb. 8.7) erlaubt die rasche Bestimmung der von einem Patienten bei Verwendung des Easyhalers® erreichbaren Einatemstromstärke. Bei diesem schwerpunktmäßig an Arztpraxen abgegebenen PIF-Meter (**P**eak-**I**nspiratory-**F**low-Meter) ist das Mundstück eines Easyhalers® durch einen Schlauch mit einem Messgerät verbunden, das im Bereich zwischen 23 und 40 l/min durch Leuchtdioden zwischen sieben Werten der Atemstromstärke differenziert. Das Gerät kann damit die Fähigkeit des (pädiatrischen) Patienten zum Aufbau eines ausreichenden Atemflusses exakt überprüfen, aber auch zum Erlernen und zur Kontrolle des Inspirationsmanövers dienen.

Aerodur®-, Oxis®-, Pulmicort- und Symbicort® Turbohaler®

Der zylinderförmige **Turbohaler®** (Abb. 8.12; Tab. 8.9) ist in baulich geringfügig differierenden Varianten im Handel. Er dient zur Verabreichung folgender Präparate:

» Aerodur® Turbohaler® (Wirkstoff: Terbutalin ohne Trägerstoff; Turbohaler® mit blauem Dosierknopf),
» Oxis® Turbohaler® 6, -12 (Formoterol + mikronisierte Laktose; türkisfarbener Dosierknopf),

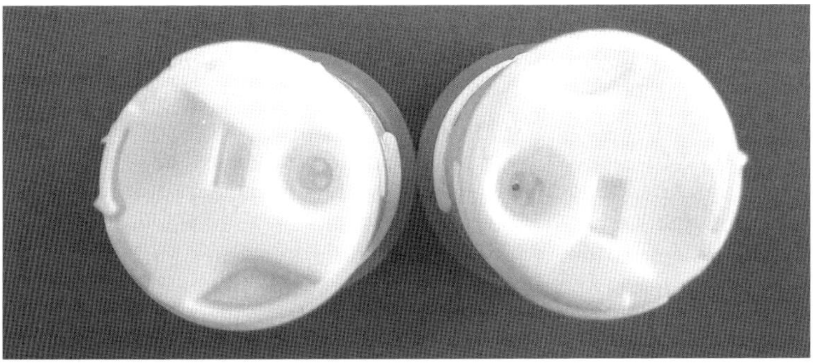

Abb. 8.13: Blick auf die Dosierscheibe eines geladenen Turbohalers® vor und nach Erschütterung des geladenen Inhalators [105].
Die vollständig gefüllte und durch eine leichte Erschütterung teilweise entleerte Dosierscheibe ist nach Demontage des Mundstücks sichtbar

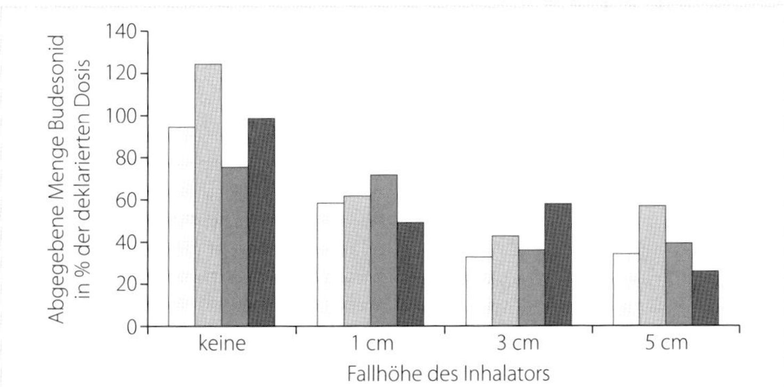

Abb. 8.14: Wirkstoffabgabe des Turbohalers® nach verschieden starken Erschütterungen im geladenen Zustand [60].
Budesonidfreigabe aus einem Symbicort® Turbobaler nach Fall des geladenen Turbohalers in aufrechter Position aus verschiedenen Höhen; modifizierte Sammelrohr-Methode des Ph. Eur., ca. 30 l/min, ca. 55 % rel. Luftfeuchte, jeweils 4 Stichproben aus einem Inhalator

- » Pulmicort® Turbohaler® (Budesonid ohne Trägerstoff; brauner Dosierknopf) und
- » Symbicort® Turbohaler® 80/4,5 µg, -160/4,5 µg, -320/9 µg (Budesonid + Formoterol + mikronisierte Laktose; roter Dosierknopf).

Nach Abschrauben der Schutzkappe wird durch einmaliges Vor- und Zurückdrehen des farbigen Dosierknopfes am senkrecht (Mundstück oben) gehaltenen Gerät das Wirkstoffpulver mittels einer Dosierscheibe abgemessen und in den Luftkanal mit Verwirblerdüse eingebracht. Das Symbicort®-Modell darf während des Drehens des Dosierknopfes nicht am Mundstück festgehalten werden, da dieses ebenfalls drehbar ist. Eine versehentliche Überdosierung durch mehrfaches Knopfdrehen ist auch bei allen Turbohaler®-Modellen nicht möglich. Die Dosierscheibe weist kleine, trichterförmige Öffnungen auf, welche beim Dosierschritt das vorgegebene Pulvervolumen aufnehmen und durch die bei der Inhalation von unten Luft strömt. Sind die dort eingefüllten und „verkeilten", ca. 300 µm großen Wirkstoff- oder Wirkstoff-Hilfsstoff-Agglomerate Erschütterungen ausgesetzt, werden sie unter Umständen gelockert und fallen aus den konischen Öffnungen in den unteren Inhalatorteil und durch die Lufteintrittskanäle nach außen. Die labilen Agglomerate können erschütterungsbedingt auch partiell desaggregieren, worauf die resultierenden Pulverpartikel ebenfalls aus der Dosierscheibe fallen. Bereits ein geringfügiger Stoß, wie er bei einem Fallen in aufrechter Position aus nur einem Zentimeter Höhe auftritt, kann diesen Effekt auslösen (Abb. 8.13 u. 8.14) [60, 105]. In beiden Fällen gehen die entsprechenden Wirkstoffanteile für die Inhalation verloren. Deshalb darf das Gerät nach erfolgter Dosisabteilung nicht geschüttelt oder erschüttert, beispielsweise nicht stoßartig abgestellt werden. Der Dosierknopf sollte erst unmittelbar vor der Inhalation betätigt, das Gerät also nicht im Voraus „geladen" werden, ein Hinweis, der insbesondere auch bei der Anwendung durch Kinder angebracht erscheint. Zum Inhalieren fasst der Patient das Gerät am Dosierknopf, wodurch verhindert wird, dass die Finger die Lufteintrittssöffnungen (oberhalb des Dosierknopfes und unterhalb des Mundstücks) abdecken. Er hält es dabei am zweckmäßigsten annähernd waagerecht, wenngleich der geladene Inhalator in beliebiger Stellung funktionsfähig ist. Beim Inhalieren lässt sich in der Regel keine Geschmacksempfindung wahrnehmen, da die Wirkstoffe jeweils ohne oder nur mit sehr geringen Mengen an Hilfsstoff (Laktose < 1 mg) abgegeben werden. Unmittelbar nach Gebrauch ist die hermetisch schließende Schutzkappe wieder auf den Inhalator aufzuschrauben, um ihn sicher vor Verunreinigungen und Feuchtigkeit zu schützen [60, 105, 110, 122, 125].

Das Mundstück soll nur äußerlich mit einem trockenen Tuch gereinigt werden (von älteren Turbohaler®-Modellen ist das Mundstück zwar abnehmbar, dies soll aber nicht zum Reinigen geschehen). Beim Symbicort®-Turbohaler wird beim Zuschrauben der Schutzkappe auch das drehbare, aber nicht abnehmbare Mundstück mitbewegt, wodurch ein nicht sichtbarer Abstreifer Pulverreste von der Mundstückinnenseite schabt und dadurch die Dosierungsgenauigkeit des Gerätes erhöht. Die im Inhalator noch enthaltenen Einzeldosen lassen sich beim Symbicort®-Turbohaler® an der Zählwerksanzeige ablesen, bei den restlichen Turbohaler®-Modellen wird die weitgehende Entleerung (ca. 20 Restdosen) durch Erscheinen einer roten Marke an einem Fenster angezeigt; erreicht die rote Markierung den unteren Fensterrand, sind die Restdosen aufgebraucht. Wurde der Dosierknopf vor einer Inhalation wiederholt mehrfach betätigt, erscheint diese Restmengenanzeige um die entsprechende Anzahl an Einzeldosen zu früh. Das Geräusch beim Schütteln des Turbohalers® entsteht durch enthaltene Trockenmittelkörner (Silikagel) und erlaubt daher keine Rückschlüsse auf den Füllungszustand des Gerätes [110, 125].

Um dem Kunden bei der Erläuterung des Turbohalers® einen visuellen Eindruck von der zu inhalierenden geringen Pulverdosis zu vermitteln, kann man durch leichtes Schütteln bei nach unten gehaltenem Mundstück die abgeteilte Arzneistoffmenge auf ein Stück schwarze Pappe rieseln lassen. Erst nach dem vorsichtigen Verwischen mit dem Finger werden die kleineren der herausgefallenen Partikel an ihrer Schleifspur erkennbar. Allerdings entspricht die auf der Pappe vorliegende Partikelgrößenverteilung nicht derjenigen bei der Inhalation, da der Desaggregierungsschritt durch schnelles Passieren des Inhalators, insbesondere der spiralförmigen Kanäle im Mundstück, hier ja entfallen ist. Auf der Pappe finden sich daher in der Regel nur wenige große Pulveragglomerate.

Die Turbohaler®-Modelle weisen einen relativ hohen Inspirationswiderstand auf [4]. Zwei für den Inhalator lieferbare Geräte (Tab. 8.7, Abb. 8.7) ermöglichen dem Anwender die Kontrolle bzw. das Erlernen eines ausreichenden Inspirationsflusses beim Inhalieren: Bei dem einfacheren Gerät handelt es sich um ein Pfeifchen in der Form und Färbung eines Symbicort® Turbohalers®, das bei ausreichend intensivem Luftansaugen einen Pfeifton abgibt; der Ton tritt bei einem Inspirationsfluss von mehr als 35 l/min (± 10 %) auf. Eine genauere Anzeige des erreichten Atemflusses ermöglicht der Turbohaler Usage Trainer®. Das batteriegetriebene, elektronische Gerät differenziert beim erzeugten Atemfluss zwischen den drei Stärken 30, 40 und 60 l/min, deren Erreichen jeweils durch eine Leuchtdiode angezeigt wird. Auch die richtige Betätigung des Dosierknopfes signalisiert das Gerät optisch.

Trainingsgerät und Handhabungshilfe für den Turbohaler®

Ein Zubehörteil kann auf den Dosierknopf aufgesteckt werden und erleichtert durch zwei Greifhebel manuell behinderten Patienten das Fassen des Knopfes und damit das Laden des Inhalators bzw. das Öffnen und Schließen der Schutzkappe. Diese Handhabungshilfe (Tuning aid for Turbohaler®; Tab. 8.2) ist beim pharmazeutischen Unternehmer abrufbar.

Twisthaler® für Asmanex®

Der **Twisthaler®** (Abb. 8.12; Tab. 8.9) zeigt in Aufbau und Funktion einige Ähnlichkeiten mit dem Turbohaler®. Auch hier wird das Pulver mittels einer gelochten Scheibe abgeteilt und anschließend in den Inhalationskanal überführt. Die nachfolgenden Pulverwege weichen jedoch konstruktiv von denen des Turbohalers® ab. Auch sind insgesamt weniger Handhabungsschritte erforderlich. Der Twisthaler® wird zur Anwendung des Präparates

Asmanex® benützt. In diesem liegt der Wirkstoff Mometasonfuroat ebenso wie die Trägersubstanz Laktose mikronisiert vor; der mittlere Partikeldurchmesser der Agglomerate beträgt ca. 500 µm [126].

Nach dem erstmaligen Öffnen des Inhalators darf er über einen Zeitraum von maximal drei Monaten benutzt werden, da längere Zeiträume zur Aufnahme von Feuchtigkeit durch das Wirkstoffpulver und damit zu geänderten physikalischen Eigenschaften führen können. Ein Wasserdampf adsorbierendes Material (Silikagel) ist in die Verschlusskappe integriert, die deshalb auch keinesfalls mit Wasser in Kontakt kommen darf. Beim Abnehmen der Verschlusskappe muss sich der Inhalator in senkrechter Position befinden. Der Patient hält dazu mit einer Hand das farbige Inhalatorunterteil, dreht mit der anderen Hand die weiße Verschlusskappe eine halbe Drehung gegen den Uhrzeigersinn und zieht dann die Kappe ab. Das Gerät ist daraufhin schon zur Inhalation bereit, weitere Bedienungsschritte sind also nicht erforderlich. Während der Inhalation kann der Inhalator waagerecht, geneigt oder auch senkrecht gehalten werden. Um ein versehentliches Abdecken der vier Öffnungen zur Luftzufuhr mit den Fingern zu vermeiden, empfiehlt es sich auch hier, das Gerät am farbigen Unterteil zu fassen.

Der Dosiermechanismus des Twisthalers® ist dem des Turbohalers® vergleichbar: Der Twisthaler® weist ebenfalls eine Dosierscheibe zur Volumendosierung des Pulver aus einem Mehrdosenbehälter auf, allerdings hat diese Scheibe nur **eine** Öffnung. Diese zylinderförmige Bohrung, die unten mit einem Plastiknetz verschlossen ist, wird anschließend in den Inhalationskanal geschwenkt, der zu einer Verwirbelungskammer und einem geriffelten Kanal im Mundstück führt. Die Maschenweite des Plastiknetzes von ca. 200 µm erlaubt die Luftpassage, verhindert aber ein Durchfallen der abgeteilten Pulveragglomerate. Durch das Abschrauben der Verschlusskappe erfolgt gleichzeitig diese Drehung der Dosierscheibe, weshalb keine weiteren Bedienungsschritte zum Laden des Inhalators erforderlich sind [126].

Unmittelbar nach der Inhalation steckt man die Verschlusskappe wieder auf den Inhalator, drückt sie leicht nach unten und dreht langsam im Uhrzeigersinn eine halbe Umdrehung bis ein Klicken zu hören ist. Eine der beiden Kerben in der Kappe muss dann direkt über dem Fenster mit der Dosisanzeige stehen. Auch diese Drehbewegung für das Aufschrauben der Verschlusskappe hat eine Doppelfunktion: Erstens wird die Verschlusskappe fixiert, zweitens wird die Dosierscheibe so weit gedreht, bis die Dosieröffnung wieder zur Befüllung unter der Pulverbehälteröffnung steht [126].

Im Zählwerkfenster wird die verbleibende Anzahl an Einzeldosen zweistellig exakt angezeigt. Ist der gesamte Wirkstoff verbraucht, stehen beide Ziffern auf Null und die Verschlusskappe wird automatisch verriegelt um eine versehentliche Weiterbenutzung zu verhindern. Zur Reinigung des Inhalators darf nach Entfernen der Verschlusskappe nur seine Außenseite trocken abgewischt werden.

Der Twisthaler® gehört zu den Pulverinhalatoren mit relativ hohem Strömungswiderstand [4, 126].

Easylizer® für Budefat® sicc, BudeLich® und Budesonid AL

Der **Easylizer**® (Abb. 8.12; Tab. 8.9) und baugleiche Systeme gleichen äußerlich einem treibgashaltigen Dosieraerosol und werden zur Verabreichung der Budesonidpräparate Budefat® sicc, BudeLich® und Budesonid AL eingesetzt, die pro Einzeldosis neben 0,2 Milligramm Wirkstoff ca. fünf Milligramm Laktose enthalten.

Dieser Inhalatortyp (auch als „Pulverinhalator Hagepharm" deklariert) zeichnet sich dadurch aus, dass er über eine zusätzliche atemzuggesteuerte Zerstäubungsvorrichtung verfügt, die das Desaggregieren der Budesonid-Laktose-Präparation in die Primärpartikel und deren Überführung in ein Staubaerosol unterstützt. Diese Vorrichtung mit dem Bauprinzip eines Blasebalgs komprimiert zunächst ca. 10 Milliliter Luft; diese verdichtete Luft wird dann bei einem definierten Inspirationsfluss in kurzer Zeit in die mit Pulver gefüllte Mulde der Dosierwalze geblasen.

Während der Handhabung hält der Patient das Gerät analog einem Dosieraerosol senkrecht mit dem Mundstück unten. Zum Lockern des Pulverbettes im Mehrdosenbehältnis wird zunächst der geschlossene Inhalator drei- bis viermal kräftig geschüttelt. Zum Öffnen hält man ihn mit einer Hand und zieht mit der anderen Hand die Schutzkappe nach vorne vom Mundstück ab. Die Schutzkappe ist beweglich mit dem Inhalator verbunden, kann aber nicht vollständig abgenommen werden. Die nach vorne gezogene Schutzkappe drückt man danach mit dem Daumen nach unten und dann weiter kräftig gegen einen deutlichen Widerstand nach hinten bis sie einrastet. Hierzu ist trotz des knapp fünf Zentimeter langen Hebels, den die ausgezogene Schutzkappe bildet, eine relative hohe Kraft von ca. 22 N erforderlich. Durch dieses Schwenken der Schutzkappe wird nicht nur das Mundstück geöffnet, sondern auch die Dosiermulde mit Pulver aus dem Mehrdosenbehältnis gefüllt und ein luftgefüllter Polyethylenbeutel mittels einer Spiralfeder mit definierter Kraft komprimiert. Dieser balgförmige Beutel bleibt zunächst mit einem Ventil verschlossen. Inhaliert nun der Patient, öffnet beim Erreichen eines bestimmten Atemflusses eine Klappe deutlich hörbar (65–70 dB A) den Kanal zwischen Dosiermulde und Mundstücköffnung und gleichzeitig öffnet sich das Ventil am Balg, wodurch die komprimierte Luft über einen Schlauch stoßartig in die Dosiermulde geblasen wird und dort intensive, turbulente Luftströmungen verursacht. Durch diesen Mechanismus wird bei Nichtbenutzung die Dosiervorrichtung vor Atemfeuchte geschützt und bei der Inhalation die Dosiermulde vollständig entleert sowie die Aerosolgenerierung verbessert [39, 98, 122].

Unmittelbar nach der Inhalation klappt man die Schutzkappe wieder nach vorne und schiebt sie auf das Mundstück, wodurch auch die Klappe vor der Dosiervorrichtung wieder geschlossen und die Kraftwirkung auf den Balgbeutel genommen wird. Der Pulverbehälter hat einen dachförmigen, transparenten Deckel, der durch ein Fenster im Inhalatorgehäuse kontrolliert werden kann. Zur Ermittlung des Füllungsgrades kippt man das Gerät (Mundstück oben) und inspiziert das V-förmige Kontrollfenster. Ist der Pulverstand bis zu einer Markierung am Fenster gesunken, ist die korrekte Dosierung nicht mehr gegeben und der Inhalator daher zu verwerfen.

Spiromax® Pulverinhalator für Pulmax® 200 µg und Eformax®

Auch der **Spiromax**® Pulverinhalator (Abb. 8.12; Tab. 8.9) zeigt rein äußerlich eine Ähnlichkeit mit einem Dosieraerosol: Das trichterförmige Mehrdosenbehältnis mit der Dosiervorrichtung befindet sich in einem senkrecht stehenden, rohrförmigen Gehäuse, an dessen Unterseite ein schräg angesetztes Mundstück mit aufklappbarer Schutzkappe anschließt. Das Befüllen der Dosiermulde aus dem Mehrdosenbehälter erfolgt bei diesem Modell nicht ausschließlich unter der sonst üblichen Nützung der Schwerkraft, sondern zusätzlich mittels komprimierter Luft. Das System wird zur Anwendung des Budesonidpräparates Pulmax® 200 µg und des Formoterolpräparates Eformax® eingesetzt. Beide Formulierungen enthalten pro Einzeldosis etwa 5 Milligramm grobkörnige Laktose [128].

Durch das Nach-unten-Klappen der Mundstückkappe wird über ein Gestänge eine zusammengedrückte Spiralfeder freigegeben, die eine Kraft auf einen luftgefüllten Gummibalg ausübt und ihn somit komprimiert. Dieser Balg befindet sich oberhalb des Mehrdosenbehältnisses mit dem pulverförmigen Präparat und übt einen Druckluftstoß auf das Pulverbett, beziehungsweise eine dem Pulverbett aufliegende poröse Scheibe aus. Dadurch wird die Mulde in einem Dosierschlitten unterhalb des trichterförmigen Mehrdosenbehältnisses mit einer konstanten Pulvermenge befüllt. Dieser Dosiervorgang läuft unabhängig von der Position des Gerätes (Ausnahme: völlige Kopf-über-Stellung) ab, sicherheitshalber soll der Patient das Gerät aber beim Öffnen der Kappe senkrecht halten [128, 129].

Durch den Einatmungsstrom des Patienten und die aus dem Balg freigesetzte Luft wird die Pulverformulierung in eine Zyklonkammer überführt. Die in diese Kammer tangential einströmende Luft beschleunigt die Pulverteilchen auf eine kreisförmige Bahn, wodurch die Wirkstoffpartikel von den Laktosepartikeln getrennt werden. Nach Unterschreiten eines definierten Durchmessers gelangen die Partikel aus der Kammer in das Mundstück. Deshalb verlässt zunächst weitgehend der kleinteilige Wirkstoff den Inhalator und erst mit einer gewissen zeitlichen Verzögerung treten verstärkt die größeren Lactosepartikel aus [128, 129].

Da das Komprimieren des Balgs und das Füllen der Dosiermulde schon allein durch die Klappbewegung der Schutzkappe bei ihrem Öffnen und die Rückstellung des Schlittens sowie das Spannen der Spiralfeder beim Schließen erfolgen, sind keine weiteren Bedienungsschritte mehr erforderlich. Der Inhalator ist also bereits nach dem mit einem deutlichen Klickgeräusch verbundenem Öffnen anwendungsbereit. Auch das Schließen der Klappe erzeugt ein Klicken.

Das Zählwerk des Inhalators zeigt nur gerade Zahlen an, die durch Farbmarkierungen auf eine zunehmende Entleerung des Gerätes aufmerksam machen: Bei weniger als 40 verbleibenden Dosen durch ein rotes Feld neben der Zahl und bei weniger als 24 Dosen durch einen roten Hintergrund jeder zweiten Zahl.

Certihaler™:

Der zylinderförmige Inhalator **Certihaler**™ (Abb. 8.12; Tab. 8.9) lässt sich nur in der für die korrekte Funktion erforderlichen Stellung öffnen, nämlich in waagerechter Position mit der Zählwerkanzeige nach oben schauend. Das atemzuggesteuerte System wurde im Frühjahr 2006 aus dem Handel genommen. Da die Neueinführung eines entsprechenden Präparates in absehbarer Zeit möglich ist, wird die Handhabung des Inhalators im Folgenden beschrieben.

Die Pulverzubereitung wird am Boden des Mehrdosenbehältnisses von einer zunächst unten verschlossenen Bohrung in einem verschiebbaren Plättchen aufgenommen. Beim Abziehen der Mundstückabdeckung verschiebt sich das Plättchen mit der Pulverdosis bis in den hinteren Bereich des Mundstücks. Das Entleeren der Pulverdosis in den Inhalationskanal im Mundstück erfolgt jedoch erst ab einem Grenzwert des vom Anwender ausgeübten Einatemflusses (ca. 35 l/min). Simultan mit der Pulverfreigabe werden die zuvor verschlossenen Bohrungen für die Luftzufuhr am Inhalatorende geöffnet. Der Inhalationskanal im Mundstück weist im Interesse eines guten Desaggregierungseffektes drei Krümmungen und zwei abrupte Richtungsänderungen auf.

Beim Aktivieren des Inhalators geht der Patient folgendermaßen vor: Zum Abziehen der Mundstückkappe muss das Gerät waagerecht mit der Zählwerkanzeige oben gehalten werden. Anschließend schwenkt man die Schutzkappe bis zum Anschlag nach unten in eine 90°-Stellung, wobei ein geringer Widerstand zu überwinden ist. Danach hält der Patient das Gerät weiterhin in annähernd horizontaler Stellung und führt das bei Pulverinhalatoren übliche Inhalationsmanöver durch. Das beim Einatmen hörbare klickende Geräusch entsteht durch das Öffnen der Lufteintrittslöcher und das gleichzeitige Entleeren des Dosierplättchens. Der geöffnete Zustand der Lüftungslöcher ist deutlich erkennbar und dient somit auch zur optischen Kontrolle eines korrekten Inhalationsablaufs. Bei noch geschlossenen Öffnungen wurde kein Wirkstoff freigesetzt. Die Mundstückkappe wird danach wieder zurückgeklappt und aufgesteckt [145, 146].

Das Zählwerk an der Oberseite des Inhalators gibt in Einerschritten die Anzahl der noch möglichen Inhalationen an. Da die Anzeige nur beim Aufstecken der Mundstückkappe nach einer korrekten Anwendung zurückzählt, berücksichtigt der Zählmechanismus keine Aktivierungsschritte ohne tatsächlich ausgeführte Inhalationen. Zeigt der Dosiszähler 00 an, ist noch eine Reserveinhalation möglich. Danach springt der Zähler auf 999 und blockiert das Öffnen der Mundstückabdeckung.

Zur einmal wöchentlichen Reinigung des Mundstücks lässt es sich vom Inhalator abziehen und danach buchartig aufklappen. Natürlich darf auch hier kein Wasser oder feuchtes Tuch verwendet werden.

Ein klapperndes Geräusch beim Bewegen des Certihalers™ ist kein Hinweis auf einen Gerätedefekt, sondern durch zwei bewegliche Metallkugeln im Mechanismus zur Positionskontrolle des Inhalators bedingt.

Bei der Asthmatherapie pädiatrischer Patienten sind nicht nur die eingesetzten Wirkstoffe dem Schweregrad der Erkrankung und dem Patientenalter anzupassen, sondern auch das Inhalationssystem. Hinsichtlich der für ein bestimmtes Alter jeweils optimalen Anwendungsform werden oftmals divergierende Meinungen vertreten. Diese unterschiedlichen Auffassungen ergeben sich, da neben dem Kindesalter auch noch folgende Aspekte zu berücksichtigen sind:

» individueller Entwicklungs- und arzneimittelbezogener Kenntnisstand des Kindes,
» Anwendung eines Bronchodilatators oder eines Kortikoids,
» Akut- oder prophylaktische Behandlung und
» gerätespezifische Parameter, z. B. die für einen bestimmten Pulverinhalatortyp erforderliche Atemstromstärke.

Anwendungsmöglichkeiten von Inhalationssystemen nach Alter

Entsprechend mehrheitlich vertretener, allgemein gültiger Empfehlungen können Kinder bei gutem Training **ab dem sechsen bis siebten Lebensjahr Dosieraerosole bzw. Pulverinhalatoren wie Erwachsene** benutzen. Kinder unter fünf Jahren können den bei Pulverinhalatoren erforderlichen inspiratorischen Atemfluss (Kap. 8.7) nicht aufbauen. Bei den meisten jüngeren Kindern ist die Inhalation aus einem Dosieraerosol mithilfe eines Spacers möglich. Eventuell muss, besonders bei Kindern unter zwei bis drei Jahren, eine Gesichtsmaske zwischengeschaltet werden. Ferner ist es sinnvoll, möglichst Lösungsdosieraerosole wegen ihrer vergleichsweise kleineren Partikelgrößen einzusetzen [4, 107, 130–133]. Auch druckluft- oder ultraschallbetriebene Vernebler mit Maske sind bei Kleinkindern einsetzbar (Tab. 8.10). Zu bedenken ist in diesem Zusammenhang, dass Säuglinge und Kleinkinder noch unzureichend ausgebildete Choanen haben, sodass hier auch die Nasenatmung häufig zu einer ausreichenden intrabronchialen Deposition des Aerosols führt, vorausgesetzt es liegt ein geeignetes Teilchenspektrum vor (mit Anteilen $< 3\ \mu m$) [2, 6].

Bei Kindern unter 12 Jahren sollte die Inhalationstherapie grundsätzlich unter Aufsicht eines Erwachsenen erfolgen [6].

Bezüglich der Verwendung spezieller Varianten von Dosieraerosol-Vorschaltkammern für Kleinkinder und Kinder vgl. Kap. 8.6.8.2.

Wie oben kurz dargelegt, können aufgrund des multifaktoriell beeinflussten Sachverhaltes die Literaturangaben über die altersabhängige Einsetzbarkeit der verschiedenen Inhalationssysteme differieren. Besonders heterogen scheint das Bild bei der Pulverinhalation, wohl auch bedingt durch die große Palette unterschiedlicher Inhalatormodelle. Doch auch bei einem bestimmten, nicht nachfüllbaren Modell (Terbutalin-Turbohaler®) wurden als Untergrenze für die Erlernbarkeit der korrekten Handhabung sowohl acht Jahre [134] als auch vier bis fünf Jahre [135, 136] ermittelt.

Tab. 8.10: Für Kinder verschiedener Altersstufen geeignete Darreichungsformen

Alter [Jahre]	Vernebler	Dosieraerosol (ohne Inhalationshilfe[1])	Atemzugausgelöstes Dosieraerosol	Dosieraerosol mit kindgerechter Vorschaltkammer (Spacer)	Pulverinhalator
Unter 2	gg (mit Maske)	ng	ng (mit Maske)	gg	ng
2 bis 4	gg (mit Maske)	ng	ng (mit Maske)	gg	ng
4 bis 6	gg (mit Mundstück)	bg	gg	gg	bg
Über 6	gg (mit Mundstück)	gg	gg	gg	gg

[1] niemals für die Kortikoidanwendung
gg – gut geeignet; bg – bedingt geeignet; ng – nicht geeignet

Gründe für diese widersprüchlichen Befunde sind vermutlich primär der Einsatz jeweils unterschiedlicher Instruktionsmethoden und Kriterien für die Erfolgskontrolle.

8.9 Inhalatoren für die Insulinzufuhr

Die verschiedenen Inhalationssysteme für die systemische Insulinzufuhr werden im Folgenden separat von den Inhalatoren zur bronchopulmonalen Therapie betrachtet, da sie sich teilweise von diesen baulich und damit auch in ihrer Handhabung wesentlich unterscheiden. Auch die von zwei Firmen eingesetzten pulverförmigen Inhalationspräparate sind galenisch deutlich abweichend von den Atemwegstherapeutika formuliert.

Das inhalierte Insulin wird als prandialer Bolus (Exubera®: 10 Minuten vor der Mahlzeit) zugeführt. Bei Typ-1-Diabetikern wird es innerhalb eines Therapieregimes zusammen mit lang wirksamen, subkutan zugeführten Insulin eingesetzt. Typ-2-Diabetiker wenden es ebenfalls in Kombination an mit lang wirksamem Insulin oder kombiniert mit peroralen Antdiabetika oder auch als Monotherapie.

Insulininhalatoren enthalten schnell wirksames, humanes Normalinsulin

Von den konstruktiv sehr unterschiedlichen Insulininhalatoren wird schnell wirksames, humanes Normalinsulin zur prandialen Anwendung (der basale Insulinbedarf ist weiterhin subkutan zuzuführen) in verschiedenen flüssigen oder festen Zubereitungsformen abgegeben (Tab. 8.11). Die freigesetzten Insulinpartikel müssen in den Alveolen deponiert werden. Im Bronchialbaum niedergeschlagene Partikel entfalten vermutlich keine metabolische Aktivität. Eine streng definierte Partikelgrößenverteilung der Insulinpartikel ist für die Verfügbarkeit besonders entscheidend, da neben der Deposition und Resorption auch der Umfang der pulmonalen Insulininaktivierung durch Alveolarmakrophagen und Proteasen von der Teilchengröße mitbestimmt wird. Wesentliche Vorteile der Feststoffformulierungen sind, dass sie nicht gekühlt werden müssen und eine relativ hohe Insulindosis pro Atemzug zugeführt werden kann.

Zur Formulierung der pulverförmigen Insulinzubereitung des Präparates Exubera® (seit Frühjahr 2006 als bisher einziges inhalatives Insulin im Handel) wird gelöstes Insulin unter Zusatz von Mannitol, Glycin, Natriumcitrat und Natriumhydroxid (zur pH-Wert-Einstellung) sprühgetrocknet. Es resultieren hygroskopische, amorphe Partikel mit einem mittleren Durchmesser von 3 µm und einem Insulingehalt von über 90 %, wobei die Tertiärstruktur des Insulins unverändert bleibt. 1 Milligramm der bei Raumtemperatur stabilen Zubereitung entspricht etwa 3 I.E. subkutan applizierten, schnell wirksamen Insulins. Diese Relation zeigt jedoch eine interindividuelle Variabilität und muss daher bei jeder Ersteinstellung patientenspezifisch ermittelt werden. Das hygroskopische Pulver ist konfektioniert in Aluminiumblistern mit 3 I.E. (1 mg Insulinformulierung) oder

Tab. 8.11: Daten von Inhalationssystemen zur Insulinzufuhr (Auswahl)

Fertigarzneimittel (Firma)	Exubera® (Pfizer)	Name noch nicht bekannt (NovoNordisk)	Name noch nicht bekannt (Eli Lilly)
Inhalationssystem (Hersteller)	Innova™ (Nektar Therapeutics, CA, USA)	AERx® iDMS (Aradigm, CA, USA)	AIR® Inhaler (Alkermes, MA, USA)
Formulierungsform des Insulins	Pulver (Sprühtrocknungsprodukt, Partikelgröße ca. 3 µm)	Lösung (wässrig, hochkonzentriert)	Pulver (Sprühtrocknungsprodukt, Partikelgröße ca. 15 µm)
Wahl der abgegebenen Insulindosen	In 3 I. E.- und in 8 I. E.-Schritten	In 1 I. E.-Schritten	Noch nicht bekannt
Prinzip der Aerosolgenerierung	Mechanisch komprimierte Luft zerstäubt Pulver	Akkugetriebener Motor presst Lösung durch feinste Öffnungen	Einatemzugluft zerstäubt Pulver
Größe des Inhalators	15 cm hoch (in geschlossenem Zustand)	17 x 10 x 4 cm	Noch nicht bekannt

8 I.E. (3 mg). Drei 1-mg-Blister sind also nicht bioäquivalent mit einem 3-mg-Blister. [137].

Innova™-Inhalatoren für Exubera® unabhängig vom Inspirationsfluss des Patienten

Der **Innova™-Inhalator** für das Präparat Exubera® überführt das Pulver mittels Druckluft, also unabhängig vom Inspirationsfluss des Patienten, in ein Aerosol. Dazu wird kein elektrischer Strom benötigt, vielmehr spannt der Patient zunächst einen Mechanismus, der eine gewisse Menge Luft komprimiert. Nach Betätigen des Auslöseknopfes wird der Pulverblister perforiert und das Pulver zu einem großen Teil (ca. 60 %) durch einen Druckluftstrahl mit nahezu Schallgeschwindigkeit von der Blisterfolie gesaugt und zum Aerosol dispergiert. Dieses Aerosol wird nicht freigesetzt, sondern verbleibt zunächst in einer 200 Milliliter großen, transparenten zylinderförmigen Kammer. Aus diesem „Spacer" inhaliert der Patient, nachdem er das Mundstück in Inhalierposition gedreht hat. Dazu kann er ohne Koordination von Aerosolherstellung und Einatmen einen oder mehrere Atemzüge benötigen. Das Einatmen sollte langsam und gleichmäßig erfolgen, also nicht so schnell wie bei vielen Pulverinhalatoren zur Atemwegstherapie. Ein Anhalten des Atems über 5 Sekunden wird als ausreichend erachtet. In Hinblich auf möglichst konstante Verfügbarkeitsparameter ist das Atemmanöver vom Patienten stets in gleicher Weise durchzuführen. Nach beendeter Inhalation schiebt man die Zerstäubereinheit in die Kammer, wodurch das Gerät handlicher wird. Ebenso wie bei antiasthmatischen Pulverinhalatoren ist auch hier ein Kontakt des Gerätes oder der Arzneimittelbehälter mit Feuchtigkeit strikt zu verhindern [122, 137, 138].

In dem Präparat der Firma Lilly werden ebenfalls mit Insulin beladene Feststoffpartikel eingesetzt. Sie weisen einen relativ großen Durchmesser von 10–20 µm, aber eine hohe Porosität und somit niedrige Dichte auf. Da ihr aerodynamischer Durchmesser folglich klein ist (1–3 µm) und sie eine geringe Aggregationsneigung aufweisen, können sie mittels eines relativ einfach aufgebauten Inhalators pulmonal deponiert werden. Das Pulver ist in Kapseln konfektioniert. Die Herstellung der Partikel basiert auf der gleichzeitigen Sprühtrocknung einer wässrigen Insulinlösung und einer Fluorkohlenwasserstoff-Emulsion, die durch Phospholipide stabilisiert wird. Die Fluorverbindung verhindert ein Schrumpfen der Partikel während des Trocknungsprozesses. Dieser Ansatz erlaubt auch die Formulierung langwirkender Insuline für die Substitution des basalen Insulinbedarfs [138].

AIR® Inhaler ist ein atemzuggesteuerter Zerstäuber

Bei dem **AIR® Inhaler** für das Lilly-Präparat handelt es sich um einen ausschließlich atemzuggetriebenen Zerstäuber, dessen wesentliches Bauteil die Zerstäuberkammer ist. Er ist einem mit Kapseln beladenen Pulverinhalator für Antiasthmatika ähnlich und daher einfach zu bedienen.

Bei der Insulinzubereitung des Präparates der Firma NovoNordisk handelt es sich um eine hochkonzentrierte wässrige Insulinlösung, die weitgehend einer Injektionslösung entspricht. Der hohe Gehalt ist erforderlich, da der eingesetzte Vernebler Volumina im Bereich von Mikrolitern abgibt.

AERx® iDMS-System mit elektronischer Datenerfassungseinheit

Das mit einem Akku betriebene **AERx® iDMS-System** (**I**nsulin **D**iabetes **M**anagement **S**ystem) stellt ein Kombination aus einem speziellen Hochdruckflüssigkeitsvernebler und einer elektronischen Datenerfassungs- und

Speichereinheit dar. Das Gerät wird mit einem Blisterstreifen beladen, der in mehreren Minikammern insgesamt 0,1 Milliliter Insulinlösung, entsprechend ca. 10 I.E. enthält. Der Patient kann die erforderliche Dosis in Schritten von 1 I.E. einstellen. Zum Zerstäuben wird elektromechanisch eine Kraft auf die kollabierbare Minikammer ausgeübt und dadurch die Lösung aus der Kammer durch ca. 150 sehr feine Öffnungen gepresst. Diese nur 2,5 µm weiten Öffnungen werden mittels Laserstrahlen sehr eng nebeneinander in die Abdeckfolie des Dreischichtlaminatblisters gebohrt und bilden somit eine Zerstäuberdüse zum Einmalgebrauch. Die etwa während einer Sekunde austretenden Flüssigkeitsstrahlen zerfallen spontan in Tröpfchen mit einer engen Partikelgrößenverteilung und einem Maximum zwischen 2 und 3 µm. Während des Inhalierens zeigt das Gerät optisch an, mit welcher Rate und mit welchem Fluss der Patient einatmen muss. Erst bei korrekter Atemtechnik generiert das Gerät den Insulinnebel. Das System verfügt zudem über eine Funktion zum Speichern und Herunterladen von Daten, die eine Überprüfung der Dosierung und der Atemtechnik erlaubt und möglicherweise zu einer Verbesserung der Compliance führt [137, 139].

Anwendungsbeschränkungen für inhalierbare Insuline

Aktive Raucher zeigen wegen einer Veränderung ihrer Alveolen, insbesondere einer Permeabilitätserhöhung ihrer Alveolarmembranen, eine größere und schnellere Insulinresorption als Nichtraucher [140, 141]. Während bei Patienten mit mildem Asthma die Insulinverfügbarkeit im Plasma signifikant verringert war, beeinflussten Infektionen der oberen Atemwege die Verfügbarkeit nicht in klinisch relevantem Umfang. Die Befunde bei Rauchern waren mit sprühgetrocknetem und gelöstem Insulin, die beiden letztgenannten Ergebnisse nach Inhalation von Insulinlösung (AERx®) erhalten worden [140]. Beim Präparat Exubera® muss das Rauchen mindestens 6 Monate vor Beginn der Behandlung aufgegeben worden sein; schlecht kontrolliertes, instabiles oder schweres Asthma stellt eine Kontraindikation dar.

Vergleich subkutaner und inhalativer Insulinanwendung

Alle drei beschriebenen Zubereitungen mit Normalinsulin zeigen nach der Inhalation eine dem injizierten Normalinsulin vergleichbare Pharmakokinetik und Pharmakodynamik. Teilweise setzt der maximale metabolische Effekt rascher ein als bei subkutan verabreichtem Normalinsulin. Die Wirkdauer scheint zwischen der von s.c. applizierten rasch wirkenden Insulinanaloga und Normalinsulin zu liegen. Spirometrisch erhobene Lungenparameter bei Diabetikern, die sprühgetrocknetes Insulin über drei Monate inhaliert hatten, waren nicht negativ verändert [138, 140].

Weitere Anwendung für das AERx®-System

Das AERx®-System soll künftig auch zur pulmonalen Zufuhr verschiedener systemisch wirksamer Arzneistoffe eingesetzt werden. So entsprach etwa der Plasmaspiegelverlauf nach Inhalation einer Morphinsulfatlösung mit diesem System weitgehend dem einer i.v.-Gabe [142].

Der Benutzer eines elektrischen Zerstäubers schildert beim Kauf einer Inhalationslösung, dass sein Gerät wohl nicht richtig funktioniere, da beim Betrieb aus dem Mundstück fast kein Dampf austrete.

Über die grundsätzlichen Unterschiede zwischen einem Zerstäuber zur Anwendung bronchopulmonaler Darreichungsformen und Inhalatoren nach dem Prinzip des Heißwassertopfes (s. Kap. 8.1, 8.4.1 und 12.3.5) ist der Kunde zu informieren.

Ein Kunde, dem eine verordnete Inhalationslösung in Form von Eindosenampullen mit einer zusätzlichen Aluminiumfolienverpackung ausgehändigt wird, stört sich unter ökologischen Aspekten an der seiner Meinung nach zu aufwändigen Verpackungsart und fragt, ob das Präparat nicht in einer einfachen Mehrdosenflasche im Handel sei.

Die dringende Notwendigkeit eines hygienisch sachgerechten Umgangs mit Inhalationslösungen sind dem Benutzer eines Zerstäubergerätes zu verdeutlichen. Weitere Vorteile von Einzeldosisbehältnissen sollten ihm ebenfalls erläutert werden (s. Kap. 8.4.3).

Ein Asthmatiker befürchtet Schädigungen seines Dosieraerosols auf einer bevorstehenden Afrikareise durch große Druckunterschiede (in kleinen Flugzeugen ohne Druckkabine) und hohe Temperaturen. Ferner erkundigt er sich nach einem handlichen Spacer für unterwegs anstelle der zu Hause benützten großvolumigen Inhalierhilfe.

Die Beratungshinweise können bei Interesse des Kunden mit den physikalischen Eigenschaften einer Treibgasdose und der damit gebildeten Aerosole begründet und verdeutlicht werden (s. Kap. 8.6.1). Die eingeschränkte Austauschbarkeit der Spacer lässt sich u. a. durch Größe, Baumaterial und Form dieser Kammern und ihrer Ventile begründen (s. Kap. 8.6.7.2).

Ein Asthmatiker, der durch seinen Pulmologen von einem Dosieraerosol auf einen Turbohaler® umgestellt wurde, beklagt sich, dass beim Inhalieren viel zu wenig Pulver aus dem Gerät komme. Zur Demonstration kippt er einen „geladenen" Inhalator mit dem Mundstück nach unten; die wenigen dabei herausfallenden „Krümel" könnten sich doch unmöglich in der Lunge verteilen.

Die geringe Wirkstoffmenge und der Zerfall der labilen Pulveragglomerate während der Inhalation muss dem Kunden erklärt und evtl. auf dunklem Papier demonstriert werden (s. Kap. 8.7.2).

Der Anwender eines Pulverinhalators äußert Bedenken, ob die Kapseln für sein Gerät in Ordnung seien, da das Pulver höchstens ein Viertel der ansonsten leeren Kapsel ausfülle.

Der geringe Füllungsgrad sollte durch Erläutern der Vorgänge bei der Überführung des Inhalts einer perforierten Hartkapsel in ein inhalierfähiges Aerosol begründet werden (s. Kap. 8.7).

Internet-Links

Technologie der Inhalativa
www.pharmacy.umaryland.edu/faculty/rdalby/TeachingWebPages/Aerosol%20delivery%20systems.pdf
www.unisaarland.de/fak8/lehr/frames/Inhalte/Teaching/BPT-Respirationstrakt.html

Downloads für Fachkreise und Patienten zu vielfältigen Themen der Atemwegstherapie, u.a. über Inhalationstechnik
www.atemwegsliga.de
http://gpp.web.med.uni-muenchen.de/
www.lungenstiftung.de
www.patientenleitlinien,de/Asthma/asthma.html
www.patienenliga-atemwegserkrankungen.de
www.pneumologenverband.de
www.pneumologie.de

Handhabung verschiedener Inhalationssysteme
www.ifap.de/bda-manuale/copd/pc/index.html#inhatech
www.uniklinikum-giessen.de/pneumologie/

9 Arzneiformen zur anorektalen Anwendung

9.1 Einführung

Lokale und systemische Wirkstoffzufuhr

Bei den Verabreichungsmodalitäten von Rektalia ist grundsätzlich zu unterscheiden zwischen:

- Darreichungsformen zum Deponieren der Wirkstoffe im Analkanal (anale Verabreichung) und
- Darreichungsformen zum Deponieren der Wirkstoffe in verschiedenen Dickdarmabschnitten (rektale Verabreichung).

Während Erstere zur lokalen Behandlung des Analkanals eingesetzt werden, dienen Letztere zur lokalen Behandlung des Dickdarms und vor allem zur systemischen Wirkstoffzufuhr.

- **Makroklysmen** und **großvolumige Einläufe** sollten vor der Applikation etwa auf **Körpertemperatur** erwärmt werden. **Mikroklysmen** müssen nach dem Entleeren mit **zusammengedrücktem Füllkörper** aus dem Analkanal gezogen werden.
- Zum Verabreichen von **Salben** und **Cremes** in den Analkanal führt der Patient zunächst das auf die Tube aufgeschraubte Applikatorrohr ein; bei **Applikatoren mit seitlichen Öffnungen** wird **anschließend die Tube entleert**, bei Applikatoren mit einer **distalen Öffnung** entleert man die Tube erst **während des Herausziehens** des Applikators.
- **Hartfettzäpfchen** sind vor Temperaturen **über 25 °C**, **Rektalkapseln** vor Temperaturen **über 30 °C** zu schützen.
- **Torpedoförmige Suppositorien** gleiten leichter in den Enddarm, wenn man sie mit der **stumpfen Seite voran** einführt.
- **Analtampons** müssen **einige Stunden im Analkanal** liegen bleiben.

9.2 Anorektaler Bereich als Applikationsort

Anatomische und physiologische Gegebenheiten der anorektalen Anwendungsroute

Der **Mastdarm** (Rektum) stellt den letzten, 15 bis 20 cm langen Abschnitt des Enddarms dar (Abb. 9.1). Der obere Teil des Rektums wird als Rektumampulle bezeichnet. Das Rektum ist normalerweise weitgehend leer und enthält nur zwei bis drei Milliliter einer viskosen Flüssigkeit. Es ist stark erweiterungsfähig und dient zur vorübergehenden Speicherung der Stuhlmassen bis zu ihrer Entleerung. An das Rektum schließt der etwa vier Zentimeter lange **Analkanal** an. Die Mündung des Analkanals nach außen wird als **Anus** oder **After** bezeichnet. Das Rektum ist mit einer Schleimhaut ausgekleidet, die im Analkanal in das so genannte Anoderm übergeht. Dieses Übergangsepithel reicht bis an den After und ist im Gegensatz zur Rektumschleimhaut von schmerzempfindlichen Nerven durchzogen.

Der Verschluss der Analöffnung erfolgt durch einen dreifachen Mechanismus. Die innere Ringmuskulatur unter der Schleimhaut des Rektums und der Haut des Analkanals wird mantelförmig vom äußeren Schließmuskel umgeben. Ein weiterer Muskel legt sich vom Schambein wie eine Schlinge um das Rektum (Puborektalisschlinge, Levatorschlinge). Die innere glatte Muskulatur ist zur ermüdungsfreien Dauerkontraktion geeignet und wird über das autonome Nervensystem gesteuert. Die äußere quergestreifte Muskulatur kann eine willkürliche und starke Kontraktion nur für etwa 60 Sekunden aufrechterhalten und damit kurzzeitige Druckerhöhungen, etwa infolge Hustens, Niesens oder raschen Weitertransportes von Stuhlmassen, abfangen. Eine Kontraktion der Puborektalisschlinge knickt das untere Rektum gleich einem Gummischlauch und verstärkt den Verschluss damit zusätzlich bei kurzfristigen Druckerhöhungen. Die Kontraktion der Ringmuskulatur reicht jedoch nicht zu einem völligen Verschluss aus. Das flüssigkeits- und gasdichte Verschließen der Analöffnung wird erst durch Schwellkörper gewährleistet. Bei diesen handelt es sich um ein Ge-

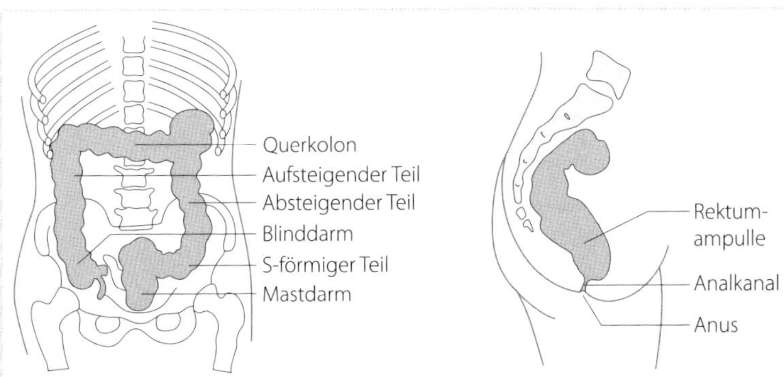

Abb. 9.1: Lage und Gliederung von Dickdarm, Mastdarm und Analkanal (nach [24])

flecht von Blutgefäßen (Hämorrhoidalgefäße), die zwar von einer Mukosa bedeckt sind, aber als Vorsprünge in den oberen Bereich des Analkanals ragen. Diese Blutgefäße sind dünnwandig wie Venen, enthalten aber wegen des Fehlens vorgeschalteter Kapillaren reichlich arterielles Blut.

Der Abtransport des venösen Blutes vom Rektum erfolgt über die Rektalvenen. Dabei nimmt die obere Rektalvene das Blut aus dem oberen Bereich der Ampulle auf, die mittlere das Blut aus dem Gebiet des Ampullenfundus und die untere das Blut aus dem Analkanal. Diese drei Venen sind jedoch durch zahlreiche Seitenäste (Anastomosen) miteinander verbunden und bilden dadurch ein ausgedehntes Geflecht. Die obere Rektalvene führt über die Pfortader zur Leber, die mittlere und die untere Vene leiten das Blut unter Umgehung der Leber direkt in den Körperkreislauf.

Ein tief eingeführtes Suppositorium wird durch die Schließmuskeln in den Ampullenfundus gedrückt, wo es schmilzt oder sich in der viskosen Rektalflüssigkeit langsam auflöst. Da das leere Rektum in Form eines abgeplatteten Schlauches vorliegt, wird auf das Suppositorium ein gewisser Druck ausgeübt, der bei aufrechter Körperstellung größer ist als in liegender Position. Ein Teil der halbfesten oder flüssigen Suppositorienmasse kann durch Spreitung auf der Schleimhaut in höhere Ampullenbereiche gelangen. Je weiter die Resorption im oberen Ampullenteil erfolgt, umso mehr Wirkstoff wird über die obere Rektalvene direkt der Leber zugeführt. Eine vollständige Vermeidung der ersten Leberpassage ist aus diesem Grund und infolge der geschilderten Verflechtung der Rektalvenen nicht gegeben [1–3].

Kleine Mengen an Rektallösungen und -suspensionen (bis ca. 30 ml) verteilen sich im Rektum und eventuell bis zum S-förmigen Teil des Dickdarms (Sigmaschlinge; Abb. 9.1). Durch die Instillation größerer Flüssigkeitsmengen (ca. 60 ml und mehr) lassen sich in der Regel Dickdarmanteile bis etwa zum Beginn des Querkolons behandeln. Dabei zeigen sich jedoch große inter- und intraindividuelle Variabilitäten. Unter günstigen Bedingungen (z. B. bei ausreichend langer Verweildauer im Darm) kann in Einzelfällen sogar eine Ausbreitung über sämtliche Kolonabschnitte erreicht werden. Rektalschäume scheinen sich gleichmäßiger in den erreichten Kolonabschnitten zu verteilen und dort länger zu verweilen als Flüssigkeiten [4–7].

9.3 Flüssige Zubereitungen zur rektalen Anwendung

9.3.1 Mikroklysmen

Applikation von Mikroklysmen

Mikroklysmen (Miniklistiere, Rektiolen), also rektale Einmaltuben aus Polyethylen mit zwei bis fünf Milliliter wässriger oder öliger Lösung (Tab. 9.1) sind teilweise in Aluminiumfolienbeutel eingeschweißt. Diese verhindern die Diffusion von Wasser und Luft und fungieren in einigen Fällen als Lichtschutz für transparente Rektiolen (vgl. Kap. 11.5.1.2). Die Mikroklysmen müssen daher insbesondere bei längerer Aufbewahrung in diesen Beuteln verbleiben.

Die Miniklistiere haben jeweils ein etwa fünf Zentimeter langes Applikatorrohr (Rektalkanüle). Dieses wird bei Erwachsenen mit der ganzen Länge in den Analkanal eingeführt, bei Kleinkindern nur etwa bis zur Hälfte. Durch Befeuchten oder Einfetten dieser Rektalkanüle lässt sich ihr Einführen erleichtern. Bei einigen Präparaten ist die Rektalkanüle am Ende vollständig verschweißt und daher muss vor der Anwendung mittels eines Dorns in der Verschlusskappe eine Öffnung in das Rohrende gestochen werden. Dazu ist die aufgesteckte Verschlusskappe abzuziehen und umgekehrt wieder auf die Rektalkanüle aufzustecken.

Die Mikroklysmen sind nicht mit einem Rückschlagventil ausgerüstet. Sie müssen daher nach dem Entleeren mit zusammengedrücktem Füllkörper aus dem Analkanal gezogen werden, um ein Zurücksaugen des Arzneimittels in das Klysma zu vermeiden. Der Inhalt eines Mikroklysmas ist in der Regel vollständig zu verabreichen. Einem unmittelbar nach der Anwendung auftretenden Stuhldrang sollte sowohl bei lokal als auch bei systemisch

Tab. 9.1: Mikroklysmen (Auswahl)

Fertigarzneimittel	Füllvolumen	Mikroklysmen sind in Aluminiumfolie eingeschweißt
Babylax® Miniaturklistier	Ca. 2 ml	Nein
Chloralhydrat-Rectiole® Miniaturklistier	3 ml	Nein
Diazepam Desitin® rectal tube 5 mg/ -10 mg Lösung	2,5 ml	Ja
Microklist® Miniklistier	5 ml	Nein
Norgalax® Miniklistier	Ca. 3 ml	Nein
Stesolid® Rectal Tube	2,5 ml	Ja

wirkenden Präparaten nicht sofort nachgegeben werden. Bei Säuglingen und Kleinkindern ist es daher vorteilhaft, nach der Verabreichung die Gesäßbacken einige Zeit zusammenzudrücken.

9.3.2 Makroklysmen

Makroklysmen vor Anwendung erwärmen

Makroklysmen (Klysmen mit ca. 50 bis 200 ml Inhalt; Tab. 9.2) sollten vor der Verabreichung etwa auf Körpertemperatur erwärmt werden, damit sie die Darmschleimhaut nicht reizen und nicht verstärkt einen Stuhldrang auslösen. Liegt eine Suspension vor, so ist anschließend die Flasche kräftig zu schütteln oder gegebenenfalls der Klysmabeutel gründlich durchzukneten. Bei manchen Präparaten wird auch ein kräftiges Schütteln der etwa zur Hälfte gefüllten Flasche empfohlen, damit gleichzeitig mit der Flüssigkeit auch ein relativ stabiler Schaum verabreicht wird. Verschlusskappen, die mit der Rektalkanüle verschweißt sind, müssen durch Abdrehen und nicht durch Abziehen entfernt werden, um keine scharfkantigen Ränder an der Öffnung zu erzeugen. Das Einführen der Rektalkanüle oder des Applikationsschlauches wird erleichtert, indem man sie befeuchtet oder mit einer neutralen Creme einfettet. Die Kanülen mancher Präparate sind bereits

Tab. 9.2: Makroklysmen (Auswahl)

Fertigarzneimittel	Packmittel	Füllmenge [ml]	Restmenge [ml]
Betnesol® Rektal-Instillation	Beutel mit Rektalkatheter	100	Ca. 5
Claversal® 4 g/ 60 g Klysmen	Faltenbalgflasche mit Ventil, Rektalkanüle eingefettet, 7 Flaschen in einem stickstoffgefüllten Aluminiumfolienbeutel	60	3–5
Entocort® rektal Tabletten und Lösungsmittel	Quetschflasche ohne Ventil	115	15
Klistier Fresenius	Quetschflasche mit Ventil, Rektalkanüle eingefettet	130	< 8
Pentasa® Klysma	Quetschflasche ohne Ventil, in stickstoffgefüllten Aluminiumfolienbeutel	100	< 5
Practo-Clyss® Klistier	Beutel mit Rektalkatheter	120	< 5
Salofalk® 2 g/30 ml und 4 g/60 ml Klysmen	Faltenbalgflasche mit Ventil, Rektalkanüle eingefettet, in stickstoffgefüllter Blisterpackung	60	3–5

vom Hersteller mit einem (Vaseline-)Gleitfilm versehen und damit nach Abziehen der Schutzkappe sofort gebrauchsfertig.

Durch langsames und gleichmäßiges Instillieren lässt sich vermeiden, dass umgehend ein Stuhldrang ausgelöst wird. Dazu werden Faltenbalgflaschen (Polyethylenflaschen in Ziehharmonikaform) der Länge nach zusammengedrückt, Klysmenbeutel rollt man wie eine Tube vom freien Ende her ein. Quetschflaschen (im Bottle-Pack-Verfahren hergestellte Flaschen oder Polyethylenflaschen mit aufgeschraubter Rektalkanüle) und Balgflaschen ohne Ventil müssen entsprechend den Miniklistieren zusammengedrückt aus dem Analkanal gezogen werden. Sämtliche Verpackungsvarianten lassen sich beim Instillieren nicht vollständig entleeren; die ungenützten Restvolumina sind jedoch nicht therapierelevant oder sie sind bei der Dosiseinstellung durch eine entsprechende Überfüllung berücksichtigt und können daher verworfen werden.

Klistiere mit lokaler Wirkung im Dickdarm sind nach einer Darmentleerung zu instillieren. Dieser Hinweis gilt besonders für Klysmen mit Füllvolumina deutlich unter 100 ml. Bei Verabreichung von 100 ml Klistierflüssigkeit fand sich überraschenderweise kein Zusammenhang zwischen Ausbreitung im Kolon und zeitlichem Abstand der Defäkation zur Verabreichung [8]. Der Patient sollte während und mindestens 30 Minuten nach der Instillation auf der linken Seite liegen (linkes Bein ausgestreckt, rechtes Bein angewinkelt). Dadurch kann das Präparat nach mehrheitlicher Autorenmeinung besser in den linksseitig lokalisierten, absteigenden Dickdarmabschnitt (Abb. 9.1) einfließen [7, 8]. Einige Untersuchungen deuten jedoch eine von der Position des Patienten unabhängige Verteilung des Wirkstoffs im Dickdarm an. Offensichtlich erfolgt die Ausbreitung nicht nur durch passives Fließen, sondern ist auch eine Folgewirkung der Darmmotilität [5].

Verpackung spezieller Makroklysmen

Bei Mesalazinpräparaten sind wegen der Oxidationsempfindlichkeit dieses Wirkstoffs die Klysmenflaschen einzeln oder zu sieben Stück zusätzlich in eine stickstoffgefüllte Blister- oder Aluminiumfolienverpackung eingesiegelt. Diese Sekundärpackmittel fungieren bei den Polyethylenflaschen als Sauerstoffschutz und im Fall des Aluminiumbeutels zusätzlich als Lichtschutz für transparente Quetschflaschen. Sie sind deshalb erst bei der Anwendung der betreffenden Flasche(n) zu öffnen. Einige wenige Makroklysmen, wie etwa ein Budesonid- und ein Enzympräparat, werden vom Patienten aus Klistiertabletten und einem beigepackten Lösungsmittel oder Leitungswasser zubereitet. Die entstehende Suspension darf aus Stabilitätsgründen nicht im Voraus, sondern erst unmittelbar vor dem Instillieren hergestellt werden.

Utensilien für die Verabreichung von Rezepturklysmen

Zur Verabreichung rezepturmäßig hergestellter Klysmen können alternativ verschiedene Hilfsmittel verwendet werden (Tab. 9.3): Bei einer **Klistierspritze** handelt es sich um einen birnenförmigen Hohlkörper aus Gummi oder Weich-PVC mit einer aufgesteckten Rektalkanüle, die in verschiedenen Größen mit Füllvolumina zwischen ca. 80 und 320 ml lieferbar ist. Daneben kann auch eine Einmalspritze (Injektionsspritze; bei größeren Volumina Wund- und Blasenspritze) mit einem **Rektalkatheter** gekoppelt

Tab. 9.3: Utensilien zur Instillation rezepturmäßig hergestellter Klysmen (Auswahl)

Artikel (Lieferfirma)	PZN
Exacta-Med-Applikator mit Ansatzverlängerung (Rektalapplikator), mit 0,5 bis 50 ml Inhalt lieferbar (Baxa, 40 501 Düsseldorf, www.baxa.com)	–
Oros Irrigator (Weidemeyer, 69 126 Heidelberg www.oros.de)	234 9008
Irrigator Verfa (Aurelia, 77 855 Achern www.aureliamedical.de)	377 9596
Klistierspritze Param® Größe 5 (175 ml) (Param, 22 339 Hamburg www.param.de)	269 0262
Klistierspritze Frank® Größe 4 (150 ml) (Büttner-Frank, 91 058 Erlangen www.buettner-frank.de)	318 6488
Omnifix® Wund- und Blasenspritze 100 ml (Braun, 34 212 Melsungen www.bbraun.de)	447 5935
Rektal-Katheter Ch. 28 (Braun, 34 212 Melsungen www.bbraun.de)	447 6202
Wund- und Blasenspritze 100 ml (Junghans, 04 651 Bad Lausick www.dr-junghans.de)	852 8367

werden. Dies ist ein etwa 40 Zentimeter langes Einmal-Darmrohr aus flexiblem Kunststoff mit seitlichen Öffnungen an der abgerundeten Spitze (Charriere 22 bis 35; Tab. 9.3).

9.3.3 Großvolumige Einläufe

Einläufe mit Volumina zwischen circa 500 und 2 000 ml (sog. Darmspülungen oder hohe Einläufe) sind meist einfache wässrige Zubereitungen (z. B. Kamillentee oder Glycerol-Wasser-Mischungen), die vom Pflegepersonal oder vom Patienten selbst hergestellt werden. Ihre Verabreichung erfolgt mittels eines **Irrigators** (Tab. 9.3). Bei diesem Gerät verbindet ein etwa 120 cm langer Gummischlauch ein oben offenes, an der Wand aufzuhängendes Vorratsgefäß (Einlaufkanne; ca. 1 Liter Inhalt) mit einem Absperr-

Utensilien für großvolumige Einläufe

hahn. Dieser kann mit einer Rektalkanüle (aus festem Kunststoff zur Mehrfachverwendung) oder einem Rektalkatheter gekoppelt werden. Nach dem Einfüllen der körperwarmen Lösung in das Vorratsgefäß füllt man auch das Schlauchsystem zur Entlüftung mit der Flüssigkeit (Hahn kurz öffnen). Durch Verstellen der Höhendifferenz zwischen dem liegenden Patienten und dem Vorratsgefäß (z. B. zwischen 30 und 100 cm) lässt sich der Druck bzw. die Einlaufgeschwindigkeit der zu instillierenden Flüssigkeit regeln.

9.4 Halbfeste Zubereitungen zur anorektalen Anwendung

9.4.1 Rektalschäume

Die Schaumpräparate zum Einbringen in den Dickdarm (Tab. 9.4) liegen in einer Druckgasdose vor in Form einer dünnflüssigen O/W-Emulsion zusammen mit einer verflüssigten Treibgasmischung (Propan, n-Butan und/oder Isobutan). Die Wirkstoffe sind in der Emulsion suspendiert. Tritt diese Mischung aus dem Dosenventil aus, so entsteht der Schaum durch das spontane Verdunsten der in der Fettphase gelösten Treibgasanteile.

Handhabung von Rektalschäumen

Bei der Handhabung dieser Aerosoldosen sind die bei den Treibgasdosen zur kutanen Anwendung genannten Warnhinweise zu beachten (Kap. 14.3.1.5). Vor der Ventilbetätigung muss die Dose kräftig geschüttelt werden, um die Homogenität der enthaltenen Drei-Phasen-Mischung zu verbessern. Der Schaum wird präparateabhängig entweder mittels eines Einführungsröhrchen direkt aus der Treibgasdose appliziert oder mithilfe eines spritzenförmigen Applikators verabreicht. Im erstgenannten Fall steckt man das Einführungsröhrchen zum einmaligen Gebrauch auf die Dose und betätigt nach seinem Einführen das Dosierventil. Die pro Hub abgemessene Schaummenge kann vom Patienten nicht beeinflusst werden. Bei der zweiten Anwendungsvariante befüllt man zunächst einen mehrmals verwendbaren, spritzenförmigen Applikator mit Rektalkanüle. Dieser Applikator wird nach dem Aufsetzen auf das Dosenventil nur bis zu einer Markierung (entspricht 5 ml) gefüllt und dient somit auch der Dosierung des Schaums. Einführungsröhrchen und Rektalkanüle werden wie bei den Klysmen zweckmäßigerweise befeuchtet oder eingecremt.

Tab. 9.4: Rektalschäume (Auswahl)

Fertigarzneimittel	Dosierprinzip
Claversal®	Dosierventil an Dose
Colifoam®	Spritzenförmiger Applikator mit Graduierung

9.4.2 Anorektalsalben und -cremes

Zur Verabreichung von Salben und Cremes in den Analkanal (beispielsweise bei Analekzem oder Hämorrhoiden) benötigt der Patient eine Tube mit **Applikator**. Bei diesem auf die Tubenöffnung zu schraubenden Kunststoffrohr kann zwischen Modellen mit einer einzigen Öffnung am Ende und solchen mit mehreren seitlichen Austrittsöffnungen für das Arzneimittel unterschieden werden. Bei der letztgenannten Variante sind jeweils vier bis fünf Öffnungen auf einer Länge von etwa drei Zentimetern auf zwei Seiten des Applikationsrohres angeordnet (in sehr wenigen Fällen liegt ein Applikator mit sowohl einer terminalen als auch zusätzlichen lateralen Öffnungen vor). **Einmaltuben** für Analsalben entsprechen weitgehend den Polyethylentuben für Mikroklysmen, ihre Applikatorrohre weisen also auch nur eine terminale Öffnung auf und gehören somit zur erstgenannten Gruppe. Applikatoren mit mehreren lateralen Öffnungen ermöglichen einfach und sicher ein flächiges Auftragen der halbfesten Zubereitung auf die Haut des Analkanals [8]. Präparate ohne Applikator eignen sich nicht für eine intraanale Anwendung und können nur im Bereich der Perianalhaut aufgetragen werden. Nach dem jeweils beigepackten Anwendungshilfsmittel lassen sich streichfähige Rektalia differenzieren (Tab. 9.5; eine ausführliche Übersicht findet sich in [9]).

Anwendungstechnik in Abhängigkeit vom Applikationstyp

Zur Behandlung des Analkanals schraubt der Patient das Applikationsrohr auf die Tube, presst soviel Arzneimittel aus der Tube, bis es gerade aus der/den Applikatoröffnung/en austritt und verstreicht wenig Arzneimittel oder neutrale Flüssigkeit (z. B. Hautpflegeöl) außen auf dem Applikator. Der dadurch gleitfähige Applikator wird nun ohne Druck auf die Tube, evtl. unter leichtem Drehen, vorsichtig in voller Länge eingeführt (3 bis 4 cm). Im Falle eines Applikationsrohres mit mehreren seitlichen Öffnungen drückt dann der Patient kurz auf die Tube und verteilt anschließend das ausgetretene Arzneimittel durch vorsichtiges Drehen der Tube auf der glatten Haut und auch in den Querfalten des Analkanals. Bei dem Applikatorrohr mit nur einer terminalen Austrittsöffnung wird dagegen erst bei dessen langsamem Herausziehen durch gleichmäßiges Zusammendrücken der Tube ein kontinuierlicher Salbenstrang in der gesamten Länge des Analkanals platziert [9, 10]. In beiden Fällen ist die Tube nur durch Drücken auf ihre Breitseiten und vom hinteren Ende her zu entleeren; somit wird ein Zurücksaugen des verunreinigten Arzneimittels in das Applikationsrohr vermieden. Nach jeder Anwendung ist das Rohr von außen zu reinigen und die Verschlusskappe aufzusetzen. Eine Reinigung auch des Rohrinneren hätte zu hohe Arzneimittelverluste zur Folge. Bis zur nächsten Anwendung muss es auf der Tube aufgeschraubt bleiben.

Handhabung von Analdehnern

Bei Salbenpräparaten mit **Analdehner** (kegelförmiges Applikationsrohr, ebenfalls mit seitlichen Austrittsöffnungen zum Aufschrauben auf die Tube) ist die Anwendung entsprechend der ärztlichen Instruktion durchzuführen. Grundsätzlich wird auch der Analdehner zunächst mit wenig Salbe bestrichen und sehr behutsam eingeführt. Nach dem Herausdrücken von

Salbe und vorsichtigem Vor- und Zurückbewegen sowie leichtem Drehen der Tube verbleibt dieser Applikatortyp einige Minuten im Analkanal [11].

Tab. 9.5: Anorektalsalben und -cremes (Auswahl)

Fertigarzneimittel	Beigepackter Applikatortyp	Kombination mit Analdehner möglich
DoloPosterine® in Einmaltuben	Rektaleinmaltuben mit einer terminalen Öffnung	–
DoloPosterine® N Salbe	Mit mehreren lateralen Öffnungen	Ja
Doloproct® Creme	Mit einer terminalen und mehreren lateralen Öffnungen	Nein
Eulatin® NN Salbe	Mit mehreren lateralen Öffnungen	Nein
Faktu® Salbe	Mit mehreren lateralen Öffnungen	Nein
Haemo-Exhirud® Bufexamac Creme	Mit einer terminalen Öffnung	Ja
Haemo-ratiopharm® Creme N	Mit einer terminalen Öffnung	Nein
Haenal® Salbe	Kein Applikator beigepackt	Nein
Hexamon® Bufexamac Creme	Mit einer terminalen und mehreren lateralen Öffnungen	Nein
Jelliproct® Salbe	Mit einer terminalen Öffnung	Nein
LidoPosterine® in Einmaltuben	Rektaleinmaltuben mit einer terminalen Öffnung	–
Mastu® S Salbe	Mit einer terminalen Öffnung	Nein
Posterisan® Salbe	Mit mehreren lateralen Öffnungen	Nein
Posterisan® in Einmaltuben	Rektaleinmaltuben mit einer terminalen Öffnung	–
Posterisan® corte Salbe	Mit mehreren lateralen Öffnungen	Ja

9.5 Feste Zubereitungen zur anorektalen Anwendung

9.5.1 Suppositorien

Wärmeschutz von Suppositorien

Suppositorien auf der Basis von Hartfetten sollten nicht nur wegen der Gefahr der Formveränderung und des Verklebens mit der Verpackung vor Temperaturen über 25 °C geschützt werden, sondern auch in Hinblick auf die Tatsache, dass mehrtägige Temperaturbelastungen auf beispielsweise 30 °C in bestimmten Fällen eine verzögerte Wirkstofffreigabe zur Folge haben können [12–15].

Formstabil verpackte Suppositorien, die beim Patienten infolge unsachgemäßer Aufbewahrung geschmolzen sind, kann man nach dem Wiedererhärten in der Regel erneut verwenden. Vorbehalte gegen dieses Vorgehen, vor allem nach länger dauernder Verflüssigung, sind durch eine Rekristallisation des Wirkstoffs und/oder durch seine inhomogene Verteilung im Zäpfchenkörper begründet. Man sollte die Schmelze zum Erstarren nicht in ein Tiefkühlfach legen, sondern im Kühlschrank, in kaltem Wasser oder auch bei Raumtemperatur mit der Spitze nach unten **langsam** erhärten lassen. Ein zu schnelles Abkühlen geschmolzener Zäpfchenmassen kann zu Spannungen und Haarrissen im Zäpfchenkörper und damit zu brüchigen Zäpfchen führen. Dies gilt vor allem für Suspensionssuppositorien mit hohem Arzneistoffanteil wie etwa Metamizol- oder Paracetamolzäpfchen.

Die so genannte **Fettreifbildung**, also das Entstehen eines weißen, matten Belages auf der Oberfläche von Suppositorien während einer sachgerechten Lagerung, kann beim Patienten zu Akzeptanzproblemen führen. Dieses bei Fettmassen auftretende Phänomen (wahrscheinlich durch einen Modifikationswechsel bedingt) führt jedoch zu keinen therapierelevanten Veränderungen des Zäpfchens.

Applikation von mit Makrogolgrundlagen hergestellten Suppositorien

Mit **Macrogolgrundlagen hergestellte Suppositorien** (reine Macrogolgrundlagen oder Macrogol-Hartfett-Mischungen; Tab. 9.6) schmelzen nicht oder nicht vollständig bei Körpertemperatur, sondern lösen sich in der nur wenig vorhandenen Rektalflüssigkeit. Um diesen Vorgang zu erleichtern und eine Reizwirkung auf die Schleimhaut zu verhindern, können diese Zäpfchen unmittelbar vor dem Einführen mit Wasser befeuchtet werden (im Falle eines lokal an der Rektumschleimhaut wirksamen Mesalazin-

Tab. 9.6: Suppositorien auf der Basis von Macrogolen (Auswahl)

Fertigarzneimittel	Wesentliche Komponente(n) der Grundlage
Europuran®	Macrogol, Hartfett
Haenal®	Macrogol, Hartfett
Pentasa®	Macrogol

präparates wird jedoch die verzögerte Wirkstofffreisetzung bewusst genutzt). Wegen der (schwachen) Hygroskopizität der hier verwendeten hochmolekularen Polyethylenglykoltypen sollten diese oftmals als „tropensicher“ betrachteten Suppositorien nicht längere Zeit ohne Primärpackmittel erhöhter Luftfeuchte ausgesetzt werden.

Entnahme von Suppositorien aus der Primärpackung

Die Entnahme von Suppositorien aus der Primärpackung kann problematisch sein, insbesondere für feinmotorisch behinderte Personen wie etwa an rheumatoider Arthritis leidende Patienten [16–19]. Niemals sollte man die Zäpfchen aus der Verpackung drücken, sondern sie sind erst durch vorsichtiges Abziehen der Verpackungsfolie freizulegen und dann zu entnehmen. Während dies bei Aluminiumverbundfolien für das Direktgießverfahren und Zellophanfolien für vorfabrizierte Zäpfchen problemlos möglich ist, können sich bei Kunststoffgießfolien infolge unzureichender Perforation oder ungünstiger Verschweißtechnik Schwierigkeiten ergeben [14]. In solchen Fällen wird die Folie am besten mit einer kleinen, spitzen Schere aufgeschnitten. Ist der Patient auch mit Hilfsmitteln nicht in Lage, die Suppositorien dem Primärpackmittel zu entnehmen, bleibt als Problemlösung durch die Apotheke nur die bei den festen Peroralia beschriebene Verwendung von Tages- und Wochendispensern (Kap. 6.4.1).

Soll die Dosierung eines vorliegenden Zäpfchens, etwa für die pädiatrische Verwendung halbiert werden, ist die inhomogene Wirkstoffverteilung in einem gegossenen Suspensions-Suppositorium zu berücksichtigen. Ein Teilen dieses Zäpfchentyps mit einem Messer entlang der Längsachse führt zu einer exakteren Dosierung als das Querteilen. Dieses Vorgehen kann jedoch zu einem zerbrechlichen, schlecht einführbaren Zäpfchenkörper führen [25]. Deshalb müssen beim entsprechenden Hinweis an den Kunden der vorliegende Wirkstoff, das Krankheitsbild und die Rektalia-Akzeptanz des Patienten berücksichtigt werden.

Verabreichung von Suppositorien

Suppositorien werden naheliegenderweise mit der Spitze voraus in den Analkanal eingeführt. Bei Säuglingen und Kleinkindern empfiehlt es sich, nach dem Einführen beide Gesäßhälften einige Zeit leicht zusammenzudrücken, um ein Herauspressen des Zäpfchens zu verhindern. Erstaunlicherweise ergab eine bei Kindern und Erwachsenen durchgeführte Studie, dass torpedoförmige Zäpfchen seltener wieder aus dem Enddarm gleiten, wenn man sie mit der **stumpfen Seite voran** einführt. Auch ein Nachschieben mit dem Finger in den Analkanal ist dabei nicht erforderlich. Dies gilt auch bei schlecht „kooperierenden“ Kindern, welche die Schließmuskeln beim Einführen nicht entspannen. Offensichtlich schließt sich der Anus bei dieser Vorgehensweise besser als bei der konventionellen Verabreichungsmethode. Den Schließmuskeln wird durch die Zäpfchenspitze weniger Widerstand geboten als durch das stumpfe Zäpfchenende; sie können sich um die Zäpfchenspitze herum leichter schließen, und das Suppositorium wird dadurch in das Rektum geschoben [20].

Verabreichung lokal wirksamer Suppositorien

Suppositorien mit **lokaler Wirkung im Analkanal** (z. B. Hämorrhoidalzäpfchen) sind in ihrer Effektivität kritisch zu bewerten, da sie in der Regel ihre Wirkstoffe in der Rektumampulle und nicht im Analkanal freisetzen [21]. Sie werden nicht so hoch in das Rektum eingeführt wie systemisch wirkende Zäpfchen, sondern nur so weit in den Analkanal, dass man sie mit der Fingerkuppe noch tasten kann. Man sollte versuchen, das Zäpfchen möglichst einige Minuten in dieser Lage zu halten, damit die Inhaltsstoffe im Bereich der krankhaften Veränderung freigesetzt werden und dort wirken können. Dies ist in der Praxis nicht leicht zu bewerkstelligen, da Zäpfchen infolge der oben geschilderten Schließmuskeltätigkeit meist rasch nach innen weitertransportiert werden. Wesentlich einfacher und effektiver ist bei intraanalen Beschwerden die Anwendung von Analtampons (Kap. 9.5.3) [9, 10, 21].

9.5.2 Rektalkapseln

Lagerung von Rektalkapseln

Rektalkapseln (Tab. 9.7) sind wie andere Weichgelatinekapseln bei einer relativen Luftfeuchte von 30 bis 40 % und einer Temperatur unter 30 °C zu lagern [22], da sich bei höheren Werten ihre Konsistenz verändern kann. Sie sollten daher nicht nur wärmegeschützt aufbewahrt werden, sondern auch bis zum Gebrauch in der wasserdampfundurchlässigen Originalverpackung verbleiben. Eine stundenweise Temperaturbelastung bis zu 45 °C führt bei geringer Luftfeuchtigkeit zu keiner Formveränderung [23].

Torpedo- oder tropfenförmige Rektalkapseln werden zweckmäßigerweise mit dem dicken Ende voraus eingeführt. Analog dem Einführen von torpedoförmigen Zäpfchen mit dem stumpfen Ende voraus (Kap. 9.5.1) gleiten sie damit leichter aus dem Analkanal in das Rektum. Rektalkapseln sind zwar in der Regel mit einem hydrophilen Gleitfilm aus Polyethylenglykol, Glycerolmono-/dioleat und Polyvinylacetat überzogen, sie können jedoch vor dem Einführen zur Verbesserung der Gleitfähigkeit noch zusätzlich mit kaltem Wasser befeuchtet werden.

Tab. 9.7: Rektalkapseln (Auswahl)

Emesan® Säuglings-/ Kinder-/ Erwachsenenzäpfchen
Klismacort® Rektalkapseln

Tab. 9.8: Analtampons (Auswahl)

DoloPosterine® Haemotamp®
LidoPosterine® Haemotamp®
Posterisan® Haemotamp®

9.5.3 Analtampons

Anwendung von Analtampons

Für den Erfolg einer Behandlung mit Analtampons (Rektaltampons, Tamponsuppositorien; Tab. 9.8), also Zäpfchen mit einem eingeschmolzenen Mullstreifen, ist es erforderlich, dass diese ausreichend lange Zeit (möglichst einige Stunden) im Analkanal liegen bleiben, da sie ihre Inhaltsstoffe nur langsam abgeben. Ihre Anwendung ist daher in der Regel morgens nach dem Stuhlgang und abends vor dem Einschlafen sinnvoll. Manchmal wird empfohlen, Analtampons vor dem Einführen zu kühlen (kaltes Wasser) oder mit einer wirkstoffhaltigen Salbe zu bestreichen.

Internet-Links

Technologie rektaler Arzneiformen
www.pharmacy.umaryland.edu/faculty/rdalby/TeachingWebPages/steve%20Hoags%20suppository%20slides.pdf.pdf
www.pharmazie.uni-frankfurt.de/PharmTech/downloads_2sem/Suppos.pdf

10 Arzneiformen zur vaginalen Anwendung

10.1 Einführung

Neben der korrekten Verabreichungsmodalität der verschiedenen Darreichungsformen muss der Patientin besonders der Schutz fester Vaginalia vor Wärme und Feuchtigkeit erläutert werden. In besonderem Maß erklärungsbedürftig sind Anwendung und Aufbewahrung innovativer Therapiesysteme in Form eines wirkstoffhaltigen Kunststoffringes.

» **Feste Vaginalia auf der Basis von Hartfett oder Macrogolen** sind vor Temperaturen **über 25 °C** zu schützen.

» **Vaginaltabletten** sind **feuchtegeschützt** aufzubewahren; unmittelbar vor dem Einführen können sie ggf. mit Wasser benetzt werden.

» **Halbfeste und feste Vaginalia** dürfen während einer **Schwangerschaft** nicht bzw. nur nach Rücksprache mit dem behandelnden Arzt mit Hilfe von **Applikatoren** eingeführt werden.

» **Bei der Anwendung halbfester und fester Vaginalia mit lipophilen Rezepturkomponenten** sind gegebenenfalls **Wechselwirkungen mit dem Latexmaterial von Kondomen** oder **Diaphragmen** zu berücksichtigen.

» **Konzeptionsverhütende Vaginalzäpfchen** müssen etwa **15 Minuten vor dem Intimverkehr** eingeführt werden.

10.2 Vagina als Applikationsort

Anatomische und physiologische Gegebenheiten bei der vaginalen Anwendungsroute

Die **Scheide** (Vagina) einer geschlechtsreifen Frau ist ein acht bis zwölf Zentimeter langer, abgeplatteter, elastischer Schlauch mit einer nur etwa drei Millimeter dicken Wandung aus Schleimhaut, Bindegewebe und Muskelfasern. Das blinde Ende der Scheide umschließt den **Gebärmutterhals** (Zervix). Das untere Ende des Gebärmutterhalses, die **Portio**, ragt dabei nicht genau zentral in das Scheidenende, sondern von vorne in den oberen Bereich der Vagina. Die Achse der Vagina bildet mit der Gebärmutterachse etwa einen 90°-Winkel, wobei dieser Winkel in Abhängigkeit vom Füllungsgrad der Harnblase und des Rektums beträchtlich schwanken kann. Die hintere Wandung der Vagina ist damit länger als die vordere und es wird ein **hinteres** und ein **vorderes Scheidengewölbe** gebildet (Fornix posterior, -anterior).

Die innere Vaginalwand weist ein unverhorntes Plattenepithel ohne Drüsen auf, das jedoch ständig kleine Mengen einer serösen Flüssigkeit absondert. Diese bildet zusammen mit dem Zervikalschleim das Vaginalsekret, welches das Epithel mit einem Film überzieht. Seine Menge wechselt unter anderem alters- und zyklusbedingt. Bei der Vaginalflora handelt es sich um ein Gemisch verschiedener Laktobazillen, die Glykogen aus abgeschilferten Epithelzellen zu Milchsäure (pKa 3,8) vergären und somit ein saures Milieu schaffen (pH 3,5–5,0). Da das Zervikalsekret leicht alkalisch reagiert, entsteht ein pH-Gefälle von der Portio zur Scheidenöffnung.

Aufgrund ihrer guten Versorgung mit Blut- und Lymphgefäßen ist die Scheide als ein potenzielles Resorptionsorgan anzusehen. Ferner führen die Venen des Uterus-Vaginal-Traktes ohne Leberpassage direkt in die Zirkulation des abdominalen Traktes. Verschiedene zur lokalen Therapie verabreichte Stoffe (z. B. Estrogene, Jod-PVP) können daher nachfolgend systemisch wirksam werden. Allerdings wird die Permeabilität des Vaginalepithels von verschiedenen Faktoren beeinflusst (z.B. Alter, Zyklusphase, Dauer der Estrogenanwendung).

In den Jahren nach der Menopause verringern sich Länge, Durchmesser und Sekretion der Vagina und das Milieu steigt auf einen pH-Wert von 6–8. Die Elastizität und das Ausmaß der Blutversorgung verringern sich und das Epithel wird dünner, infolgedessen erhöht sich die Permeabilität gegenüber Arzneistoffen.

Damit sich streichfähige, geschmolzene oder im Vaginalsekret gelöste Darreichungsformen auf möglichst weiten Bereichen des Vaginalepithels verteilen können, sollten die Formen nicht in den vorderen Teil der Scheide eingebracht, sondern möglichst tief bis in das hintere Scheidengewölbe geschoben werden. Die Geschwindigkeiten der Desaggregation der Arzneiform und der Wirkstoffliberation werden nicht nur von der jeweiligen Galenik und dem vorliegenden Scheidenmilieu, also etwa der Vaginaltemperatur sowie Menge und Azidität der Vaginalflüssigkeit, bestimmt. Ebenso entscheidet hier eine Reihe weiterer physiologischer Faktoren wie beispielsweise

» Bewegungen der Vaginalwand (die Wand kontrahiert sich selbstständig und zeitlich unregelmäßig),
» Druckschwankungen an der Vaginalwand (verschiedene Körperbewegungen wie Beugen oder Knien führen zu sehr unterschiedlichen Druckwerten an der nur etwa 3 mm dicken Vaginalwand),
» Position des Vaginalschlauches (in Abhängigkeit der Körperlage der Patientin).

Die Abgabegeschwindigkeit von Wirkstoffen aus Vaginalia kann daher sehr großen intra- und vor allem interindividuellen Schwankungen unterliegen

[1,2]. So bewegten sich etwa sechs Stunden nach dem Einführen auf der Vaginalschleimhaut die noch nachweisbaren Wirkstoffanteile aus einem Hartfettovulum bei sechs Probandinnen zwischen 2 und 95 % [3].

10.3 Feste Zubereitungen zur vaginalen Anwendung

10.3.1 Vaginalzäpfchen

Wärmeschutz von Vaginalzäpfchen und Vaginalkapseln

Gegossene Vaginalzäpfchen (Ovula, Vaginalkugeln; Tab. 10.1) auf der Basis von Hartfetten müssen analog den Rektalsuppositorien aus Fetten vor Temperaturen über 25 °C geschützt werden. Aber auch Vaginalzäpfchen mit Macrogolgrundlagen (Polyethylenglykolen) erfordern im Gegensatz zu Macrogolrektalia eine Aufbewahrung unter 25 °C. Die Wirkstofffreigabe dieser Vaginalzäpfchen beruht zwar zu einem wesentlichen Teil auf dem Lösen der hydrophilen Grundlage im Vaginalsekret, doch ist meist zusätzlich ihr Schmelzbereich auf Körpertemperatur eingestellt.

Ebenso wie die Auspacken von Rektalsuppositorien kann auch die Entnahme von Vaginalzäpfchen aus der Primärpackung, insbesondere für manuell behinderte Personen, ein Problem darstellen. Niemals sollte die Patientin Ovula aus der Verpackung drücken, sondern sie erst durch vorsichtiges Abziehen der Verpackungsfolie weitgehend freilegen und dann entnehmen. Ergeben sich hierbei Schwierigkeiten, schneidet man die Verpackungsfolie mit einer kleinen, spitzen Schere auf.

Bei Vaginalzäpfchen mit kontrazeptiver Wirkung kann nach versehentlichem Aufbewahren bei erhöhter Temperatur und anschließendem Abkühlen deren Schutzfunktion nicht mehr gewährleistet sein. Die inhomogene Verteilung des Wirkstoffs im wieder erhärteten Ovulum kann zu unterschiedlichen, stellenweise nicht ausreichenden Wirkstoffkonzentrationen in der Vagina führen [4]. Diese Präparate benötigen eine gewisse Zeit zur Freisetzung ihrer Inhaltsstoffe und gegebenenfalls zum Aufbau einer mechanischen Spermienbarriere (Schaum, Gel). Auf die daraus resultierende Mindestwartezeit zwischen Einführen und Intimverkehr muss hingewiesen werden. Sie beträgt bei den meisten Vaginalzäpfchen 12–15 Minuten [5].

Wechselwirkungen zwischen lipophilen Hilfsstoffen und Latex

Die bei den streichfähigen Vaginalia (Kap. 10.4) genannten Wechselwirkungen zwischen lipophilen Komponenten der Arzneiform und dem Latexmaterial von Kondomen oder Diaphragmen können auch bei Hartfettvaginalzäpfchen auftreten. Keine Beeinträchtigung des Gummimaterials ist dagegen bei Macrogolzäpfchen zu erwarten, sofern sie keine zusätzlichen Glyceride oder Paraffine enthalten. Zu beachten ist, dass manche Fertigarzneimittel sowohl mit Hartfettbasis als auch alternativ mit Macrogolgrundlage angeboten werden (Tab. 10.1).

Tab. 10.1: Vaginalzäpfchen (Auswahl)

Arzneimittel	Wirkstoff(e)	Wesentliche Komponente(n) der Grundlage
a-gen 53® Vaginalzäpfchen	Cellulosetri(schwefelsäureester) Natriumsalz, Nonoxinol	Hartfett
Albothyl® Vaginalkugeln	Policresulen	Macrogole
Arilin® Vaginalzäpfchen	Metronidazol	Macrogole
Arilin® rapid Vaginalzäpfchen	Metronidazol	Hartfett
Braunovidon N Vaginalsuppositorien	Jod-PVP	Macrogole
Contraceptivum Vaginalzapfchen	Nonoxinol	Macrogole
Gyno-Pevaryl® 3/ -6 Ovula	Econazolnitrat	Hartfett
Inimur® myko Vaginalzäpfchen	Ciclopirox-Olamin	Hartfett
Oekolp® / -forte Ovula	Estriol	Hartfett
Oekolp® / -forte Vaginalzäpfchen	Estriol	Macrogole
Ortho-Gynest Vaginalzäpfchen	Estriol	Hartfett, Macrogole
Ovestin® 0,5 mg Ovula	Estriol	Hartfett
Patentex Oval Ovula	Nonoxinol	Macrogol
Progesteron-Vaginalzäpfchen 25 mg, NRF 25.1	Progesteron	Macrogol
Traumasept® Vaginal-Ovula	Jod-PVP	Hartfett
Vagicillin® Vaginalzäpfchen	Neomycinsulfat	Hartfett
Vagisan® Vaginalzäpfchen	Milchsäure	Macrogole

10.3.2 Vaginaltabletten

Vereinzelt werden von Gynäkologen auch Peroral- oder Oraltabletten bewusst zur vaginalen Anwendung rezeptiert, was einen entsprechenden abgabebegleitenden Hinweis an die Kundin erfordert.

Vaginaltabletten vor Feuchtigkeit geschützt aufbewahren

Vaginaltabletten (Tab. 10.2) weisen wegen der nur geringen Flüssigkeitsmenge am Applikationsort ausgeprägt hydrophile, teilweise hygroskopische Hilfsstoffe auf (z.B. Macrogole, Sorbitol, Glucose, Laktose). Einige Präparate enthalten zur raschen Wirkstofffreigabe auch Brausesysteme. Vaginaltabletten sind daher vor Feuchtigkeit geschützt aufzubewahren, also erst unmittelbar vor Gebrauch der Blister- oder Folienpackung zu entnehmen. Dann können sie eventuell kurz mit wenig Wasser benetzt werden, um ihre Gleitfähigkeit zu verbessern und ihren Zerfall zu beschleunigen, was insbesondere beim Einführen in eine trockene Scheide angezeigt ist.

Geringere Bruchfestigkeit als Peroraltabletten

Vaginaltabletten haben meist eine geringere Bruchfestigkeit als Peroraltabletten. Vor allem ovale, zungen- und stäbchenförmige Presslinge sind vorsichtig zu handhaben und dürfen meist wie Vaginalzäpfchen nicht aus der Aluminiumfolienverpackung herausgedrückt werden, sondern sind nach dem Aufschneiden oder -reißen der Packung ohne mechanische Belastung zu entnehmen.

Applikation von Vaginalzäpfchen, -kapseln und -tabletten

Im Interesse einer guten Verteilung der Wirkstoffe in der Scheide und einer langen Kontaktzeit mit der Schleimhaut ist es zweckmäßig, Vaginalzäpfchen und -tabletten abends vor dem Schlafengehen, am besten in Rückenlage, so weit wie möglich in die Scheide einzuführen. Zumindest etwa eine halbe Stunde sollte die Patientin danach in liegender Position verbleiben. Die Hände sind zuvor frisch zu waschen; eventuell können Einmalfingerlinge verwendet werden. Manchen Tablettenpräparaten, wie etwa clotrimazolhaltigen Vaginaltabletten, sind **Applikatoren**, also Einführhilfen aus Plastik, beigepackt. Sie sind zur Mehrfachverwendung bestimmt (Ausnahme: Vagifem®) und bestehen aus einem verschiebbaren Innenstab und einer äußeren Hülle mit einer Erweiterung zur Aufnahme der Tablette. Ihre Gleitfähigkeit wird gegebenenfalls durch Benetzen mit einer Flüssigkeit oder Creme verbessert. Während einer Schwangerschaft dürfen sie nicht bzw. nur nach Rücksprache mit dem behandelnden Arzt benutzt werden. Denn bei ihrer ungeschickten Handhabung besteht das Risiko einer mechanischen Verletzung des bei graviden Frauen besonders empfindlichen Portiobereiches. Nach jeder Anwendung sind die Applikatoren zu zerlegen (Innenstab über Arretierung hinaus aus der Hülle ziehen) und mit warmem, aber nicht kochendem Wasser sorgfältig zu reinigen; durch siedendes Wasser könnten die Einführhilfen deformiert werden [6].

Einführhilfen

Da viele Hilfsstoffe der Vaginalia, vor allem lipophile Rezepturkomponenten, nicht vollständig resorbiert werden, sondern die Scheide als Ausfluss wieder verlassen, ist das Tragen eines Wäscheschutzes, also einer Slipeinlage zu empfehlen. Menstruationstampons würden auch wirkstoffhaltige Flüssigkeiten aus der Scheide entfernen und sind daher ungeeignet [6].

Die bei Vaginalzäpfchen, -gelen und -cremes beschriebenen Wechselwirkungen zwischen lipophilen Rezepturkomponenten und dem Latexmaterial von Kondomen und Diaphragmen (verminderte Reißfestigkeit, siehe Kap. 10.4) können in Einzelfällen auch bei solchen Vaginaltabletten auftreten, die Komponenten auf der Basis von Paraffinkohlenwasserstoffen oder Glyceriden enthalten (Tab. 10.2).

Haft-Vaginaltablette

Eine Vaginaltablette auf der Basis einer Hydroxypropylmethylcellulose-Matrix (Vagifem®) haftet auf dem Vaginalepithel und gibt dort den Wirkstoff Estradiol über einen Zeitraum von 24 Stunden kontinuierlich ab. Die genannte Gerüstsubstanz nimmt nach der Applikation der Tablette sehr rasch Wasser auf und bildet dadurch zunächst eine mukoadhäsive Gel-

Tab. 10.2: Vaginaltabletten (Auswahl)

Fertigarzneimittel	Wirkstoff(e)	Wesentliche(s) Füllmittel	Enthaltenes Brausesystem	Enthaltene Fettkomponenten	Applikator beigepackt
Biofanal® Vaginaltabletten	Nystatin	Cellulose, Laktose	–	–	Nein
Canesten® Gyn 1/ -3/ -6 Vaginaltabletten	Clotrimazol	Calciumlaktat, Laktose	–	–	Ja
Eubiolac Verla® Vaginaltabletten	Calciumlaktat	Laktose	K-, Na-hydrogencarbonat, Weinsäure	–	Nein
Fluomycin® N Vaginaltabletten	Dequalinium-chlorid	Cellulose, Laktose	–	–	Nein
Fungizid-ratiopharm® 100/ -200 Vaginaltabletten	Clotrimazol	Laktose, Maisstärke	Natriumhydrogencarbonat, Adipinsäure	–	Ja
Inimur® Vaginal-Stäbchen	Nifuratel	Laktose, Macrogol	Natriumhydrogencarbonat, Weinsäure	–	Nein
Mykofungin® 3/ -6 Vaginaltabletten	Clotrimazol	Laktose, Maisstärke	Natriumhydrogencarbonat, Adipinsäure	–	Ja
Myfungar® 1 Vaginaltabletten	Oxiconazolnitrat	Laktose, Maisstärke	–	–	Nein
Mysteclin® Vaginaltabletten	Tetracyclin, Amphotericin	Cellulose	Natriumhydrogencarbonat, Zitronensäure	–	Ja
Vagi-C® Vaginaltabletten	Ascorbinsäure	Hydroxypropylmethylcellulose, Laktose	–	–	Nein
Vagifem® Vaginaltabletten	Estradiol	Hydroxypropylmethylcellulose; Laktose, Macrogol	–	–	Ja

Tab. 10.2: Vaginaltabletten (Auswahl, Fortsetzung)

Fertigarzneimittel	Wirkstoff(e)	Wesentliche(s) Füllmittel	Enthaltenes Brausesystem	Enthaltene Fettkomponenten	Applikator beigepackt
Vagi-Hex® Vaginaltabletten	Hexetidin	Cellulose, Sorbitol	–	Höherkettige Partialglyceride	Nein
Vagimid® vaginal N Vaginaltabletten	Metronidazol	Cellulose, Laktose, Maisstärke	Natriumhydrogencarbonat, Adipinsäure	–	Nein

schicht auf der Tablettenoberfläche. Nach der vollständigen Hydratisierung der angequollenen Gerüstbildnerschicht wird der inkorporierte Wirkstoff daraus abgegeben. Dieser Prozess setzt sich, vergleichbar den Vorgängen bei einer entsprechend aufgebauten peroralen Retardtablette, zentral in das Tabletteninnere fort. Diese Vaginaltablette muss daher völlig trocken mit dem in einer Blisterpackung mitgelieferten, bereits beladenen Einmalapplikator angewandt werden. Versuche, sie mit dem Finger einzuführen und korrekt zu platzieren, schlugen fehl, da sie jeweils an der Fingerspitze haften blieb [7]. Sollte die Tablette versehentlich vorzeitig aus der Einführhilfe freigesetzt worden sein, kann die Patientin sie mit trockenen Fingern wieder in die Halterung des Applikators einsetzen.

10.3.3 Vaginalringe

Aufbau des Vaginalrings

Bei den Vaginalringen (Tab. 10.3, Abb. 10.1) handelt es sich um ringförmige, flexible Therapiesysteme aus Elastomeren mit einem Durchmesser von etwa fünf Zentimeter, deren innerer Kanal ein Depot mit einem oder zwei Wirkstoffen enthält. Im Fall des Kombinationspräparates sind die Wirkstoffe in verschiedenen Ringabschnitten inkorporiert. Nach ihrer Platzierung im oberen Scheidenbereich geben diese Ringe kontinuierlich definierte Wirkstoffmengen an das Vaginalepithel ab.

Das Präparat Estring® zur Therapie einer Altersatrophie der urogenitalen Schleimhaut verbleibt ohne Unterbrechung 90 Tage in der Vagina, das kontrazeptiv wirkende Präparat NuvaRing® genau 21 Tage. Infolge passiver Diffusion aus dem Wirkstoffdepot im Ringkern bleibt die Freigaberate jeweils über die entsprechende Zeitspanne gewährleistet, wobei der Wirkstoffgehalt im Depot auf Werte zwischen 65 und 88 % des Ausgangswertes absinkt. Der Wirkstoffüberschuss dient wie bei kutan angewandten Therapiesystemen mit weitgehend konstanter Abgaberate ausschließlich der Diffusionsmechanik (der Konzentrationsgradient zwischen Wirkstoffreservoir im Ringkern und Ringaußenseite bleibt infolge dieses Überschusses nahezu konstant). Nach der präparatespezifischen Liegezeit muss der Ring gegen einen neuen ausgewechselt werden, wobei beim konzeptionsverhütenden Präparat eine siebentägige Tragepause einzuhalten ist, während der die Menstruation eintritt [2, 8–11].

Handhabung des Vaginalrings

Der flexible Vaginalring wird bei der erstmaligen Anwendung vom Arzt oder nach detaillierter ärztlicher Unterweisung von der Anwenderin

Tab. 10.3: Vaginalringe (Auswahl)

	Estring®	NuvaRing®
Maße des Ringes	55 mm äußerer Durchmesser, 9 mm dick	54 mm äußerer Durchmesser, 4 mm dick
Wirkstoff(e)	Estradiol	Etonogestrel, Ethinylestradiol
Zielorgan	Vaginalschleimhaut	Systemische Zirkulation
Liegezeit eines Ringes	90 Tage	21 Tage
Wirkstoffrestgehalt am Ende der Anwendung	Ca. 1,3 mg Estradiol, entsprechend 65 % des Anfangsgehaltes	Ca. 9,1 mg Etonogestrel entsprechend 78 %, ca. 2,3 mg Ethinylestradiol entsprechend 88 % des Anfangsgehaltes

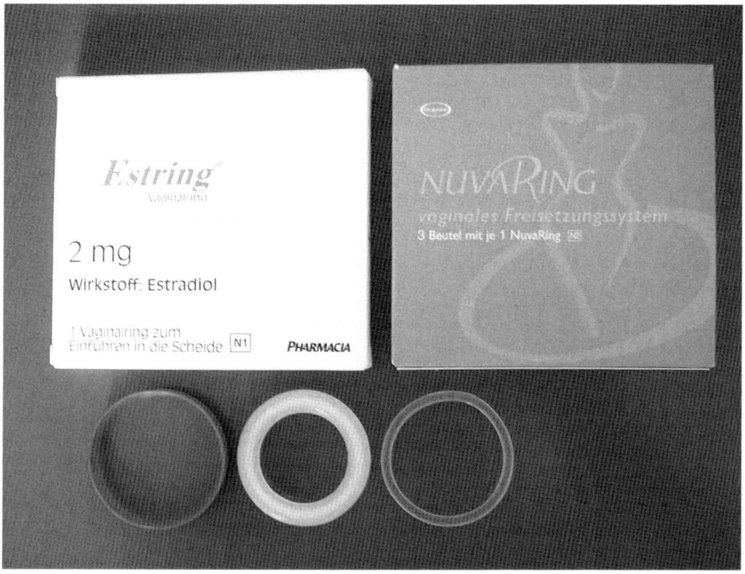

Abb. 10.1: Vaginalringe.
Links zum Größenvergleich Schraubdeckel einer 100 Gramm-Salbendose

selbst eingelegt. Während der Tragezeit kann die Frau die Position des Ringes jederzeit selbständig korrigieren, falls er sich etwa infolge starken Pressens beim Stuhlgang verschoben haben sollte, oder ihn entnehmen, falls sie es beispielsweise beim Intimverkehr wünscht. Zum Entfernen führt sie den Zeigefinger tief in die Scheide, hakt in den Ring ein und zieht ihn heraus. Beim Einlegen wird er zunächst zu einer ovalen Form zusammengedrückt und dann so tief wie möglich eingeführt. Nach dem Freigeben platziert er sich infolge seiner Elastizität von selbst im oberen Scheidendrittel [9, 10].

Gleitet der Ring beispielsweise beim Entfernen eines Tampons versehentlich aus der Scheide und wird verschmutzt, ist er vor dem Wiedereinführen nur mit lauwarmem Wasser abzuspülen. Heißes Wasser, Desinfektionsmittel oder die Verwendung von Reinigungsbürsten würden die Abgabekinetik therapierelevant verändern und dürfen deshalb nicht benutzt werden. Der getragene Ring sollte wegen seines hohen Restgehaltes an Wirkstoff nicht in die Toilette gespült, sondern sicher, also beispielsweise vor Kindern geschützt, mit dem Hausmüll entsorgt werden [9, 10].

Das Präparat NuvaRing® muss innerhalb der Fachkreise bei 2–8 °C gelagert werden. Die Anwenderin kann es im Kühlschrank oder bei Raumtemperatur aufbewahren (nicht über 30 °C). Da die Verwendbarkeitszeitspanne bei Raumtemperaturlagerung maximal vier Monate beträgt, sollte die Apotheke das Abgabedatum auf der Packung vermerken. Bei Aufbewahrung im Kühlschrank gilt das aufgedruckte Verfalldatum [10].

In einer Akzeptanzstudie gaben 13 % der Anwenderinnen und 26 % ihrer Partner an, den Ring beim Intimverkehr wahrzunehmen [11]. Das simultane Tragen eines Vaginalringes und eines Tampons empfanden Studienteilnehmerinnen als problemlos. Eine vaginale Lokaltherapie mit Miconazol beeinträchtigte die kontrazeptive Sicherheit des gleichzeitig liegenden NuvaRings® nicht [10].

10.4 Halbfeste Zubereitungen zur vaginalen Anwendung

Befüllen der Applikatoren

Beim Füllen der nach dem Zylinder-Kolben-Prinzip aufgebauten Applikatoren für **Vaginalgele und -cremes** ist die jeweilige Dosierungsmarke, das heißt die Füllmarkierung auf dem Zylinder oder Kolben der Einführhilfe, zu beachten. Zum Herausnehmen des Applikators aus der Scheide darf nicht an dessen Kolben gezogen werden, da sonst das Gel teilweise in den Zylinder der Einführhilfe zurückgesaugt würde. Applikatoren zur Mehrfachverwendung sind nach jedem Gebrauch zu zerlegen und mit lauwarmem Wasser und Seife sorgfältig zu reinigen; Seifenreste müssen unter fließendem Wasser gründlich abgespült werden. Analog zu den Vaginaltabletten-Applikatoren dürfen auch die Einführhilfen für streichfähige Vaginalia von schwangeren Patientinnen nicht bzw. nur nach ausdrücklicher ärztlicher Anweisung benutzt werden (Vaginalcremes sind ohne Applikator jedoch nicht anwendbar).

Wechselwirkungen zwischen lipophilen Hilfsstoffen und Latex

Werden beim Intimverkehr Kondome aus Naturkautschuklatex benutzt, sollten gleichzeitig keine Vaginalgleitgele oder andere Vaginalia auf der Basis von Paraffinkohlenwasserstoffen oder Glyceriden verwendet werden. Durch diese lipophilen Gelkomponenten können Materialeigenschaften wie Elastizität und Reißfestigkeit von Latex verändert und damit die Schutzwirkung von Latexkondomen beeinträchtigt werden. Diese Veränderungen zeigen sich schon nach sehr kurzer Kontaktzeit (Abb. 10.2). Sie wurden auch bei gleichzeitiger Verwendung handelsüblicher Latexkondome und spermizid wirkender Vaginalsuppositorien nachgewiesen. Auch das Gummimaterial von eingelegten Diaphragmen (Diaphragmapessaren) oder Portiokappen kann sich infolge dieser Interaktion verändern, was zu verminderter Reißfestigkeit und Verwendbarkeitsdauer führt. Gleitgele auf der Basis von Silikonen oder lipidfreien Hydrogelen (z.B. Celluloseethergele) zeigen dagegen keine Wechselwirkungen mit Latexmaterial [5, 12–14].

Manche in diesen Hydrogelen enthaltenen Hilfsstoffe, wie Glycerol, Macrogole (Polyethylenglykole) oder Hydroxypropylmethylcellulose, verringern die Motilität der Spermien. Dieser Effekt kann zwar keinesfalls als sicherer Empfängnisschutz genutzt werden, er verbietet aber die Verwendung von Gleitgelen auf Hydrogelbasis bei Kinderwunsch und Fertilitätsproblemen [10, 15].

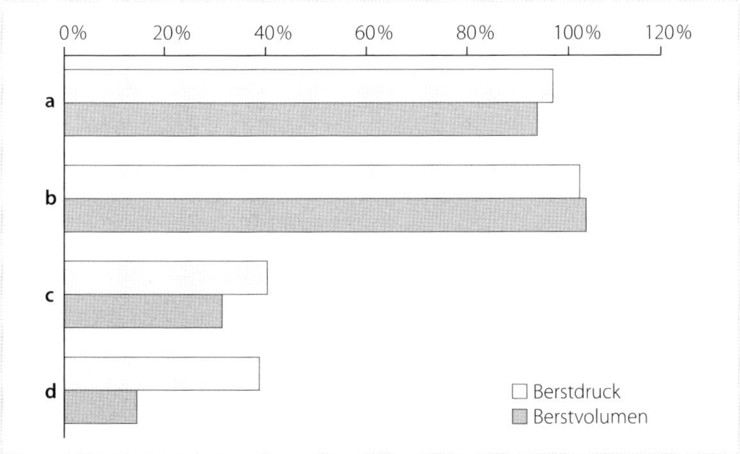

Abb. 10.2: Reißfestigkeit von Kondomen nach Kontakt mit verschiedenen Flüssigkeiten und Zubereitungen (aus [13]).
Berstdruck und -volumen handelsüblicher Latex-Kondome, die 60 Sekunden in Kontakt mit folgenden Flüssigkeiten und Zubereitungen waren: **a** gereinigtes Wasser (Kontrollwert); **b** Hydroxyethylcellulose-Hydrogel (30 % Glycerol, 1 % Nonoxinol-9); **c** dickflüssiges Paraffin; **d** Babyöl mit hohem Anteil an dickflüssigem Paraffin

10.5 Flüssige Zubereitungen zur vaginalen Anwendung

Antiseptisch und/oder antiphlogistisch wirkende Vaginalflüssigkeiten werden präparatespezifisch sowohl in kleinen Dosen (z. B. ca. 2 ml) als auch in relativ großen Volumina (z. B. 140 ml) angewandt (Tab. 10.4). Das kleine Volumen wird einem Mehrdosenbehältnis mit Dosierpumpe entnommen, das große einer Eindosisflasche in Form einer Quetsch- bzw. Faltenbalgflasche. Beide Verpackungsvarianten verfügen über einen Vaginalapplikator, also ein Rohr mit einer birnenförmigen Verdickung am Ende, die mehrere Flüssigkeitsaustrittsöffnungen aufweist. Die Anwendung ist im Liegen (Bett mit Saugunterlage oder Bettpfanne, Badewanne) oder Sitzen (Toilette, Bidet) möglich, wobei der Applikator tief eingeführt und entweder der Sprühkopf mehrmals (in der Regel 10 Hübe mit jeweils 0,17 ml) oder die Quetschflasche langsam bis zur weitgehenden Entleerung gedrückt wird.

Applikation von flüssigen Vaginalia

Im Fall eines großen Dosisvolumens ist die Lösung zuvor auf etwa Körperwärme zu temperieren. Auch bei der großen Lösungsmenge sollten Anteile einige Minuten in der Scheide verbleiben. Unmittelbar nach der Verabreichung darf kein Tampon eingelegt werden, da dieser durch Aufsaugen der Lösung deren Kontaktzeit mit der Schleimhaut verkürzen würde.

Nach der Anwendung wird der Applikator zur Mehrfachverwendung auf der Dosierpumpe nicht nur äußerlich gesäubert, sondern auch der Pumpmechanismus zur Reinigung nochmals über einem Waschbecken oder Ähnlichem betätigt. Auch vor der erneuten Anwendung sollte man mit nach unten gerichtetem Applikator ein- bis zweimal ansprühen.

Das Spülen der Vagina mit im Haushalt gefertigten Lösungen als Hygienemaßnahme während der Monatsblutung oder nach dem Intimverkehr (sog. Vaginaldusche) ist unabhängig von den eingesetzten Anwendungshil-

Tab. 10.4: Vaginallösungen (Auswahl)

	Octenisept® Vaginaltherapeutikum	Tantum® rosa Lösung zur Vaginalspülung
Wirkstoff(e)	Octenidin-HCl, Phenoxyethanol	Benzydamin-HCl
Volumen einer Dosis	Ca. 2 ml	Ca. 140 ml
Packmittel	Mehrdosenflasche mit Dosierpumpe (Upside-down-Pumpe, 0,17 ml pro Hub)	1 Dosis in Quetsch- bzw. Faltenbalgflasche (PE-Flasche, teilweise in Ziehharmonikaform)
Applikatortyp	Zur mehrfachen Verwendung	Zur einmaligen Verwendung
Fixieren des Applikators beim Gebrauch	Auf Ventilrohr aufgesteckt	Aus Flasche herausgezogen und eingerastet

fen wegen der damit verbundenen Risiken (z. B. Adnexitis, extrauterine Schwangerschaft) abzulehnen [16].

Eine Kundin fragt nach der richtigen Handhabung von „Verhütungszäpfchen".

Die konzeptionsverhütende Wirkung von Vaginalovula und -zäpfchen kann beeinträchtigt werden, wenn sie unsachgemäß gelagert oder zum falschen Zeitpunkt eingeführt werden (s. Kap. 10.3.1). Auf den möglichen Verlust der Schutzwirkung von Latexkondomen sollte hingewiesen werden (s. Kap. 10.4).

Internet-Links

Technologie vaginaler Arzneiformen
www.pharmazie.uni-frankfurt.de/PharmTech/downloads_2sem/Suppos.pdf

Arzneiformen zur Anwendung am Auge

11

11.1 Einführung

Probleme bei der Anwendung lokaler Ophthalmika

Die besondere Problematik bei der Aufbewahrung und Anwendung topischer Ophthalmika ergibt sich vor allem aus dem Risiko einer mikrobiologischen oder chemischen Veränderung der Präparate infolge unsachgemäßer Handhabung. Ferner resultiert sie aus dem volumenmäßig geringen Aufnahmevermögen des vorderen Augenabschnittes für flüssige und streichfähige Darreichungsformen sowie aus der kurzen Verweildauer dieser Zubereitungen an der Horn- und Bindehaut. Es müssen gut entwickelte Schutzmechanismen des Auges überwunden werden, welche das äußere Augensegment frei von Fremdkörpern halten und so die Funktion des visuellen Systems gewährleisten. Schließlich ist die Anwendung so zu gestalten, dass die systemische Verfügbarkeit konjunktival deponierter Wirkstoffe möglichst gering gehalten wird.

» Bei der Anwendung topischer Augenarzneimittel sind Richtlinien zur Hygiene streng zu beachten.

» Pro Anwendung ist nur **ein Tropfen** oder ein möglichst **kurzer** (5 bis 10 mm), **dünner Gelstrang** in den Bindehautsack einzubringen.

» **Mechanische oder thermische Reize** des äußeren Auges sind bei der Anwendung von Ophthalmika zu vermeiden.

» Die **Verweildauer** flüssiger und halbfester Ophthalmika am äußeren Auge kann durch **Unterdrücken des Lidschlags** oder **Abdrücken der Tränenröhrchen** deutlich verlängert werden.

» Bei der Verabreichung **verschiedener Augentropfen am selben Auge** ist zwischen den jeweiligen Anwendungen mindestens **10 Minuten zu warten**.

» Patienten, die in ihrer **Feinmotorik** oder in ihrem **Sehvermögen behindert** sind, sollten bei der Augentropfenanwendung zusätzliche **mechanische Hilfsmittel** verwenden und erforderlichenfalls die **Anwendungstechnik modifizieren**.

» Auch nach korrekter Anwendung von Ophthalmika können **störende Begleiterscheinungen** wie Augenbrennen, Sehstörungen oder unangenehme Geschmacksempfindungen auftreten.

» Die **Aufbewahrungsbedingungen** und **Aufbrauchfristen** von Ophthalmika sind streng zu beachten.

» Während und unmittelbar nach der **Anwendung topischer Augenarzneimittel** dürfen in der Regel **keine Kontaktlinsen getragen** werden.

» Die **Verträglichkeit von Kontaktlinsenpflegemitteln** mit den jeweils vorliegenden Linsenmaterialien und ihre **Einwirkzeit auf die Linsen** sind zu beachten.

11.2 Äußeres Auge als Applikationsort

Anatomische und physiologische Gegebenheiten bei der konjunktivalen Anwendungsroute

Der nahezu kugelförmige **Augapfel** (Bulbus oculi) liegt im Schutz der **knöchernen Augenhöhle** (Orbita; Abb. 11.1) und wird vorne durch die **Augenlider** geschützt. Die Innenseite der Lider ist von der **Bindehaut** (Konjunktiva) bedeckt. Diese erstreckt sich nach ihrer Faltung als obere und untere Umschlagsfalte weiter auf die Vorderseite des Augapfels bis zum Rand der transparenten, kreisförmigen **Hornhaut** (Kornea). Die undurchsichtige, weiße Lederhaut (Sklera; der auch äußerlich erkennbare weiße Bereich des Auges) bildet die fibröse Hülle, die dem Augapfel Form und Festigkeit gibt. Die Lederhaut geht an der Vorderseite des Auges in die uhrglasförmig geformte Hornhaut über. Der flüssigkeitsgefüllte Raum hinter der Hornhaut und vor der Iris (begrenzt durch Hornhaut, Irisvorderfläche und Linse) wird als **vordere Augenkammer** oder Vorderkammer bezeichnet. Die wesentlich kleinere **hintere Augenkammer** oder Hinterkammer wird im Wesentlichen durch die Irishinterfläche, den Übergangsbereich von der Iris zum Ziliarkörper und die Linse gebildet. Der **Bindehautsack** oder **Kon-**

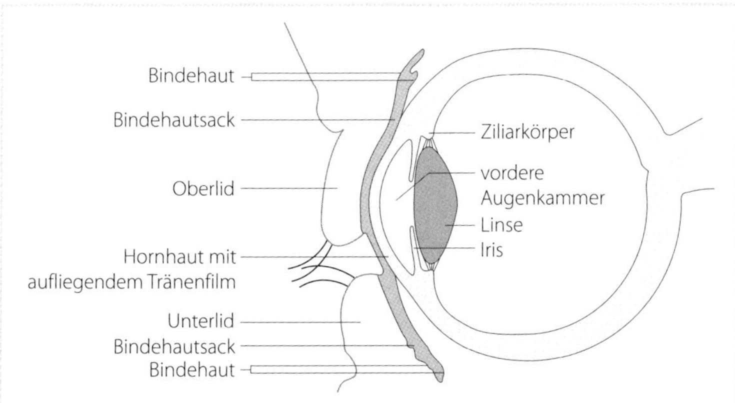

Abb. 11.1: Schematische Darstellung des vorderen Augenabschnittes

junktivalsack ist der von Binde- und Hornhaut jeweils am Ober- und Unterlid gebildete Spalt (Abb. 11.1).

Das Auge gewinnt seine Kugelform durch den Druck, der im Augeninneren höher ist als in der Umgebung des Auges. Dieser Augeninnendruck wird durch Bildung, Zirkulation und Abfluss des **Kammerwassers** aufrechterhalten. Das Kammerwasser wird vom Ziliarepithel gebildet und kontinuierlich in die hintere Augenkammer sezerniert. Mit tageszeitlichen Schwankungen fließen pro Minute etwa 2 µl Kammerwasser aus der Hinterkammer zwischen Iris und Linse und dann durch die Pupille in die Vorderkammer. Es führt der Linse und der Hornhaut Nährstoffe zu und verlässt das Auge größtenteils durch den Kammerwinkel. Es gelangt über ein schwammartiges Gebilde, das Trabekelmaschenwerk, in den Schlemm'schen Kanal und fließt dann in venöse Kapillaren ab. Dieses System führt zu einer mehrmaligen Erneuerung des Kammerwassers während eines Tages. Der intraokulare Druck des gesunden Auges beträgt zwischen 10 und 22 mmHg.

Die Bindehaut ist eine dünne, transparente und gefäßführende Schleimhautschicht. In ihr sind zwei verschiedene Arten von Drüsen angesiedelt: Schleim (Muzine) sezernierende Becherzellen sowie akzessorische Tränendrüsen. Die „Bindehautreserve" in den Umschlagfalten erlaubt die freie Beweglichkeit des Augapfels in alle Blickrichtungen, die glatte und feuchte Bindehautoberfläche ermöglicht das problemlose Aufeinandergleiten der Schleimhautschichten.

Die vom Tränenfilm bedeckte Hornhaut ist eine ausgeprägte Resorptionsbarriere. Sie ist 0,5 bis 1,2 Millimeter dick und besteht von außen nach innen gesehen aus folgenden fünf Schichten:

» Epithel,
» Bowmann-Lamelle,
» Stroma,
» Descemet-Membran,
» Endothel.

Während das äußere Epithel und das innere Endothel lipophilen Charakter besitzen, entspricht das in der Mitte liegende Stroma, einem Hydrogel mit 78 % Wasser. Es macht etwa neun Zehntel des gesamten Hornhautquerschnitts aus. Die an das Epithel grenzenden Kollagenfibrillen des Stromas werden als Bowman-Lamelle (missverständlicherweise auch als Bowman-Membran deklariert), die an das Endothel grenzende, besonders widerstandsfähige Membran als Descemet-Membran bezeichnet.

Das Stroma wird durch parallel zur Oberfläche laufende Lamellen gebildet, die hauptsächlich aus kollagenen Fibrillen bestehen. Deren Quellungszustand und regelmäßige Anordnung sowie das Fehlen von Blut- und Lymphgefäßen bedingen wesentlich die optische Tauglichkeit der Hornhaut. Quillt das Stroma durch Wasseraufnahme über den physiologischen Hydratisierungsgrad hinaus oder entzieht man ihm Wasser, verliert es seine Transparenz. Zwischen den Fibrillen finden sich Kollagen produzierende Zellen. Das Endothel sorgt für einen konstanten Wassergehalt beziehungsweise Quellungszustand des Stromas, indem es mittels einer aktiven Ionenpumpe permanent Wasser aus dem Stroma in die Vorderkammer bewegt. Das äußere Hornhautepithel ist weitgehend wasserundurchlässig, jedoch kann diese Barrierefunktion durch manche Arzneistoffe verringert werden. So können etwa Lokalanästhetika zu einer Auflockerung des Epithels führen. Die Oberfläche der äußeren Zellen des Epithels ist vergrößert durch Falten (Mikroplicae) und vor allem durch Zotten (Mikrovilli), um die Adsorption der hauptsächlich von den Becherzellen abgegebenen Muzine an die Bindehaut zu erleichtern. Die verschiedenen Muzine gehören zu den Glykoproteinen, bilden mit Wasser pseudoplastische Gele und sind ein wesentlicher Bestandteil des präkornealen Tränenfilms.

Im Gegensatz zur Lederhaut ist die gesamte Hornhaut im gesunden Zustand frei von Blutkapillaren. Sie verfügt jedoch über eine besonders ausgeprägte sensible Innervation (aus dem ersten Trigeminusast), was sie sehr berührungsempfindlich macht. Sie ist einer der am stärksten innervierten Gewebeabschnitte des Körpers. Die Nerven weisen keine Myelinscheide auf, um die Hornhauttransparenz nicht zu stören.

Die etwa haselnussgroße **Tränendrüse** (Abb. 11.2) liegt jeweils in einer Grube dicht unter dem schläfenwärtigen oberen Rand der knöchernen Augenhöhle (Orbita). Ihre Ausführungsgänge münden in die Bindehautfalte zwischen Oberlid und Augapfel. Zum Tränen bildenden System gehören ferner zahlreiche kleine, in der Bindehaut der oberen und unteren Übergangsfalte gelegene Tränendrüsen. Insgesamt werden pro Minute etwa 1 bis 2 µl Tränenflüssigkeit gebildet, davon etwa 90 % von der orbitalen Tränendrüse und der Rest von den konjunktivalen Drüsen. Während des Schlafens ist die Tränensekretion deutlich verringert, aber nicht gänzlich eingestellt. Die Funktion der großen Tränendrüse wird neuronal und hormonal gesteuert und kann unter anderem durch mechanische, chemische oder Kältereize am äußeren Auge sowie zentralsensorische Reize (z. B. starke Beleuchtung, psychische Faktoren) verstärkt werden.

Durch den in der Regel unwillkürlichen **Lidschlag**, der beim entspannten Erwachsenen fünf- bis 15-mal pro Minute erfolgt, wird die Tränenflüssigkeit gleichmäßig über die Hornhaut verteilt und Fremdpartikel werden zum inneren Lidwinkel transportiert. Die Geschwindigkeit der Lider beträgt etwa 10 cm/s. Infolge einer dachziegelartigen Anordnung der Muskel-

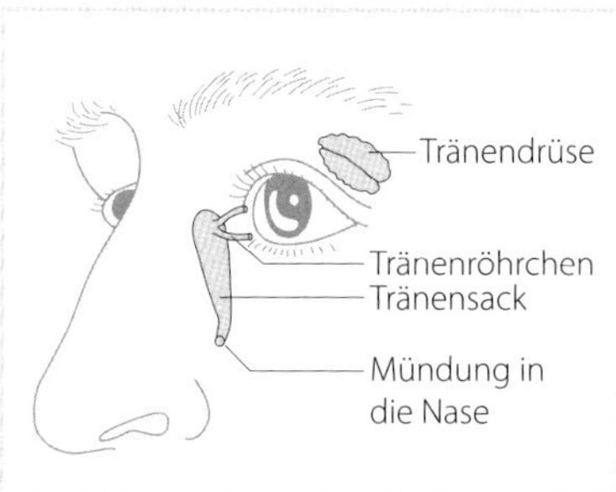

Abb. 11.2: Tränendrüse und ableitende Tränenwege

fasern der Lidmuskulatur schließen die Lider nicht auf ganzer Länge gleichzeitig, sondern außen beginnend und erst danach innen. Infolgedessen wird die Tränenflüssigkeit nicht nur von oben nach unten verteilt, sondern gleichzeitig auch von außen nach nasal transportiert. Sie sammelt sich dann am inneren Augenwinkel, wo sie von dem oberen und unteren **Tränenröhrchen** aufgenommen wird. Über diese 0,3 Millimeter dicken Röhrchen mit dehnbarer Wandung gelangt die Tränenflüssigkeit in den etwa 14 Millimeter langen **Tränensack**, der unter der unteren Nasenmuschel in die Nasenhöhle mündet. Dieser **Transport in die Nase erfolgt aktiv**. Bei jedem Lidschlag wird die Eingangsöffnung der Tränenröhrchen am Augeninnenwinkel verschlossen und gleichzeitig verengt sich das Lumen der von Muskelfasern umschlungenen Tränenröhrchen. Dadurch wird die Tränenflüssigkeit in den Tränensack gepumpt.

Zusammensetzung des Tränenfilms

Der dem Hornhautepithel aufliegende **Tränenfilm** hat eine Dicke von etwa 30 bis 35 µm. Er besteht nicht aus einer homogenen Lösung, sondern im Wesentlichen aus drei unterschiedlich zusammengesetzten Schichten mit verschiedenen Funktionen:

» Die unterste Phase ist aus verschiedenen Schleimkomponenten (Muzinen) zusammengesetzt, die primär von den Becherzellen der Bindehaut gebildet werden.
» Die mittlere Phase besteht aus der von den Tränendrüsen sezernierten, eigentlichen Tränenflüssigkeit, einer komplex zusammengesetzten Lösung verschiedener Elektrolyte (z. B. Na, Ca, Mg), Proteine (z. B. Albumin, Immunglobuline), Enzyme (z. B. Lysozym) und unterschiedlicher Stoffwechselprodukte (z. B. Glucose, Harnstoff). Ein komplexes Puffersystem (Phosphate, Proteine, Natriumhydrogencarbonat/Kohlendioxid) hält den pH-Wert mit tageszeitlichen Schwankungen auf 7,1–7,8. Die Viskosität der Tränenflüssigkeit beträgt unter anderem aufgrund ihres Proteingehaltes zwischen 1,3 und 6 mPa s. Die Tränenzusammensetzung variiert im Säuglings-, Jugendlichen-, Erwachsenen- und schließlich im höheren Seniorenalter deutlich.
» Die oben aufliegende Lipidschicht wird von den Talgdrüsen im Ober- und Unterlid (**Meibom-Drüsen**) gebildet, deren Ausführungsgänge an der Lidrändern münden.

Die unterste Phase mit den grenzflächenaktiven Muzinen schützt einerseits als Diffusionsbarriere die Hornhaut vor Mikroorganismen und exogenen Stoffen, andererseits ermöglicht sie die Benetzung des lipophilen Hornhautepithels durch die wässrige Tränenkomponente. Diese Phase enthält lösliche Muzine und Gel bildende Muzine. Die mittlere wässrige Schicht macht mit 98 % den Hauptanteil der Tränenflüssigkeit aus. Die obere Lipidschicht fungiert primär als Verdunstungsschutz für die wässrige Schicht des Tränenfilms und als Transportmedium für eingeschlossene Fremdpartikel beim Wegspülen durch den Tränennasenkanal. Während es sich bei den Lipiden größtenteils um hydrophobe Fette handelt, findet man am Übergangsbereich zur wässrigen Phase auch polare, hydrophile Lipide (z. B. Phospholipide und Kohlenhydrate enthaltende Sphingolipide).

Da der Tränenfilm relativ dünn ist, wird seine Kontinuität durch verdunstendes Wasser rasch aufgehoben. 15 bis 30 Sekunden nach dem Lidschlag entstehen deshalb über die Hornhaut verteilt „trockene" Bereiche. (Diese Zeitspanne wird vom Augenarzt als sog. **T**ränenfilm**a**ufreiß**z**eit oder **B**reak-**u**p-**T**ime am angefärbten Tränenfilm gemessen, TAZ oder BUT.) Der Lidschlag muss vor Ausbildung dieser Störungen des Films erfolgen, d. h. das Lidschlagintervall muss kürzer als die Aufreißzeit des Tränenfilms sein.

Aktuelle Untersuchungen lassen eine gegenüber der obigen Darstellung etwas modifizierte Schichtstruktur des präkornealen Tränenfilms vermuten. Offensichtlich finden sich Gel bildende Muzine auch in der mittleren, wässrigen Phase. Außerdem scheinen die Korneaepithelzellen an der Grenzfläche zum Tränenfilm membrangebundene Muzine zu produzieren, die neben den Mikrovilli der Epithelzellen das Fixieren des Tränenfilm auf der Kornea bewerkstelligen [1, 2].

„Trockenes Auge"

Das so genannte „trockene Auge" oder Sicca-Syndrom wird als eine pathologische Veränderung des Tränenfilms definiert. Es umfasst entweder eine Störung der Lipidphase (lässt sich in den meisten Fällen des Sicca-Syndroms nachweisen) und damit eine gesteigerte Verdunstung des Tränenfilms oder eine Störung der wässrigen Phase. Diese kann durch geschädigte Mikrovilli des Hornhautepithels oder durch eine verminderte Tränenproduktion bedingt sein. Als Ursache scheinen immungenetische, endogene (z. B. Hormonhaushalt) und exogene Faktoren (z. B. Umweltaspekte) gleichermaßen eine Rolle zu spielen.

11.3 Okulare Verfügbarkeit

Die Wirkstoffe topischer Ophthalmika sollen

» den präkornealen Tränenfilm stabilisieren oder
» an der Bindehaut wirken oder
» durch die Hornhaut penetrieren, um dann in der vorderen oder hinteren Augenkammer Effekte auszulösen.

Die Verfügbarkeit der Wirkstoffe in den jeweiligen Gewebeabschnitten ist in der Regel jedoch gering. Beispielsweise erreichen zwischen weniger als ein Prozent und maximal zehn Prozent der lokal applizierten Wirkstoffdosen die vordere Augenkammer. Dies ist zum einen bedingt durch die geringe Permeabilität der Hornhaut und zum anderen durch den raschen mechanischen Abtransport des Arzneimittels aus dem präkornealen Bereich. Die Oberfläche der Bindehaut ist etwa sechzehnmal größer als die Fläche der Hornhaut und ihr Epithel ist durchlässiger. Jedoch erreicht nur ein geringer Teil der konjunktival resorbierten Arzneistoffmenge das Augengewebe, der Rest gelangt in die systemische Zirkulation [3, 4, 5, 6, 7].

Die **okulare Verfügbarkeit der Wirkstoffe aus topischen Ophthalmika** wird nicht nur durch das lakrimale Drainagesystem (Kap. 11.3.2) beeinflusst, sondern auch durch Parameter, die der Anwender teilweise oder vollständig steuern kann (Kap. 11.3.3.1–11.3.3.3). **Diverse technologische Charakteristika der topischen Augenarzneimittel**, die ebenfalls die Verfügbarkeit am äußeren Augensegment beeinflussen (Kap. 11.3.3.4 u. 11.3.3.5), sind bei der Präparateauswahl und Patientenbetreuung durch den Apotheker zu berücksichtigen. Schließlich muss auch die unerwünschte systemische Verfügbarkeit topisch angewandter Wirkstoffe (Kap. 11.4) Gegenstand der Anwendungsberatung sein. Eine Besprechung dieser Aspekte sei daher im Folgenden der Erläuterung der Packmittel und der eigentlichen Abhandlung der Anwendungsschritte (ab Kap. 11.5) vorausgestellt.

11.3.1 Korneale Permeation

Für hydrophile Wirkstoffe fungiert das lipophile Epithel als Diffusionsschranke, für die Resorption lipophiler Stoffe wird das hydrophile Stroma zur geschwindigkeitsbestimmenden Barriere. Für die Permeation durch die Kornea spielen neben der Lipophilie eines Arzneistoffs seine Wasserlöslichkeit, Molmasse, Ladung und Ionisationsgrad eine entscheidende Rolle. Die nichtdissoziierte Form kann normalerweise besser permeieren als die dissoziierte [4, 6, 7].

Eine transkorneale Diffusion ist unter anderem bei solchen Wirkstoffen leicht möglich, die von einer undissoziierten lipophilen Form zu einer dissoziierten hydrophilen Form wechseln können. Dies ist etwa bei Stickstoffbasen (z. B. Atropin, Pilocarpin, Epinephrin, Tetracain) durch Wechsel vom nichtprotonierten zum protonierten Zustand möglich. Liegt der pK_S-Wert der Substanz um 7,4 ist dies besonders günstig, da unter den Bedingungen in der Tränenflüssigkeit dann hydrophile Basenkationen und gleichzeitig undissoziierte Basenmoleküle vorliegen.

11.3.2 Lakrimales Drainagesystem

Das durchschnittliche Volumen der Tränenflüssigkeit des Erwachsenen beträgt pro Auge 7 µl. Davon entfällt etwa 1 µl auf den präkornealen Tränenfilm und jeweils 3 µl auf den Tränenfilmmeniskus des oberen und unteren Lidrandes. Vor dem Lidschlag kann das Tränenvolumen auf etwa 30 µl ansteigen. Die maximale Flüssigkeitsmenge, welche die vorderen Augenabschnitte in Form einer wässrigen Zubereitung zusätzlich aufnehmen können, liegt zwischen 10 und 20 µl [3, 6, 7, 8].

Beeinflussung der Tränensekretion durch Arzneistoffe

Die **Sekretionsmenge aller Tränendrüsen** beträgt durchschnittlich 1 bis 2 µl pro Minute. Neben der neuronalen und hormonalen Steuerung (Kap. 11.2) kann die Tränensekretion sowohl durch systemisch verabreichte Wirkstoffe als auch durch lokal angewandte Stoffe beeinflusst werden. Beispielsweise können Anticholinergika, Antihistaminika, Betablocker (systemisch oder lokal appliziert, z. B. Timolol), Diuretika, trizyklische Antidepressiva oder Benzodiazepine die Sekretion verringern. Auch Acetylsalicylsäure übt einen hemmenden Effekt auf die Tränenproduktion aus. Parasympathomimetika (systemisch oder lokal, z. B. Pilocarpin, Carbachol) stimulieren dagegen die Tränenbildung [7, 9, 10].

Nach der Instillation von Augentropfen, also von etwa 25 bis 50 µl Arzneistofflösung, wird der größte Anteil der Flüssigkeit rasch vom vorderen Augensegment abgeleitet. Infolge des reflektorischen Lidschlags läuft sie teilweise über den Lidrand ab, teilweise wird sie über den Tränenkanal zur Nase abgepumpt. Danach stellt sich wieder das physiologische Tränenvolumen von ca. 7 µl ein. Im weiteren Verlauf fällt infolge des physiologischen Tränenflusses von etwa 1,5 µl/Minute die Arzneistoffkonzentration in der Tränenflüssigkeit weiter ab. Auch die Resorption über die Horn- und vor allem die Bindehaut vermindert kontinuierlich die im Tränenfilm vorhandene Wirkstoffmenge [6, 7, 11].

Der Verdünnungseffekt bei Applikation eines Tropfens durch die Tränenflüssigkeit ist also relativ klein. Die Konzentration eines in der Tränenflüssigkeit gelösten oder suspendierten Wirkstoffs sinkt aber vergleichsweise rasch infolge der physiologischen Tränendynamik (Abb. 11.3). Die Halbwertszeit der Wirkstoffkonzentration im Bereich der Kornea zeigt auch bei Gesunden eine große intra- und interindividuelle Streuung. Sie beträgt zwischen einer und zwanzig Minuten [3, 6, 12].

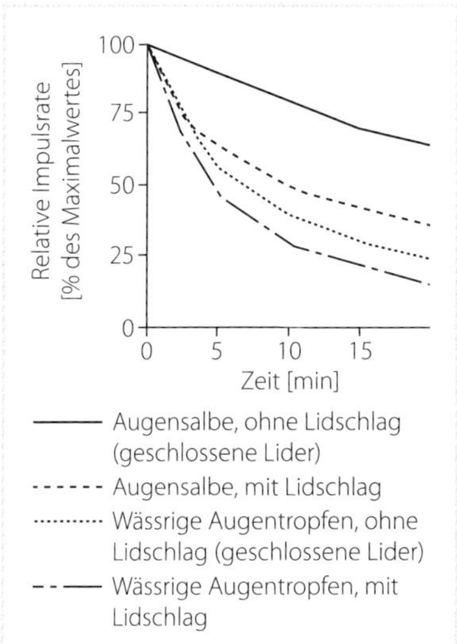

Abb. 11.3: Einfluss der Augenlider-Bewegungen auf die Verweildauer von flüssigen und streichfähigen Darreichungsformen am vorderen Augensegment (nach [12]). Salbe und Tropfen durch ^{99m}Tc-Zusatz radioaktiv markiert; Bestimmung der Impulsrate mittels eines vor dem Auge montierten Detektors

Mit zunehmendem Alter verringert sich der Umfang der Tränenproduktion und die Kapazität des Tränendrainagesystems. Die korneale Verweildauer von Lösung und Suspensionen steigt damit [10].

Systemische Neben- und Wechselwirkungen durch Resorption

Wirkstoffe aus topischen Ophthalmika gelangen nicht nur über die Binde- und Hornhaut in den Blutkreislauf, sondern sie werden während der Passage durch die Tränenwege in geringem Umfang über die Schleimhäute der Tränenröhrchen und des Tränensacks, vor allem aber über die Nasen- und Mundschleimhaut systemisch resorbiert und unterliegen dabei keinem First-Pass-Metabolismus. Die Permeabilität der Nasopharynxschleimhaut ist geringer als die der Nasen- und Mundschleimhaut. Schließlich werden auch die in den Gastrointestinaltrakt gelangenden Wirkstoffanteile systemisch aufgenommen [6]. Aus der Resorption über diese verschiedenen Schleimhautareale können ernsthafte Neben- und Wechselwirkungen bis hin zu toxischen Effekten resultieren (Kap. 11.4).

11.3.3 Einflüsse auf die okulare Verfügbarkeit

11.3.3.1 Dosisvolumen

Möglichst kleine Volumina applizieren

Im Interesse einer langen Verweildauer einer flüssigen Arzneimittelzubereitung am vorderen Augensegment und eines geringen Risikos der Wirkstoffaufnahme über andere Resorptionswege sollte das Volumen der verabreichten Augentropfen möglichst klein sein.

Das überschüssige Volumen einer am äußeren Auge aufgebrachten Flüssigkeit wird innerhalb kurzer Zeit reflektorisch durch den Lidschlag entfernt (Kap. 11.3.2). Eine große Überschussmenge oder eine zwei- oder mehrmalige Zufuhr kleinerer Flüssigkeitsvolumina (> 20 µl) innerhalb kurzer Zeit stimulieren zusätzlich die Tränenproduktion und erhöhen die Abflussrate. Die Tränensekretion kann sich dabei auf nahezu den 100-fachen Wert steigern! Je größer das instillierte Flüssigkeitsvolumen ist, desto schneller wird es durch den nasolakrimalen Weg wieder abgeleitet. Der damit eintretende Verdünnungs- beziehungsweise Auswascheffekt erreicht folglich ein therapeutisch bedeutsames Ausmaß [3, 6].

Hinsichtlich des Nebenwirkungsrisikos und der Funktionalität entsprechender Tropfermonturen wurde ein Optimum der Tropfengröße zwischen 5 und 20 µl ermittelt [6, 13, 14]. Ein 10-µl-Tropfen einer zehnprozentigen Phenylephrinlösung zeigte beispielsweise den gleichen Pupillen erweiternden Effekt wie ein 30-µl-Tropfen derselben Lösung [15]. Aus der Verabreichung von 15 µl einer 0,5-prozentigen Clonidinlösung und 70 µl einer halb so konzentrierten Lösung resultierte jeweils ein Abfall des intraokularen Drucks im gleichen Ausmaß. Zu einer Absenkung des systemischen Blutdrucks kam es aber nur bei Verabreichung des großen Tropfenvolumens [16]. Tropfenvolumina unter 10 µl würden sehr hohe Wirkstoffkonzentrationen erfordern und daher zu Formulierungsproblemen führen.

Für die Anwendung von Augentropfen (Kap. 11.5.4) bedeuten diese Befunde, dass grundsätzlich nur **ein** möglichst kleiner Tropfen pro Auge verabreicht werden sollte. Die Applikation eines zweiten Tropfens hat einen Auswascheffekt für den Wirkstoff aus der vorausgegangenen Anwendung zur Folge. Bei einer Kombinationstherapie mit verschiedenen Lösungen sollte deshalb zwischen den Einzelapplikationen ein Zeitabstand von etwa zehn Minuten liegen.

11.3.3.2 Lidschlagfrequenz

Aus dem in Kapitel 11.2 und 11.3.2 dargelegten Tränenabflusssystem ergibt sich, dass ein Unterdrücken des Lidschlags das Abfließen der Arzneistofflösung von der Horn- und Bindehaut entscheidend verzögert und damit die okulare Verfügbarkeit therapierelevant erhöht. Dies gilt sowohl für flüssige als auch für streichfähige Zubereitungen (Abb. 11.3). Wenn es die äußeren Umstände erlauben, sollten die Lider nach dem Eintropfen ein bis zwei Minuten, wenn möglich bis zu fünf Minuten, geschlossen bleiben [18].

Auge nach Applikation 1–2 Minuten schließen

Die präkorneale Konzentration einer paraffinhaltigen Augensalbe beträgt beispielsweise 20 Minuten nach der Applikation bei unbeeinflusstem Lidschlag nur noch 34 %, bei unterdrücktem Lidschlag dagegen 62 % [12].

11.3.3.3 Mechanische Behinderung des Tränenabflusses

Eine weitere Maßnahme zur Verlängerung der Verweilzeit einer Arzneistofflösung im kornealen und konjunktivalen Bereich besteht im **Verschließen der Tränenröhrchen** für ein bis fünf Minuten durch sanften Druck mit der Fingerspitze auf den Nasenknochen am Augeninnenwinkel. Das Lid sollte auch hierbei nicht schlagen, also weitgehend geschlossen bleiben. Der Effekt dieser nasolakrimalen Okklusion unmittelbar nach dem Eintropfen übertrifft den des alleinigen Lidschließens deutlich (Abb. 11.4) [6, 18]. Beispielsweise erhöhte sich die okulare Timololresorption (AUC) durch das Abdrücken über fünf Minuten um 70 % [6].

Geringere systemische Aufnahme nach nasolakrimaler Okklusion

Da dieses Verzögern des Tränenabflusses auch den Umfang der Arzneistoffaufnahme in die systemische Zirkulation verringert, wird es unter anderem bei Wirkstoffen mit relativ hohem Risiko kardiovaskulärer, respiratorischer oder zentralnervöser Nebenwirkungen empfohlen (Kap. 11.4). Bei einer Reihe von Präparaten leiten die Packungsbeilagen zu diesem Anwendungsschritt an (Kap. 11.5.4).

11.3.3.4 Viskosität des Arzneimittels

Verlängerung der Verweilzeit durch Viskositätserhöhung

Durch Erhöhung der Viskosität flüssiger Ophthalmika lässt sich deren präkorneale Verweilzeit erhöhen. Bei Suspensionsaugentropfen trägt die Viskositätssteigerung daneben auch zur Suspensionsstabilisierung nach dem Aufschütteln bei. Die US-amerikanische Pharmakopoe (USP 28) nennt als entsprechende Hilfsstoffe:

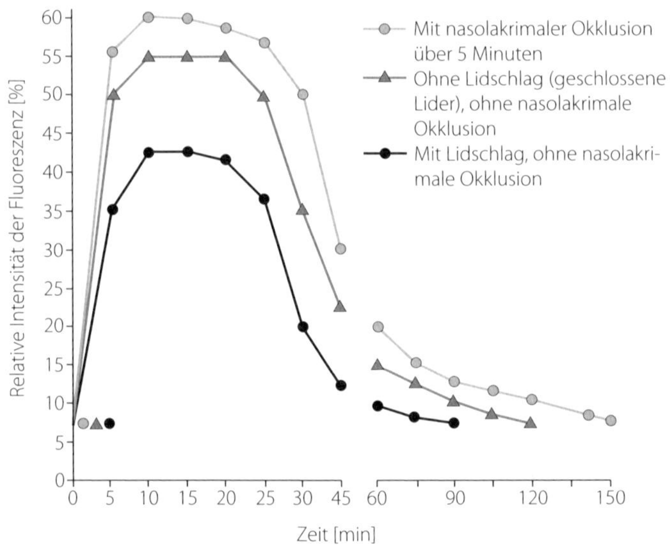

Abb. 11.4: Einfluss des Zudrückens der Tränenröhrchen (nasolakrimale Okklusion) auf die Fluoresceinkonzentration in der vorderen Augenkammer nach Anwendung hochkonzentrierter Fluorescein-Augentropfen (nach [18]).
Eintropfen 10 %iger Fluorescein-Augentropfen, fluorophotometrische Bestimmung der relativen Fluorescein-Konzentration in der vorderen Augenkammer

» Methylcellulose,
» Hypromellose (Hydroxypropylmethylcellulose) und
» Polyvinylalkohol [19].

Darüber hinaus werden in Fertigarzneimitteln und Medizinprodukten (Tab. 11.1, 11.9 und 11.20) folgende Gelbildner eingesetzt:

» Carbomer Natriumsalz (Polyacrylsäure-Na),
» Carmellose Natriumsalz (Carboxymethylcellulose-Na),
» Hyaluronsäure Natriumsalz,
» Hydroxyethylcellulose,
» Hydroxypropylcellulose,
» Povidon (Polyvinylpyrrolidon).

Beispielsweise erhöht ein Polyvinylalkoholzusatz von 2,8 % die Viskosität auf ca. 7 mPa s und damit auf einen vom Auge gut tolerierten Wert. Die präkorneale Konzentration von Fluorescein zwei Minuten nach der Anwendung wird dadurch etwa verdoppelt (Abb. 11.5) [25]. Mit einem 0,5-prozentigen Timololhydrogel (Polyacrylsäure/Polyvinylalkohol) lässt sich bei Glaukompatienten der intraokulare Druck im gleichen Umfang senken wie mit der fünffachen Timololkonzentration in Augentropfen ohne Viskositätserhöhung [23].

Tab. 11.1: Eingesetzte Gelbildner und rheologische Eigenschaften einiger flüssiger und halbfester Ophthalmika

Präparat	Wirkstoff (e)	Viskositätserhöhender Hilfsstoff(e) (wesentliche Komponente[n])	Viskosität[1] im Packmittel und rheologische Eigenschaft	Rheologische Veränderung in situ[2]		
				Temperaturbedingt (32 °C/20 °C)	Ionenbedingt	Scherbedingt
Artelac® EDO Augentropfen	Hypromellose	Hypromellose 0,3 %	Ca. 6 mPa s, idealviskos [20]	Nicht publiziert	Nicht publiziert	Praktisch keine Veränderung [20]
Cellufresh® Augentropfen	Carmellose-Na	Carmellose-Na 0,5 %	Ca. 3 mPa s, idealviskos	Viskositätsabfall um ca. 27 % [128]	Viskositätsabfall	Viskositätsabfall um ca. 8 % [128]
Celluvisc® Augentropfen	Carmellose-Na	Carmellose-Na 1 %	Ca. 350 mPa s, plastisch	Nicht publiziert	Viskositätsabfall um ca. 35 % [20]	Viskositätsabfall [20]
GenTeal® Augentropfen	Hypromellose	Hypromellose 0,3 %	Ca. 7 mPa s, pseudoplastisch [128]	Viskositätsabfall um ca. 31% [128]	Nicht publiziert	Viskositätsabfall um ca. 7 % [128]
Inflanefran® forte Augentropfen	Prednisolonacetat (suspendiert)	Hypromellose 0,1 %	Ca. 1 mPa s, idealviskos [21]	Nicht publiziert	Nicht publiziert	Praktisch keine Veränderung [21]
Isopto® Dex Augentropfen	Dexamethason (suspendiert)	Hypromellose	Ca. 4 mPas, idealviskos [21]	Nicht publiziert	Nicht publiziert	Praktisch keine Veränderung [21]
Isopto Naturale® Augentropfen	Hypromellose, Dextran 70	Hypromellose 0,3 %, Dextran 70 0,1 %	6–9 mPa s, idealviskos [20, 22, 128]	Viskositätsabfall um ca. 35 % [128]	Nicht publiziert	Viskositätsabfall um ca. 5 % [20, 128]

Tab. 11.1: Eingesetzte Gelbildner und rheologische Eigenschaften einiger flüssiger und halbfester Ophthalmika (Fortsetzung)

Präparat	Wirkstoff (e)	Viskositätserhöhender Hilfsstoff(e) (wesentliche Komponente[n])	Viskosität[1] im Packmittel und rheologische Eigenschaft	Rheologische Veränderung in situ[2]		
				Temperaturbedingt (32 °C/20 °C)	Ionenbedingt	Scherbedingt
Lacrigel® Augentropfen	Hydroxyethylcellulose	Hydroxyethylcellulose 2 %	Ca. 150 mPa s, pseudoplastisch [19]	Nicht publiziert	Viskositätsabfall um ca. 50 % [20]	Viskositätsabfall [20]
Lacrimal® O.K. Augentropfen	Povidon	Povidon 0,6 %, Polyvinylalkohol 1,4 %	Ca. 4 mPa s, idealviskos	Nicht publiziert	Viskositätsabfall um ca. 30 % [20]	Praktisch keine Veränderung [20]
Lacrisic® Augentropfen	Hypromellose, Povidon	Hypromellose 0,2 %, Povidon 2 %	Ca. 4 mPa s, idealviskos	Nicht publiziert	Viskositätsabfall um ca. 35 % [20]	Praktisch keine Veränderung [20]
Liquifilm® Augentropfen	Polyvinylalkohol	Polyvinylalkohol 1,4 %	Ca. 4 mPa s; idealviskos	Nicht publiziert	Viskositätsabfall um ca. 30 % [20]	Praktisch keine Veränderung [20]
NyoGel® Augengel	Timololhydrogenmaleat	Carbomer-Na, Polyvinylalkohol	Ca. 420 mPa s, pseudoplastisch	Nicht publiziert	Viskositätsabfall [23]	Viskositätsabfall [23]
Oxyal™ Benetzende Augentropfen	Hyaluronsäure-Na	Hyaluronsäure-Na 0,15 %, Protectot™	Ca. 13 mPa s, pseudoplastisch [128]	Viskositätsabfall um ca. 19 % [128]	Viskositätsabfall	Viskositätsabfall um ca. 17 % [128]

Tab. 11.1: Eingesetzte Gelbildner und rheologische Eigenschaften einiger flüssiger und halbfester Ophthalmika (Fortsetzung)

Präparat	Wirkstoff (e)	Viskositätserhöhender Hilfsstoff(e) (wesentliche Komponente[n])	Viskosität[1] im Packmittel und rheologische Eigenschaft	Rheologische Veränderung in situ[2]		
				Temperaturbedingt (32 °C/20 °C)	Ionenbedingt	Scherbedingt
Predni-POS® 0,5 % Augentropfen	Prednisolonacetat (suspendiert)	Carbomer-Na	Ca. 500 mPa s, pseudoplastisch [21]	Nicht publiziert	Viskositätsabfall	Viskositätsabfall um ca. 80 % [21]
Thilo Tears® Gel	Carbomer-Na	Carbomer-Na 0,3 %	Ca. 4500 mPa s	Nicht publiziert	Viskositätsabfall [20]	Viskositätsabfall [20]
Vidisic® Augengel	Carbomer-Na	Carbomer-Na 0,2 %	Ca. 5000 mPa s, plastisch	Nicht publiziert	Viskositätsabfall um ca. 98 % [20]	Viskositätsabfall [20]

[1] Bei 20 °C, zum Vergleich dynamische Viskositätswerte einiger Flüssigkeiten: Wasser: 1,007 mPa s; Isopropylmyristat: 5 mPa s; mittelkettige Triglyceride ca. 30 mPa s; dünnflüssiges Paraffin: ca. 50 mPa s; dickflüssiges Paraffin: ca. 170 mPa s; Rizinusöl: ca. 1 000 mPa s
[2] Nach Auskunft des pharmazeutischen Unternehmers, falls keine Literaturangabe

Verschiedene Autoren listen Viskositätswerte (neben Osmolaritäts- und pH-Werten) von flüssigen und halbfesten Ophthalmika, insbesondere von Sicca-Syndrom-Präparaten als Richtwerte für die Präparateauswahl auf (z. B. [24]). Bei der Beratung der Patienten zu Auswahl und Anwendung der Präparate unter rheologischen Aspekten ist es jedoch nur bedingt ausreichend, die Ophthalmika entsprechend ihrer Viskosität **im Packmittel** zu klassifizieren. Zu berücksichtigen sind vielmehr auch In-situ-Daten, also

» physikochemische Eigenschaften der Zubereitung bei den Milieubedingungen des vorderen Augensegments (Ionenkonzentration, pH-Wert, Temperatur),
» rheologisches Verhalten der Zubereitung unter dem Einfluss des Lidschlags und
» mukoadhäsive Eigenschaften der eingesetzten Polymere gegenüber der Kornea.

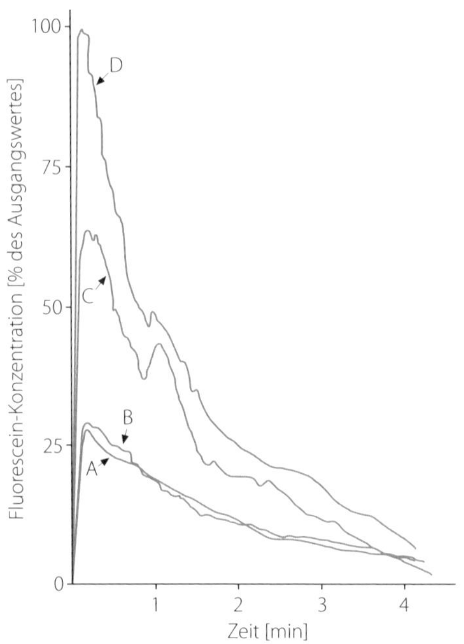

Abb. 11.5: Einfluss des Zusatzes von Polyvinylalkohol zu Fluorescein-Augentropfen auf ihre Verweildauer am vorderen Augensegment [nach 25].
Eintropfen von 0,05 %igen Augentropfen, fluorophotometrische Bestimmung der relativen Fluorescein-Konzentration an der Hornhaut.
A: 0 % Polyvinylalkohol (Viskosität: 0,9 mPa·s)
B: 1,4 % Polyvinylalkohol (2,3 mPa·s)
C: 2,8 % Polyvinylalkohol (7,4 mPa·s)
D: 4,2 % Polyvinylalkohol (25 mPa·s)

Eine umfassende Beurteilung von Präparaten unter biopharmazeutischer Sicht ist daher sehr komplex und der beratenden Apotheke ad hoc meist nicht möglich [20, 26].

Viskositätsbeeinflussende physiologische Faktoren

So ist der **Einfluss der Tränenflüssigkeit**, insbesondere der darin enthaltenen ein- und zweiwertigen Kationen, auf die Viskosität der Präparate zu bedenken. Anionische Gelbildner wie Carmellose, Hyaluronsäure und vor allem Carbomere zeigen mit überschüssigen Kationen Wechselwirkungen, die zu einem dramatischen, irreversiblen Viskositätsabfall führen können. Aber auch bei Zubereitungen mit nichtionischen Polymeren, wie beispielsweise Hydroxyethylcellulose, kann sich nach Kontakt mit Tränenflüssigkeit die Viskosität etwa auf die Hälfte des Ursprungswertes verringern (Tab. 11.1) [20, 27].

Es ist ferner zu beachten, dass sich die Präparate mit erhöhter Viskosität im kornealen Bereich nicht nur im Ruhezustand befinden, sondern **bei jedem Lidschlag starken Scherkräften ausgesetzt** sind. Die dabei auftretenden Schergeschwindigkeiten liegen in einer Größenordnung, wie sie etwa beim Einreiben von Salben und Cremes in die Haut herrschen (10 000 bis 40 000 s^{-1}) [7, 28]. Deshalb sind die rheologischen Eigenschaften der Präparate sowohl im Ruhezustand als auch bei Einwirkung des Lidschlags zu berücksichtigen (Tab. 11.1). Über einen ausgeprägten, reversiblen Viskositätsabfall infolge einer hoher Scherbeanspruchung wird etwa bei Carmellose-, Carbomer- und Carbomer-PVP-Gelen berichtet (Tab. 11.1) [20, 21, 27, 28].

In Abhängigkeit ihrer physikochemischen Eigenschaften und ihrer Einsatzkonzentration bilden die oben genannten Gelbildner mit wässrigen Lösungen

» idealviskose Lösungen (Viskosität ist unabhängig von der Scherkraft),
» pseudoplastische Sole (Viskosität nimmt bei zunehmender Scherbeanspruchung ab) oder
» plastische Gele (es ist eine Mindestscherkraft nötig, um eine Viskositätsabnahme auszulösen).

Idealviskose Lösungen mit höheren Viskositätswerten (> ca. 30 mPa s) rufen unangenehme Empfindungen am Auge hervor, so ist etwa eine Behinderung des Lidschlags zu spüren [29]. Demgegenüber weisen pseudoplastische Sole signifikant weniger Widerstand gegenüber der Lidbewegung auf und sind damit für den Patienten angenehmer. Auch plastische Gele zeigen eine lidschlagbedingte Viskositätsabnahme, doch ist bei ihnen eine Mindestscherkraft nötig, um das Gel zum Fließen zu bringen. Bei Gelen mit hoher Viskosität wird dieser Widerstand als unangenehmes Fremdkörpergefühl empfunden [20, 26, 30].

Bei Suspensionsaugentropfen mit erhöhter Viskosität haben die rheologischen Eigenschaften der Zubereitung auch Konsequenzen bezüglich der erforderlichen Schüttelintensität vor der Anwendung und der Entnahmeart aus dem Fläschchen (Kap. 11.5.4).

Carbomere, Carbomer-PVP-Komplexe und Hyaluronsäure bilden pseudoplastische Sole und plastische Gele mit **mukoadhäsiven Eigenschaften** gegenüber dem Korneaepithel. Die Carboxylgruppen dieser Polymere scheinen dabei Wasserstoffbrücken mit den Hydroxylgruppen der Korneamuzine auszubilden [20, 28, 31, 32]. Dieser Effekt ist offensichtlich sehr entscheidend für die gewünschte lange präkorneale Verweildauer entsprechender Ophthalmika.

Augentropfen mit In-situ-Gelbildung sind Zubereitungen, die im Fläschchen als tropfbares Sol vorliegen und erst nach Kontakt mit den auf der Bindehaut herrschenden Milieubedingungen ein Gel mit halbfester Konsistenz ausbilden (In-situ-Gelbildung). Drei Gelbildner, die mit dieser Eigenschaft beschrieben werden, erfahren den Konsistenzanstieg infolge unterschiedlicher Parameter, so aufgrund der auf 34 °C gesteigerten Temperatur (bei Gelbildner Pluronic F127), aufgrund des von 4,5 auf 7,4 angehobenen pH-Wertes (bei CAP Latex) oder infolge der Natriumkonzentration der Tränenflüssigkeit (bei Gelrite®, einem acetylierten Gellan) [26, 30]. Zurzeit (Herbst 2006) ist in Deutschland jedoch kein Fertigarzneimittel auf der Basis dieser zukunftsträchtigen Formulierungsprinzipien im Handel. Ein Medizinprodukt zur Anwendung bei „trockenem Auge" mit In-situ-Gelbildung (Systane™) enthält unter anderem Hydroxypropylguar und Borsäure in neutraler Lösung. Beim pH-Wert des Tränenfilms kommt es zu einem Viskositätsanstieg infolge einer Vernetzung der Polymerketten (Ausbildung kovalenter Bindungen zwischen dem Boratanion und den Diolgruppen der Mannose) [33].

11.3.3.5 Konservierungsmittel

In Fertigarzneimitteln wird überwiegend Benzalkoniumchlorid in einer Konzentration von etwa 0,01 Prozent eingesetzt. Meist liegt es in Kombination mit dem Metallkomplexbildner Natriumedetat vor, der infolge seines synergistischen bakteriziden Effektes die Wirksamkeit gegen Pseudomonas-Keime verbessert. Mit weitem Abstand folgen Chlorhexidinsalze, Thiomersal, Phenylquecksilbersalze und Phenylethanol; in dieser Reihenfolge nimmt die Einsatzhäufigkeit ab.

Wirkungen von Benzalkoniumchlorid auf Tränenfilm und korneale Permeation

Das grenzflächenaktive Benzalkoniumchlorid beeinflusst den Aufbau des präkornealen Tränenfilms ungünstig und verkürzt die Tränenfilmaufreißzeit, was zu einer höheren Lidschlagfrequenz und damit zu einer schlechteren okularen Verfügbarkeit führt. Als Störung des Tränenfilms ist vor allem das Emulgieren der Lipidkomponenten zu nennen, woraus ein beschleunigtes Verdunsten der wässrigen Phase resultiert. Benzalkoniumchlorid kann ferner das Korneaepithel durch Auflockern der oberen Zellschicht schädigen, wodurch die nichtselektive Aufnahme verschiedener Stoffe begünstigt wird. Auch infolge der herabgesetzten Oberflächenspannung kann die korneale Permeation zunehmen [3, 7, 34–36].

Bei Chlorhexidin und dem nicht grenzflächenaktiven Thiomersal wurden auch Epithelveränderungen beobachtet, sie treten aber offensichtlich in wesentlich geringerem Umfang als bei Benzalkonium auf [34, 35].

Konservierungsmittel und Kontaktlinsen

Insbesondere bei der Beratung von Daueranwendern sollte die Apotheke diese Aspekte berücksichtigen. Ferner sind Kontaktlinsenträger auf konservierungsmittelbedingte Effekte hinzuweisen (Kap. 11.8.3).

Bei einigen wirkstofffreien Benetzungslösungen, die als Medizinprodukte im Verkehr sind, werden konservierende Substanzen eingesetzt, die nach Verlassen des Fläschchens beziehungsweise bei Kontakt mit der Tränenflüssigkeit spontan in pharmakodynamisch inerte Substanzen zerfallen (Kap. 11.8.3). Ebenfalls bei Benetzungslösungen verwendete makromolekulare Konservierungsmittel können infolge ihrer Molekülgröße mit Kontaktlinsen keine unerwünschten Wechselwirkungen eingehen (Kap. 11.8.3).

11.4 Systemische Verfügbarkeit

Das Risiko einer unerwünschten Aufnahme lokal am Auge applizierter Wirkstoffe in den Blutkreislauf mit der Folge systemischer Nebenwirkungen ist groß infolge

» des in Kap. 11.3.2 geschilderten Abfließens der Lösung auf verschiedene Schleimhautareale,
» der in Augentropfen häufig vorliegenden relativ hohen Wirkstoffkonzentrationen (z. B. 0,5 % Betablocker, 3 % Parasympathomimetika; vgl. Tab. 11.2) und
» der in manchen Fällen hohen täglichen Anwendungsfrequenz.

Da die Wirkstoffanteile, die über die Schleimhäute des Auges, der Nase, des Mundes und des Rachens resorbiert werden, unter **Umgehung der Leberpassage** direkt in den Blutkreislauf gelangen, können Plasmakonzentrationen resultieren, die bei peroraler Zufuhr nur mit weit höheren Dosen erreicht werden.

Systemische Nebenwirkungen von Augentropfen

Zahlreiche Übersichtsarbeiten (z. B. [6, 37–45]) und Fallbeschreibungen berichten über kardiovaskuläre, respiratorische und zentralnervöse Effekte konjunktival verabreichter Wirkstoffe. Größtenteils handelt es sich dabei um antiglaukomatös wirksame Stoffe, darunter inzwischen auch Prostaglandin-F_{2a}-Derivate (Tab. 11.2). Insbesondere auch im pädiatrischen Bereich sind systemische Nebenwirkungen von Bedeutung, da Augentropfen nicht körpergewichtadaptiert verabreicht werden [46, 47]. Auch bei Senioren und Personen mit prädisponierenden Vorerkrankungen, Schwangeren und Stillenden ist diese Problematik besonders relevant.

Beispielsweise können Betablocker in relativ niedrigen, subtherapeutischen Dosen Nebenwirkungen auslösen. So fand man etwa nach Applikation von timololhaltigen Augentropfen Plasmaspiegel von 1 bis 6 µg/l. Nach peroraler Verabreichung therapieüblicher Timololdosen liegt die Plasmakonzentration zwischen 15 und 20 µg/l. Kardiovaskuläre oder respiratorische Nebenwirkungen wie etwa Blutdruckabfall, Bradykardie oder Asthmasymptome können jedoch schon bei Konzentrationen zwischen 3 und 5 µg/l auftreten [41]. Neben einer Reihe weiterer Nebenwirkungen wurden bei Timolol-Augentropfen auch Wechselwirkungen mit peroral zugeführten Arzneistoffen beobachtet [41].

Tab. 11.2: Wiederholt beschriebene systemische Nebenwirkungen korneal verabreichter Wirkstoffe, deren Auftreten durch unsachgemäße Anwendungstechnik begünstigt wird

Stoffklasse	Wirkstoff	Wirkstoffkonzentration in 1 ml von entsprechenden Fertigarzneimitteln	Therapeutische Einzeldosis dieses Wirkstoffs für Erwachsene bei parenteraler Zufuhr	Beschriebene Nebenwirkung nach Anwendung entsprechender Augentropfen
Alpha$_2$-Rezeptoragonist	Brimonidin (-tartrat)	1,3 mg		U. a. Müdigkeit, Kopfschmerz
	Clonidin (-HCl)	1,25 mg	0,075–0,15 mg	U. a. Müdigkeit, Mundtrockenheit
Anticholinergika	Atropin (-sulfat)	5–10 mg	0,5–1,5 mg bei bradykarden Herzrhythmusstörungen	U. a. anticholinergische Effekte (z. B. Mundtrockenheit, Tachykardie, Harnretention), Erregungszustände, Bewusstseinsstörungen
	Cyclopentolat (-HCl)	5–10 mg		
	Homatropin (-HBr)	10 mg		
	Scopolamin (-HBr)	3 mg		
Beta$_1$-selektiver Betablocker	Betaxolol (-HCl)	5,6 mg		U. a. β_1-antagonistische Effekte (z. B. Herz-Kreislauf-Reaktionen), Müdigkeit, Kopfschmerz, vereinzelt auch Atembeschwerden
Betablocker, nichtselektive	Levobunolol (-HCl)	0,1–5 mg		U. a. β_1-antagonistische Effekte (z. B. Herz-Kreislauf-Reaktionen), β_2-antagonistische Effekte (z. B. Bronchospasmen, auch Asthmaanfall), Müdigkeit, Depressionen, Verwirrtheitszustände
	Metipranolol (-HCl)	3 mg	-	
	Timolol (-hydrogenmaleat)	1–5 mg	-	
Carboanhydrasehemmer	Brinzolamid	10 mg		U. a. Kopfschmerz, Mundtrockenheit, Übelkeit, Depressionen
	Dorzolamid (-HCl)	20 mg		U. a. Mundtrockenheit, Übelkeit, Depression

Tab. 11.2: Wiederholt beschriebene systemische Nebenwirkungen korneal verabreichter Wirkstoffe, deren Auftreten durch unsachgemäße Anwendungstechnik begünstigt wird (Fortsetzung)

Stoffklasse	Wirkstoff	Wirkstoffkonzentration in 1 ml von entsprechenden Fertigarzneimitteln	Therapeutische Einzeldosis dieses Wirkstoffs für Erwachsene bei parenteraler Zufuhr	Beschriebene Nebenwirkung nach Anwendung entsprechender Augentropfen
Parasympathomimetika	Carbachol	7,5–30 mg	0,25 mg s.c. lösen parasympathomim. Effekte aus	U. a. parasympathomimetische Effekte (z. B. Spasmen des GI-Traktes, Bronchialspasmen, Schwitzen)
	Pilocarpin	10–30 mg		
Prostaglandin-$F_{2\alpha}$-Derivate	Latanoprost	0,05 mg		U. a. Kopfschmerz, Bronchialspasmen
	Travoprost	0,04 mg		U. a. Kopfschmerz, Bradykardie, Abdominalspasmen
Sympathomimetika	Epinephrin	In Deutschland nicht mehr in topischen Ophthalmika enthalten	0,5 mg und Vielfaches z. B. bei kardiopulmonaler Reanimation	U. a. Herz-Kreislauf-Reaktionen, Kopfschmerz, Tremor
	Dipivefrin (Epinephrin-dipivalat-HCl)	1 mg		
	Phenylephrin	50–100 mg		

11.5 Flüssige Zubereitungen

11.5.1 Primärbehältnisse

11.5.1.1 Mehrdosenbehältnisse

Arten von Mehrdosenbehältnissen für Augentropfen

Die bei flüssigen ophthalmologischen Fertig- und Rezepturarzneimitteln eingesetzten Mehrdosenbehältnisse lassen sich folgendermaßen gliedern:

» braun gefärbte Fläschchen aus Neutralglas oder Glas hoher hydrolytischer Resistenz mit aufgesetzter Tropfermontur aus Brombutylkautschuk oder Chlorbutyl,

- » Quetschfläschchen aus Polyethylen niedriger oder hoher Dichte (LD-PE oder HD-PE), aus Polypropylen oder aus Mischungen dieser Polymere, jeweils mit eingesetzten Tropfermonturen, ebenfalls aus Polyethylen oder Polypropylen,
- » bottelpack®-Fläschchen aus Polyethylen oder Polyethylen-Polypropylen-Mischungen,
- » Verpackungssysteme ohne Zufuhr von Außenluft oder von filtrierter Außenluft in das Arzneimittelreservoir und
- » ein Zweikammer-Verpackungssystem.

Glasfläschchen werden bevorzugt bei homöopathischen Zubereitungen, Rezepturpräparaten und Trockenpräparaten (Tab. 11.14) eingesetzt.

Die **Quetschfläschchen** sind entweder transparent oder infolge eines Zusatzes von Titandioxid oder polyzyklischer Verbindungen opak. Die Färbung bietet einen Lichtschutz, verhindert aber eine visuelle Kontrolle des Inhalts. Ein weiterer Nachteil des Polyethylens und in geringerem Umfang auch des Polypropylens gegenüber Glas besteht in seiner Gasdurchlässigkeit. Aus dieser Durchlässigkeit für Licht und Gase ergibt sich die Notwendigkeit, Einzel- oder Mehrdosenbehältnisse vor allem aus LD-PE verschiedener Präparate zusätzlich in Aluminiumfolie einzuschweißen (Kap. 11.5.1.2).

Die Tropferspitzen sind bezüglich ihrer Formgebung bei den verschiedenen Präparaten sehr unterschiedlich ausgelegt (Abb. 11.6). Die Geometrie der Flüssigkeitswege in der Tropferspitze hat einen entscheidenden Einfluss auf das Tropfverhalten, die Größe des abfallenden Tropfens und die zur Tropfenfreisetzung erforderliche manuelle Kraft (Kap. 11.5.2 und 11.5.3).

Handhabung von verschiedenen Mehrdosenbehältnissen

Die **Öffnungssicherungen** (Garantie für Originalverschluss des Fläschchens) der verschiedenen Mehrdosenbehältnisse, die vor der erstmaligen Benutzung des Fläschchens entfernt werden müssen, sind sehr unterschiedlich ausgelegt. Neben häufig eingesetzten Brechringen bestehen sie beispielsweise aus einer manschettenförmige Folie (Schrumpfschlauch), die

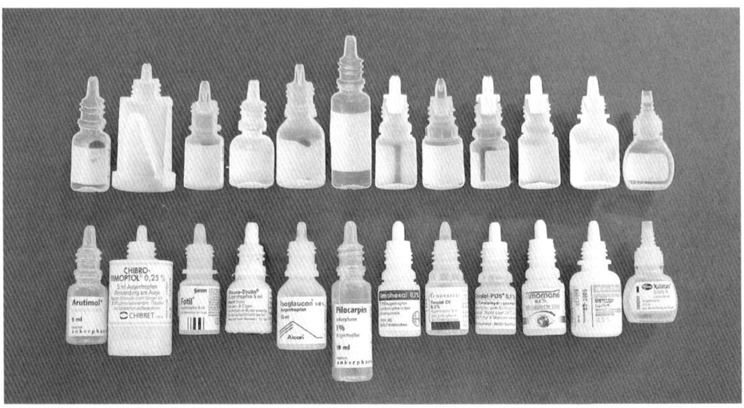

Abb. 11.6: Fläschchen- und Tropfergeometrie verschiedener Polyethylen-Quetschfläschchen. Fläschchen jeweils ganz und im Querschnitt

vom Verbraucher an einer (rot) markierten Perforationslinie aufzureißen und dann abzunehmen ist. Vor allem bei gleicher Färbung dieser Folie und der Schraubkappe (z. B. bei Efflumidex®, Inflanefran®, Liquifilm® M, Lumigan®) kann die Markierung und die entsprechende Greiflasche übersehen bzw. fehlinterpretiert werden. Bei Glasfläschchen mit montiertem Kautschuktropfer (z. B. von Euphrasia D3 Weleda, Mucokehl® D5) muss eine ringförmige Aufreißlasche rundum abgezogen werden. In beiden Fällen sind die freien, abstehenden Laschenenden zum Greifen nur etwa fünf Millimeter lang und daher für feinmotorisch beeinträchtigten Patienten schwer zu fassen [49]. Auch erfordern die Glasfläschchenlaschen eine Aufreißkraft von über 10 N. Gegebenenfalls sollten daher diese Sicherungslaschen durch die abgebende Apotheke entfernt werden.

Zum Entleeren des **Alcon Drop-Tainers®**, einem flexiblen Mehrdosenfläschchen (eingesetzt bei allen entsprechenden Präparaten der Firma Alcon), wird grundsätzlich empfohlen, nicht auf die seitlichen Wandungen zu drücken, sondern auf den Fläschchenboden, weil die tropfenweise Entleerung auf diese Weise einfacher erfolgen kann. Bei der **Ocumeter® plus Tropfflasche** der Firma Chibret (eingesetzt bei Chibro-Timoptol®, Cosopt®, Trusopt®; Abb. 11.6) handelt es sich um ein ovales Mehrdosenfläschchen aus Polyethylen hoher Dichte, das bei fünf Millilitern Inhalt im Interesse eines guten Greifens ein im Vergleich zu herkömmlichen Fläschchen großes äußeres Volumen aufweist (Höhe ca. 6 cm, Durchmesser 2,5–3 cm). Dies wird durch einen keilförmig ausgebildeten, weit in das Fläschchenlumen ragenden Flaschenboden erreicht. Die nicht mit dem Etikett beklebte Seitenwandung des Fläschchens ist dünnwandig und geriffelt und daher leicht verformbar. Als Auflagestelle für die Zeigefingerkuppe ist auf dieser Wand ein so genannter Druckpunkt eingeprägt. Eine in der Tropferkapillare befindliche, gelochte Membran erleichtert das Abteilen eines Tropfens. Aufgrund der nicht abgerundeten Fläschchenschulter kann ein schwer entnehmbarer Arzneimittelrest in der Flasche verbleiben, der jedoch durch eine entsprechende Überfüllung berücksichtigt ist [50].

Mit dem **bottelpack®-Verfahren** werden sowohl Mehrdosen- als auch Einzeldosenbehältnisse aus Polyethylen oder Polypropylen hergestellt und befüllt. Das Herstellen (Aufblasen des heißen Kunststoffschlauchs in der Form), Füllen und Verschweißen der Behältnisse erfolgen dabei unter sterilen Bedingungen vollautomatisch in einem kontinuierlichen Arbeitszyklus (sog. Blow-Fill-Seal-Technik). Die Mehrdosenfläschchen werden dabei als einzelne Behältnisse, die Einzeldosisbehältnisse als so genannter Multiblock in bereits zusammenhängenden Einheiten von meist zehn Hohlkörpern produziert. Die erforderlichen Drehknebel bzw. Drehfahnen zum Öffnen werden bei den Einzeldosisbehältern simultan mit dem Verschließen der Behältnisse angeschweißt [51, 52].

Die mit dieser Technik produzierten Mehrdosenbehältnisse für flüssige Ophthalmika (Tab. 11.3) sind hermetisch verschlossen und enthalten keine angeschweißte Tropfvorrichtung. Erst der Patient muss vor der erstmaligen Anwendung eine Tropföffnung an der Spitze des Flaschenhalses erzeugen.

Hierfür weist die aufgesetzte Verschlusskappe einen zum Flaschenhals gerichteten Einstichdorn auf. Durch kräftiges Rechtsdrehen dieser locker aufgeschraubten Verschlusskappe und dem daraus folgenden Einstechen des Dorns in die Flaschenspitze erzeugt der Anwender eine definierte Tropföffnung [14, 52].

COMOD®-System

Augentropfenbehälter auf der Basis des COMOD®-Systems (**Co**ntinuous **Mo**no**d**ose **S**ystem; Kap. 12.3.2.2; Abb. 11.7) ermöglichen, obwohl es sich um Mehrdosenbehältnisse handelt, eine konservierungsmittelfreie Formulierung flüssiger Ophthalmika. Ein Arzneimittelreservoir in Form

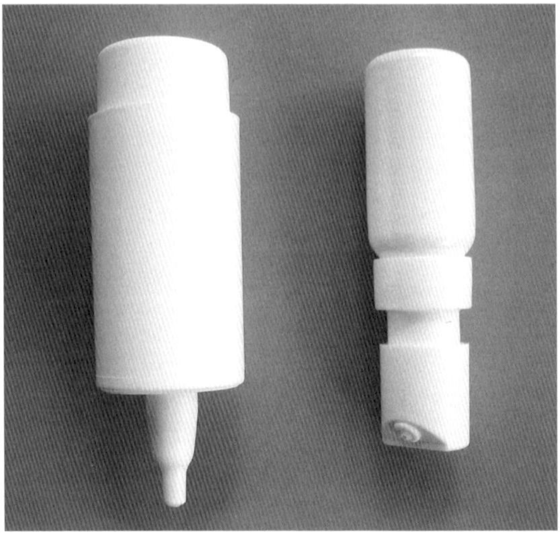

Abb. 11.7: Augentropfenbehälter auf der Basis des COMOD®-Systems und des 3K-Tropfers-45°.
Links: COMOD®-System; rechts: 3K-Tropfer-45°, jeweils in Anwendungsposition und mit abgezogener Schutzkappe

Tab. 11.3: Augentropfen und -spüllösungen in Mehrdosenbehältnissen, die nach dem bottelpack®-Verfahren produziert werden (Auswahl)

Fertigarzneimittel	Füllmenge
Aruclonidin® 1/16 % / –1/8 %	10 ml
Arutimol® 0,25 % / -0,5 %	5 ml
Glauco-Stulln®	5 ml
Iso-Augentropfen C	10 ml
Ophtopur®-NaCl	200 ml
Pilocarpin Ankerpharm® 1 % / –2 %	10 ml
Relestat® 0,5 mg/ml	5 ml
Yxin®	10 ml

Tab. 11.4: Augentropfenpräparate auf der Basis des COMOD®- oder 3K-45°-Systems (Auswahl)

Präparat	Wirkstoff(e)	Verpa-ckungs-/ Dosiersys-tem	Arzneimittel oder Medizin-produkt	Aufbrauch-frist
Allergo-COMOD®	Cromoglicinsäure Natriumsalz	COMOD®-System	Arzneimittel	6 Wochen
Hylo-COMOD®	Hyaluronsäure Natriumsalz	COMOD®-System	Medizin-produkt	12 Wochen
Hylo-Care	Hyaluronsäure Natriumsalz, Dexpanthenol	COMOD®-System	Medizin-produkt	12 Wochen
Timo-COMOD® 0,1% / -0,25% / -0,5%	Timololhydrogen-maleat	COMOD®-System	Arzneimittel	12 Wochen
Vismed® multi	Hyaluronsäure Natriumsalz	3K 45°-System	Medizin-produkt	12 Wochen
Wet COMOD®	Povidon	COMOD®-System	Medizin-produkt	12 Wochen

eines zusammenfaltbaren Polyethylenbeutels in Kombination mit einer so genannten Airless-Pumpe ermöglicht die exakt dosierte Abgabe der Lösung ohne nachfolgende Zufuhr von Außenluft. Ein Ventil im Applikator schützt das System zusätzlich vor mikrobieller Kontamination. Darüber hinaus wird durch eine Silberbeschichtung Produkt berührender Metallbauteile die mikrobiologische Sicherheit erhöht (zum oligodynamischen Effekt von Silber s. u.). Dieses ophthalmologische Pack- und Dosiermittel weist nur sehr geringfügige konstruktive Variationen gegenüber dem rhinologisch eingesetzten COMOD®-System auf (Kap. 12.3.2.2) [53].

Durch schnelles und kräftiges Drücken mit einem vergleichweise hohen Kraftbetrag von etwa 22 N auf den verschiebbaren Behälterboden bis zum Anschlag kann der Patient einen Tropfen mit gleich bleibender Größe von 30 µl entnehmen. Vor der erstmaligen Anwendung sind einige Leerhübe erforderlich [53]. Als Aufbrauchfrist der entsprechenden Arzneimittel wurden von der Zulassungsbehörde 12 Wochen (bei einem älteren Präparat 6 Wochen) genehmigt (Tab. 11.4).

3K-Tropfer-45°

Das **Mehrdosenbehältnis mit dem so genannten 3K-Tropfer-45°** (Abb. 11.7) für konservierungsmittelfreie Augentropfen entspricht in wesentlichen Baukomponenten dem bei rhinologischen Präparaten eingesetzten 3K-Dosiersprühsystem (Kap. 12.3.2.2). Abweichend von der Systemvariante für Nasensprays wird bei der Ausführung für Augentropfen die Pumpe in Kopfüberstellung des Fläschchens betrieben, und der Flüssigkeitskanal und der Kolben im Ventilkopf sind so konzipiert, dass anstelle des Sprühnebels nur ein Tropfen mit definiertem Volumen (z. B. 40 µl) austritt. Der Flüssigkeitskanal mit Kolben und Spiralfeder sowie spiralförmig gebogenem Silberdraht ist im Ventilkopf in einem 45°-Winkel zur Pumpenachse angeordnet. Hält man das System bei der Anwendung etwa mit in einem 45°-Winkel zur Patientenstirn (mit Ventil unten), so wird der Tropfen mit annähernd waagerechter Richtung aus dem System in den geöffneten Bindehautsack geschleudert. Die Flüssigkeit tropft bei diesem System also nicht von der Spitze eines kegelförmigen Applikators ab, sondern der Tropfen wird vom Ventilkopf mit einer gewissen Beschleunigung seitlich ausgestoßen. Eine nach der Anwendung aufgesetzte Schutzkappe verhindert eine Verschmutzung des Ventilkopfes insbesondere auch um den Bereich der Austrittsöffnung.

Infolge dieser Geometrie und Bauart des Tropfersystems verläuft die Anwendung folgendermaßen: Der Patient neigt den Kopf nur wenig nach hinten, also in geringerem Ausmaß als bei der konventionellen Augentropfenanwendung. Er hält das Fläschchen mit Daumen und Zeigefinger der dominierenden Hand, wobei der Daumen auf Zeige- und Mittelfinger der anderen Hand ruht, die das Unterlid vom Auge abziehen. Drückt der Patient nun kurz und kräftig auf den Fläschchenboden, beschreibt der freigesetzte Tropfen einen leicht bogenförmigen Weg und fällt in den geöffneten Bindehautsack. Der zur Freisetzung erforderliche Kraftbetrag von ca. 25 N liegt in der Größenordnung der beim COMOD®-System erforderlichen Kraft, kann aber infolge des „aufliegenden" Fläschchenunterteils vergleichsweise leichter erbracht werden.

Wie beim rhinologischen COMOD®- und 3K-System kann auch bei den entsprechenden ophthalmologischen Tropfsystemen eine nicht entleerbare Lösungsrestmenge im Polyethylenbeutel bzw. im Fläschchen verbleiben (vgl. Kap. 12.3.2.2). Diese ist vom Patienten beim Schütteln unter Umständen wahrnehmbar.

Silber als Alternative zu Konservierungsmitteln

Die Nutzung des **oligodynamischen Effektes von Silber** kann bei Mehrdosenbehältnissen eine Alternative zum Einsatz von Konservierungsmitteln darstellen und beim COMOD®- und 3K-System erhöht sie die mikrobiologische Sicherheit. Die aus metallischem Silber, Silberlegierungen oder Silberverbindungen (z. B. Silberchlorid, Silberoxid) in ppb-Mengen (10^{-7}–10^{-5} mol/l) in Lösung gehenden Silberionen üben unter bestimmten Voraussetzungen einen antimikrobiellen Effekt aus. Sie werden dabei zunächst an die äußere Wand der Mikroorganismen adsorbiert. Die hohe Silberaffinität von Nukleoproteinen führt dann zu einer Silberanreicherung im Zellinneren und zu einer sterischen Veränderung der DNA-Helix. In Abhängigkeit der vorliegenden Silbermenge resultiert ein bakteriostatischer oder bakterizider Effekt [54, 55].

Das Silberdepot besteht im Fall bestimmter Glasfläschchen mit homöopatischen Zubereitungen (z. B. Euphrasia D3 Augentropfen Weleda) aus einem in der Tropfermontur integrierten Keramikring mit Silberchlorid und im Fall der COMOD®- und 3K-Systeme aus einem silberhaltigen, spiralförmig gewickelten Draht, der in der Applikatorspitze montiert ist.

Zubereitungen von Augentropfen in der Zweikammerflasche

Eine so genannte **Zweikammerflasche** eines Glaukompräparates (Timpilo®; nur noch als Importpräparat erhältlich, Stand Herbst 2006) enthält in einer Kammer die beiden Wirkstoffe Pilocarpin und Timolol in saurer Lösung (pH 3,5). Die Pilocarpinlösung ist damit über Jahre stabil, ihre Anwendung würde aber zu ausgeprägten Reizerscheinungen am Auge (Kap. 11.5.3) und zu schlechter Resorption führen (Kap. 11.3.1). Durch Zumischen einer Pufferlösung aus der zweiten Kammer vor dem erstmaligen Gebrauch erhält man eine nahezu neutrale Lösung (pH 6,6) mit vierwöchiger Haltbarkeit, guter Korneapenetration und guter lokaler Verträglichkeit. Der Apotheker nimmt zur Herstellung der gebrauchsfertigen Lösung am Boden der Flasche eine Kappe ab und presst den dadurch freigelegten Balg kräftig auf eine feste Unterlage. Die Inhalte der nun miteinander verbundenen Kammern werden danach durch Schütteln vermischt. Nach Abgabe von 2 Tropfen zur Kontrolle händigt er dem Patienten das jetzt gebrauchsfertige Präparat mit 4-wöchiger Aufbrauchfrist aus. Dieser entnimmt durch leichten Druck auf den Boden des Balgbehälters jeweils einen Tropfen [56].

11.5.1.2 Einzeldosisbehältnisse

Nicht alle Augentropfen in Einzeldosisbehältnissen konservierungsmittelfrei

Die im bottelpack®-Verfahren (Kap. 11.5.1.1) hergestellten Einzeldosisbehältnisse, auch als Einzeldosisophtiolen (EDO®), Pipetten, Sine Einzeldosen (SE) oder Unit Doses (UD) deklariert, erlauben das Formulieren wässriger Ophthalmika ohne Konservierungsmittel. Zu beachten ist jedoch, dass derart konfektionierte Tropfen nicht zwangsläufig unkonserviert sein müssen, es sind auch einige wenige mit Benzalkoniumchlorid stabilisierte Präparate in solcher Verpackung im Handel (z. B. Mydriaticum-Stulln® UD, Sednesa® EDP). Weitere Vorteile der Einzeldosisbehältnisse sind ihre Wirtschaftlichkeit bei nur sporadischer Anwendung und ihre Handlichkeit beim Sport, auf Reisen und ähnlichen Gelegenheiten. Auch sind sie mikrobiologisch weniger anfällig als Mehrdosenbehälter, da etwa ein bakterielles Kontaminieren der Tropferspitze bei der Anwendung ohne Konsequenzen bleibt.

In Hinblick auf eine mehrmalige Verwendung von Einzeldosisbehältnissen innerhalb von 24 Stunden sind die entsprechenden Behältnisse einiger Präparate wieder verschließbar gestaltet (z. B. Artelac® Advanced EDO®, Visine® müde Augen sensitiv).

Funktion von Folienbeuteln

Diese Einzeldosisbehältnisse bestehen wie die Quetschfläschchen meist aus Polyethylen niedriger Dichte, in wenigen Fällen auch aus Polypropylen. Die Einzeldosen einiger Präparate sind zusätzlich zu jeweils zehn Stück in einen Aluminiumfolienbeutel oder einen Aluminiumblister eingesiegelt (Tab. 11.5). Diese zusätzlichen Sekundärpackmittel verhindern während der Lagerung entweder die Diffusion von Luft in Primärbehältnisse mit einem oxidationsempfindlichem Wirkstoff und/oder das Verdunsten von

Wasser aus den Einzeldosisbehältnissen. Ferner fungieren sie bei fotoinstabilen Präparaten als zusätzlicher Lichtschutz. Die Behälterwandung aus dem meist eingesetzten Polyethylen niedriger Dichte ist insbesondere bei höheren Temperaturen wasserdampfdurchlässig. Die daraus resultierenden Verdunstungsverluste können pro Jahr zwischen 5 und 10 % betragen. Für einige dieser Präparate wird daher bei Entnahme aus dem Beutel eine verkürzte Haltbarkeitsfrist genannt [14, 52, 57].

Tab. 11.5: Augentropfen, deren Einzel- oder Mehrdosenbehältnisse zusätzlich in Aluminiumfolie eingesiegelt sind (Auswahl)

Fertigarzneimittel	Wirkstoff	Einzeldosen- oder Mehrdosenbehältnis	Wesentliche Funktion des Al-Folienbeutels/Al-Blisters	Aufbrauchfrist/ Haltbarkeitsfrist nach Öffnen des Beutels laut Packungsbeilage
Alomide® SE	Lodoxamid-Trometamol	Einzeldosenbehältnisse	Licht-/ Verdunstungsschutz	Keine Angaben
Arutimol® uno 0,25 % / - 0,5 %	Timololhydrogenmaleat	Einzeldosenbehältnisse	Licht-/ Verdunstungsschutz	Keine Angaben
Cromohexal® UD	Cromoglicinsäure-Na	Einzeldosenbehältnisse	Licht-/ Verdunstungsschutz	12 Monate
Duotrav™	Timololhydrogenmaleat, Travaprost	Mehrdosenbehältnis	– (4 Wochen)	4 Wochen
Hylan Stulln®	Hyaluronsäure-Na	Einzeldosenbehältnisse	4 Wochen	4 Wochen
Mova Nitrat Pipette®	Silbernitrat	Einzeldosenbehältnisse	Licht-/ Verdunstungsschutz	Keine Angaben
Tim-Ophtal® 0,1 % / -0,25 % / -0,5 % sine	Timololhydrogenmaleat	Einzeldosenbehältnisse	Licht-/ Verdunstungsschutz	6 Monate
Timo-Stulln® 0,25 % / -0,5 % UD	Timololhydrogenmaleat	Einzeldosenbehältnisse	Licht-/ Verdunstungsschutz	6 Monate
Travatan®	Travoprost	Mehrdosenbehältnis	Licht-/ Verdunstungsschutz	– (4 Wochen)

Tab. 11.5: Augentropfen, deren Einzel- oder Mehrdosenbehältnisse zusätzlich in Aluminiumfolie eingesiegelt sind (Auswahl, Fortsetzung)

Fertigarzneimittel	Wirkstoff	Einzeldosen- oder Mehrdosenbehältnis	Wesentliche Funktion des Al-Folienbeutels/Al-Blisters	Aufbrauchfrist/ Haltbarkeitsfrist nach Öffnen des Beutels laut Packungsbeilage
Trusopt-S®	Dorzolamid	Einzeldosenbehältnisse	15 Tage	15 Tage
Vismed®	Hyaluronsäure-Natrium	Einzeldosenbehältnisse	Licht-/ Verdunstungsschutz	Keine Angaben
Vistagan Liquifilm 0,5 % O.K.	Levobunolol-HCl	Einzeldosenbehältnisse	Licht-/ Sauerstoffschutz	Keine Angaben
Voltaren® ophtha sine	Diclofenac-Natrium	Einzeldosenbehältnisse	Verdunstungsschutz	Keine Angaben
Zaditen® ophtha sine	Ketotifenfumarat	Einzeldosenbehältnisse	Licht-/ Verdunstungsschutz	4 Wochen (ohne Schachtel) 12 Wochen (bei Aufbewahrung in Schachtel)

11.5.2 Beeinflussung der Tropfengröße

Unter biopharmazeutischen und toxikologischen Aspekten wäre ein Tropfenvolumen flüssiger Ophthalmika unter 30 µl wünschenswert mit einem Idealbereich zwischen etwa 5 und 15 µl (Kap. 11.3.3.1). Bedauerlicherweise erhebt das Arzneibuch keine Forderungen bezüglich der Tropfengröße. Auch wird sie von pharmazeutischen Unternehmern bei Fertigarzneimitteln nicht deklariert, bei Bedarf ist sie jedoch meist abrufbar.

Das Tropfenvolumen ist für die betreuende Apotheke nicht nur unter biopharmazeutischen Aspekten von Bedeutung, sondern auch für die Bestimmung der **zeitlichen Reichweite einer Packung** bei regelmäßiger Anwendung beziehungsweise für die Kontrolle der Compliance. Die Füllvolumina vieler Präparatepackungen sind jedoch so ausgelegt, dass sie bei regelmäßiger Entnahme der Normdosen für die (in der Regel vierwöchige) Verwendbarkeit des Fläschchens ausreichen.

Für die Tropfengröße angelsächsischer Präparate in Mehrdosenpackungen wurden Werte zwischen 26 und 66 µl gefunden [58, 59]. Bei einigen deutschen Mehrdosenbehältnissen betrugen sie zwischen 29 und 40 µl und bei Einzeldosenpackungen zwischen 34 und 48 µl [60]. Tabelle 11.6 nennt

Tab. 11.6: Tropfenvolumina verschiedener antiglaukomatöser Augentropfen (Mono- und Kombinationspräparate)

Präparat Nummer	Fertigarzneimittel	Wirkstoff(e)	Einzeldosenbehältnisse/ Mehrdosenbehältnis (besonderer Behältertyp)	Tropfengröße		
				laut Angabe des pharmazeutischen Unternehmers	experimentell ermittelt[2]	
					bei senkrechter Position des Fläschchens	bei 45°-Position des Fläschchens
1	Arutimol®[1]	Timololhydrogenmaleat	Mehrdosenbehältnis (bottelpack®-Fläschchen)	30–50 µl	39 µl	40 µl
2	Arutimol® uno[1]	Timololhydrogenmaleat	Einzeldosisbehältnisse	30–50 µl	52 µl	44 µl
3	Chibro-Timoptol®[1]	Timololhydrogenmaleat	Mehrdosenbehältnis (Fläschchen mit Druckpunkt)	Ca. 36 µl	33 µl	31 µl
4	Cosopt®[1]	Dorzolamid-HCl, Timololhydrogenmaleat	Mehrdosenbehältnis (Fläschchen mit Druckpunkt)	Ca. 36 µl	35 µl	35 µl
5	Dispatim®[1]	Timololhydrogenmaleat	Mehrdosenbehältnis	Nicht dokumentiert	40 µl	39 µl
6	Fotil®	Timololhydrogenmaleat, Pilocarpin-HCl	Mehrdosenbehältnis	30–35 µl	28 µl	26 µl
7	NyoGel® (Augengel in Tropfflasche)	Timololhydrogenmaleat	Mehrdosenbehältnis	36 µl	39 µl	43 µl
8	Timo-COMOD®[1]	Timololhydrogenmaleat	Mehrdosenbehältnis (COMOD®-System)	Ca. 33 µl	27 µl	27 µl
9	Timo-EDO®[1]	Timololhydrogenmaleat	Einzeldosisbehältnisse	Ca. 40 µl	45 µl	35 µl

Tab. 11.6: Tropfenvolumina verschiedener antiglaukomatöser Augentropfen (Mono- und Kombinationspräparate, Fortsetzung)

Präparat Nummer	Fertigarzneimittel	Wirkstoff(e)	Einzeldosenbehältnisse/ Mehrdosenbehältnis (besonderer Behältertyp)	Tropfengröße		
				laut Angabe des pharmazeutischen Unternehmers	experimentell ermittelt[2]	
					bei senkrechter Position des Fläschchens	bei 45°-Position des Fläschchens
10	Timohexal®[1]	Timololhydrogenmaleat	Mehrdosenbehältnis	27 µl	26 µl	23 µl
11	Timolol CV[1]	Timololhydrogenmaleat	Mehrdosenbehältnis	28 µl	30 µl	28 µl
12	Timolol-POS®[1]	Timololhydrogenmaleat	Mehrdosenbehältnis	40–50 µl	35 µl	32 µl
13	Timolol ratiopharm[1]	Timololhydrogenmaleat	Mehrdosenbehältnis	38 µl	32 µl	32 µl
14	Timomann®[1]	Timololhydrogenmaleat	Mehrdosenbehältnis	Ca. 35 µl	29 µl	26 µl
15	Tim-Ophtal®[1]	Timololhydrogenmaleat	Mehrdosenbehältnis	Ca. 35 µl	29 µl	26 µl
16	Tim-Ophtal® sine[1]	Timololhydrogenmaleat	Einzeldosisbehältnisse	Ca. 40 µl	44 µl	35 µl
17	Timo-Stulln® UD[1]	Timololhydrogenmaleat, Pilocarpin-HCl	Einzeldosisbehältnisse	Ca. 50 µl	29 µl	32 µl
18	Xalacom[1]	Latanoprost, Timololhydrogenmaleat	Mehrdosenbehältnis	Ca. 30 µl	29 µl	29 µl

[1] Mit verschiedenen Wirkstoffkonzentrationen im Handel
[2] An 1 Fläschchen bzw. 10 Einzeldosisbehältnissen des Präparates mit der geringsten Wirkstoffkonzentration bei 22 °C ermittelt

Tropfenvolumina in Deutschland erhältlicher Timolol-Augentropfen sowie einiger Präparate mit anderen antiglaukomatösen Wirkstoffen. Hier bewegen sich die Werte für Mehrdosenbehältnisse zwischen 26 und 40 µl und für Einzeldosisbehältnisse zwischen 29 und 52 µl. Zumindest in dieser Präparategruppe erzeugen Quetschfläschchen also kleinere und damit vorteilhaftere Tropfenvolumina als Einzeldosispipetten.
Die Masse und damit der Wirkstoffgehalt eines Tropfens werden im Wesentlichen durch die Oberflächenspannung der Flüssigkeit und die Größe der projizierten Abtropffläche bestimmt. Bei einer bestimmten Zubereitung in einem bestimmten Tropfbehältnis kann die **Tropfenmasse zusätzlich noch vom Anwender beeinflusst werden** und zwar durch

Anwendergesteuerte Dosisveränderung durch Handhabungsvarianten

» den Neigungswinkel des Behältnisses während des Abtropfens und
» die Geschwindigkeit der Tropfenbildung (Kap. 6.3.3).

Schwenkt der Patient beispielsweise das Fläschchen oder die Einzeldosispipette während des Abtropfens aus der senkrechten Position in eine 45°-Neigung, kann sich das Tropfengewicht verringern. Das Ausmaß dieser neigungsbedingten Dosisreduzierung wird im Wesentlichen von der Geometrie der Abtropfkapillare und der Oberflächenspannung der Lösung bestimmt. Ist das Design der Tropfermontur so ausgelegt, dass eine zunehmende Schrägstellung des Fläschchens die projizierte Abtropffläche nur wenig verkleinert, resultiert eine relativ gering verminderte Tropfengröße. So sind etwa annähernd halbkugelförmige Abtropfflächen wenig beziehungsweise nicht neigungsabhängig [14, 59, 130].

Im Fall der oben genannten Timololpräparate (Tab. 11.6) ist die neigungsbedingte Dosisreduzierung besonders bei drei von vier Einzeldosisbehältnissen (Präparate Nr. 2, 9, 16) mit 20 und mehr Prozent deutlich ausgeprägt. Dies dürfte durch die einfache Öffnung (ohne Kapillare) und die ebene Abtropffläche dieser Behältnisse bedingt sein. Hier ist bei geneigter Position gegenüber gerader Stellung die Abtropffläche deutlich verringert. Die Tropferspitze der vierten Eindosispipette ist dagegen (halb-) kugelförmig ausgebildet. Ebenso verringert sich bei einem Teil der Mehrdosenbehältnisse die Dosis neigungsbedingt, oftmals um ca. zehn Prozent (Präparate 6, 10, 11, 12, 14, 15). Auch bei diesem Behältertyp bleibt die Tropfengröße bei einer einfachen Tropföffnung, aber annähernd kugelförmiger Abtropffläche praktisch konstant (bottelpack®-Fläschchen, Präparat Nr. 1).

Drückt der Anwender die Flüssigkeit schnell aus der Abtropföffnung, nimmt die Tropfengröße gegenüber einem langsamen Abtropfen geringfügig zu. Bei einer Tropfenbildungszeit von beispielsweise zwei Sekunden gegenüber acht Sekunden erhöht sich das Tropfengewicht durchschnittlich um fünf Prozent (in Abhängigkeit der Tropfergeometrie 2–7 %). In Abhängigkeit der Geometrie der Tropfermontur schwankt die Steigerung zwischen zwei und sieben Prozent. Die hydrodynamische Begründung hierfür ist, dass insbesondere der Schwanzbereich des abfallenden Tropfen durch schnell nachfließende Flüssigkeit vergrößert wird [14, 48].

11.5.3 Kraft zur Tropfenentnahme

Die Problematik, dass Patienten infolge eingeschränkter feinmotorischer Fähigkeiten Arzneiformen nicht in den erforderlichen zeitlichen Intervallen oder mit falscher Anwendungstechnik (Kap. 4.2) verabreichen, trifft für Augentropfen in besonderem Maße zu. Wesentliche Gründe hierfür sind:

» Die Augentropfenanwendung erfordert eine ergonomisch sehr ungünstige Position der oberen Extremitäten,
» das gleichzeitig notwendige Zurückneigen des Kopfes fällt manchen Patienten schwer,
» Augentropfenbehältnisse sind wegen ihrer oftmals geringen Dimensionen manuell schwer zu fassen sowie richtig zu handhaben und
» zur korrekten Entnahme eines Tropfens aus den verschiedenen Primärbehältnissen sind teilweise relativ hohe manuelle Kraftbeträge aufzubringen.

Eine Reihe von Untersuchungen deckte motorikbedingte Probleme beim Öffnen und Entleeren von ophthalmologischen Quetschfläschchen [14, 61–66] auf. In zwei Studien ermittelte man die erforderliche Quetschkraft an verschiedenen Modellfläschchen und die Griffstärke einiger Probanden [14, 66]; jedoch wurden beide Parameter nicht im Hinblick auf Anwendungsprobleme verknüpft. Als Problemlösung wurden ausschließlich verschiedene mechanische Quetsch- und Positionierunghilfen (Kap. 11.5.5) vorgeschlagen. Auch weitere häufig eingesetzte Packmittel wie Einzeldosisbehälter, Quetschfläschchen besonderer Bauart oder ein Airless-Tropfsystem sowie weitergehende ergonomische beziehungsweise biomechanische Aspekte für die Anwendungstechnik wurden nicht berücksichtigt und sollen daher im Folgenden dargelegt werden.

Griffarten und Armpositionen

Zur Tropfenentnahme aus Einzel- oder Mehrdosenbehältnissen kann der Patient drei unterschiedliche Handgriffarten (Präzisionsgriffe; Kap. 4.2.1) einsetzen, den:

» Spitzgriff, der am häufigsten benützt wird und auch in einigen Packungsbeilagen abgebildet ist,
» Schlüsselgriff, der eine höhere Kraftausübung ermöglicht,
» Dreifingergriff, zum Entleeren hoher Quetschfläschchen sowie des COMOD®- und 3K-Systems.

Das Positionieren der Tropferspitze oberhalb des geöffneten Konjunktivalsacks erfordert vom Selbstanwender unter anderem:

» ein Anheben des Oberarms,
» einen spitzen Winkel zwischen Ober- und Unterarm,
» eine Unterarmdrehung (Supination) und evtl.
» eine Beugung des Handgelenks (Palmarflexion) [131].

Je nach Art des Fläschchenhaltens sind diese Einstellungen des Armes und der Hand unterschiedlich stark ausgeprägt, sie weichen aber stets von der so genannten Neutralstellung der oberen Extremitäten (Kap. 4.2) ab und verringern damit die Maximalkraft aller oben genannten Griffarten.

Bei 20- bis 59-jährigen handgesunden Frauen wurde eine durchschnittliche Maximalkraft des Spitzgriffs in Neutralstellung von 67 N gemessen. Dagegen betrug der Wert in der für die Augentropfanwendung erforderlichen Arm-Hand-Position nur 59 N (Spannweite 40–90 N). In Einzelfällen zeigte sich eine derartige positionsbedingte Kraftminderung von bis zu 20 Prozent. Für den Spitzgriff betrugen die Werte in Neutral- und Anwendungsposition 84 und 77 N. Bei handgesunden Männern der gleichen Altersstufe lagen diese 4 Durchschnittswerte um etwa die Hälfte über denen der Frauen [67, 131].

Ab etwa dem 60. Lebensjahr fielen alle 4 genannten Kraftwerte kontinuierlich ab und zeigten dabei eine weitgehend lineare Korrelation mit dem Alter. Bei den über 90-jährigen Frauen lagen die Kraftbeträge nur noch bei etwa 10 N, bei den gleichaltrigen Männern bei etwa 35 N [131]. Auch krankheits- oder arzneimittelbedingt kann die mit dem Spitz-, Schlüssel- oder Dreifingergriff erbringbare Maximalkraft drastisch verringert sein (Kap. 4.2).

Bei einem Abfall der maximalen Spitzgriffkraft auf Werte unter etwa 40 N können bei der Augentropfenanwendung motorisch bedingte Probleme auftreten, die je nach vorliegendem Behältertyp unterschiedlich stark ausgeprägt sind. Zur Beurteilung dieser Situation seien zunächst die dynamischen Verhältnisse im Behältnis bei der Tropfenentnahme betrachtet. Zur Freigabe eines Tropfens aus einem konventionellen Quetschfläschchen oder einem Einzeldosisbehältnis übt der Patient mit einem der genannten Griffe eine Kraft auf die Behältniswandungen aus. Dadurch steigt der Flüssigkeitsspiegel in dem Behältnis und infolge dessen auch der Luftdruck in dem Raum oberhalb der Flüssigkeit. Erreicht dieser Luftdruck einen präparatespezifischen Grenzwert (zwischen etwa 1 und 15 mbar, in Einzelfällen bis zu 25 mbar), wird die Flüssigkeit durch die Kapillare der Tropfermontur (Quetschfläschchen) oder die einfache Austrittsöffnung (bottelpack®-Fläschchen, Einzeldosispipette) gedrückt. Der Großteil der Kraft, die man zur Freisetzung eines Tropfens ausgeübt, wird zur Deformation des Behältnisses benötigt und nur ein sehr kleiner Anteil zum Komprimieren der enthaltenen Luft [14, 48, 67].

In Abhängigkeit von Parametern des Fläschchens und physikochemischer Eigenschaften der enthaltenen Zubereitung bewegt sich die aufzuwendende Fingerkraft zwischen 5 und 30 N [14]. Für Glaukompräparate des deutschen Marktes in verschiedenen Primärpackmitteln wurden entsprechende Kraftbeträge zwischen 6 und 27 N ermittelt (Tab. 11.7) [67]. Ein hoher Kraftbetrag resultiert unter anderem aus:

Krafterfordernis erhöhende Faktoren

- » hoher Steifheit der Behältniswand,
- » Auslass über eine Tropfermontur (im Gegensatz zu einer einfachen Abtropföffnung),
- » geringem Durchmesser der Einlassöffnung in die Tropfermontur,
- » hohen Viskosität der Arzneimitteldispersion.

Tab. 11.7: Erforderliche Kraft zur Freisetzung von 1 Tropfen aus den Behältnissen verschiedener antiglaukomatöser Zubereitungen [67]. (Kraft, die über maximal 5 Sekunden auf Behältniswand/-boden ausgeübt werden muss, damit 1 Tropfen abgegeben wird; bei senkrechter Position des Behältnisses und hohem Füllungsgrad, 22–24 °C; 10 Messungen an jeweils zwei Mehrdosenbehältnissen bzw. eine Messung an 20 Einzeldosisbehältnissen; Angabe des durchschnittlichen Kraftbetrages und der Spannweite)

Fertigarzneimittel[1]	Wirkstoff(e)/ ggf. viskositätserhöhender Hilfsstoff, Viskositätsbetrag	Behältertyp (besonderes Modell), Behälterteil, auf den Kraftausübung erfolgt	Kraftbetrag
Arutimol®	Timololhydrogenmaleat	Quetschfläschchen (bottelpack®-Fläschchen), seitliche Fläschchenwand	15 N (14–16 N)
Arutimol® uno	Timololhydrogenmaleat	Einzeldosisbehältnis, Pipettenwand	19 N (18–20 N)
Chibro-Timoptol®	Timololhydrogenmaleat	Quetschfläschchen (Ocumeter-plus-Fläschchen mit „Druckpunkt"), „Druckpunkt"	12 N (10–14 N)
Cosopt®	Dorzolamid, Timolol/ Hydroxyethylcellulose, ca. 100 mPa s	Quetschfläschchen (Ocumeter-plus-Fläschchen mit „Druckpunkt"), „Druckpunkt"	18 N (17–19 N)
Dispatim®	Timololhydrogenmaleat/ Hypromellose, ca. 2,5 mPa s	Quetschfläschchen, seitliche Fläschchenwand	13 N (13–14 N)
Fotil®	Timololhydrogenmaleat, Pilocarpin-HCl/Hypromellose, ca. 18 mPa s	Quetschfläschchen, seitliche Fläschchenwand	15 N (14–16 N)
Glauco Stulln®	Pindolol	Quetschfläschchen (bottelpack®-Fläschchen), seitliche Fläschchenwand	13 N (12–14 N)
Isoglaucon®	Clonidin-HCl	Quetschfläschchen (Drop Tainer®), Boden	7 N (7–8 N)
NyoGel® (Augengel in Tropfflasche)	Timololhydrogenmaleat/ Carbomer-Na, PVA	Quetschfläschchen, seitliche Fläschchenwand	Bei 8 °C: 23 N (22–24 N); Bei 22 °C: 21 N (20–22 N); Bei 32 °C: 19 N (17–20 N)
Pilocarpin Ankerpharm 1%	Pilocarpin-HCl	Quetschfläschchen (bottelpack®-Fläschchen), seitliche Fläschchenwand	8 N (7–8 N)

Tab. 11.7: Erforderliche Kraft zur Freisetzung von 1 Tropfen aus den Behältnissen verschiedener antiglaukomatöser Zubereitungen [67]. (Kraft, die über maximal 5 Sekunden auf Behältniswand/-boden ausgeübt werden muss, damit 1 Tropfen abgegeben wird; bei senkrechter Position des Behältnisses und hohem Füllungsgrad, 22–24 °C; 10 Messungen an jeweils zwei Mehrdosenbehältnissen bzw. eine Messung an 20 Einzeldosisbehältnissen; Angabe des durchschnittlichen Kraftbetrages und der Spannweite, Fortsetzung)

Fertigarzneimittel[1]	**Wirkstoff(e)/ ggf. viskositätserhöhender Hilfsstoff, Viskositätsbetrag**	**Behältertyp (besonderes Modell), Behälterteil, auf den Kraftausübung erfolgt**	**Kraftbetrag**
Timo-COMOD®	Timololhydrogenmaleat	Quetschfläschchen (COMOD®-System), verschiebbares Behälterunterteil	22 N (21–22 N)
Timo-EDO®	Timololhydrogenmaleat	Einzeldosisbehältnis, Pipettenwand	16 N (15–16 N)
Timohexal®	Timololhydrogenmaleat	Quetschfläschchen, seitliche Fläschchenwand	16 N (15–18 N)
Timolol CV	Timololhydrogenmaleat	Quetschfläschchen, seitliche Fläschchenwand	13 N (13–14 N)
Timolol-POS®	Timololhydrogenmaleat	Quetschfläschchen, seitliche Fläschchenwand	26 N (25–27 N)
Timolol ratiopharm	Timololhydrogenmaleat	Quetschfläschchen, seitliche Fläschchenwand	16 N (14–17 N)
Timomann®	Timololhydrogenmaleat	Quetschfläschchen, seitliche Fläschchenwand	Bei 8 °C: 17 N (16–19 N); Bei 22 °C und senkrechter Stellung: 16 N (15–18 N); Bei 22 °C und 45°-Neigung: 17 N (15–19 N); Bei 32 °C: 15 N (13–16 N)
Tim-Ophtal®	Timololhydrogenmaleat	Quetschfläschchen, seitliche Fläschchenwand	16 N (15–18 N)
Tim-Ophtal® sine	Timololhydrogenmaleat	Einzeldosisbehältnis, Pipettenwand	16 N (15–17 N)
Timo-Stulln UD®	Timololhydrgenmaleat, Pilocarpin-HCl	Einzeldosisbehältnis, Pipettenwand	12 N (11–14 N)
Timpilo®	Timololhydrogenmaleat, Pilocarpin-HCl	2-Kammer-Balgbehälter, balgartiges Behälterunterteil	7 N (6–7 N)

Tab. 11.7: Erforderliche Kraft zur Freisetzung von 1 Tropfen aus den Behältnissen verschiedener antiglaukomatöser Zubereitungen [67]. (Kraft, die über maximal 5 Sekunden auf Behältniswand/-boden ausgeübt werden muss, damit 1 Tropfen abgegeben wird; bei senkrechter Position des Behältnisses und hohem Füllungsgrad, 22–24 °C; 10 Messungen an jeweils zwei Mehrdosenbehältnissen bzw. eine Messung an 20 Einzeldosisbehältnissen; Angabe des durchschnittlichen Kraftbetrages und der Spannweite, Fortsetzung)

Fertigarzneimittel[1]	Wirkstoff(e)/ ggf. viskositätserhöhender Hilfsstoff, Viskositätsbetrag	Behältertyp (besonderes Modell), Behälterteil, auf den Kraftausübung erfolgt	Kraftbetrag
Vistagan® Liquifilm	Levobunol-HCl, PVA, ca. 4 mPa s	Quetschfläschchen, seitliche Fläschchenwand	14 N (13–14 N)
Xalacom®	Latanoprost, Timololhydrogenmaleat	Quetschfläschchen, seitliche Fläschchenwand	11 N (10–11 N)

[1] Wenn mehrere Stärken verfügbar sind, wurde Präparat mit geringster im Handel befindlicher Wirkstoffkonzentration zur Messung verwendet.

Die Steifheit der Behältniswand, also der Widerstand, den die Wand einer Verformung entgegensetzt, kann aufgrund folgender Parameter hoch sein:

» Wandmaterial (z. B. ein hoher Anteil HD-PE anstelle von LD-PE),
» Wanddicke (z. B. 1,5 mm anstelle von 0,7 mm),
» Fläschchengröße, bzw. Länge der seitlichen Wand (z. B. 20 mm anstelle von 40 mm; Abb. 11.6),
» Fläschchenform (zylinderförmiges Fläschchen anstelle eines flachen Fläschchens mit weitgehend gerader Vorder- und Rückwand),
» Fläschchentemperatur (z. B. Kühlschranktemperatur anstelle der Temperatur in einer körpernahen Kleidungstasche).

Keine Tropfermonturen, sondern einfache Abtropföffnungen finden sich beispielsweise bei bottelpack®-Fläschchen, Tropfermonturen mit kleiner Einlassöffnung (z. B. 0,2 mm) bei Monturen mit „Tropfenbremse“, also Monturen, welche die unerwünschte Ausbildung mehrerer Tropfen pro Anwendung weitgehend verhindern.

Weitere Parameter für die Krafterfordernis mit vergleichsweise geringerem Einfluss sind etwa die Stellung des Fläschchens beim Abtropfen, das Luftvolumen im Behälter oder der herrschende Luftdruck. Da die Temperatur und die Stellung des Fläschchens vom Patienten einstellbar sind, werden sie weiter unten noch detailliert angesprochen.

Die Werte der vier berücksichtigten Einzeldosisbehältnisse stimmen nicht überein und bewegen sich bis auf ein Präparat (Timo Stulln® UD) im mittleren bis oberen Drittel des Kräfteintervalls. Entgegen der verbreiteten Meinung sind sie also nicht generell leichter zu entleeren als Quetschfläschchen.

Bei der stichprobenartigen Ermittlung dieser Kraftbeträge zeigte sich auch, dass der verschiedentlich, aus ergonomischen Gründen gegebenen

Empfehlung, bei Quetschfläschchen generell den Fläschchenboden anstelle der seitlichen Wandungen zu komprimieren [14, 48], widersprochen werden muss. Mit Ausnahme des Fläschchens der Firma Alcon (Drop-Tainer®; Präparat Isoglaucon®, Tab. 11.7), bei dem dieses Vorgehen auch in der Packungsbeilage beschrieben wird, führte diese Technik bei den anderen Fläschchen zu keiner Kraftersparnis [67].

Einfluss der Behälterposition

Eine **Abweichung** der Behälterstellung **von der vertikalen Position** während der Tropfenentnahme verringert nicht nur die Tropfengröße, sondern erhöht auch die auf die Behältniswand auszuübende Kraft. Bei der Schrägstellung vergrößert sich im Fläschchen die Grenzfläche zwischen der Flüssigkeit und der Luft. Um auf die nun größere Oberfläche den gleichen Druck wie bisher auszuüben, muss der Druck im konstant bleibenden Luftvolumen erhöht werden. Dies bedeutet, dass die Behältniswand stärker einzudrücken ist. So erhöhte sich bei einem Timolol-Quetschfläschchen die erforderliche Kraft infolge Schrägstellung zwar nur geringfügig (ca. 1 N), bei einer Modelllösung in einem handelsüblichen Fläschchen jedoch um 25 Prozent (von 16 auf 20 N) [14].

Einfluss der Behältertemperatur

Wird die **Temperatur** eines Quetschfläschchens oder eines Einzeldosisbehältnisses erhöht, verringern sich die Steifheit der jeweiligen Behälterwand und die Viskosität der enthaltenen Zubereitung. Folglich erniedrigt sich der zur Tropfenabgabe erforderliche Kraftbetrag. Ein Anheben der Aufbewahrungstemperatur von 8 °C auf 32 °C, also etwa das Aufbewahren nicht im Kühlschrank, sondern in einer körpernahen Kleidungstasche, verringert den erforderlichen Kraftbetrag bei einer Lösung ohne Viskositätserhöhung von etwa 17 auf 15 N, bei einer dickflüssigen Zubereitung von ca. 23 auf 19 N (Tab. 11.7).

Tipps zur Kraftersparnis

Unter Berücksichtigung aller geschilderten ergonomischen Aspekte können einem Patienten mit feinmotorikbedingten Schwierigkeiten folgende **Maßnahmen zur Problemlösung** empfohlen werden [67]:

» Anstelle des üblicherweise eingesetzten und in verschiedenen Packungsbeilagen und Patientenbroschüren abgebildeten Spitzgriffs sollte der Patient bei Quetschfläschchen und Einzeldosispipetten den Schlüsselgriff oder, soweit möglich, den Dreifingergriff verwenden. Die nicht am Griff beteiligten Finger sind aus ergonomischen Gründen ebenfalls zu beugen. Ein gleichzeitiges Beugen der gesamten Hand in Richtung Handinnenfläche (Palmarflexion) ist dagegen wegen seines kraftmindernden Effektes zu vermeiden (Kap. 4.2) [67];
» Quetschfläschchen und Einzeldosispipetten sollten nicht gekühlt, sondern mit Raumtemperatur angewandt werden. Hinweise auf dem Umkarton zur Aufbewahrung im Kühlschrank beziehen sich in der Regel auf die Lagerzeit und gelten nicht für den Patienten während der Aufbrauchfrist (Kap. 11.7.2). Präparate ohne Temperaturhinweis kann man bei Bedarf zusätzlich durch Umschließen mit der Hand oder Tragen in einer körpernahen Tasche der Kleidung erwärmen;
» Quetschfläschchen sollten in vertikaler Position gehalten werden;

- » Quetschfläschchen, die Zubereitungen mit stark erhöhter Viskosität (> ca. 100 mPa s) enthalten, sollten vor der Anwendung etwa eine Minute in Kopf-über-Stellung gehalten werden, damit die Luft aus dem Flaschenhals und der Tropfermontur nach oben steigt und nicht vor der Flüssigkeit durch den Tropfer gedrückt werden muss;
- » bei Quetschfläschchen können in den meisten Fällen mechanische Applikationshilfen benützt werden (Kap. 11.5.5) und
- » erforderlichenfalls kann die Anwendungsmethodik dahingehend variiert werden, dass sich der Patient in liegender Position bei zunächst geschlossenem Lid das Arzneimittel unter Verwendung beider Hände auf den inneren Lidwinkel tropft (kanthale Applikation; Kap. 11.5.4).

Die betreuende Apotheke kann bei Vorliegen ergonomisch günstigerer Packmittelalternativen (vgl. z. B. Tab. 11.7) dem behandelnden Arzt einen Präparatewechsel vorschlagen.

11.5.4 Anwendung von Augentropfen

Streng hygienische Handhabung

Topische Augenarzneimittel müssen generell **streng hygienisch** gehandhabt werden, um den mikrobiellen Status des vorderen Augenabschnittes und des sterilen Arzneimittels nicht zu verschlechtern. Dies bedeutet unter anderem, dass vor der Anwendung die Hände frisch zu waschen und an den Augenlidern eventuell haftende Salben- oder Sekretreste mit einem sauberen (Einmal-)Tuch vorsichtig abzuwischen sind; erforderlichenfalls wird das Tuch mit steriler, isotonischer Kochsalzlösung getränkt. Es sind für diesen Zweck auch spezielle, feuchte und sterile Reinigungstücher (z. B. Supranettes® Reinigungstissues) im Handel. Mit der Tropferspitze dürfen weder das Auge noch andere Verunreinigungsquellen, wie etwa Wange, Finger oder Tischplatte, berührt werden. Mehrdosenpackungen sind jeweils nur von ein und demselben Patienten zu benutzen, damit eine Keimübertragung via Behältnis vermieden wird.

Köperhaltung bei der Applikation von Ophthalmika

Augentropfen können alternativ im **Stehen oder Sitzen**, gegebenenfalls auch im **Liegen** verabreicht werden. Die stehende Haltung vor einem Spiegel ermöglicht das Selbstapplizieren unter Sicht, was insbesondere für ungeübte und in ihrer Feinmotorik eingeschränkte Patienten (Kap. 11.5.3) vorteilhaft ist. Sitzen oder Liegen ist vor allem für ältere Patienten und für das Verabreichen durch eine Zweitperson günstig und es erleichtert das Geschlossenhalten der Lider im Anschluss an das Eintropfen. Bei der stehenden oder sitzenden Position ist der Kopf jeweils in den Nacken zurückzubeugen, damit der Tropfen ungehindert, ohne Kontakt mit anderen Augenabschnitten in den Bindehautsack fallen kann.

Augentropfen sollten bei der Verabreichung möglichst eine **Temperatur** aufweisen, die annähernd der des vorderen Augensegments entspricht. Die durchschnittliche Temperatur der Binde- und Hornhaut liegt zwischen 32 und 34 °C [69]. Das Temperieren erreicht man am einfachsten, indem man das Primärpackmittel einige Zeit mit der Hand umschließt oder in die Hosentasche steckt. Kalte Präparate führen zu verstärktem Tränenfluss und vermehrtem Lidschlag und damit zu einem beschleunigten Abtransport der Tropfen. Manche Patienten, vor allem Senioren, können nur schwer feststellen, ob ein vom Fläschchen abgefallener Tropfen wirklich in den Bindehautsack gelangt ist. Da ihnen diese Wahrnehmung mit kalten Tropfen leichter gelingt, wird in solchen Fällen ausnahmsweise empfohlen, Augentropfen vor der Verabreichung im Kühlschrank zu kühlen [70, 71].

Anwendungstechnik bei der Augentropfenapplikation

Weiterhin sind bei der Selbstapplikation folgende **Anwendungsschritte** einzuhalten [14, 18, 72, 73]:

» Beide Augen, also auch das nicht zu behandelnde, weit öffnen.
» Mit dem Zeigefinger der nicht dominanten Hand (z. B. linke Hand beim Rechtshänder) das Unterlid nahe dem Wimpernansatz leicht nach unten schieben, wodurch sich ein offener Bindehautsack bildet.
» Nach oben schauen und den Lidschlag möglichst unterdrücken, was leichter gelingt, wenn man den Blick starr auf ein bestimmtes Ziel richtet.
» Mit der dominanten Hand den Tropfer des senkrecht gehaltenen Behältnisses möglichst nahe über den geöffneten Bindehautsack halten, einen Tropfen freisetzen und diesen direkt in den Bindehautsack fallen lassen (Abb. 11.8).
» Nachdem sich der Tropfen im Bindehautsack verteilt hat, das Unterlid vorsichtig loslassen und beide Augenlider langsam schließen, jedoch keinesfalls zukneifen. Den Augapfel evtl. einige Sekunden bewegen, indem man nach oben, unten, links und rechts „schaut".
» Wenn es die äußeren Umstände erlauben, die Lider für wenigstens ein bis zwei Minuten geschlossen halten; dies gilt für nieder- und hochviskose Zubereitungen (Kap. 11.3.3.2).
» Mechanische Reize, welche die Tränensekretion stimulieren und damit die Kontaktzeit des Arzneimittels mit der Hornhaut verkürzen, sind möglichst zu vermeiden. Derartige Stimuli sind etwa das Fallen des

a b

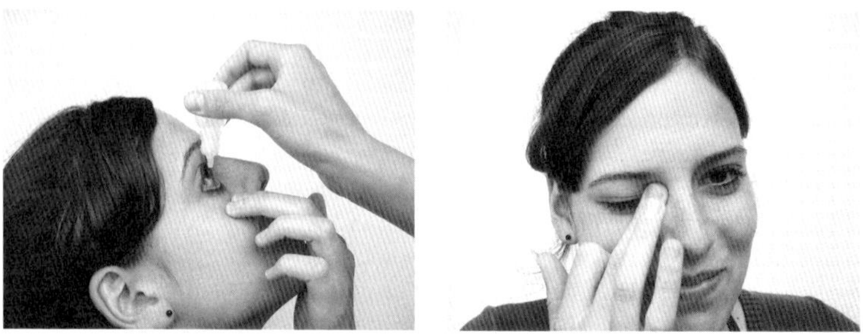

Abb. 11.8: Anwendung von Augentropfen.
a Korrekte Position des Augentropffläschchens; b Abdrücken der Tränenröhrchen

Arzneimitteltropfens direkt auf die sehr berührungsempfindliche Hornhaut oder ein Ziehen an den Wimpern.

Diese Anwendungsschritte werden autorenmehrheitlich in der geschilderten Art empfohlen. Daneben findet man **zwei methodische Varianten**, von denen die erstgenannte (manchmal als Fraunfelder-Technik deklarierte) meist in angelsächsischer Literatur beschrieben wird:

» Das Unterlid wird unterhalb der Wimpern mit Daumen und Zeigefinger vorsichtig gefasst und leicht nach vorne abgezogen, wodurch eine Tasche zum Eintropfen gebildet wird. Nach dem Eintropfen hält der Patient noch einige Sekunden die Lidtasche offen und richtet den Blick dabei nach unten [17, 74, 75].
» Die Lösung wird nach dem Abziehen des Unterlids auf die Karunkel, den Schleimhauthöcker im inneren Augenwinkel, getropft [73].

Applikation durch Sehbehinderte

Damit **sehbehinderte oder gar blinde Patienten** ohne weitere Hilfsmittel (Kap. 11.5.5) das Augentropfenfläschchen alleine richtig positionieren können, wird die oben genannte Eintropftechnik mit folgender Fingerstellung beschrieben: Mit dem Zeigefinger der nicht dominanten Hand wird das Unterlid so nach unten gezogen, dass sich am zweiten Zeigefingergelenk (proximal interphalangeal) ein rechter Winkel bildet. Das Fläschchen wird mit Daumen und Zeigefinger der dominanten Hand gehalten und das zweite Daumengelenk (interphalangeale Gelenk) der dominanten Hand auf das erste Zeigefingergelenk (Metacarpophalangealgelenk) der nicht dominanten Hand gelegt. Nun gleitet das Daumengelenk auf dem Zeigefingerglied ganz nach vorne in die Tropfposition [76].

Applikation von Augentropfen bei unruhigen Kindern

Unruhigen Kindern oder **Erwachsenen, welche die geschilderte Anwendungsprozedur nicht tolerieren**, werden Augentropfen von einer Pflegeperson am besten **kanthal appliziert**. Dabei werden die Tropfen in den inneren Lidwinkel (Canthus medialis) des geschlossenen Auges getropft, während sich der Patient in völlig waagerechter Position (ohne Kopfkissen liegend) befindet. Der Lidwinkel muss gegebenenfalls zuvor von Schmutz oder Sekretresten gesäubert werden. Beim spontanen Öffnen der Lider fließen die Tropfen auf die Horn- und Bindehaut ab. Auch **Patienten mit verminderter manueller Kraft** können diese Variante unter Verwendung beider Hände selbst praktizieren. Für verschiedene Wirkstoffe wurden nach dieser Anwendungstechnik gegenüber der konjunktivalen Deposition keine klinisch relevanten Unterschiede bei der Verfügbarkeit in der Vorderkammer nachgewiesen [77–79].

Werden Augentropfen nicht vom Patienten selbst, sondern durch eine Pflegeperson verabreicht, sollte diese die Hand, mit der sie die Packung hält, unbedingt an der Patientenstirn oder -wange abstützen. Dadurch wird verhindert, dass eine unvorsichtige Kopfbewegung des Patienten zu einer Verletzung seines Auges durch den Arzneimittelbehälter führt.

Verlängerung der Verweildauer und Reduzierung systemischer Nebenwirkungen

Wie in Kap. 11.3.3.3 dargelegt, besteht eine sehr effektive Maßnahme zur Verlängerung der präkornealen Verweilzeit im **Verschließen der Tränen-**

röhrchen für ein bis fünf Minuten durch sanften Druck mit der Fingerspitze auf den Nasenknochen am Augeninnenwinkel. Das Lid sollte auch hierbei geschlossen bleiben (Abb. 11.8 b).
Bei einer Reihe von Augentropfen, insbesondere auch solchen mit relativ hohem Risiko systemischer Nebenwirkungen, wird deshalb dieses Vorgehen in der Packungsbeilage angeordnet (Tab. 11.8).

Bei **Augentropfen mit hoher Viskosität** (> ca. 100 mPa s) können durch das rasche Kippen des Fläschchens Luftblasen im Flaschenhals oder der Tropfermontur eingeschlossen werden, die bei der Anwendung zunächst herausgedrückt werden müssen. Daher empfiehlt es sich, das Fläschchen vor der Anwendung einige Zeit in umgekehrter Position zu halten oder auch in dieser Stellung im Karton aufzubewahren [21].

Aufschütteln von Suspensionsaugentropfen

Das Aufschütteln von **Suspensionsaugentropfen** (Tab. 11.9) hat durch kräftige Bewegungen zu erfolgen. Für die Wirkstoffpartikel wird ja ein niedriges Partikelgrößenintervall gefordert: Um keine mechanischen Reizungen am Auge auszulösen, müssen die Partikel kleiner etwa 25 µm sein. (Ph. Eur. 5. Ausgabe, 2. Nachtrag: nur limitierte Anzahl von Partikeln darf > 25 bzw. 50 µm sein, kein Partikel darf > 90 µm sein.) Die Partikelgröße muss aber auch größer etwa 3 µm sein, da der Wirkstoff sonst zu schnell abtransportiert wird.

Es muss mit kräftigen Pendelbewegungen über mehrere Sekunden geschüttelt werden, um derartige Partikel in der wässrigen Phase mit meist erhöhter Viskosität vollständig zu redispergieren. Zeigt der eingesetzte Gelbildner pseudoplastische Eigenschaften (Kap. 11.3.3.4) ist dies vorteilhaft, da sich eine derartige Zubereitung beim Schütteln annähernd verflüssigt und somit das Homogenisieren erleichtert. Der bei zunehmender Entleerung größer werdende luftgefüllte Raum im Fläschchen wirkt wie ein Fest-

Tab. 11.8: Augentropfen mit Anweisung zur nasolakrimalen Okklusion in der Packungsbeilage (Auswahl)

Fertigarzneimittel	Wirkstoff(e)	Angeordnete Dauer des Abdrückens
Alphagan®	Brimonidintartrat	1 Minute
Atropin 1% Dispersa	Atropinsulfat	Etwa 1 Minute
Azopt®	Brinzolamid	Keine Zeitangabe
Dispaclonidin 1/8	Clonidin	Etwa 1 Minute
Links-Glaukosan®	Adrenalon-HCl, Epinephrinhydrogentartrat	Etwa 1 Minute
Travatan® 40 Mikrogramm/ml	Travoprost	Keine Zeitangabe
Vistagan® Liquifilm®	Levobunolol-HCl	1 bis 2 Minuten

Tab. 11.9: Wässrige Suspensionsaugentropfen (Auswahl)

Fertigarzneimittel	Wirkstoff(e)	Viskositätserhöhende(r) Hilfsstoff(e)
Azopt®	Brinzolamid	Carbomer-Na
Cibaflam®	Fluorometholon, Gentamicinsulfat	Hypromellose
Dexa Biciron®	Dexamethason-21-isonicotinat, Tramazolin-HCl	–
Efemolin®	Fluorometholon, Tetryzolin	Hypromellose
Efflumidex® Liquifilm®	Fluorometholon	Polyvinylalkohol
Fluoro-Ophthal®	Fluorometholon	Hypromellose, Polyvinylalkohol
Fluoropos®	Fluorometholon	Hypromellose, Polyvinylalkohol
Inflanefran® 0,12 % / -forte	Prednisolonacetat	Hypromellose
Inflanegent® Liquifilm®	Prednisolonacetat, Gentamicinsulfat	Hypromellose Polyvinylalkohol
Isopto®-Dex	Dexamethason	Hypromellose
Isopto®-Max	Dexamethason, Neomycinsulfat, Polymyxin-B-sulfat	Hypromellose
Levophta®	Levocabastin-HCl	Hypromellose
Livocab®	Levocabastin-HCl	Hypromellose
Predni-POS® 0,5 % / -1 %	Prednisolonacetat	Carbomer-Na
Ultracortenol®	Prednisolonacetat	–
Vexol®	Rimoxolon	Carbomer-Na

körper (vergleiche Mischkugeln in Insulinsuspensionspatronen) und führt zu einer besseren Durchmischung des Flascheninhalts [21, 80].

Ein kurzes Schütteln mit nur geringer Intensität, wie es bei Patienten oft gebräuchlich ist, erwies sich beispielsweise bei einem Dexamethasonpräparat (wässrig, ca, 4 mPa s) als nicht ausreichend. Die applizierten Tropfen enthielten in diesem Fall nur etwa ein Viertel der bei vollständiger Redispergierung zu erwartenden Wirkstoffmenge [80].

Bemerkenswert ist, dass sich bei Augentropfen mit relativ kleinen Suspensionspartikeln (z. B. Maximum der Partikelgrößenverteilung bei 10–15 μm) und hoher Viskosität (z. B. > 500 mPa s) ein Schütteln infolge einer hohen Suspensionsstabilität erübrigt. Dies ist etwa bei Predni-POS® Augentropfen der Fall [21].

Vor dem **Öffnen von Einzeldosisbehältern** sollte der Inhalt durch schlagende Bewegungen, vergleichbar dem „Herunterschlagen" eines Quecksilber-Fieberthermometers, in Richtung zur Öffnung befördert werden. Die Verschlüsse dürfen nicht durch Ziehen an dem Knebel oder der Fahne des Verschlusses geöffnet werden, sondern nur durch rasches, zugfreies Drehen. Auf diese Weise wird die Bildung von scharfkantigen Abrissresten verhindert, die anschließend zu Verletzungen an Horn- und Bindehaut führen können [47, 81]. Technische Verbesserungen der letzten Jahre haben dieses Risiko gegenüber früheren Einzeldosisbehältnissen jedoch deutlich reduziert.

Scharfkantige Abrissreste vermeiden

Sollen zwei oder mehrere verschiedene wässrige Tropfenpräparate am selben Auge verabreicht werden, ist zwischen den jeweiligen Anwendungen mindestens zehn Minuten zu warten. Kürzere Zeitintervalle verringern aufgrund der Flüssigkeitsdynamik am äußeren Auge (Kap. 11.3.2 u. 11.3.3.1) deutlich die Verweildauer der einzelnen Arzneistofflösungen an Binde- und Hornhaut. Ferner bergen sie die Gefahr chemischer Interaktionen zwischen den Komponenten der verschiedenen Präparate (z. B. Benzalkoniumchlorid und Natriumhyaluronat).

Anwendung verschiedener Augentropfen am selben Auge

Im Interesse einer guten Compliance ist es wichtig, den Patienten auf **störende Begleiterscheinungen** hinzuweisen, die unter Umständen nach der Verabreichung von Augentropfen auftreten. So können

Auf störende Begleiterscheinungen nach der Augentropfenanwendung hinweisen

» Augenreizungen,
» unangenehme Geschmacksempfindungen und
» beeinträchtigtes Sehvermögen

aus den Wirk- oder den Hilfsstoffen verschiedener Präparate resultieren.

Lokale Reizungen, die sich in einem brennenden Gefühl oder in Schmerzen am Auge äußern, können bei Präparaten auftreten, deren **pH-Wert und/oder Tonizität deutlich von den Werten der Tränenflüssigkeit abweichen**. Bei Zubereitungen mit einem pH-Wert außerhalb des Toleranzintervalls von pH 6 bis 11 oder mit einer Tonizität, die nicht der einer Kochsalzlösung im Konzentrationsbereich von 0,7 bis 1,4 % entspricht, muss mit Reizerscheinungen gerechnet werden, wobei die mangelnde Isotonie eine untergeordnete Rolle spielt. Die Empfindlichkeit auf solche präparatebedingten Reize kann individuell sehr verschieden sein [82, 83]. Eine etwas ältere Liste des Zentrallaboratoriums Deutscher Apotheker nennt über 100 entsprechende Fertigarzneimittel, die wohl meist aus Gründen der Wirkstoffstabilität saurer als der schmerzfreie pH-Bereich eingestellt sind [82]; exemplarisch gibt Tabelle 11.10 einige wenige Präparate wieder. Lokalanästhetika, Atropin, Physostigmin oder Pilocarpin etwa zeigen in saurem Milieu wesentlich geringere Hydrolysegeschwindigkeiten als unter euhyd-

Tab. 11.10: Augentropfen, die auf pH-Werte < 5 eingestellt sind

Arzneimittel	Wirkstoff	pH-Wert		
		laut Herstellerangabe	laut Messung des ZL [82]	laut Literatur
Atropin-POS® 1 %	Atropinsulfat	4,5–5,5	4,4	–
Atropinsulfat-Augentropfen 0,5–2 % (NRF 15.2)	Atropinsulfat	–	–	4,6 [84, 127]
d Epifrin® 0,1 %	Dipivefrin-HCl	–	2,8	–
Dexa-sine®	Dexamethason-21-(3-sulfobenzoat) Natriumsalz	4,5–5,0	4,7	–
Glaucothil® 0,1 %	Dipivefrin-HCl	3,0–3,5	3,4	–
Neosynephrin®-POS 5 %	Phenylephrin-HCl	4,0–5,0	4,4	–
Oculosan® N	Zinksulfat, Naphazolinnitrat	4,0–5,0	–	–
Pilocarpinhydrochlorid-Augentropfen 1 / 2 % (vormals NRF 15.6)	Pilocarpin-HCl	–	–	4,3 [127]
Pilopos® 1 %	Pilocarpinnitrat	4,0–5,0	3,7	–
Spersacarpin®	Pilocarpin-HCl	4,0	3,9	–
Zinksulfat-Augentropfen 0,25 % (NRF 15.9)	Zinksulfat	–	–	4,9 [84]

rischen Bedingungen. Die US-amerikanische Pharmakopoe beschreibt Physostigmin-Augentropfen (Physostigmine Salicylate Ophthalmic Solution USP) mit einem pH-Wert von etwa 3. Bei Zinksulfattropfen gilt das saure Milieu als Voraussetzung für die adstringierenden und antimikrobiellen Effekte [84]. Da diese sauer eingestellten Lösungen in der Regel nicht oder nur wenig gepuffert sind, kann das Puffersystem der Tränenflüssigkeit den pH-Wert dieser Lösungen rasch dem physiologischen Wert angleichen. Das säurebedingte Augenbrennen klingt damit wieder ab.

Daneben können von wenigen ophthalmologisch eingesetzten Wirkstoffen, wie etwa Atropinbase/-salzen oder Erythromycin, konzentrationsabhängig auch substanzspezifische Reizwirkungen ausgehen [82].

Bei manchen Augentropfen nimmt der Patient unter Umständen einige Minuten nach der Verabreichung eine Geschmacksempfindung wahr, wenn Inhaltsstoffe der Augentropfen über die ableitenden Tränenwege und den

Nasen- und Rachenraum an die Zunge gelangen. So können beispielsweise Azelastin-, Chloramphenicol- oder Norfloxacinpräparate einen bitteren Geschmack verursachen.

Nach der Applikation von **Augentropfen auf der Grundlage lipophiler Flüssigkeiten** wie Erdnuss- oder Rizinusöl (Tab. 11.11) muss mit einer kurzzeitigen Verminderung der Sehfähigkeit gerechnet werden. Die Fähigkeit zur Teilnahme am Straßenverkehr oder zur Bedienung von Maschinen kann dadurch beeinträchtigt sein. Die pilocarpinhaltigen Öle werden jedoch meist unmittelbar vor dem Einschlafen eingetropft und überbrücken als „Nachtarzneiform" die Zeitspanne, während der die Lider geschlossen bleiben.

Verringerte Sehfähigkeit nach Applikation lipophiler Augentropfen

Trockenpräparate, also in Form einer lyophilisierten Substanz mit getrennt gepacktem Lösungsmittel gelieferte Ophthalmika (Tab. 11.12), können grundsätzlich durch den Apotheker oder durch den Patienten in gebrauchsfertige Augentropfen überführt werden. Die Zubereitung in der Apotheke als kostenlose Serviceleistung sollte jedoch nicht nur für seh-, feinmotorisch oder sprachlich behinderte Patienten erfolgen, sondern empfiehlt sich aus mikrobiologischen Erwägungen generell. In Fällen, in denen dies nicht möglich ist, beispielsweise wenn der Patient längere Zeit verreist, muss man ihn im aseptischen Umgang mit den Behältnissen und dem Tropfer detailliert instruieren. Das Datum der Zubereitung oder noch besser das Ende der Aufbrauchfrist ist auf dem Flaschenetikett zu vermerken.

Zubereitung von Augentropfen aus Lyophilisaten

Tab. 11.11: Augentropfen auf der Grundlage lipophiler Flüssigkeiten (Auswahl)

Arzneimittel	Wesentlicher Bestandteil der Grundlage
Ciclosporin-Augentropfen 2 %, ölige (NRF 15.12)	Erdnussöl
Clotrimazol-Augentropfen 1 %, ölige (NRF 15.22)	Erdnussöl
Indometacin-Augentropfen 0,5/1 %, ölige (NRF 15.14)	Erdnussöl, Rizinusöl
Pilocarpin-Augenöl 2 %	Rizinusöl
Pilocarpol® 1 % / -2 % SI	Rizinusöl
Pilomann®-Öl	Rizinusöl

Tab. 11.12: Augentropfen, die von der Apotheke oder dem Anwender zubereitet werden müssen

Fertigarzneimittel	Aufbrauchfrist
Ecolicin®	10 Tage bei Raumtemperatur
Indocolir®	4 Wochen bei Raumtemperatur

11.5.5 Applikationshilfen

Eine Reihe unterschiedlich aufgebauter, mechanischer Anwendungshilfen für Augentropfen wird in der Literatur beschrieben [14, 49, 61, 63, 66, 67, 85–92]. Ein Teil davon ist über den pharmazeutischen Großhandel und andere Lieferfirmen erhältlich oder wird von pharmazeutischen Unternehmern speziell für ihre Augentropfpräparate kostenlos abgegeben. Zwei Hilfen werden derzeit (Herbst 2006) in Deutschland nur im Versand durch eine internationale Patientenorganisation vertrieben (Tab. 11.13).

Arten von Applikationshilfen

Diese Hilfsmittel (Hilfsmittel nicht im engeren Sinn, d.h. Artikel sind nicht im Hilfsmittelverzeichnis gelistet) und Medizinprodukte lassen sich in Positionierungshilfen, Quetschhilfen, Kombinationsgeräte mit beiden Funktionen sowie sonstige Applikationshilfen gliedern (Tab. 11.13; Abb. 11.9). Sie erleichtern einen oder mehrere Anwendungsschritte und können dadurch die Quote der Applikationsfehler verringern. Insbesondere in ihrer manuellen Geschicklichkeit oder ihrem Visus eingeschränkten Patienten ermöglichen sie die sachgerechte und rasche Verabreichung [61, 63, 67, 85, 93, 132]. Jedoch scheint die Bereitschaft von Patienten, sie kontinuierlich zu verwenden, nicht immer gegeben. Insbesondere langjährige Anwender von Ophthalmika setzen sie oftmals trotz Problemen mit der Anwendungstechnik nicht konsequent ein. Als Gegenargumente werden unter anderem der zusätzliche zeitliche und hygienische Aufwand genannt [126]. Da die nicht präparatebezogenen Applikationshilfen nicht mit allen Fläschchentypen des Handels kompatibel sind, ist es Aufgabe der betreuenden Apotheke, im konkreten Einzelfall die Eignung einer bestimmten Applikationshilfe abzuklären. Selbstverständlich muss dabei die manuelle Geschicklichkeit des Patienten berücksichtigt werden.

Beispiele für Applikationshilfen

Ein am Flaschenhals des Augentropffläschchens zu befestigender, glockenförmiger Fläschchenaufsatz aus Polypropylen (Autodrop®; Abb. 11.9, Tab. 11.13) fixiert die Tropferspitze in der korrekten Position über dem Auge und hält gleichzeitig den Konjunktivalsack offen. Eine kleine Bohrung bildet in der dunklen Glocke bei der Anwendung einen hellen Lichtpunkt, dessen Fixieren dem Patienten das Unterdrücken des Lidschlags erleichtert. Die Halterung für den Flaschenhals kann scharnierartig weggeklappt werden, wodurch das Hilfsmittel grundsätzlich auch nach Gebrauch am Fläschchen montiert bleiben kann [14, 49, 63, 67, 85, 86, 91]. Einschränkend ist jedoch festzustellen, dass sich zwar viele Quetschfläschchenmodelle im geöffneten Zustand in den Autodrop® einsetzen lassen, aber nur teilweise in dieser Kombination die Verschlusskappe wieder vollständig aufschraubbar ist.

Ein anderer schalenförmiger Fläschchenaufsatz (Eyot®; Abb. 11.9, Tab. 11.13) wird am Schaft der Tropferspitze fixiert, muss also generell beim Verschließen des Fläschchens jeweils wieder abgenommen werden und erhöht dadurch das Risiko der Tropferspitzenkontamination. Zusätzlich ist eine Ablagemulde für das Fläschchen angebracht. Dieses Hilfsmittel dient ebenfalls zum korrekten Positionieren der Tropferspitze während des Eintrop-

Tab. 11.13: Applikationshilfen für Augentropfen (Auswahl)

Artikel	Vertriebsfirma, -organisation	Charakterisierung/Funktion(en)
Applikationshilfe für Chibro-Timoptol®-, Cosopt®- und Trusopt®-Fläschchen	MSD Chibret, 85 540 Haar	Kleiner Spiegel mit Halterung für Fläschchen zur visuellen Kontrolle des Eintropfens
Autodrop® (PZN 481 4923)	Pharmazeutischer Großhandel oder Owen Mumford, 63 762 Großostheim	Aufsatz auf Hals verschiedener Fläschchen zur Positionierung über dem Auge; mit Autosqueeze® kombinierbar
Autosqueeze®	Zzt. in Deutschland nicht lieferbar	Zangenartiger Aufsatz auf Hals verschiedener Fläschchen zum Quetschen mit verringerter Kraft; mit Autodrop® kombinierbar
Easydrop (PZN 323 3489)	Pharmazeutischer Großhandel oder CeCeM®, 53 547 Breitscheid	Brillenartiges Hilfsmittel zum Positionieren verschiedener Fläschchen über dem Auge
Eyot®	BUFA, 45 725 Waltrop	Aufsatz auf Hals verschiedener Fläschchen zum Positionieren über dem Auge
Opticare®	International Glaucoma Association, UK www.glaucoma-association.com	Hilfsmittel zur Positionierung verschiedener Fläschchen über dem Auge und ihrem Entleeren mit etwas verringerter Kraft
Opticare® arthro 5 /-10 (je ein Modell für kleine und große Fläschchen)	International Glaucoma Association, UK www.glaucoma-association.com	Zangenartiges Hilfsmittel zum Quetschen verschiedener Fläschchen mit deutlich verringerter Kraft und gleichzeitig zum Positionieren über dem Auge
Verschlusskappenöffner für Xalacom® und Xalatan® Augentropfen	Pfizer, 76 139 Karlsruhe	Plastikkappe mit Griff zum Öffnen der Innen- und Außenkappe von Xalacom®- und Xalatan®-Fläschchen
Wimpernzange (Wimpernformer; einfache Ausführung ohne Rückstellfeder)	Einzelhandelsgeschäfte für Kosmetikartikel	Zangenartiges Hilfsmittel zum Quetschen verschiedener Einzeldosisbehältnisse
Xal-Ease Anwendungshilfe	Pfizer, 76 139 Karlsruhe	Hilfsmittel zur Positionierung von Xalacom®- und Xalatan®-Fläschchen über dem Auge und ihrem tropfenweisen Entleeren

a

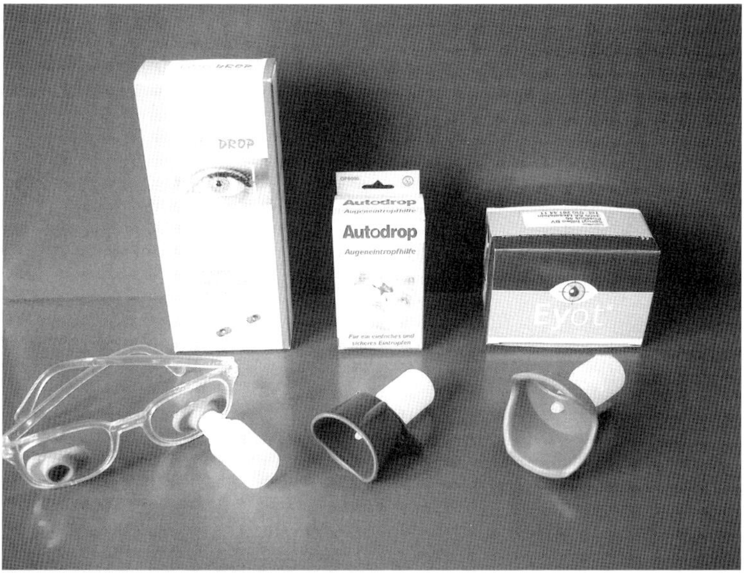

b

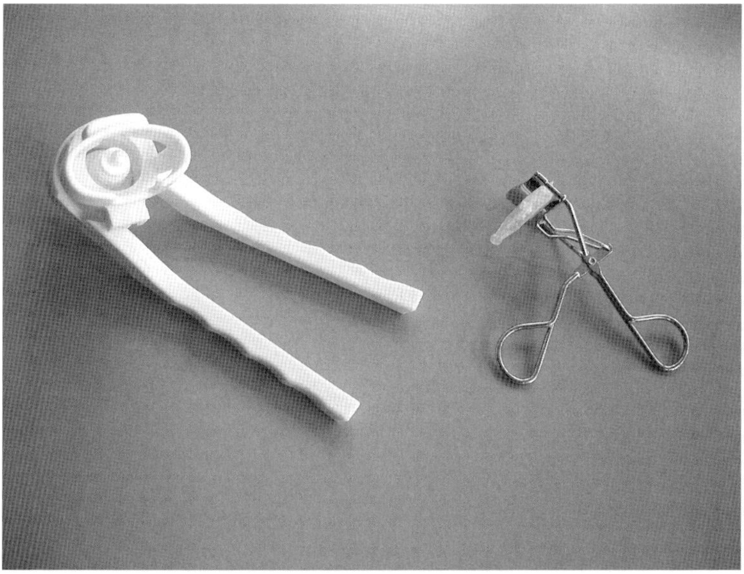

Abb. 11.9: Bei verschiedenen Augentropfenpräparaten einsetzbare Applikationshilfen.
a Positionierungshilfen, von links nach rechts: Easydrop®, Autodrop®, Eyot®; **b** Quetschhilfen, von links nach rechts: Opticare® arthro, Wimpernzange

fens. Ein an der Innenseite des teilweise offenen Aufsatzes befindlicher Vergrößerungsspiegel ermöglicht die Sicht auf das Auge bzw. den geöffneten Konjunktivalsack während der Verabreichungsprozedur und steigert damit zusätzlich die Anwendungssicherheit. Für stark sehbehinderte Patienten ist das üblicherweise weiße Hilfsmittel auch in roter Ausführung (ohne Vergrößerungsspiegel) lieferbar, bei dem ein ausgeprägterer Farbkontrast zum Fläschchen besteht [67].

Ein brillenartiges Hilfsmittel (Easydrop; Abb. 11.9, Tab. 11.13) mit beidseitigen, verschiebbaren Gummimanschetten zum Fixieren von Augentropffläschchen hält die Tropferöffnung des eingesteckten Fläschchens während der Anwendung in der korrekten Position über dem Auge. Da die Tropferspitze vor jeder Anwendung (auch für linkes und rechtes Auge) erneut durch eine sehr enge Öffnung in der Manschette geführt werden muss, besteht dabei ein hohes Risiko ihrer Kontamination. Das Justieren der Gummimanschetten erfolgt am besten vor dem Einstecken der Fläschchen.

Ein einfach aufgebautes, aber effektives Hilfsmittel verringert mithilfe des Hebelprinzips die zum Quetschen des Fläschchens erforderliche Fingerkraft (Autosqueeze®). Zwei bewegliche Flügel werden mit dem Verbindungsstück auf den Hals des Fläschchens gesteckt und erlauben ein zangenartiges Komprimieren des Fläschchens. Da die Flügel sehr breit ausgelegt sind, können sie erforderlichenfalls auch mit mehreren Fingern und dem Handballen zusammengedrückt werden. Diese in Deutschland derzeit (Herbst 2006) nicht mehr lieferbare Quetschhilfe lässt sich gleichzeitig mit der oben beschriebenen glockenförmigen Positionierungshilfe (Autodrop®) auf ein Fläschchen stecken und bildet somit ein Kombigerät mit beiden Funktionen [14, 63, 86].

Ein weiteres Anwendungshilfsmittel (Opticare®; Tab. 11.13) stellt eine Kombination aus einer annähernd glockenförmigen Fläschchenhalterung mit oben geschilderter Funktion und einem Flaschenbehälter mit zwei „Tasten" dar, die aufgrund ihrer Hebelwirkung das Quetschen des Fläschchens zum tropfenweisen Entleeren mit etwas vermindertem Kraftaufwand ermöglichen. Das Fläschchen kann auch nach der Anwendung mit aufgeschraubter Verschlusskappe eingesetzt bleiben, wobei das Anwendungshilfsmittel gleichzeitig als Lichtschutz fungiert [14, 61, 67, 86, 91].

Am ausgeprägtesten wird die erforderlich Kraft zum Quetschen durch ein zangenartiges Hilfsmittel verringert (Opticare® arthro 5/ -10; Abb. 11.9, Tab. 11.13). Seine beiden etwa 15 Zentimeter langen Griffhebel ermöglichen ein leichtes Quetschen des eingesetzten Fläschchens. Bei den meisten Fläschchenmodellen lässt sich im eingesetzten Zustand die Verschlusskappe auf- bzw. abschrauben, die Fläschchen können also auch hier bei Nichtgebrauch in der Applikationshilfe verbleiben. Ein über das geöffnete Fläschchen geklappter, ovaler Ring dient zur Auflage auf die Lidränder des Auges, wodurch das Gerät auch als Positionierungshilfe dient. Es sind zwei Varianten dieses Hilfsmittels lieferbar, die in Abhängigkeit der Fläschchengröße, insbesondere des Fläschchendurchmessers gewählt werden. Bei sehr hohen

Fläschchen oder solchen mit sehr langer Applikationsspitze (Gesamtlänge > ca. 65 mm) ist das Hilfsmittel nicht einsetzbar [61, 66, 67, 86].

Einzeldosispipetten lassen sich mit einer in Kosmetikgeschäften vertriebenen Wimpernzange wesentlich leichter entleeren (Wimpernhaarformer; einfaches Modell ohne Rückstellfeder; Abb. 11.9, Tab. 11.13). Dazu steckt man die geöffnete Pipette so in die Zange, dass die Tropferspitze in Richtung der Rundungsaußenseite des Wimpernhaarformers weist. Bei der Anwendung ruht der Daumen vorteilhafterweise auf dem Zeige- oder Mittelfinger der anderen Hand, der das Unterlid vom Auge abzieht. Die Zange wird dann nur durch eine kleine Bewegung des Zeigefingers geschlossen (Abb. 11.11) [67, 132].

Abbildung 11.10 gibt die Kraftersparnis durch die genannten Quetschhilfen an einigen der in Tabelle 11.7 genannten Präparate wieder. Selbstverständlich sind diese Hilfsmittel für starre Fläschchen ungeeignet, also etwa Glasfläschen mit aufgesetztem Gummitropfer oder COMOD®-Behälter (Tab. 11.14).

Für Xalacom® und Xalatan® Augentropfen wird vom pharmazeutischen Unternehmer über Apotheken und ophthalmologische Praxen eine kappenförmige Öffnungshilfe (Tab. 11.13) kostenfrei abgegeben; sie erleichtert sowohl das Abschrauben der äußeren Schutzkappe beim erstmaligen Öffnen als auch der relativ kleinen inneren Verschlusskappe.

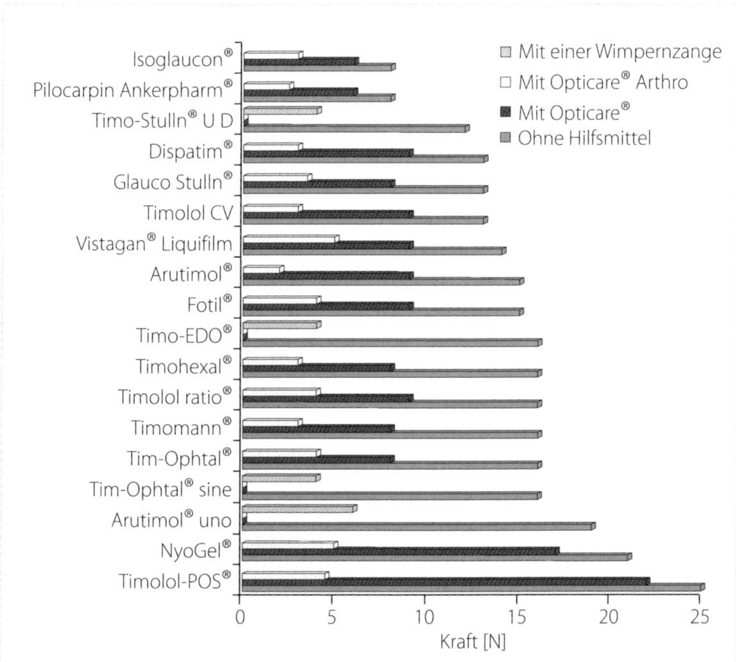

Abb. 11.10: Verringerung der erforderlichen Kraft zur Freisetzung von Augentropfen aus verschiedenen Behältnissen durch Verwendung von Applikationshilfen [131]. Angabe des durchschnittlichen Kraftbetrages; experimentelle Details vgl. Tab. 11.7

Eine weitere produktspezifische Verabreichungshilfe für Xalacom® und Xalatan®-Augentropfen (Xal-Ease Anwendungshilfe; Tab. 11.13) besteht ebenfalls aus einer Positionierungshilfe für das Fläschchen über dem geöffneten Bindehautsack sowie einer integrierten Vorrichtung zur Tropfenfreisetzung. Eine Taste im Haltegriff des Hilfsmittels ermöglicht hier das Quetschen des eingesetzten Fläschchens im richtigen Ausmaß zur Freigabe eines Tropfens. Die oben genannte Öffnungshilfe ist dem Gerät ebenfalls beigepackt. Auch diese Anwendungshilfe sollte mit eingesetztem, verschlossenen Fläschchen aufbewahrt werden [67].

Unter hygienischem Aspekt sollten diese Applikationshilfen jeweils nur von einem Patienten benutzt werden. Insbesondere bei infektiösen Augenerkrankungen sind die mit dem Hautareal um das Auge in Kontakt kommenden Flaschenaufsätze regelmäßig mit Wasser und Spülmittel zu reinigen.

Eine andere Vorrichtung, bestehend aus einem kleinen Spiegel und einer Haltevorrichtung für die Tropfflaschen bestimmter Glaukompräparate (Applikationshilfe für Chibro-Timoptol®, Cosopt® und Trusopt®; Tab. 11.13; bei Chibret kostenfrei abrufbar), ermöglicht dem Patienten die visuelle Kontrolle des Eintropfvorganges unabhängig von einem stationären Spiegel [67, 93].

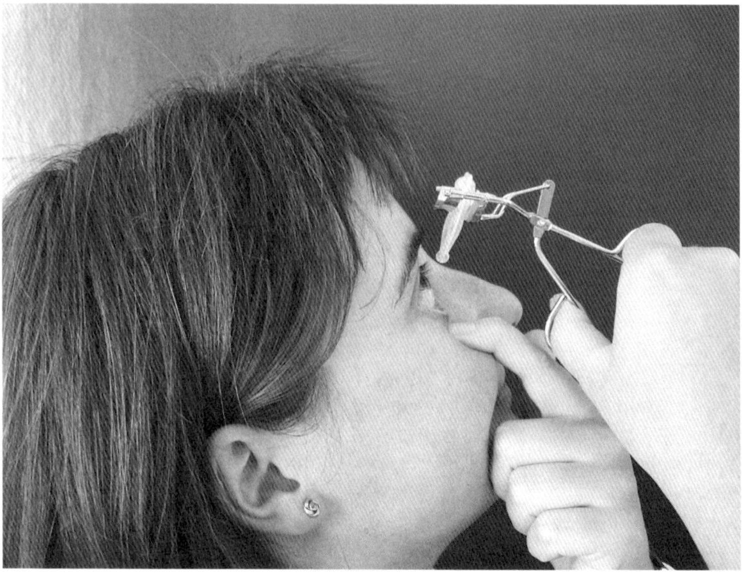

Abb. 11.11: Anwendung von Augentropfen aus einem Einzeldosisbehältnis mit Hilfe einer Wimpenzange [67]

Tab. 11.14: Augentropfen, die in nicht quetschfähigen Mehrdosenpackmitteln konfektioniert sind (Auswahl, ohne COMOD®-Systeme)

Präparat	Wirkstoff(e)	Primärpackmittel	Technologische Besonderheit
Ecolicin®	Erythromycinlactobionat, Colistimethat-Natrium	Glasflasche mit Gummitropfer	Trockensubstanz wird von der Apotheke oder dem Anwender im beigepackten Wasser gelöst
Euphrasia D3 Weleda	Euphrasia D3 Dilution	Glasflasche mit Gummitropfer	Oligodynamische Silberkonservierung
Indocolir®	Indometacin	Glasflasche mit Gummitropfer	Trockensubstanz wird von der Apotheke oder dem Anwender im beigepackten Wasser gelöst
Mucokehl® D5	Mucor racemosus D5	Glasflasche mit Gummitropfer	–
Mydriaticum Stulln®	Tropicamid	Glasflasche mit Gummitropfer	–
Oxy Biciron®	Oxytetracyclin-HCl, Tramazolin-HCl	Glasflasche mit Kunststofftropfer	Separat gepackter Tropfaufsatz wird vom Anwender aufgeschraubt
Timpilo®	Timololhydrogenmaleat, Pilocarpin-HCl	Zweikammerflasche mit Balg (vgl. Kap. 11.5.1.1)	Sauer eingestellte Wirkstofflösung getrennt von Pufferlösung gepackt

11.5.6 Augenspüllösungen und Augenbäder

Diese sterilen Lösungen (Tab. 11.15) dienen zum Spülen der Horn- und Bindehaut, der Lidränder, der äußeren Lidhaut sowie zum Durchfeuchten von Kompressen, die auf dem geschlossenen Auge platziert werden.

Entfernung von Chemikalien und Fremdkörpern

Um Chemikalien oder Fremdkörper von der Horn- oder Bindehaut zu spülen, zieht der Patient oder besser eine Hilfsperson mit Daumen und Zeigefinger die Lider auseinander und spritzt die Lösung durch leichten Druck auf die flexible Wandung des Primärpackmittels vorsichtig auf das betreffende Augenareal oder lässt die Lösung direkt aus der Flasche darüber laufen (nach dieser Erste-Hilfe-Maßnahme muss ein Arzt das Auge weiterbehandeln). Die früher üblichen Augenwannen oder Augenbadegläser sollten nur in begründeten Fällen und nur in keimfreien (evtl. keimarmen) Zustand eingesetzt werden. Reste der unkonservierten Lösungen sind zu verwerfen.

Tab. 11.15: Augenbäder, Augenspüllösungen (Auswahl)

Präparat	Konservierungsmittel	Packmittel/ Hilfsmittel zur Anwendung
Isogutt® akut MP Augenspüllösung	Nicht enthalten	Verschlussknebelflasche (bottelpack®-Flasche)/ –
Ophtopur®-NaCl Augenbad	Benzalkoniumchlorid	Schraubverschlussflasche (bottelpack®-Flasche)/ Augenbadewanne
Sophtal-POS® N Augenbad	Chlorhexidingluconat	Schraubverschlussflasche/ Augenbadewanne
Tima-oculav®	Nicht enthalten	Schraubverschlussflasche/ –

11.5.7 Augenspray

Tears Again® auf das geschlossene Lid sprühen

Bei einem im Handel befindlichen Augenspray (Tears Again®, ein Medizinprodukt) mit der Indikation trockenes Auge u. a. m. handelt es sich um eine wässrige, konservierte und isotonisierte Zubereitung, die aus einer 10-Milliliter-Dosiersprühflasche mehrmals täglich auf das geschlossene Augenlid gesprüht wird. Sie enthält als wesentliches Wirkprinzip Phospholipidliposomen, die sowohl einen lokalen Effekt auf der äußeren Lidhaut auslösen als auch auf den Tränenfilm gelangen und dessen Lipidschicht ergänzen [94].

11.6 Halbfeste Zubereitungen

Applikation von Augensalben, -cremes und -gelen

Die Selbstapplikation von Augensalben, -cremes und streichfähigen Augengelen stellt wegen der ausgeprägten Schwierigkeit, einen kurzen Strang der sterilen Zubereitung unter streng hygienischen Kautelen abzuteilen und ohne weitere Hilfsmittel exakt im Konjunktivalsack zu platzieren, noch höhere **feinmotorische Anforderungen** als die Tropfenanwendung. Diese selbst für manuell geschickte Personen sehr diffizile Prozedur muss deshalb auch grundsätzlich unter Sicht, also vor einem Spiegel durchgeführt werden.

Der Anwender handhabt die Tube oder das Einzeldosisbehältnis hinsichtlich Hygiene und Temperieren analog den Tropffläschchen. Die Verschlusskappe der Tube darf nur so angefasst und abgelegt werden, dass eine Kontamination des Tubeninhaltes ausgeschlossen ist. Der Patient sollte versuchen, einen etwa fünf Millimeter langen Strang direkt in den geöffneten

Bindehautspalt fallen zu lassen. Man führt dabei die Applikationstülle der Tube vom Augeninnen- zum Augenaußenwinkel. Falls sich der Salbenstrang nicht infolge Drehens und Wendens der Tube von der Tubenspitze löst, legt man ihn ohne Zuhilfenahme weiterer Instrumente in den Bindehautsack und wischt anschließend die Tubenspitze mit einem sauberen Einmaltaschentuch gründlich ab [70, 72, 74].

Entleeren von Eindosistuben

Streichfähige Augengele in **Einzeldosisbehältnissen** lassen sich wesentlich leichter entnehmen, wenn man analog den Lösungen vor dem Abdrehen des Verschlusses durch schleudernde Handbewegungen, vergleichbar der Bewegung beim „Herunterschlagen" des Quecksilberfadens eines Fieberthermometers, die Applikatorspitze mit Gel füllt beziehungsweise größere Luftblasen von dort entfernt.

Um die Salbe auf der Binde- und Hornhaut zu verteilen, „blickt" man anschließend bei geschlossenem Lid nach links, rechts, oben und unten; erforderlichenfalls kann man zusätzlich die geschlossenen Lider mit einem Wattebausch sehr vorsichtig massieren. Auch bei Augensalben erhöht das Unterdrücken des Lidschlags deutlich die Verweildauer an Binde- und Hornhaut (Abb. 11.3).

11.7 Aufbewahrung von Ophthalmika

11.7.1 Wärme- und Lichtschutz

Wärmeschutzhinweise meist nur für Fachkreise

Augenarzneimittel sind im Interesse stabiler Dispersionszustände (z. B. klarer Lösungen, konstanter Partikelgrößen bei Suspensionen) sowie unbeschädigter Glasbehältnisse während der Distribution und beim Patienten **vor Frost zu schützen**. Hinweise auf der Verpackung mancher flüssiger oder streichfähiger Zubereitungen zur Lagerung unter **Wärmeschutz** („bei 2 bis 8 °C lagern!"; Tab. 11.16) richten sich in der Regel an Fachkreise, nicht an den Patienten. Er kann das betreffende Fläschchen während seines begrenzten Verbrauchszeitraums bei Raumtemperatur aufbewahren und anwenden.

Lichtschutzhinweise für Fachkreise und Patienten

Die Aufbewahrung unter **Lichtschutz** ist dagegen auch vom Patienten stets zu beachten. Sie empfiehlt sich generell bei transparenten Einzeldosisbehältnissen und Tropffläschchen, also Fläschchen aus naturbelassenem Polyethylen. Zwingend gilt sie für Präparate mit fotoinstabilen Wirkstoffen in Primärverpackungen ohne Lichtschutz (Tab. 11.17), also weißtransparenten Einzel- oder Mehrdosenbehältern (bei manchen Wirkstoffen bieten auch Braunglasflaschen allein keinen ausreichenden Lichtschutz). Primärbehältnisse mit fotoinstabilen Zubereitungen müssen daher nach jeder Anwendung umgehend wieder in den Umkarton zurückgesteckt werden [95, 96].

Tab. 11.16: Augentropfen und -gele, die innerhalb der Fachkreise bei 2–8 °C zu lagern sind, nach Anbruch durch den Patienten aber bei Raumtemperatur aufbewahrt werden können (Auswahl)

Fertigarzneimittel	Wirkstoff(e)
Fotil® / -sine Augentropfen	Pilocarpin-HCl, Timololmaleat
Oculotect® Gel	Retinolpalmitat
Terracortril® N Augensalbe / -Augentropfen	Betamethasondihydrogenphosphat, Gentamicinsulfat
Xalacom® Augentropfen	Latanoprost, Timololmaleat
Xalatan® Augentropfen	Latanoprost

Tab. 11.17: Augentropfen mit fotoinstabilen Wirkstoffen in Primärverpackungen ohne Lichtschutz (Auswahl)

Fertigarzneimittel	Einzeldosisbehältnisse/ Mehrdosenbehältnis	Fotoinstabile(r) Wirkstoff(e)
Alomide®/ -SE	Einzeldosisbehältnisse und Mehrdosenbehältnis	Lodoxamid
Beta-Stulln® DU	Einzeldosisbehältnisse	Betamethason
Betoptima®	Mehrdosenbehältnis	Betaxolol
Chibro-Timoptol® 0,1 % / -0,25 % / -0,5 %	Mehrdosenbehältnis	Timolol
Dexa-sine®/ -SE	Einzeldosisbehältnisse und Mehrdosenbehältnis	Dexamethason
Isopto®-Flucon	Mehrdosenbehältnis	Fluorometholon
Relestat® 0,5 mg/ml	Mehrdosenbehältnis	Epinastin
Thiloadren® N	Mehrdosenbehältnis	Dipivefrin, Pilocarpin
Thilodigon®	Mehrdosenbehältnis	Dipivefrin
Tobramaxin®	Mehrdosenbehältnis	Tobramycin
Trusopt®	Mehrdosenbehältnis	Dorzolamid

11.7.2 Aufbrauchfristen

Besonders wichtig ist die Information des Patienten über die zeitlich begrenzte Verwendbarkeit angebrochener Augenarzneimittelpackungen.

Unkonservierte Zubereitungen in Einzeldosisbehältnissen

Augentropfen, Augenspüllösungen und Augengele, jeweils ohne Zusatz eines Konservierungsmittels, verpackt in sterilen Einzeldosisbehältnissen sind unmittelbar nach dem Öffnen des Behältnisses anzuwenden und verbleibende Arzneimittelreste sind zu verwerfen. In den Packungsbeilagen vieler entsprechender Tropfenpräparate wird ein sofortiges Entsorgen möglicher Tropfenreste angeordnet. Das Neue Rezeptur-Formularium (NRF) nennt für derartige Augentropfen einen allgemeinen Richtwert für die Aufbrauchfrist von 24 Stunden [84]. Auch systematische Untersuchungen bestätigen diese Frist für eine Reihe von Fertigarzneimitteln [97, 129]. Das Arzneibuch macht hierzu keine Angaben.

Bei Einzeldosisbehältern, die zusätzlich in Aluminiumfolie eingesiegelt sind, muss die Verwendbarkeitsfrist nach Aufreißen des Beutels beachtet werden (Tab. 11.5).

Konservierte Augentropfen in Mehrdosenbehältnissen

Für die in **COMOD®-Behältnissen konfektionierten, unkonservierten Augentropfen** (Tab. 11.4) wurden dem pharmazeutischen Unternehmer im Zulassungsverfahren Aufbrauchfristen von 12 Wochen (bei einem älteren Präparat 6 Wochen) genehmigt. Die Verkeimung einer derart konfektionierten Lösung ist praktisch ausgeschlossen, da keine Luft und keine Fremdflüssigkeit in das Arzneimittelbehältnis einströmen können (Kap. 11.5.1.1) [53].

Konservierte Augentropfen (wässrige und ölige) in einfachen Mehrdosenbehältnissen, also konventionellen Glas- oder Plastikfläschchen mit Belüftung durch die Tropfermontur dürfen nach Ph. Eur. (5. Ausgabe, 5. Nachtrag) nach Anbruch höchstens vier Wochen lang verwendet werden. Ausnahmen in begründeten Fällen werden im Zulassungsverfahren geregelt. Die in älteren Rezepturvorschriften von Augentropfen genannte Zeitspanne von sechs Wochen entspricht nicht mehr aktuellen Bestimmungen. Kürzere Aufbrauchfristen als vier Wochen legt man unter anderem bei Zubereitungen mit instabilen Arzneistoffen oder bei erhöhtem mikrobiologischen Risiko fest (Tab. 11.18) [96, 97].

Konservierte Augenbäder in Mehrdosenbehältnissen sind konservierten Augentropfen gleichzusetzen; für sie gilt ebenfalls die vierwöchige Aufbrauchfrist, abgesehen von begründeten und zugelassenen Fällen.

Angebrochene Tuben mit halbfesten Zubereitungen

Für angebrochene **Mehrdosentuben mit halbfesten Zubereitungen** zur konjunktivalen Anwendung fordert das Arzneibuch (Ph. Eur. 5. Ausgabe, 5. Nachtrag) ebenfalls eine vierwöchige Aufbrauchfrist. Das mikrobielle Kontaminationsrisiko insbesondere der Applikatorspitzen von Tuben dürfte dem der Tropfenspritzer von flüssigen Ophtalmika entsprechen. Auch das Neue Rezeptur-Formularium (NRF) nennt für hydrophobe Salben, hydrophobe Cremes und Hydrogele, jeweils zur Anwendung am Auge, einheitlich einen allgemeinen Richtwert von vier Wochen [84]. Die Packungsbeilagen von Fertigarzneimitteln machen teilweise keine Angaben zur Aufbrauchfrist, teilweise nennen sie vier, in einigen Fällen auch sechs Wochen. Bei einer unkonservierten lipophilen Creme ist die Verwendbarkeit nach dem Öffnen auf eine Woche limitiert (Tab. 11.18).

Die vierwöchige Aufbrauchfrist des Europäischen Arzneibuchs, welche beispielsweise die US-amerikanische Pharmakopoe nicht fordert [19], war wiederholt Gegenstand von kontrovers geführten Diskussionen. Sie lässt sich unter anderem mit der relativ hohen Quote der mikrobiellen Kontamination begründen, die man bei in Gebrauch befindlichen Augentropfenbehältern ermittelte. So waren zwischen 13 und 29 % der geprüften Fläschchen bakteriell kontaminiert [98–100]. In Studien, die demgegenüber eine relativ geringe Kontaminationsrate zwischen null und fünf Prozent fanden, waren nur die verbliebenen Flüssigkeiten, nicht aber die Tropferspitzen mikrobiologisch überprüft worden [101–107]. Offensichtlich scheinen aber die berührungsgefährdete Tropferspitze und der entsprechende Bereich der Schraubkappe mit ihrem feuchten Milieu die am häufigsten mikrobiell befallenen Areale eines in Gebrauch befindlichen Augentropfenfläschchens

Tropferspitze und Schraubkappe am häufigsten mikrobiell kontaminiert

Tab. 11.18: Flüssige und halbfeste Ophthalmika mit einer Aufbrauchfrist von weniger als 4 Wochen (Auswahl)

Präparat	Inhaltsstoff	Aufbrauchfrist bei Aufbewahrung < 25 °C	Begründung für relativ kurze Aufbrauchfrist
Bepanthen® Augen- und Nasensalbe	Dexpanthenol	1 Woche	Unkonservierte lipophile Creme
Ciclosporin-Augentropfen ½ %, ölige, NRF	Ciclosporin	1 Woche	Mikrobiologische Risiken bei Anwendung einer nicht konservierten Zubereitung mit immunsuppressiv wirkendem Arzneistoff [85]
Cysteaminhydrochlorid-Augentropfen 0,15 / 0,5 % NRF	Cysteamin-HCl	2 Wochen	Oxidation des Wirkstoffs zu Cystamindihydrochlorid [85]
Ecolicin® Augentropfen	Erythromycin-lactobionat	10 Tage	Hydrolyse des Wirkstoffs [96]
Polyvidon-Jod-Augentropfen 1,25 / 2,5 / 5 % NRF	Polyvidon-Jod	2 Wochen	Gehaltsverlust infolge Sorption des Jods an Kunststoff (PE oder Brombutylkautschuk) des Primärpackmittels [84]
Tetracyclin-Augentropfen 0,5 % FNA[1]	Tetracyclin-HCl	3 Tage	(Foto-)Instabilität des Wirkstoffs [96]

[1] FNA, Formularium Nederlandse Apothekers (Niederländisches Rezeptur-Formularium)

[98–100, 105, 108]. Mikrobielle Überprüfungen von Fläschcheninhalt und -tropfer in Abhängigkeit vom Anwendungszeitraum ergaben, dass Zeitspannen unter vier Wochen zu einer Kontaminationsquote von 19 % führten, Zeiträume zwischen vier und acht Wochen zu einer doppelt so hohen Quote. Alle geprüften Präparate waren mit Benzalkoniumchlorid konserviert; unter den nachgewiesenen Keimen fanden sich auch Serratia- und Moraxella-Species, also Keratitis- und Konjunktivitiserreger [98].

11.8 Kontaktlinsen

11.8.1 Arten von Kontaktlinsen

Bei der Kundenberatung zur Verwendung von Kontaktlinsenpflegemitteln und zu den Wechselwirkungen zwischen Kontaktlinsen und Arzneistoffen, sind jeweils die vorliegenden Linsentypen bzw. -materialien zu berücksichtigen.

Kontaktlinsentypen

Früher als „harte", heute meist als **„formstabil"** deklarierte **Kontaktlinsen** bestehen entweder aus Polymethylmethacrylat (PMMA), Celluloseacetobutyrat (CAB), siliciumhaltigen Methacrylaten oder aus Fluorsilikonmethacrylaten. In der genannten Reihenfolge verbessert sich deutlich die Sauerstoffdurchlässigkeit und Verträglichkeit dieser Kunststoffe. Der Durchmesser der formstabilen Linsen ist stets kleiner als der der Hornhaut beziehungsweise beträgt weniger als zehn Millimeter. Im Vergleich zu einer weichen Kontaktlinse erfordert dieser Linsentyp einen etwas geringeren Pflegeaufwand und altert langsamer [109–113].

Zur Herstellung **weicher Kontaktlinsen** wird neben dem heute nur noch wenig verwendeten Hydroxyethylmethacrylat (HEMA) eine große Palette von Weiterentwicklungen dieses Materials und von Neuentwicklungen eingesetzt: Copolymerisate aus HEMA mit hydrophilen Komponenten wie Vinylpyrrolidon, Vinylalkohol oder Methacrylsäure sowie HEMA-freie Copolymerisate aus Vinylpyrrolidon mit Methylmethacrylat oder aus Vinylpyrrolidon mit Polyamiden. Die hohe Sauerstoffpermeabilität dieser Polymerisate wird noch von der eines weiteren Linsenmaterials, des Silikonkautschuks, übertroffen. Der Wassergehalt liegt bei den HEMA-freien Materialien am höchsten und kann bis zu 80 % betragen. Weiche Kontaktlinsen sind immer etwas größer als die Kornea; ihr Durchmesser beträgt zwischen 13 und 16 Millimeter. Sie weisen meist eine hohe Porosität und Porendurchmesser zwischen 10 und 100 Angström auf. Damit haben sie ein hohes Sorptionsvermögen für niedermolekulare Fremdstoffe [109–113].

11.8.2 Pflegemittel

Arten von Pflegemitteln

Jede Kontaktlinse zur mehrfachen Verwendung bedarf der regelmäßigen Pflege. Sie muss nach jeder Entnahme aus dem Auge gereinigt und desinfiziert werden. Sowohl Bestandteile der Tränenflüssigkeit (Proteine, Muzine, Lipide) als auch Staub, Fremdkörper (z. B. Kosmetikrückstände, Pflanzenpollen) und Fremdgase aus der Umgebungsluft werden an der äußeren und inneren Linsenoberfläche gebunden. Diese Ablagerungen können zu allergischen, toxischen, mechanischen und metabolischen Störungen am Auge führen, sie können die Gaspermeabilität der Linse vermindern sowie als Nährboden für Mikroorganismen dienen. Ebenfalls zum Pflegeprogramm gehören Aufbewahrungs- und Benetzungslösungen. Die präparatespezifischen Gebrauchsanweisungen der zahlreich angebotenen Kontaktlinsenpflegemittel sind strikt einzuhalten. Tabelle 11.19 nennt einige Pflegemittel

Tab. 11.19: Kontaktlinsenpflegemittel (Auswahl)

Präparat	Eignung	Wesentliche Funktionen
AO-Sept® plus	Formstabile Linsen/ weiche Linsen	Desinfizieren, Aufbewahren
Alltotal®	Formstabile Linsen	Desinfizieren, Aufbewahren, Benetzen
CL 22	Formstabile Linsen	Reinigen, Desinfizieren, Aufbewahren
CL 33	Weiche Linsen	Desinfizieren, Aufbewahren, Abspülen
Combiclean®	Formstabile Linsen	Tägliches Reinigen
Duraclean	Formstabile Linsen	Tägliches Reinigen
Lens-Plus® purita Kochsalzlösung	Formstabile Linsen/ weiche Linsen	Abspülen
Optifree®	Weiche Linsen	Tägliches Reinigen, Desinfizieren, Aufbewahren
Oxysept® Comfort	Weiche Linsen	Reinigen, Desinfizieren, Aufbewahren
Renu MultiPlus™	Weiche Linsen	Tägliches Reinigen, Desinfizieren, Aufbewahren
Solo-care® hard	Formstabile Linsen	Tägliches Reinigen, Desinfizieren, Aufbewahren
Solo-care® plus	Weiche Linsen	Tägliches Reinigen, Desinfizieren, Aufbewahren
Totalcare	Formstabile Linsen	Desinfizieren, Aufbewahren, Benetzen
Ultrazyme®	Weiche Linsen	Periodisches Reinigen

(ausführliche Beschreibungen der etwa 200 in Deutschland im Handel befindlichen Präparate finden sich z. B. in den Literaturangaben [109, 110, 114–116]; eine aktuelle Übersicht über US-amerikanische und damit auch viele deutsche Produkte enthält Literaturangabe [117]).

Reinigung von Kontaktlinsen

Die verschiedenen **Reinigungsmittel** wirken durch Desorption und Solubilisation organischer Ablagerungen mittels Tensiden (anionen- und kationenaktive, amphotere Tenside), durch biochemischen Abbau organischer Ablagerungen mittels Enzymen (Proteasen, Lipasen, Glucosidasen für Muzine) und durch Komplexbildung organischer und anorganischer Ablagerungen mittels Chelat- und anderer Komplexbildner (EDTA, Citrate u. a.). Auch die Kombination von zwei oder allen drei Systemen ist sinnvoll, wobei in den meisten Fällen bei Anwendung eines Tagesreinigers auf Tensid- und Komplexbildnerbasis eine einmalige wöchentliche Zusatzreinigung mit einem Enzympräparat („Intensivreiniger“) ausreicht. Die Reiniger sind für das jeweilige Linsenmaterial entsprechend auszuwählen und nur für eine definierte Reinigungszeit anzuwenden. Auf diese Weise werden unerwünschte Substanzeinlagerungen in die porösen Linsen und Veränderungen des Linsenmaterials vermieden. Wegen des für die Enzymaktivität notwendigen pH-Optimums dürfen die Tabletten oder Pulver nur in der darauf abgestimmten Flüssigkeit aufgelöst werden (z. B. isotonische Kochsalzlösung, Peroxidlösung). Die angebotenen speziellen Reinigungsgefäße sind nicht nur aus hygienischen Erwägungen zu verwenden, sondern auch wegen der in ihnen hervorgerufenen starken Wirbelbildung an den Linsen und des damit verstärkten Reinigungseffektes [104, 105, 109, 110, 112–116].

Desinfektion von Kontaktlinsen

Nach der Reinigung müssen auf der Linse verbliebene Keime inaktiviert werden. Hierzu setzt man **Desinfektionslösungen** auf der Basis von Wasserstoffperoxid, Chlorhexidin, Thiomersal, Benzalkoniumchlorid oder makromolekularen Verbindungen ein. Zu diesen antimikrobiellen Polymeren gehören etwa Polyaminopropylbiguanid oder Polyquaternium-1, eine quartäre Ammoniumverbindung. Die Desinfektionslösung kann mit dem Präparat zur Tagesreinigung identisch bzw. kombiniert sein. Auch beim Desinfizieren ist unbedingt zu beachten, dass der jeweilige Linsenkunststoff nur mit den für ihn geeigneten und geprüften Lösungen behandelt werden darf. Während etwa Desinfektionslösungen für formstabile Linsen Benzalkoniumchlorid oder Thiomersal enthalten können, sind diese Substanzen wegen ihrer Sorption an hochporöse hydrophile Kunststoffe nicht für entsprechende weiche Linsen geeignet (Kap. 11.8.3). Verschiedene Zubereitungen dürfen keinesfalls miteinander gemischt werden, da es infolge von Interaktionen der jeweiligen Komponenten zu schwerwiegenden Keratopathien kommen kann, beispielsweise dem Mixed-Solution-Syndrom durch gleichzeitige Anwendung von quartären Ammoniumbasen mit chlorhexidinhaltigen Pflegemitteln. Wegen der Korneatoxizität des Peroxids müssen mit Wasserstoffperoxid desinfizierte Linsen nachfolgend mit „Neutralisationslösungen“ behandelt werden, die überschüssiges beziehungsweise von den Linsen sorbiertes Peroxid katalytisch abbauen (mittels Peroxidasen) oder reduzieren (mittels Brenztraubensäure, Natriumthiosulfat). Im Falle eines Systems (AO-Sept®) wird der Zerfall überschüssigen Peroxids durch ein im entsprechenden Behältnis fixiertes Platinscheibchen katalysiert. Ist der Kontaktlinsenträger im Zweifel, ob er eine Peroxidlösung bereits neutralisiert hat, kann er dies leicht feststellen, indem er einige Spritzer der Neutralisationslösung in die fragliche Lösung gibt. Zahlreich aufsteigende Bläschen weisen auf noch vorhandenes Peroxid hin. Es gibt auch Desinfektionssysteme, bei denen eine Indikatorfärbung (Cyanocobalamin) anzeigt, ob die Neutralisationstablette hinzu gegeben wurde [109, 110, 112–117].

Aufbewahrung von Kontaktlinsen

Die Aufbewahrung der Kontaktlinsen erfolgt in bestimmten Behältern in einer **Aufbewahrungslösung**. Als solche dient häufig die Desinfektionslösung bzw. bei den Peroxidsystemen manchmal die „Neutralisationslösung". Die sorgfältige tägliche Reinigung dieser Aufbewahrungsbehälter (z. B. in der Spülmaschine) ist zur Wahrung des mikrobiologisch einwandfreien Zustandes der Lösungen und der Linsen natürlich sehr wichtig. Die Haltbarkeit aller genannten Linsenpflegelösungen ist begrenzt. Der Anwender hat daher neben den Aufbewahrungsbedingungen (Raumtemperatur, Lichtschutz) auch das Verfalldatum und die Aufbrauchfrist (z. B. 8 Wochen) einzuhalten [110, 114, 115].

Benetzung von Kontaktlinsen

Die **Benetzungslösungen** enthalten neben Tensiden auch viskositätssteigernde und feuchtigkeitsbindende Komponenten wie Macrogole, Polyvinylalkohole oder Polyvinylpyrrolidone. Sie werden erforderlichenfalls auf formstabile Linsen vor dem Einsetzen aufgetropft, um das Fremdkörpergefühl zu mildern. Bei hydratisierten weichen Linsen ist diese Vorbehandlung nicht nötig. Hier kann im Falle eines Defizits an Tränenflüssigkeit eine Nachbenetzung der eingesetzten Linsen erforderlich sein, also etwa bei ungenügend gebildeten oder zu rasch verdunsteten Tränen sowie bei verminderter Lidschlagfrequenz, beispielsweise infolge längerem konzentrierten Lesens [109, 110, 114–117].

Natives Leitungswasser ist unter anderem aus mikrobiologischen Gründen nicht zur Behandlung von Kontaktlinsen geeignet. Amöben der Gattung Acanth und Naegleria vermehren sich in Leitungswasser und ernähren sich von dort vorhandenen Bakterien. Sie werden häufig an Wasserhähnen gefunden. Gelangen sie über Kontaktlinsen an die Hornhaut, können sie eine schwere, therapieresistente Keratitis verursachen [117–119].

11.8.3 Wechselwirkungen mit Arzneimitteln

Kontaktlinsen dürfen während der Anwendung topischer Augenarzneimittel grundsätzlich **nicht getragen werden**. Streichfähige und ölige Zubereitungen verkleben die Linsenoberflächen und beeinträchtigen die Linsenbeweglichkeit auf der Hornhaut, Bestandteile wässriger Tropfen treten mit den Linsenmaterialien in Wechselwirkung. So können Wirk- und Hilfsstoffe von Augentropfenlösungen von den Kontaktlinsen sorbiert und nachfolgend unkontrolliert desorbiert werden. Diese Konzentrierung, vor

Anreicherung von Wirk- und Hilfsstoffen im porösen Gerüstmaterial allem von Arznei- und Konservierungsstoffen, kann zu Schädigungen des Hornhautepithels und zur Verminderung der Kontaktlinsentransparenz führen. Vorwiegend kationische Substanzen, wie beispielsweise Salze von Sympathomimetika sowie von Benzalkonium oder Chlorhexidin, reichern sich im relativ grobporigen Gerüstmaterial der weichen Linsen mit ihren oberflächenständigen, polaren Hydroxylgruppen in größerem Umfang an. HEMA-Linsen zeigen dabei ein ausgeprägteres Sorptionsvermögen als HEMA-freies Material. Cyanocobalamin- und rifampicinhaltige Augentropfen können daneben eine leichte Rosafärbung, physostigminhaltige Lösungen eine Gelbfärbung weicher Linsen verursachen. Ein Prodrug des Epinephrins, das Dipiverin (Dipivalat des Epinephrins) führt im Gegensatz zum früher eingesetzten Epinephrin nicht zur Linsenfärbung. Chlorhexidin macht die Oberflächen weicher Linsen hydrophober, was zur verstärkten Ablagerung von Lipiden führt [111, 117, 120, 121]. Weiterhin können hyperton eingestellte Augentropfen zu einer Dehydratation und Änderung der Linsengeometrie vor allem von Linsen mit sehr hohem Wassergehalt führen.

In diesem Zusammenhang sei darauf hingewiesen, dass auch peroral verabreichte Arzneistoffe über eine Verteilung in der Tränenflüssigkeit eine Farbtönung weicher Linsen verursachen können. Verfärbungen wurden beobachtet nach teilweise kurzzeitiger Einnahme von Nitrofurantoin, Phenazopyridin, Phenolphthalein, Rifampicin, Sulfasalazin und Tetracyclin [117, 120, 122].

Makromolekulare Konservierungsmittel von Linsenpflegepräparaten und Benetzerlösungen (Tab. 11.20) wie Polyhexanid (Polyhexamethylenbiguanid) oder Polyquaternium-1 (quartäre Stickstoffverbindung) werden dagegen nicht in das Gerüstmaterial weicher Linsen eingelagert. Die Moleküldurchmesser dieser Substanzen betragen ein Vielfaches des Porendurchmessers dieser Linsen und werden daher an der Diffusion in das Linsenmaterial und folglich an der Adsorption sterisch gehindert [123]. Bei einigen Benetzungslösungen, die als Medizinprodukte im Verkehr sind, werden **Sauerstoff abspaltende Substanzen** als konservierende Komponenten eingesetzt (Tab. 11.20). Es handelt sich bei diesen Sauerstoffabspaltern um Natriumperborat und um einen so genannten stabilisierten Oxy-Chloro-Komplex (auf Basis von Natriumchlorit; Oxyd™, Purite®). Beide Verbindungen zeigen einen antimikrobiellen Effekt, zerfallen aber bei Kontakt mit den Enzymen der Tränenflüssigkeit (Oxyd™) oder bei Lichteinstrahlung (Purite®), also nach Austritt aus dem vor Licht schützenden Fläschchen, spontan in pharmakodynamisch inerte Substanzen wie Wasser und Natriumchlorid [124].

Auch das Ausschwemmen von ins Auge gebrachten Arzneistofflösungen ist unter einer Kontaktlinse gestört, wodurch sich ebenfalls der Arzneistoff in der Tränenflüssigkeit zwischen Hornhaut und Linse konzentriert. Ferner können Kontaktlinsen Hornhauterosionen verursachen und sie können die Permeabilität der Hornhaut steigern, da die linsenbedingte Hypoxie die Hydratation der Hornhaut erhöht und ihre metabolische Aktivität verringert.

Tab. 11.20: Lösungen zum Nachbenetzen weicher Kontaktlinsen während des Tragens (Auswahl)

Präparat	Viskositätserhöhende Komponente	Konservierungsmittel oder Konfektionierung in Einzeldosisbehältnissen
Artelac® EDO	Hypromellose	Einzeldosisbehältnisse
Cellumed®	Carmellose-Na	Prurite™
GenTeal®	Hypromellose	Natriumperborat
Lacrimal® O.K.	Povidon, Polyvinylalkohol	Einzeldosisbehältnisse
Mira Soft N	Hydroxyethylcellulose	Sorbinsäure, Natriumedetat
Opti-Free® Nachbenetzungstropfen	–	Polyquarternium-1, Natriumedetat
Opti-Tears® free Nachbenetzungstropfen	Hypromellose, Dextran 70	Einzeldosisbehältnisse
Oxyal™ Benetzende Augentropfen	Hyaluronsäure-Na 0,15 %	Oxyd™ 0,06 %
Protagent® SE	Povidon	Einzeldosisbehältnisse
Refresh Contacts	Carmellose-Na	Einzeldosisbehältnisse
Systane®	Hydroxypropylguar, Borsäure in neutraler Lösung	Polyquarternium-1
Vislube®	Hyaluronsäure-Na	Einzeldosisbehältnisse
Vismed® light	Hyaluronsäure-Na	Polyhexanid
Vistil™	Polyvinylalkohol 1,4 %	Oxyd™ 0,06 %
Yxin® Tears Einmal-Dosis	Povidon	Einzeldosisbehältnisse

Durch die nicht mehr intakte Barriere wird die Diffusion von Arzneistoffen in die vordere Kammerflüssigkeit begünstigt [35, 120, 125].

Man kann nicht allgemein gültig entscheiden, ob Kontaktlinsen nach dem vollständigen Abtransport des Arzneimittels vom äußeren Auge, also im Falle wässriger Lösungsaugentropfen nach etwa (2 bis) 15 Minuten, wieder eingesetzt werden dürfen. Da Kontaktlinsen sowohl einen Fremdkörperreiz auslösen als auch die Hornhautsensibilität vermindern können, muss hier krankheitsspezifisch, gegebenenfalls durch den behandelnden Arzt, entschieden werden.

Spezielle Lösungen zur Anwendung bei eingesetzten Kontaktlinsen

Eine Ausnahme hinsichtlich der Kontraindikation topischer Augenarzneimittel bilden spezielle, **arzneistofffreie Lösungen zum Nachbenetzen**

der Kontaktlinsen, auch weicher Typen, während des Tragens (Tab. 11.20). Die in diesen isotonisierten Präparaten enthaltenen viskositätserhöhenden und filmbildenden Polymere reichern sich in dem Linsenmaterial praktisch nicht an. Die Lösungen sind meist unkonserviert in Einzeldosenbehältnissen abgepackt. Zubereitungen in Mehrdosenbehältnissen enthalten anionische, makromolekulare oder Sauerstoff abspaltende Konservierungsmittel.

Eine Kundin beklagt sich über die fehlende Wirkung tags zuvor gekaufter Augentropfen.

Der Anwender von Ophthalmika kann die Pharmakokinetik der enthaltenen Wirkstoffe durch verschiedene Manipulationen wesentlich beeinflussen und damit über den Erfolg der Therapie entscheiden (s. Kap. 11.3.3).

Ein Kunde wünscht Augentropfen zur Anwendung bei gleichzeitig eingelegten Kontaktlinsen.

Bei seiner Beratung müssen neben dem genau erfragten Beschwerdebild der Linsentyp, die Wirk- und Hilfsstoffe der möglichen Präparate und die Anwendungstechnik berücksichtigt werden (s. Kap. 11.8). Die Grenzen der Selbstmedikation dürfen dabei jedoch nicht übersehen werden.

Eine Kundin schildert, dass ihre betagte Mutter sich weigert, ihre Glaukom-Augentropfen selbst anzuwenden; sie begründet ihr Verhalten mit ausgeprägten Schwierigkeiten, das Fläschchen zusammenzudrücken und mit dem abfallenden Tropfen den Bindehautsack zu treffen.

Bei der Betreuung von Patienten mit eingeschränkter Feinmotorik sollten Varianten der Anwendungstechnik (s. Kap. 11.5.3) sowie Applikationshilfen (s. Kap. 11.5.5) berücksichtigt werden.

Internet-Links

Anatomische Angaben zum Auge, klinische Bilder verschiedenster pathologischer Zustände des Auges, Sammlung verschiedener ophthalmologischer Publikationen, Informationen für Patienten über das Auge und Augenerkrankungen
www.eyetext.net/monographs/main.php
www.onjoph.com

Dreidimensionale, interaktive Darstellung des gesunden Auges und seiner glaukombedingten Veränderungen
www.bausch-lomb.de/pharma/ange/index.htm

Klinische Bilder verschiedenster pathologischer Zustände des Auges in verschiedenen Aufnahmetechniken
www.augenbilder.de

Technologie von Ophthalmika
www.cop.ufl.edu/safezone/prokai/pha5110/eye.htm

Hinweise zur Anwendung von Augentropfen, Informationen zur Glaukomtherapie für Patienten, Versand von Hilfsmitteln zur Augentropfenanwendung
www.glaucoma-association.com

Arzneiformen zur Anwendung in der Nase

12

12.1 Einführung

Bei der Applikation von Arzneimitteln in den beiden Nasenhaupthöhlen muss der Patient neben der korrekten Dosierung vor allem die gute Verteilung des Arzneimittels auf den Schleimhäuten sowie hygienische Aspekte beachten. Unter anwendungstechnischen Gesichtspunkten bestehen dabei keine prinzipiellen Unterschiede zwischen Präparaten mit lokaler Wirkung und solchen zur systemischen Arzneistoffzufuhr.

» Bei der Anwendung aller Formen von Nasalia sind **Richtlinien zur Hygiene** zu beachten. So dürfen etwa **Mehrdosenpackungen** von flüssigen und halbfesten Rhinologika nur von **einer Person** benützt werden.

» Beim Verabreichen von **Nasentropfen** ist durch **Beugen und Schwenken des Kopfes** ihr rasches Abfließen in den Rachen zu verhindern.

» **Tropfpipetten** und **knautschbare Sprayfläschchen** sind nach der Anwendung **zusammengedrückt** aus der Nasenöffnung zu ziehen.

» Die **Dosiersprühpumpen** der konstruktiv unterschiedlichen Mehrdosenbehälter müssen übereinstimmend vor der erstmaligen Verwendung einige Male **außerhalb der Nase** betätigt werden.

» Bei **Dosiersprühsystemen mit modifizierter Zufuhr von Außenluft** darf der **Nasenadapter keinesfalls** zur Reinigung **abgezogen** werden.

» Die **Aufbrauchfristen flüssiger Rhinologika** werden u. a. auch durch das eingesetzte **Packmittel** bestimmt.

» Die verschiedenen Behälter zur **endonasalen Spülung** unterscheiden sich teilweise im Aufbau und sind daher **unterschiedlich zu bedienen**.

» Für die **Inhalationsbehandlung** der Nasenwege werden teilweise **spezielle Inhalatoren** eingesetzt, teilweise benützt man auch Vernebler für die bronchopulmonale Inhalation, die entsprechend **nachgerüstet** wurden.

12.2 Nase als Applikationsort

Anatomische und physiologische Gegebenheiten bei der nasalen Anwendungsroute

Die **Nasenscheidewand** (Septum nasi) teilt das Naseninnere in zwei meist ungleiche Räume. In jedem unterscheidet man den **Nasenvorhof** (Vestibulum nasi), also den vorderen Bereich bei der Nasenöffnung, von der **Nasenhaupthöhle** (Cavum nasi). Im Vorhof wachsen kurze, aber kräftige Haare (Vibrissae), die größere Partikel aus der Einatmungsluft abfangen. Die Öffnung zwischen Vorhof und Haupthöhle hat als Engstelle mit einem Querschnitt von 0,3 bis 0,4 cm^2 einen erheblichen Einfluss auf die Nasenatmung und die nasale Arzneimittelzufuhr. An den Seitenwänden der beiden Nasenhaupthöhlen entspringen an drei übereinander liegenden Stellen Vorwölbungen, die man als die obere, mittlere und untere **Nasenmuschel** bezeichnet (Abb. 6.1 u. Abb. 12.1). Die untere und zugleich größte Nasenmuschel erreicht eine Länge von bis zu acht Zentimetern. Diesc Muscheln ragen von den Seiten so weit nach innen und abwärts vor, dass sie die Scheidewand fast berühren. Es verbleiben damit vom Lumen der beiden Nasenhaupthöhlen nur schmale Spalten sowie unter jeder Nasenmuschel enge Kanäle.

Rückwärtig schließt sich an die Nasenhaupthöhlen der **Nasenrachen** (Nasopharynx) an. Die Öffnungen der Nasenhöhlen in den Nasenrachen (Choanen) liegen hinter dem weichen Gaumen und sind daher durch den Mund nicht sichtbar. Die gesamte Tiefe der Nasenhöhle von den Nasenöffnungen bis zum Nasopharynx beträgt beim Erwachsenen bis zu 14 Zentimeter. In den Nasenrachen mündet ferner jeweils die **Ohrtrompete** (Tuba auditiva), der Verbindungskanal zum Mittelohr. Mit der Nasenhaupthöhle

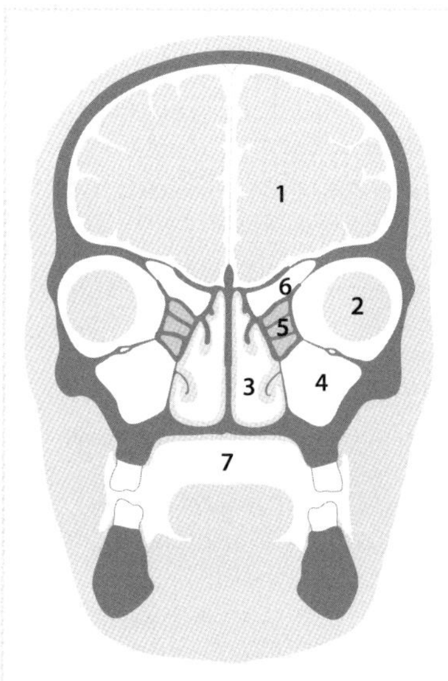

Abb. 12.1: Frontalschnitt durch den Kopf eines Erwachsenen.
1 – Schädelhöhle mit Gehirn;
2 – Augenhöhle (Orbita) mit Augapfel;
3 – Nasenhöhle mit Nasenmuscheln;
4 – Kieferhöhle (Sinus maxillaris);
5 – Siebbeinzellen (Cellulae ethmoidales);
6 – Teil der Stirnbeinhöhle (Sinus frontalis);
7 – Mundhöhle

in Verbindung stehen die verschiedenen **Nasennebenhöhlen** (Sinus paranasales; Abb. 12.1) und die Tränenwege. Zwischen Nasenboden und unterer Nasenmuschel mündet der Tränen-Nasen-Gang (Kap. 11.2); zwischen unterer und mittlerer Muschel sowie im Bereich der oberen Nasenmuschel befinden sich die Ausführungsöffnungen der verschiedenen Nebenhöhlen (Ostien). An der obersten Stelle der Nasenhöhle ist das etwa zwanzigcentstückgroße Riechepithel lokalisiert, dessen spezifische Sinneszellen der Geruchswahrnehmung dienen.

Der Nasenvorhof ist mit Epidermis ausgekleidet, in der sich Talg- und Schweißdrüsen sowie die Haarbälge der Vibrissae befinden. Die übrigen Abschnitte der Nasenhöhle werden von einer Schleimhaut bedeckt, in die **Flimmerzellen mit Zilien** und Schleim sezernierende **Becherzellen** eingelagert sind. Letztere produzieren in 24 Stunden etwa 1 bis 1,5 Liter Schleim, der nahe der Schleimhaut Solcharakter, an der Oberfläche Geleigenschaften besitzt. Der pseudoplastische Schleim (vgl. präkorneale Muzine, Kap. 11.2 und 11.3.6) besteht im Wesentlichen aus Wasser (95–97 %), Muzinen (Glykoproteine; 1–3 %), Elektrolyten, Enzymen (u. a. Lysozym) und Immunglobulinen. Sein pH-Wert liegt zwischen 7 und 8. Durch die ständigen peitschenschlagartigen Synchronbewegungen der Zilien in der Solphase wird der Schleim aktiv zum Nasenrachen und Mundrachen transportiert und von dort durch Schlucken oder Husten entfernt. Hierdurch kommt es zu einer kontinuierlichen Reinigung des durch Fremdpartikel stark belasteten Naseninnenraums. Die Ziliaraktivität wird durch verschiedene physiologische Vorgänge beeinflusst (z. B. zirkadianer Rhythmus, Menstruationszyklus). Eine Reihe von physiologischen Parametern (z. B. niedrige Temperatur und Feuchte der Atemluft) und chemischen Faktoren (z. B. Zigarettenrauch, Arzneimittelkomponenten; vgl. unten) verringert sie. Der Transport eines Partikels von der unteren Nasenmuschel bis zur Choane dauert bei intaktem Ziliarapparat durchschnittlich 20 Minuten. Die Nasenschleimhaut weist eine Oberfläche von 140 bis 170 Quadratzentimeter auf (etwa einer Postkarte entsprechend). Sie ist mit einem dichten Netz feiner Blutgefäße durchzogen, was günstige Voraussetzungen für die Wirkstoffresorption schafft. Auf diesem Weg resorbierte Stoffe unterliegen nicht der Leberpassage vor der systemischen Verteilung.

Zusammenhang von Tröpfchengröße und Wirkung

Für die Wirkung von Spraypräparaten, insbesondere solchen mit systemischen Effekten, ist die Tröpfchengröße des erzeugten Aerosols von gewisser Bedeutung. Zu große Partikel werden bereits im Nasenvorhof separiert, zu kleine Partikel passieren mit der Atemluft die Nasenhaupthöhle. Ein Größenbereich etwa zwischen 5 und 15 µm wird als Richtgröße für eine Deposition auf der Nasenmukosa angegeben, Partikel unter 2 µm können in die Lunge penetrieren [1]. Die durchschnittliche Tröpfchengröße vieler Sprühpräparate liegt bei ca. 50 µm [2]. Das Ausmaß der Mukosa, auf dem sich das Sprühaerosol niederschlägt, variiert bei verschiedenen Personen mit gesunden Nasenwegen deutlich. Meist wird primär das vordere Drittel der Nasenhaupthöhle erreicht, wobei überraschenderweise das Depositionsmuster durch vorliegende Nasenpolypen nicht beeinflusst wird. Auch der Umfang des mukoziliaren Abtransportes von eingesprühten Lösungs- oder Suspensionspartikeln unterliegt großen individuellen Schwankungen. So bewegte sich bei zehn Probanden der Anteil der Pulverpartikel (Teflon, 2 µm), die 30 Minuten nach dem Einsprühen von der Depositionsstelle in den Nasenrachen abtransportiert waren, zwischen 33 und 71 % (durchschnittlich 44 %). Bei Patienten mit Nasenpolypen fand sich eine deutlich verzögerte Clearance von Spraypartikeln gegenüber Personen ohne Einschränkungen der Nasenwege [3, 4]. Nasal applizierte Pulver scheinen besser auf den Schleimhäuten verteilt zu werden als Flüssigkeiten, wenn sie nicht passiv eingeblasen, sondern aktiv eingesaugt werden. Die Pulverpartikel erreichen durch das Einziehen auch enge nasale Spalten, wie etwa das hintere trichterförmige Ende des mittleren Nasenganges mit dem Zugang zur Kieferhöhle [5].

Beeinträchtigung der Zilienfunktion durch Wirk- und Hilfsstoffe

Die Leistung des mukoziliaren Reinigungssystems kann durch verschiedene Wirk- oder Hilfsstoffe nasal applizierter Arzneimittel verändert werden. Ein Zilien schädigender Effekt, gemessen an der Abnahme der ziliaren Schlagfrequenz, zeigte sich beispielsweise für Chloramphenicol oder Bacitracin [6]. Für die Konservierungsmittel Chlorbutol, Methyl- und Propylhydroxybenzoate, Sorbinsäure, Thiomersal und insbesondere das in vielen Zubereitungen eingesetzte Benzalkoniumchlorid wurden in einer Reihe von In-vitro- und In-vivo-Studien ebenfalls derartige Effekte sowie Schwellungen und Schädigungen der Nasenmukosa gefunden [1, 6–12]. So zeigte sich nach nur 10-tägiger Anwendung eines Oxymetazolin-Benzalkonium-Präparates eine signifikante Verringerung der Histaminsensibilität [11]. Das Bundesinstitut für Arzneimittel und Medizinprodukte ordnete deshalb einen entsprechenden Warnhinweis in der Gebrauchsinformation benzalkoniumhaltiger Nasalia an [13]. Im konkreten Einzelfall ist das zytotoxische Potenzial (inkl. der Reversibilität der Schädigung) einer konservierungsmittelhaltigen Zubereitung unter Berücksichtigung aller Formulierungsfaktoren (z. B. pH-Wert 7–8 von Rezepturarzneimitteln) und des Anwendungszeitraumes (z. B. kurzer Zeitspannen von Rezepturarzneimitteln) zu beurteilen [14, 15].

Nasalia zur systemischen Wirkung

Die intranasale Applikation zur systemischen Wirkstoffzufuhr stellt für einige Arzneistoffe eine attraktive Alternative zur parenteralen, (per-)oralen oder transdermalen Route dar. Die Resorption von lipophilen Stoffen (z. B. Nikotin) ist in der Regel problemlos, kleine hydrophile Moleküle wie auch kleinere Peptide (z. B. Desmopressin) gelangen ebenfalls relativ gut durch das Nasenepithel.

12.3 Flüssige Zubereitungen zur nasalen Anwendung

Flüssige Nasalia werden in sehr unterschiedlichen Packmitteln angeboten und müssen dementsprechend mit verschiedenen Techniken angewandt werden. Auch die jeweiligen Aufbrauchfristen werden durch die Konfektionierungsart mitbestimmt.

12.3.1 Nasentropflösungen und -suspensionen

Wässrige und ölige Lösungen und wässrige Suspensionen zum Eintropfen in die Nase sind meist in Mehrdosenpackungen wie Pipettenfläschchen oder COMOD®-Systemen abgefüllt. In wenigen Fällen werden sie auch in Einzeldosenbehältnissen gepackt. Einige Beispiele entsprechender Fertigarzneimittel nennt Tabelle 12.1.

12.3.1.1 Pipettenfläschchen

Die Pipettenflaschen bestehen aus Glas oder Polyethylen und werden mit einer aufschraubbaren Pipettenmontur verschlossen. Auch die Pipette mit Gummisaughütchen (aus Naturkautschuk oder Nitrilkautschuk) kann aus Glas oder Polyethylen bestehen. Im Interesse einer längeren Verweildauer auf der Nasenschleimhaut ist die Viskosität einzelner Lösungen durch Gelbildner (z. B. Hypromellose) erhöht.

12.3.1.2 COMOD®-Dosiertropfer

Dosiertropfer auf der Basis des COMOD®-Systems (Kap. 12.3.2.2) liefern Tropfen mit konstantem Volumen aus einer nicht belüfteten Verpackung und ermöglichen somit eine exakte Dosierung einer konservierungsmittelfreien Zubereitung. Der Pump- und Dosiermechanismus funktioniert dabei unabhängig von der Stellung des Behälters, also auch in Kopfüberposition des Fläschchens.

12.3.1.3 Anwendungstechnik flüssiger Nasalia

Bei der Anwendung der verschiedenen Mehrdosentropfer ist zu beachten, dass sie zur Verhinderung von Keimübertragungen nicht gleichzeitig von verschiedenen Patienten benutzt werden dürfen. Weiterhin sollten die eingetropften Rhinologika nicht am Nasenboden entlang sofort in den Nasenrachen abfließen, sondern sich auf möglichst weiten Bereichen der Nasenmukosa verteilen. Insbesondere bei der Prophylaxe und Therapie von Sinusitiden müssen sie bis an die mittlere Nasenmuschel und damit in den Be-

Tab. 12.1: Wässrige und ölige Nasentropfen mit verschiedenen Dispensiersystemen (Auswahl)

Fertigarzneimittel	Wirkstoff(e)	Art der Dispersion	Packmittel bzw. Dosiersystem	Aufbrauchfrist laut Packungsbeilage/ Monographie
Abtei Nasentropfen	Natriumchlorid	Unkonservierte wässrige Lösung	Polyethylen-Einzeldosisbehältnisse	48 Stunden
Coldastop® Nasenöl	U. a. Retinolpalmitat, Tocopherolacetat, Erdnussöl	Mit Antioxidans (Butylhydroxyanisol/-toluol) stabilisierte ölige Lösung (u. a. Erdnussöl)	Glasflasche mit Pipette aus Glas; alternativ zur Pipettenmontur kann eine Dosierpumpe aufgeschraubt werden	6 Wochen
Flutide® Nasetten® 0,4 mg Nasentropfen	Fluticason-17-propionat	Unkonservierte wässrige Suspension	Polyethylen-Einzeldosisbehältnisse, 7 Stück in einem Al-Folienbeutel	– (28 Tage nach Öffnen des Al-Beutels)
Hysan Baby Nasentropfen	Natrium-hyaluronat	Unkonservierte wässrige Lösung	Dosiertropfer auf der Basis des COMOD®-Systems	3 Monate
Nasivin® sanft Dosiertropfer für Babys	Oxymetazolin	Unkonservierte wässrige Lösung	Dosiertropfer auf der Basis des COMOD®-Systems	3 Monate
Viskose Natriumchlorid-Nasentropfen 0,9 oder 1,5 % (NRF 8.3)	Natriumchlorid	Konservierte wässrige Lösung mit erhöhter Viskosität (Hydroxyethylcellulose)	Glasflasche mit Pipette aus Glas; alternativ zur Pipettenmontur kann von der Apotheke ein Pumpzerstäuber montiert werden	2 Wochen
Olynth® salin Tropfen	Natriumchlorid	Konservierte wässrige Lösung	Glasflasche mit graduierter Pipette (0,14 ml und 0,28 ml) aus Glas	3 Monate
Otriven® Baby Phenylephrin Dosiertropfer	Phenylephrin-HCl	Unkonservierte wässrige Lösung	Dosiertropfer auf der Basis des COMOD®-Systems	3 Monate

Tab. 12.1: Wassrige und ölige Nasentropfen mit verschiedenen Dispensiersystemen (Auswahl, Fortsetzung)

Fertigarzneimittel	Wirkstoff(e)	Art der Dispersion	Packmittel bzw. Dosiersystem	Aufbrauchfrist laut Packungsbeilage/ Monographie
Otriven® gegen Schnupfen 0,025 % / 0,05 % / 0,1 %Nasentropfen	Xylometazolin-HCl	Konservierte wässrige Lösung	Polyethylenflasche mit Pipette aus Polyethylen	4 Wochen
Otriven® gegen Schnupfen 0,1 % Einzeldosispipetten	Xylometazolin-HCl	Unkonservierte wässrige Lösung	Polyethylen-Einzeldosisbehältnisse, 20 Stück in einem Al-Folienbeutel	– (6 Monate nach Öffnen des Al-Beutels)
Schnupfen Endrine® Tropfen 0,1 %	Xylometazolin-HCl	Konservierte wässrige Lösung mit erhöhter Viskosität (Hypromellose)	Glasflasche mit getrennt gepackter Pipette aus Polyethylen	4 Wochen

Korrekte Applikationsweise von Nasalia

reich der meisten Nebenhöhlenmündungen gelangen. Daher empfiehlt sich bei der Verabreichung von Nasentropfen folgendes Vorgehen [16–20]:

» Zunächst sind die Nasenwege durch sanftes Schnäuzen von Sekret zu reinigen.
» Die Pipette oder der Nasenapplikator wird etwa einen halben Zentimeter in die Nase eingeführt, sollte aber möglichst die Schleimhäute nicht berühren. Durch vorsichtiges Anheben der Nasenspitze mit dem Finger lassen sich die Naseneingänge etwas erweitern.
» Während des Einträufelns wird der Kopf weit nach hinten geneigt und Luft durch die Nase eingesogen. Die Tropfen sollten also möglichst in Richtung Nasendach fallen.
» Unmittelbar danach, spätestens wenn der Patient Lösungsanteile im Nasenrachen wahrnimmt, beugt er den Oberkörper und den Kopf für ein bis zwei Minuten stark nach vorne unten. Heftiges Schnüffeln oder Drehen des gebeugten Kopfes nach links und rechts begünstigen die weitere Verteilung der Lösung im Nasenraum.
» Bei Ohrbelüftungsproblemen muss der Kopf in die entsprechende Position gedreht (schmerzendes Ohr zeigt nach unten) beziehungsweise in dieser Stellung einige Minuten gelagert werden.

Vergleicht man den Effekt eines ausschließlichen Rückwärtsbeugens mit dem des alleinigen Vorbeugens, so zeigt sich beim Bücken nach vorne ein ausgeprägterer therapeutischer Erfolg [21]. Eventuell doch in den Rachen gelangte Arzneimittelanteile sollten im Falle vasokonstriktorisch wirkender Lösungen nicht verschluckt, sondern ausgespuckt werden; dies gilt insbesondere auch für Kinder. Für ältere Patienten ist es günstig, die genannten Kopfbewegungen im Sitzen durchzuführen oder sich zumindest beim Vorbeugen auf eine Stuhllehne oder eine ähnliche Hilfe zu stützen [16, 17].

Zum Vorbeugen wird vereinzelt auch die so genannte „Mekka-Position" beschrieben, bei welcher der Patient für zwei bis drei Minuten am Boden oder im Bett auf seinen Knien und Ellbogen kauert und den Kopf nach unten neigt [22].

Einige Autoren empfehlen, Nasentropfen in Rückenlage einzuträufeln. Der Kopf soll dabei über die Unterlage hinaus ragen und nach unten gebeugt werden, also einen etwa 90°-Winkel mit dem Oberkörper bilden. Dreißig Sekunden nach dem Eintropfen wird der Kopf für jeweils eine halbe Minute in die drei verschiedenen Richtungen gedreht (Abb. 12.2) [1, 19, 23, 24]. Dieses Vorgehen lässt sich auch gut bei Kleinkindern praktizieren, die beispielsweise auf dem Schoß der Mutter liegen und deren Kopf vorsichtig über den Schoßrand nach unten geneigt wird. Das Drehen des Kopfes nach dem Eintropfen kann hier entfallen, er sollte jedoch etwa fünf Minuten in der zurückgelegten Position verbleiben [25]. Mit dieser Anwendungstechnik in liegender Stellung lässt sich offensichtlich eine gute Arzneistoffverteilung auf der Nasenschleimhaut erreichen. Bei der ambulanten Anwendung erscheint sie jedoch nicht generell praktikabel.

Verabreichung bei Kleinkindern

Hygiene bei Nasentropfläschchen

Tropfpipetten sind mit zusammengedrücktem Saughütchen von der Nasenöffnung wegzuziehen, um eine Kontamination des Pipetteninneren beziehungsweise der Restlösung zu verhindern (vgl. Handhabung von Quetschsprühfläschchen, Kap. 12.3.2.1). Ferner sollte die Pipette vor dem Zurückstecken in das Fläschchen vollständig entleert, abgewaschen (möglichst mit heißem Wasser) oder zumindest mit einem Taschentuch gründlich abgewischt werden [16, 17]. Bei COMOD®-Behältern sind vor der erstmaligen Anwendung einige Leerhübe zu betätigen, um das Dosiersystem zu entlüften. Die Schutzkappe ist nach jeder Anwendung beziehungsweise nach dem Säubern des Nasenapplikators auf diesen wieder aufzusetzen.

12.3.1.4 Einzeldosisbehältnisse

Die Einzeldosisbehältnisse aus Polyethylen der beiden in Tabelle 12.1 genannten Fertigarzneimittel sind zusätzlich in eine Aluminiumverbundfolie eingesiegelt um einen Wasserverlust infolge Diffusion von Wasserdampf durch die Polyethylenwandung zu verhindern. Die beiden knautschbaren Behältnisse unterscheiden sich in ihrer Form beziehungsweise in ihrem Dosierprinzip. Übereinstimmend erlauben sie das Dosieren durch Mitzählen der abfallenden Tropfen, was nach dem Einführen in die Nasenöffnung jedoch nur bedingt möglich ist. Die Einzeldosispipetten des Xylometazolinpräparates weisen deshalb im Nasenrohr eine Dosierkammer auf, die durch Abdrehen des Verschlussknebels, Überkopfkippen und schlagende Bewegung der Pipette mit Arzneimittel gefüllt wird. Bei Druck auf das Pipettenbe-

Handhabung von Einzeldosispipetten

hältnis werden dann ca. drei Tropfen Arzneimittel abgegeben. Dieses Füllen der Dosierkammer lässt sich nach dem Sprühen wiederholen und somit die zweite Nasenhälfte behandeln. Die Einzeldosisbehälter mit einer Fluticasonsuspension sind vor dem Öffnen zunächst zu schütteln. Die Dosis für eine Nasenöffnung (0,2 ml) kann durch Abzählen von sechs Tropfen oder durch einmaliges Zusammendrücken der Polyethylenampulle entnommen werden. Danach lässt sich auch hier eine zweite, gleich große Dosis entnehmen.

Die im Rahmen der Apothekenrezeptur eingesetzten Einzeldosisbehälter (Redipac®-Polypropylentübchen, 1 oder 2 ml) sind durch Drehen der Schutzkappe zu öffnen und tropfenweise zu entleeren.

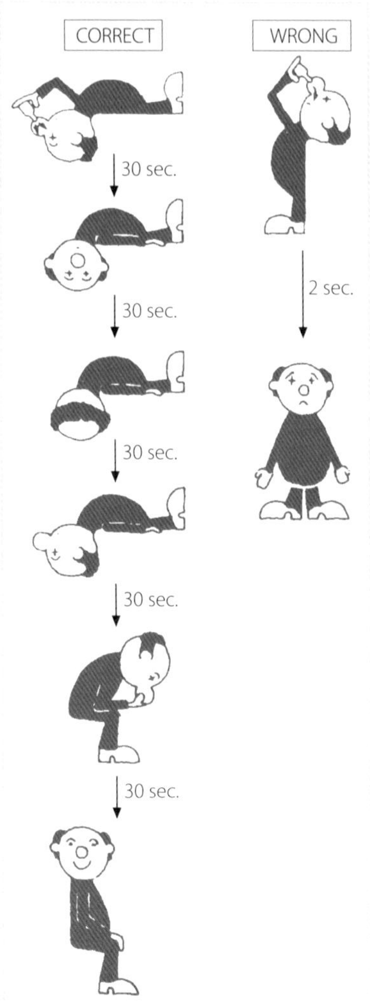

Abb. 12.2: Gute Verteilung von Nasentropfen auf der Nasenschleimhaut durch Anwendung in liegender Position (aus [24])

12.3.2 Treibgasfreie Nasensprühlösungen und -suspensionen

Pumpenfläschchentypen

Rhinologische Sprühlösungen, die nicht mittels Treibgasen, sondern nur durch Fingerdrucksysteme zerstäubt werden, kommen in Mehrdosen- und in Einzeldosisbehältern in den Handel. Bei den Mehrdosenbehältnissen kann man Quetschsprühfläschchen von verschiedenen, unterschiedlich aufgebauten Dosiersprühfläschchen unterscheiden.

12.3.2.1 Quetschsprühfläschchen

Dosis pro Sprühstoß

Bei den mit wässrigen, konservierten Lösungen gefüllten Quetschsprühfläschchen handelt es sich um knautschbare Polyethylenfläschchen mit einem Steigrohr und einer einfachen Zerstäuberdüse. Bei ihnen strömt nach einem Sprühstoß Luft zum Druckausgleich durch die Düse zurück in die Flasche. Der Lösungsausgangskanal ist also identisch mit dem Lufteingangskanal (Abb. 12.3). Die Luftmenge oberhalb der Lösung darf in Hinblick auf die Aerosolbildung nicht zu klein sein, weshalb die Fläschchen nur etwa zu einem Drittel mit Arzneimittel gefüllt sind. Die freigesetzte Dosis, die Tröpfchengrößenverteilung und der Sprühwinkel hängen bei diesen Fläschchen auch von der Kraft ab, die der Anwender auf die Flaschenwandung ausübt. Bei kurzem und kräftigem Druck geben die Quetschfläschchen pro Sprühstoß circa 0,1 Milliliter ab, wobei sich jedoch die von verschiedenen Personen freigesetzten Arzneimittelmengen bis zum Dreifachen unterscheiden können (Abb. 12.4) [24, 26–28]. Ferner variiert die Sprühcharakteristik mit zunehmender Entleerung des Fläschchens, da sich dabei das Verhältnis Flüssigkeits-/Luftmenge an der Zerstäuberdüse verändert. Wird das Quetschfläschchen bei der Anwendung fälschlicherweise in Kopfüberstellung gehalten, tritt anstelle des Aerosols ein undosierter Flüssigkeitsstrahl aus. Als weiterer Nachteil ist zu nennen, dass durch die offene Zerstäuberdüse (ohne Ventil) Fremdflüssigkeiten eingesaugt werden können [26].

Verglichen mit Sprühpumpsystemen wird nur ein relativ kleiner Anteil von Präparaten in den kostengünstigeren Quetschsprühfläschchen konfektioniert (Tab. 12.2).

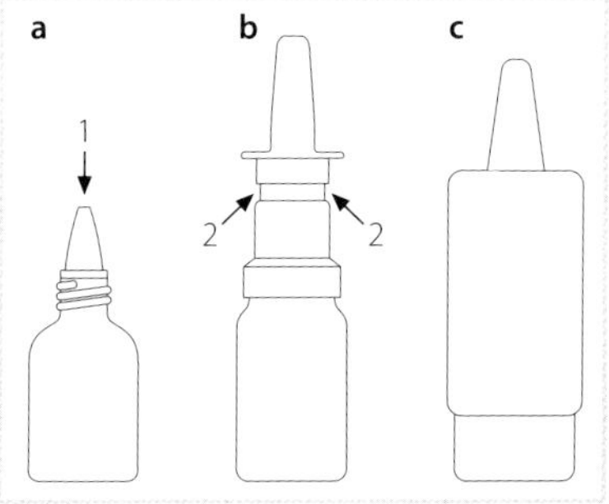

Abb. 12.3: Verschiedene Typen von Nasensprayfläschchen.
a Quetschsprühfläschchen mit Luftansaugöffnung 1 (Düse); **b** Dosiersprayfläschchen mit Luftansaugöffnung 2 (zwischen Nasenadapter und Verschlusskappe), ohne oder mit speziellem System zum Schutz des Inhalts vor Kontamination; **c** Dosiersprühfläschchen ohne Luftansaugöffnung

Tab. 12.2: Rhinologische Lösungen in Quetschsprühfläschchen (Auswahl)

Präparat	Wirkstoff(e)	Füllmenge	Aufbrauchfrist laut Packungsbeilage
Mepha® Nasenpflege	Ätherische Öle, Aloe-vera-Extrakt	15 ml	Keine Angabe in Packungsbeilage
Nasan® 0,1 % für Erwachsene und Schulkinder Nasenspray	Xylometazolin-HCl	10 ml	Keine Angabe in Packungsbeilage
Olynth® Schnupfen Lösung Spray	Xylometazolin-HCl	10 ml	4 Wochen
Otriven® gegen Schnupfen 0,1% Nasenspray	Xylometazolin-HCl	10 ml	4 Wochen
Rhinospray® bei Schnupfen	Tramazolin-HCl	12 ml	12 Monate
Wick Sinex Schnupfenspray (Sprayflasche)	Oxymetazolin-HCl	15 ml	Keine Angabe in Packungsbeilage

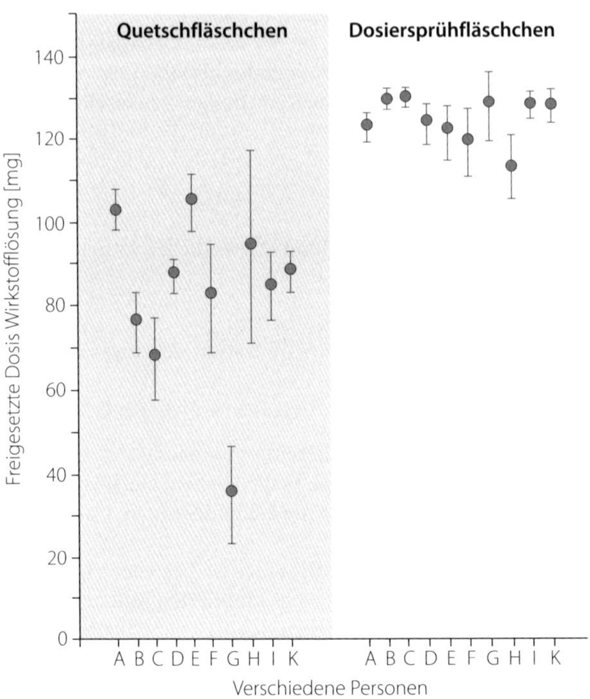

Abb. 12.4: Von verschiedenen Personen aus je einem Quetschsprühfläschchen und Dosiersprühfläschchen freigesetzte Arzneimittelmengen (Mittelwerte und Standardabweichungen, aus [27])

Bei der **Anwendung der knautschbaren Sprayfläschchen** ist zu beachten, dass sie kurz und kräftig zusammengedrückt werden sollten, um ein relativ feindisperses Aerosol freizusetzen. Die hierzu erforderliche Kraft beträgt etwa 40 N. Nach der Sprühstoßabgabe ist es wichtig, die Quetschflasche entsprechend den Tropfpipetten zusammengedrückt aus der Nase zu ziehen, um ein Einsaugen von keimhaltigem Nasensekret in das Arzneimittel zu vermeiden. Das im Arzneimittel enthaltene Konservierungsmittel wäre damit unter Umständen überfordert und die Reinfektion der Nasenschleimhaut bei der nächsten Anwendung die Folge. Zu weiteren Anwendungshinweisen vergleiche entsprechende Erläuterungen bei den Dosiersprayfläschchen (Kap. 12.3.2.2).

Hygiene bei Quetschfläschchen

Unangenehmer Geruch von Quetschsprühfläschchen

Ein unangenehmer käsiger Geruch, der bei in Gebrauch befindlichen Quetschsprühfläschchen manchmal bemerkt wird, muss nicht zwangsläufig aus einer Verkeimung der Lösung resultieren. In einer Reihe von überprüften Fällen (von Patienten beanstandete Muster und Modellrezepturen in Primärbehältnissen entsprechender Fertigarzneimittel) beruhte er auf einem Keimwachstum ausschließlich im Bereich der Nasenolive. Die Kontamination war offensichtlich durch Kontakt der Nasenadapter mit der Nasenmukosa bzw. dem Nasensekret der Patienten erfolgt. Der mikrobielle Status der Lösungen im Fläschchen war dabei jedoch arzneibuchkonform, sodass nach Auffassung der Untersucher dieser Original- und Modellzubereitungen keine Gefährdung der Anwender bestand [29]. Von anderer Seite wird jedoch auch eine weitgehende Keimfreiheit im Bereich der Auslassöffnung gefordert [30].

12.3.2.2 Dosiersprühfläschchen

Typen von Dosiersprühfläschchen

Dosiersprühfläschchen lassen sich im Wesentlichen in folgende drei Typen unterteilen:

» konventionelle Dosiersprühfläschchen,
» Dosiersprühfläschchen mit Keimfiltration der angesaugten Außenluft und
» Dosiersprühfläschchen ohne Ansaugen von Außenluft.

Bei den damit dispensierten Zubereitungen handelt es sich um wässrige oder ölige Lösungen sowie wässrige Suspensionen. Die wässrigen Dispersionen können zur Viskositätssteigerung Gelbildner (z. B. Carmellose, Hypromellose) enthalten (Tab. 12.3).

Konventionelle Dosiersprühfläschchen bestehen aus einer kleinen Glas- oder Polyethylenflasche mit einer montierten Kolbenpumpe, die beim raschen und schnellen Niederdrücken des Nasenapplikators über ein Steigrohr eine exakt definierte Menge (zwischen 50 und 140 µl) der Lösung oder Suspension ansaugt und fein zerstäubt. Die hierbei erforderliche Kraft beträgt in Abhängigkeit verschiedener Parameter der Pumpe und der Zubereitung (z. B. steigende Viskosität erhöht erforderliche Kraft) zwischen 20 und 30 N; zum Zerstäuben eines mittelviskosen Öls sind sogar etwa 50 N erfor-

Tab. 12.3: Flüssige Rhinologika in verschiedenen Dosiersprühsystemen (Auswahl)

Präparat	Wirkstoff(e)	Art der Dispersion	Packmittel bzw. Dosiersystem	Aufbrauchfrist laut Packungsbeilage
Abtei Nasen-Pflegeöl Pumpspray	Sesamöl	Stabilisierte (Antioxidans) ölige Lösung	Konventionelles Dosiersprühfläschchen[2]	6 Wochen
Allergo-COMOD® Nasenspray	Cromoglicinsäure-Natriumsalz	Unkonservierte wässrige Lösung	COMOD®-System	6 Wochen
Allergodil® Nasenspray	Azelastin-HCl	Konservierte wässrige Lösung mit erhöhter Viskosität (Hypromellose)	Konventionelles Dosiersprühfläschchen	6 Monate
Beclorhinol® aquosum Nasenspray	Beclometason-17,21-dipropionat	Konservierte wässrige Suspension mit erhöhter Viskosität (Carmellose-Na)	Konventionelles Dosiersprühfläschchen mit Sicherungsklammer	3 Monate
Coldastop® Nasen-Öl mit montiertem Dosierer	U. a. Retinolpalmitat, Tocopherolacetat, Erdnussöl	Stabilisierte (Antioxidans) ölige Lösung	Konventionelles Dosiersprühfläschchen[3]	6 Wochen
CromoHexal® sanft Nasenspray	Cromoglicinsäure-Natriumsalz	Unkonservierte wässrige Lösung	3K-System	4 Wochen
Flutide® Nasal Suspension zum Einsprühen in die Nase	Fluticason-17-propionat	Konservierte wässrige Suspension mit erhöhter Viskosität (Carmellose-Na)	Konventionelles Dosiersprühfläschchen	Keine Angabe in Packungsbeilage
GeloSitin® Nasenpflege[1]	U. a. Sesamöl, Orangenöl	Stabilisierte (Antioxidans) ölige Lösung	Konventionelles Dosiersprühfläschchen	6–7 Wochen
Nasivin® sanft Dosierspray für Kleinkinder/ -für Erwachsene und Schulkinder	Oxymetazolin-HCl	Unkonservierte wässrige Lösung	APF-System	9 Monate
Olynth® Schnupfen Dosierspray 0,05 % / 0,1 %	Xylometazolin-HCl	Unkonservierte wässrige Lösung	3K-System	4 Monate

Tab. 12.3: Flüssige Rhinologika in verschiedenen Dosiersprühsystemen (Auswahl, Fortsetzung)

Präparat	Wirkstoff(e)	Art der Dispersion	Packmittel bzw. Dosiersystem	Aufbrauchfrist laut Packungsbeilage
Otriven® gegen Schnupfen 0,05 % / 0,1% Dosierspray	Xylometazolin-HCl	Unkonservierte wässrige Lösung	3K-System	6 Monate
Pulmicort® Topinasal® 65 µg Nasenspray	Budesonid	Konservierte wässrige Suspension mit erhöhter Viskosität (Carmellose-Na)	Konventionelles Dosiersprühfläschchen	Keine Angabe in Packungsbeilage
Rhinospray® plus bei Schnupfen	Tramazolin-HCl	Konservierte wässrige Lösung mit erhöhter Viskosität (Hypromellose)	Konventionelles Dosiersprühfläschchen	Keine Angabe in Packungsbeilage
Sole-rhin Dosierspray	Natriumchlorid	Unkonservierte wässrige Lösung	Sof'nSafe-System	Keine Angabe in Packungsbeilage
Tetrilin® K/ -E Dosierspray	Tetryzolin-HCl	Unkonservierte wässrige Lösung	APF-System	Keine Angabe in Packungsbeilage
Xylo-COMOD® Nasenspray	Xylometazolin-HCl	Unkonservierte wässrige Lösung	COMOD®-System	8 Wochen

1 Bei diesem Präparat handelt es sich um ein Medizinprodukt.
2 Bei diesem Präparat tritt kein Aerosol aus, sondern ein dosierter Flüssigkeitsstrahl.
3 Bei diesem Präparat tritt bei geringer auf den Applikator ausgeübter Kraft (ca. 25 N) ein Flüssigkeitsstrahl aus, bei hohen Kraftbeträgen (ca. 50 N) ein grob- bis feindisperses Aerosol.

derlich. Zum anschließend erforderlichen Druckausgleich strömt Außenluft ein, hier jedoch nicht durch die Zerstäuberdüse, sondern sie wird zwischen dem unteren Rand des Nasenadapters und der Verschlusskappe des Fläschchens angesaugt (Abb. 12.3). Moderne Ausführungen dieser Systeme zeigen eine hohe Dosierungsgenauigkeit (z. B. 100-µl-Pumpe, 50 Hübe, Standardabweichung 2 µl, relative Standardabweichung 2 %) und eine enge Partikelgrößenverteilung [26, 27, 31]. Dies ist insbesondere auch bei ihrer Verwendung zur systemischen Wirkstoffzufuhr bedeutend. Bei manchen Präparaten ist eine abziehbare Sicherungsklammer unterhalb des Nasenapplikators aufgesteckt, welche eine unbeabsichtigte Pumpenbetätigung verhindert.

Flüssigkeiten mit niedrigen Viskositäten und Oberflächenspannungen ergeben feine Sprühnebel und große Sprühkegelwinkel [26, 32]. So zeigen sich etwa bei öligen Präparaten (Tab. 12.3) mit verschiedenen Viskositäten unterschiedliche Sprühbilder: Ein reines Sesamölpräparat (Viskosität ca. 60 mPa s) wird nur in Form eines Flüssigkeitsstrahls abgegeben, niederviskosere Zubereitungen (Sesamöl plus dünnflüssigere Ölkomponenten) dagegen mit besserer Dispersität.

Das **Dosiersprühfläschchen mit Keimfiltration der angesaugten Außenluft** entspricht prinzipiell dem konventionellen System, es umfasst jedoch zusätzlich ein Filter im Lufteinlasskanal. Die einströmende Außenluft muss das feinporige Filter passieren, wodurch Keime und schwebende Partikel zurückgehalten werden. Weiterhin findet sich entweder an der Nasenapplikatorspitze ein Ventil oder weiter unten im Nasenapplikator eine silberhaltige Spiralfeder. Das zusätzliche Ventil öffnet sich nur kurzzeitig bei einem bestimmten Schwellenwert des Flüssigkeitsdrucks, der von der Dosierpumpe aufgebaut wird. Die Silberbeladung der Spirale entwickelt einen mikrobiziden Effekt (oligodynamischen Effekt kleinster Mengen an Silberionen; vgl. Kap. 11.5.1.1). Der versilberte Kupferdraht wurde also nicht in Hinblick auf eine Federwirkung spiralförmig gewickelt, sondern um eine große Oberfläche zu schaffen. Durch diese beiden, alternativ vorhandenen Bauelemente wird eine mikrobielle und teilweise chemische Kontamination des Sprühsystems und der Lösung durch Außenluft, Nasensekret oder andere belastete Flüssigkeitsfilme verhindert. Eine Konservierung der enthaltenen sterilen Lösung ist deshalb entbehrlich.

Diese Sprühsysteme mit Außenluftfiltration werden unter anderem von drei verschiedenen Firmen in unterschiedlichen konstruktiven Varianten hergestellt: Das so genannte APF-System (Fa. Pfeiffer), das 3K-System (Fa. Ursatec) und das Sof'nSafe-System (Fa. Rexam Sofab) findet sich in verschiedenen Fertigarzneimitteln, von denen Tabelle 12.3 einige Beispiele nennt.

Im Falle des APF-Systems (**A**dvanced **P**reservative **F**ree System) besteht das Filter aus einer Teflonmembran mit einer maximalen Porenweite von 0,2 µm [26, 33]. Die Nasenapplikatorspitze weist das genannte Ventil auf. Beim 3K-System (3-Keimbarrieren) besteht das ringförmige Filter aus porösem Polyethylen, in welches zusätzlich Aktivkohle als Adsorbens und metallisches Silber inkorporiert sind. Im Nasenapplikator des 3K-Systems ist der erwähnte silberhaltige Draht integriert [34, 35]. Auch beim Sof'nSafe-System ist das keimabhaltende Filter ringförmig ausgelegt.

Das 3K-System wird in einer modifizierten Bauart auch als Tropfsystem für Ophthalmika eingesetzt (Kap. 11.5.1.1).

Bei dem **Dosiersprühfläschchen ohne Ansaugen von Außenluft** und mit Verschlussmechanismus im Nasenapplikator handelt es sich um das so genannte COMOD®-System (**Co**ntinuous **Mo**no**d**ose System; Abb. 12.3). Bei diesem Dosiersystem wird die Arzneimittellösung mittels einer so genannten Airless-Dosiersprühpumpe ohne Steigrohr aus einem Polyethylenbeutel (HDPE-Beutel) abgepumpt, dosiert und zerstäubt (für Nasen- und

Augentropfen ist ein entsprechendes System mit Tropfenabgabe lieferbar; Kap. 11.5.11). Dieser Beutel, der im gefüllten Zustand der Innenseite einer starren Polypropylenflasche anliegt, faltet sich bei zunehmender Entleerung seitlich zusammen, weshalb kein Druckausgleich in diesem Primärbehältnis, also keine Luftzufuhr zur Arzneimittellösung erforderlich ist. Ein Kugelventil dichtet das Pumpgehäuse gegen den Beutel ab. Wie die drei Varianten der luftfilternden Sprühsysteme besitzt auch das COMOD®-System ein zusätzliches Ventil an der Spitze des Nasenadapters als Kontaminationsschutz. Ferner wird auch hier durch eine Versilberung der Innenseite der Tropferspitze die mikrobiologische Sicherheit erhöht (es lässt sich hierdurch auch eine Tauglichkeit als Packmittel für unkonservierte Ophthalmika erreichen; vgl. Kap. 11.5.1.1). Aufgrund von Flüssigkeitseinschluss in Falten des Polyethylenbeutels und infolge von Luft, die durch die Polyethylenfolie diffundiert und damit den Beutel wieder geringfügig expandiert, kann es vorkommen, dass sich der Beutel nicht vollständig entleeren lässt. Die im System verbleibende Lösungsrestmenge (sie ist als Überfüllung berücksichtigt) kann der Patient beim Schütteln akustisch wahrnehmen. Der diffusionsbedingte Effekt tritt vor allem bei einem zu langen Anwendungszeitraum, also bei Überschreiten der Aufbrauchfrist auf [30, 36–38].

Anwendungstechnik bei Nasensprühlösungen

Zur **Anwendung der verschiedenen Nasenspraysysteme** kann das bei den Tropfenpräparaten genannte Beugen und Schwenken des Kopfes entfallen, da sich eingesprühte Flüssigkeiten besser im Nasenraum verteilen als eingetropfte Lösungen und daher nicht so rasch in den Rachen abfließen [23, 39]. Ein leichtes Nachhintenbeugen des Kopfes bei aufrechter Position des Oberkörpers genügt. Der Nasenapplikator des Fläschchens muss ausreichend tief, das heißt ca. einen Zentimeter, in den Nasenvorhof eingeführt werden, um den Filtereffekt des Haarkranzes am Naseneingang auszuschalten. Das Fläschchen sollte ferner nicht senkrecht gehalten, sondern mit der Applikatorspitze leicht in Richtung des Kopfes geneigt werden, also ungefähr einen 45°-Winkel zum Boden bilden [19, 39]. Bei glucocorticoidhaltigen Nasensprays wird vereinzelt empfohlen, den Sprühstoß nicht gegen die Nasenscheidewand, sondern auf die Nasenflügelinnenseite zu richten, um das Risiko von Septumschäden zu verringern [41]. Ein Lufteinziehen während des Sprühens verbessert auch bei den Sprays die Verteilung der Lösung auf den Nasenschleimhäuten. Überraschenderweise scheint dabei die Intensität dieses Einsaugens das Verteilungsmuster kaum zu beeinflussen [40].

Generell ist zu beachten, dass die Sprühfläschchentypen mit Steigrohr nur funktionstüchtig sind, wenn das Rohrende in die Flüssigkeit taucht, sie also annähernd aufrecht gehalten werden. Sprühsysteme auf der Basis des COMOD®-Systems können in beliebiger Position entleert werden, da die Ansaugöffnung der Pumpe sogar nach einer 180°-Drehung des Fläschchens noch in die Flüssigkeit taucht [30, 38].

Die in Form von **Suspensionen** vorliegenden Spraypräparate müssen unmittelbar vor jedem Gebrauch intensiv geschüttelt werden. Dieses kräftige Schütteln über mehrere Sekunden ist erforderlich, da die Viskosität vieler Suspensionen durch Gelbildner erhöht ist (Tab. 12.3).

Unabhängig von dem jeweils vorliegenden Belüftungs- bzw. Druckausgleichsystem ist die Pumpe vor dem erstmaligen Gebrauch einige Male außerhalb der Nase zu betätigen, damit das Steigrohr und das Dosiersystem vollständig m it Arzneimittellösung gefüllt werden. Je nach Hubvolumen der Pumpe und Füllvolumen des gesamten Dosier- und Sprühsystems erhält man erst nach drei bis sieben Starthüben einen feindispersen, gewichtskonstanten Sprühnebel [23, 31]. Bei Einmaldosiersprays dürfen keine Starthübe betätigt oder Funktionstests durchgeführt werden, da die Behälter systembedingt nicht überfüllt sein können und der Sprühmechanismus nur einmal ausgelöst werden kann.

Hygiene bei Nasensprühfläschchen

Der Nasenapplikator sollte möglichst nach jedem Gebrauch mit einem sauberen Taschentuch abgewischt werden. Im Falle starker Verschmutzung kann man den Applikator bei konventionellen Dosiersprühfläschchen auch zur gründlichen Reinigung vom Ventil abziehen. Von Dosiersprühfläschchen mit modifizierter Luftzufuhr bzw. speziellem Druckausgleich darf er jedoch keinesfalls abgenommen werden, weil hierdurch die Keimfreiheit der Flüssigkeitskanäle verloren ginge. Diese Systeme sind daher mit einer Abziehsicherung versehen, sodass eine Demontage des Nasenadapters nicht oder nur mit größerem Kraftaufwand erfolgen kann.

Nach dem Gebrauch der verschiedenen Dosiersprühertypen darf nicht vergessen werden, die Schutzkappe wieder auf den Nasenadapter zu stecken um eine Verschmutzung des Kanals im Applikator und ein Eintrocknen der Lösung dort zu verhindern.

Anwendung von Pumpsprays zur systemischen Wirkstoffzufuhr

Bei der pernasalen Anwendung von **Sprühlösungen systemisch wirkender Substanzen** (Tab. 12.4) sind neben den bisher genannten, allgemeingültigen Anwendungshinweisen noch einige spezifische Gebrauchsanweisungen zu beachten. Bei den Ansaughüben vor der erstmaligen Verwendung ist ein Inhalieren des freigesetzten Aerosols zu vermeiden. Die Dosiersprühpumpe sollte hier in besonderem Maß durch kurzes, kräftiges Drücken bis zum Anschlag betätigt werden, da ein zu zaghaftes Niederdrücken zu einer therapeutisch relevanten Unterdosierung führen kann. Die Hersteller einiger Präparate empfehlen, während des Sprühvorganges leicht durch die Nase einzuatmen und danach durch den Mund auszuatmen. Angebrochene Sprayfläschchen sollten möglichst aufrecht stehend und ohne starkes Schütteln aufbewahrt werden, da sonst Luft in den Ansaugschlauch gelangen kann, woraus ebenfalls Dosierungsfehler resultieren. Gegebenenfalls muss sich der Patient durch einen Probehub von der Homogenität des Sprühnebels überzeugen. Arzneimittelreste im Fläschchen, die von der Pumpe nicht mehr einwandfrei angesaugt werden, sind zu verwerfen.

Bei zwei Calcitoninpräparaten mit 16 Einzeldosen pro Fläschchen (Calcitonin AZU®, Karil®) ist der Sprühkopf mit einem Zählmechanismus ausgerüstet, der dem Anwender die Anzahl der jeweils verbrauchten Sprühstöße automatisch anzeigt. Setzt der Patient den zur Reinigung abgezogenen Nasenapplikator anschließend nicht in der korrekten Zählwerkposition auf das System auf, wird die Endmarke unter Umständen vor der Entnahme aller verfügbaren Einzeldosen erreicht. In diesem Ausnahmefall darf die

Tab. 12.4: Dosiersprühfläschchen mit Lösungen zur systemischen Wirkstoffzufuhr (Auswahl)

Fertigarzneimittel	Wirkstoff	Technologische Besonderheit des Dosiersprühsystems
Aerodiol® Nasenspray	Estradiol	Unkonservierte Lösung, luftfreie Pumpe
Antepan® nasal-Lösung	Protirelin	–
Calcitonin ratiopharm® Nasenspray	Calcitonin	–
Calcitonin Sandoz® 100 I.E./Sprühstoß Nasenspray	Calcitonin	Zählwerk am Sprühfläschchen
Desmogalen® Spray	Desmopressinacetat	–
Desmospray®	Desmopressinacetat	–
Karil® 200 I.E. Nasenspray	Calcitonin	Zählwerk am Sprühfläschchen
Kryptocur® Lösung zum Einsprühen in die Nase	Gonadorelin	–
Minirin® Nasenspray	Desmopressinacetat	–
Neostigminbromid-Dosiernasenspray 5 mg (NRF 22.6)	Neostigminbromid	–
Nocutil® 0,1 mg/ml-Nasenspray	Desmopressinacetat	–
Octostim® Dosierspray	Desmopressinacetat	–
Profact® nasal Nasalspray	Buserelinacetat	–
Suprecur® Lösung zum Einsprühen in die Nase	Buserelinacetat	–
Synarela® Lösung zum Einsprühen in die Nase	Nafarelinacetat	–
Syntocinon® Spray	Oxytocin	–

Sperre mit einem kräftigen Druck auf den Nasenapplikator überwunden werden, wonach sich die restlichen Sprühstöße von insgesamt 16 Sprühdosen entnehmen lassen.

Einfluss eines Schnupfens auf die Resorption nasal applizierter Wirkstoffe

Der **Einfluss eines Schnupfens** (virale oder allergische Rhinitis) auf die Resorption nasal applizierter Peptidhormone wurde nicht bei allen im Handel befindlichen Präparaten systematisch abgeklärt. Vorliegende Untersuchungsergebnisse und praktische Erfahrungswerte weisen jedoch überraschenderweise auf keine oder auf zumindest keine signifikante Abschwächung der therapeutischen Wirkung hin (gilt nicht für diagnostisch genutzte Effekte) [42–45]. Daher sollte der Patient bei interkurrentem Schnupfen unmittelbar vor dem Einsprühen die Nase putzen, im Übrigen aber den verordneten Anwendungs- und Dosierungsmodus unverändert beibehalten. Niesen während oder unmittelbar nach der Anwendung kann natürlich die nasale Wirkstoffresorption beeinträchtigen. Bei einem Estradiolspray wird die Patientin im Fall einer erheblich verstopften Nase dazu angeleitet, das Spray vorübergehend bukkal anzuwenden und unter diesen Umständen die Dosis zu verdoppeln [52]. Mit einem Nafarelinspray durchgeführte Untersuchungen ergaben, dass die lokale Anwendung eines die Schleimhaut abschwellenden Präparates (Oxymetazolin-Nasenspray) erst 30 Minuten nach Applikation des Hormonsprays erfolgen sollte. Die Anwendung des vasokonstriktorisch wirkenden Sprays 30 Minuten vor dem Nafarelinsprühstoß senkte den Hormonplasmaspiegel geringfügig [43].

12.3.2.3 Einzeldosisbehältnisse

Einmaldosiersprays bestehen im Wesentlichen aus einem Nasenapplikator mit Griffstück und einem zylinderförmigen Arzneimittelbehälter aus Glas (Abb. 12.5). Dieser enthält 0,1 ml einer konservierungsmittelfreien Arzneimittellösung und ist mit einem Gummistopfen verschlossen, der in dieser Zylinderampulle wie ein Kolben verschiebbar ist [26]. Drückt der Anwender mit dem Daumen auf diesen kleinen Behälter beziehungsweise dessen Halterung, so schiebt er nach Überwindung eines bestimmten Kraftpunktes (> 20 N) ruckartig eine Kanüle durch die Gummistopfen und danach diesen Stopfen wie einen Spritzenkolben in den Behälter. Die Flüssigkeit wird dabei durch die Kanüle in die Verwirbelungskammer des Nasenadapters befördert. Entsprechende Präparatebeispiele nennt Tabelle 12.5.

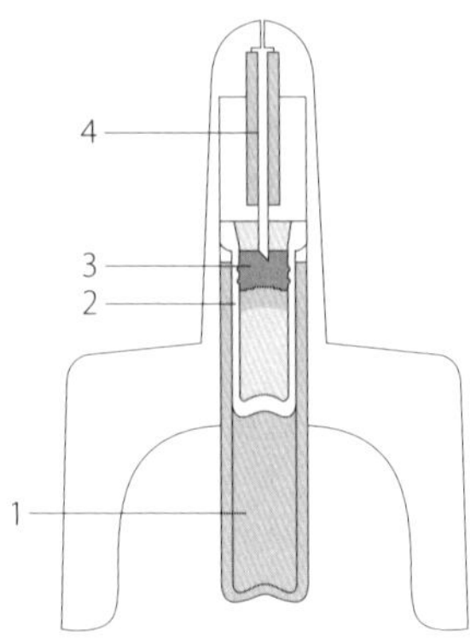

Abb. 12.5: Einmaldosierspray (Fa. Pfeiffer).
1 – Halterung für Arzneimittelbehälter, 2 – zylinderförmiger Arzneimittelbehälter aus Glas, 3 – Gummistopfen, 4 – Kanüle

Tab. 12.5: Rhinologische Sprühlösungen in Einzeldosisbehältern (Auswahl)

Fertigarzneimittel	Wirkstoff
AscoTop® Nasal 5 mg/Dosis Nasenspray	Zolmitriptan
Imigran® Nasal 10 mg/ -20 mg Nasenspray	Sumatriptan

12.3.3 Aufbrauchfristen von Tropf- und Sprühdispersionen

Hohes mikrobielles Risiko trotz Konservierung

Die entsprechende Arzneibuchmonographie nennt kein Zeitlimit für die Verwendbarkeit angebrochener Behältnisse von nasalen Zubereitungen. Insbesondere wässrige **Rhinologika in Pipetten- und knautschbaren Sprühfläschchen** haben während der Anwendung trotz Konservierung ein relativ hohes mikrobielles Kontaminationsrisiko. Aufgrund von Erfahrungen in der Praxis wurde daher vorgeschlagen, so verpackte Lösungen nach 14-tägiger Anwendungszeit zu verwerfen [46]. Auch der Richtwert des Neuen Rezeptur-Formulariums DAC/NRF 2006 für chemisch und physikalisch stabile Zubereitungen (max. Abfüllmenge = 10 ml) entspricht dieser Zeitspanne. Die Packungsbeilagen so verpackter Fertigarzneimittel dagegen benennen teilweise doppelt so lange Aufbrauchfristen, in Einzelfällen sogar um den Faktor 25 höhere Zeitspannen (Tab. 12.1 und 12.2). Für konservierte wässrige Zubereitungen in **konventionellen Dosiersprühfläschchen** mit ihrem vergleichsweise geringeren Kontaminationsrisiko wird ein NRF-Richtwert von sechs Monaten genannt [47]. Diese oder kürzere Zeitspannen geben auch die Packungsbeilagen entsprechender Fertigarzneimittel an.

Für **unkonservierte wässrige Lösungen und Suspensionen in Einzeldosisbehältnissen** nennt das Neue Rezeptur-Formularium einen Richtwert von 24 Stunden. Für **Dosiertropfer auf der Basis des COMOD®-Systems** (mit unkonservierten Lösungen) wurden im Zulassungsverfahren entsprechende Zeiträume von drei Monaten genehmigt. Für unkonservierte **Lösungen in den verschiedenen Sprühsystemen mit Luftfiltration** genehmigte die Zulassungsbehörde Aufbrauchfristen zwischen einem und neun Monaten (Abb. 12.3), wobei diese Bescheide teilweise in unterschiedlichen Jahren und damit bei unterschiedlichem mikrobiologischem Kenntnisstand über diese Systeme erlassen wurden. Für COMOD®-Sprühsysteme wurden (in einer Zeit bevor die COMOD®-Dosiertropfer auf den Markt kamen) sechs und acht Wochen genehmigt.

12.3.4 Nasensprühlösungen und -suspensionen in Treibgasdosen

Handhabung von treibgashaltigen Nasensprühpräparaten

Für Treibgasdosen von nasal anzuwendenden Dispersionen gelten grundsätzlich die gleichen Aufbewahrungsbedingungen, wie für Treibgasdosen anderer Arzneiformen, also ein Schutz vor Temperaturen über 50 °C. (Zurzeit ist unseres Wissens als entsprechende Formulierung nur ein Fertigarzneimittel im Handel: IRS 19®, eine Lösung von Bakterienlysaten mit dem Treibgas Stickstoff.) Der Sprühstoß wird entsprechend den Pumpsprays auch hier während eines leichten, gleichmäßigen Lufteinsaugens durch die Nase empfohlen. Der Nasenadapter muss regelmäßig mit warmem Wasser, eventuell unter Zusatz eines Reinigungsmittels, gesäubert werden. Dazu zieht man ihn von der Aluminiumdose ab und setzt ihn erst nach dem völligen Trocknen wieder auf.

12.3.5 Nasenspüllösungen

Gefäße zur Anwendung von Nasenspüllösungen

Zur endonasalen Spülung mit annähernd isotonischer, möglichst körperwarmer Salzlösung (z. B. Kochsalz-, Emser Salz®-, Ringer-Lösung) werden verschiedene Behältnisse bzw. Geräte (Tab. 12.6) eingesetzt. Bei den traditionellen Spülgefäßen aus Glas nach Fränkel (gießkannenförmig) oder nach Harke (birnenförmig) regelt der Anwender die Ausflussgeschwindigkeit aus dem Nasenansatzstück durch alternierendes kurzes Öffnen und Verschließen der Einfüllöffnung mit der Fingerkuppe. Bei den verschiedenen Gefäßen aus Plastik öffnet bzw. schließt man mit dem Zeigefinger ein entsprechendes Loch im abschraubbaren Verschlussdeckel. Das Nasenansatzstück dieses Gerätes ist vom verschließbaren Auslaufstutzen abziehbar. Ferner kann durch Abdecken des Lochs im Verschlussdeckel und gleichzeitiges Zusammendrücken des knautschbaren Plastikgefäßes der Druck der austretenden Spüllösung erhöht werden.

Es ist auch ein Nasenspülpräparat im Handel, bei dem die gebrauchsfertige Spüllösung (unkonservierte, isotonische Meersalzlösung, ca. 120 ml) in speziellen Spülflaschen mit Nasenadapter konfektioniert ist (Rhinomer® 1 soft/ -2 medium/ -3 intensiv). Die sterile Lösung befindet sich dabei in einem flexiblen Beutel, der durch eine Gummimanschette komprimiert und durch ein Ventil verschlossen wird. Drückt der Anwender auf den Nasenadapter, öffnet sich das Ventil und die Lösung tritt undosiert und, je nach Nasenadaptervariante des betreffenden Präparates, in Form eines grobdispersen Aerosols, eines schwächeren oder eines kräftigen Flüssigkeitsstrahls aus.

Tab. 12.6: Geräte zur Anwendung von Nasenspüllösungen (Auswahl)

Gerät	PZN	Vertriebsfirma	Füllvolumen
Emser® Nasendusche	047 7624	Siemens & Co. 56 130 Bad Ems	250 ml
Mucoclear® Nasendusche	151 2854	Pari GmbH 82 317 Starnberg	260 ml
Nasenspüler nach Fränkel	377 9745	Aurelia Medical GmbH 77 855 Achern	30 ml
Nasenspüler nach Fränkel	269 0351	Param GmbH 22 339 Hamburg	30 ml
Nasenspüler nach Harke	444 4716	Dr. Junghans 04 651 Bad Lausik	100 ml
Nasenspüler nach Harke	269 0368	Param GmbH 22 339 Hamburg	100 ml

Durchführung der Nasenspülung

Bei Verwendung eines traditionellen Nasenspülgefäßes beugt der Patient den zur Seite gedrehten Kopf während der Spülung über ein Waschbecken, öffnet den Mund weit (zum Atmen und leichten Anheben des Gaumensegels) und setzt das Nasenansatzstück des Gefäßes an ein Nasenloch. Die Lösung soll möglichst die Nasenscheidewand umspülen und beim anderen Nasenloch wieder ausfließen. Der Patient sollte dabei Sprechen oder Schlucken unterlassen und evtl. in den Rachen fließende, geringe Lösungsmengen ausspucken. Anschließend ist dieses Vorgehen am anderen Nasenloch zu wiederholen. Nach der Spülung sind zurückgebliebene Lösungsreste durch kräftiges Schnauben oder Schnäuzen zu entfernen [19].

Zubereitung einer Nasenspüllösung

Bei Einsatz der verschiedenen Geräte (Tab. 12.6) verwendet der Patient in der Regel als Spüllösung eine (sterile) isotonische Kochsalzlösung oder eine von ihm selbst unmittelbar vor der Spülung zubereitete, annähernd isotonische oder schwach hypertonische Salzlösung. Bereitet er diese aus einer Salzmischung mit Natriumhydrogencarbonat, z. B. Künstlichem Emser Salz NRF oder Künstlichem Emser Sole-Konzentrat NRF, darf das frisch abgekochte Trinkwasser nicht heiß, sondern nur warm (ca. 40 °C) zum Salz gegeben werden, da sonst das Hydrogencarbonat unter Kohlendioxidabgabe zerfällt und somit den pH-Wert anhebt. Bei Verwendung von hartem Leitungswasser kann es zu harmlosen Trübungen durch schwer lösliche Erdalkalicarbonate kommen [48]. Aus hygienischen Gründen sind Lösungsreste zu verwerfen, auch das Nasenspülgerät darf nicht als Vorratsgefäß für die Lösung verwendet werden. Es ist nach der Anwendung jeweils mit heißem Wasser zu spülen und gut getrocknet aufzubewahren.

Die gelegentlich empfohlene Spülvariante ohne Gerät durch „Schnüffeln" bzw. Ansaugen einer Salzlösung aus der Handinnenfläche erwies sich unter mikrobiologischen Aspekten im Vergleich zur Verwendung einer Nasendusche als ungünstiger. Von dieser Anwendungsmethode ist daher insbesondere bei der postoperativen Schleimhautpflege abzuraten [49].

12.3.6 Inhalationen

Inhalationsbehandlung der oberen Atemwege durch feindisperse Flüssigkeitsaerosole oder Wasserdampf

Die Inhalationsbehandlung der Nasenwege ist grundsätzlich durch Flüssigkeitsaerosole oder durch Wasserdampf möglich, wobei der Wasserdampf als Therapeutikum oder als Träger für flüchtige Wirkstoffe fungieren kann. Die Herstellung und Verabreichung der feindispersen Aerosole erfolgt entweder mittels druckluft- oder ultraschallbetriebener Vernebler, wie sie für die bronchopulmonale Anwendung eingesetzt werden (Kap. 8.4.1 u. 8.4.2), oder durch spezielle Inhalatoren für die Behandlung der oberen Atemwege. Die Dampfinhalation führt man dagegen mit einfachen Geräten aus Polypropylen nach dem Heißwassertopfprinzip durch oder mit noch geringerem apparativem Aufwand als so genanntes Kopfdampfbad mittels Wassertopf und Handtuch. Die Heißwassertopfgeräte bestehen im Wesentlichen aus einem mit heißem Wasser und Arzneimittel gefüllten Innentopf, der in einem geschlossenen Außentopf mit konischem Aufsatz und Nasenmaske steht. Bei diesen Dampfanwendungen werden jedoch weniger reiner Wasserdampf, sondern primär die bei der Abkühlung des aufsteigenden Wasserdampfes entstehenden Wassertröpfchen inhaliert. Der Durchmesser dieser Kondensationströpfchen liegt über 30 µm, weshalb sie sich rasch niederschlagen [50].

Bei der Inhalation mittels elektrischer Vernebler verwendet man anstelle des sonst gebräuchlichen Mundstücks eine Nasenmaske. Das Tröpfchengrößenintervall wird, falls regelbar, auf den für die Nasen- und Rachendeposition optimalen Bereich von etwa 5–15–(30) µm eingestellt. Bei allen Geräten ist durch die Nase ein- und durch den Mund auszuatmen, wobei nicht sehr schnell und nicht sehr tief geatmet werden sollte. In der Regel dauert die Anwendung nicht länger als 15 Minuten und wird dreimal täglich durchgeführt [50].

Für die Aerosolbehandlung der oberen Atemwege und damit auch der Nasenschleimhaut werden spezielle Inhalatoren angeboten sowie Aufrüstsätze für die zur pulmonalen Inhalation eingesetzten Geräte (Tab. 12.7).

Ebenso wie bei der bronchopulmonalen Inhalationsbehandlung ist auch hier streng auf hygienische Aspekte zu achten. So gilt etwa auch die empfohlene Aufbrauchfrist von 24 Stunden für nicht konservierte wässrige Lösungen (z. B. Salzlösungen) und im Falle einer Selbstzubereitung der Inhalationslösung durch den Patienten das Gebot, nur frisch abgekochtes Wasser zu verwenden.

Handhabung von Heißwassertopfinhalatoren

Beim Füllen und Betreiben der Heißwassertopfinhalatoren ist die Verbrühungsgefahr zu beachten, was besonders für Kinder und feinmotorisch behinderte Patienten gilt. Für sie muss eine Pflegeperson das siedende Wasser in der richtigen Menge (Markierung am Innentopf) einfüllen und die Inhalation beaufsichtigen. Ein Kippen des Inhalators ist zu vermeiden, da

Tab. 12.7: Geräte zur Aerosolbehandlung der Nasenwege (Auswahl)

Gerät (Vertriebsfirma)	Funktion	PZN
HNO-Einsatz-Set (Schill, 07 330 Probstzella)	Ergänzungsteil für Multisonic® home, vergrößert Tröpfchengröße auf ca. 7 µm, passend zu Nasenmaske	–
Pari Sinus (Beckmann, 82 229 Seefeld)	Komplettes Inhalationsgerät, erzeugt in Kombination mit LC Sinus Vernebler Aerosol und alternierende Druckwelle	089 3925
Pari Sole® (Beckmann, 82 229 Seefeld)	Ergänzungsgerät für Pari Boy, erzeugt warmes Aerosol mit ca. 10 µm Tröpfchengröße, enthält u. a. Nasenadapter	063 2622
Pari Therm® Aufrüstsatz (Beckmann, 82 229 Seefeld)	Ergänzungsgerät für Pari Boy mit LL Vernebler, erwärmt Aerosol ohne die Arzneimittellösung zu erwärmen	496 1618

bei vielen Modellen in waagerechter Stellung heißes Wasser ausläuft. Dem Wasser können nur Arzneimittel mit flüchtigen, thermostabilen Wirkstoffen (z. B. ätherische Öle) zugesetzt werden, da nur diese von dem Dampf und den Kondensationströpfchen transportiert werden; ein Zusatz von Kochsalz etwa ist daher ineffektiv.

Ein einfaches und in verschiedenen Fällen wirkungsvolles Inhalationsverfahren für Kleinkinder ist das so genannte Dampfbett. Hierbei wird etwa die Hälfte eines Gitterbetts mit einer Folie oder einem Tuch zeltartig überdeckt. Unter dieses Zelt leitet man dann das nach oben beschriebener Prozedur hergestellte Aerosol oder den Dampf [50].

12.4 Halbfeste Zubereitungen zur nasalen Anwendung

Nasale Anwendung streichfähiger Zubereitungen

Von **Nasensalben, -cremes oder -gelen** führt man bei zurückgebeugtem Kopf eine etwa linsengroße Menge in den Nasenvorhof beziehungsweise möglichst tief in jedes Nasenloch ein. Durch leichtes Massieren der Nasenaußenwand von unten nach oben und gleichzeitiges Schnüffeln wird das Arzneimittel auf der Nasenschleimhaut besser verteilt. Das Ansaugen hochviskoser Zubereitungen gelingt leichter, wenn man die unbeteiligte Nasenöffnung dabei zudrückt.

Der Tubenansatz ist analog den Nasenadaptern der flüssigen Formen möglichst hygienisch zu handhaben. Zubereitungen, die alternativ zur Anwendung am Auge oder an der Nase bestimmt sind, dürfen nach nasaler Verabreichung natürlich nicht am Auge weiterbenützt werden.

12.5 Feste Zubereitungen zur nasalen Anwendung

Anwendung von Nasenpulvern

Nasenpulver werden abgeteilt mithilfe eines entsprechenden Gerätes in die Nasenwege eingesogen (zzt. ist unseres Wissens als entsprechendes Fertigarzneimittel nur Rhinocort® Turbohaler® Nasalpulver, ein Importpräparat, z. B. aus Dänemark, verfügbar). Dieses aktive Inhalieren hat eine bessere Verteilung der Pulverpartikel auf der gesamten Schleimhautoberfläche zur Folge als das früher übliche passive Einblasen mittels eines auf das Nasenrohr aufgesteckten Gummiballs [5, 51].

Eine Kundin fragt nach dem Verwendbarkeitszeitraum eines angebrochenen, rhinologischen Präparates in einem Quetschsprühfläschchen. Für den nächsten Schnupfen wünscht sie einen „lang haltbaren" Spray.

Bei der Erklärung der Aufbrauchfristen müssen Konservierung, Konfektionierungsart und Handhabung der Sprühpräparate (s. Kap. 12.3.2) angesprochen werden.

Die Anwenderin eines Nasensprays mit einem Gonatropin-Releasinghormon äußert Bedenken wegen ihres derzeit bestehenden Erkältungsschnupfens und fragt, ob sie bei ihrer verstopften Nase evtl. in den Mund sprühen oder die Therapie unterbrechen soll.

Der Kundin ist zu begründen, warum sie bei viraler oder allergischer Rhinitis den Anwendungs- und Dosierungsmodus von Sprühpräparaten mit systemisch wirkenden Peptidhormonen unverändert beibehalten soll (s. Kap. 12.3.2).

Einem Patienten, der häufig an Nasennebenhöhlenentzündungen leidet, hat sein Arzt die Anschaffung eines Inhalationsgerätes empfohlen. Da er gehört hat, dass bei diesen Geräten große Preisunterschiede bestehen, wünscht er eine entsprechende Beratung.

Die grundsätzlichen Unterschiede zwischen druckluft- und ultraschallbetriebenen Verneblern einerseits und Inhalatoren nach dem Heißwassertopfprinzip andererseits (s. Kap. 12.3.6) sind dem Patienten u. a. zu erläutern.

Internet-Links

Technologie verschiedener nasaler Arzneiformen
www.drugdeliverytech.com/cgi-bin/articles.cgi?idArticle=85
www.pharmacy.umaryland.edu/faculty/rdalby/Aerosols/In%20Vitro%20Nasal%20Bioequivalence.pdf
www.uni-saarland.de/fak8/lehr/download/SS2005/Respiration/RESP10.pdf

Arzneiformen zur Anwendung im Gehörgang

13

13.1 Einführung

Die Ober- und Lederhaut des äußeren Gehörganges entsprechen in ihrem Aufbau weitgehend diesen Hautschichten der äußeren Körperhaut. Da ferner der Gehörgang auch im gesunden Zustand ständigen mikrobiellen Belastungen ausgesetzt ist, sind bei der Anwendung und Aufbewahrung von Otologika in der Regel weniger strenge hygienische Richtlinien einzuhalten als etwa bei Nasen- oder gar Augenpräparaten.

» **Flüssige Otologika** sollten **körperwarm** angewandt werden.

» Beim Einträufeln von **Ohrentropfen** ist es zweckmäßig, die **Krümmung des Gehörganges auszugleichen**.

» Der Gehörgang sollte nach dem Einbringen von Arzneimitteln **nicht in jedem Fall mit Watte verschlossen** werden.

13.2 Gehörgang als Applikationsort

Anatomische und physiologische Gegebenheiten im Außenohr

Das **Ohr** (Auris) gliedert sich in Außenohr, Mittelohr und Innenohr. Das **Außenohr** umfasst die Ohrmuschel und den **äußeren Gehörgang** (Meatus acusticus externus). Beim Erwachsenen hat dieser Gehörgang eine Länge zwischen 25 und 35 Millimeter und ein Volumen von ca. einem Milliliter. Sein äußerer, knorpeliger Anteil setzt sich nicht geradlinig in den inneren, knöchernen Teil fort, sondern ist gegenüber diesem etwas abgewinkelt. Die Gehörgangsweite und -form zeigen individuelle Schwankungen. Das Trommelfell, eine hauchdünne, elliptische, etwa 0,8 Quadratzentimeter große Membran, trennt den Gehörgang vom Mittelohr. Das **Mittelohr** wird im Wesentlichen von der Paukenhöhle und der Ohrtrompete gebildet. In der Paukenhöhle, dem luftgefüllten Hohlraum zwischen Trommelfell und Innenohr, liegen die Gehörknöchelchen, welche die Bewegungen des Trommelfells auf das Innenohr übertragen. Die **Ohrtrompete** (Tuba auditiva) verbindet die Paukenhöhle mit dem Nasenrachen.

Die Gehörgangshaut ist weitgehend entsprechend den beiden oberen Schichten der äußeren Körperhaut (Ober-, Lederhaut) strukturiert und damit wenig empfindlich gegenüber mechanischen, chemischen und mikrobiellen Belastungen. Sie weist im Bereich des knorpeligen Gehörgangsabschnittes Haare mit Talgdrüsen sowie viele isolierte Talgdrüsen auf. Deren Sekrete bilden zusammen mit abgeschilferten Epidermiszellen, Haaren und Schmutz das **Zerumen**. Die Menge des Zerumens ist individuell sehr verschieden. Der hydrophobe Zerumenfilm hat neben seiner physikalischen Schutzwirkung auch einen bakterio- und fungistatischen Effekt. Der Gehörgang (inkl. Trommelfell) stellt kein bedeutendes Resorptionsorgan dar.

Prüfung auf intaktes Trommelfell

Arzneimittel dürfen in der Regel vom Patienten nur bei intaktem Trommelfell im Gehörgang angewandt werden, da ins Mittelohr gelangte Arznei- oder Hilfsstoffe (z. B. Propylenglykol) ototoxisch wirken können. Ein perforiertes Trommelfell kann der Patient an dem zischenden Geräusch erkennen, das er im betreffenden Ohr wahrnimmt, wenn er die Nase zuhält und dann wie beim Schnäuzen bläst (Valsalva-Test). Wurden Lösungen in einem solchen Fall versehentlich appliziert, kommt es meist zu einer deutlichen Geschmackswahrnehmung, da die Flüssigkeit über die Paukenhöhle und Ohrtrompete in den Nasen-Rachen-Raum abfließen kann. Die Anwendung bei perforiertem Trommelfell, beispielsweise von antimykotischen Tropfen, hat stets unter ärztlicher Überwachung zu erfolgen.

13.3 Flüssige Zubereitungen

Temperatur flüssiger Otologika

Da kalte, in den äußeren Gehörgang eindringende Flüssigkeiten Schmerzen oder Schwindel hervorrufen können (kalorische Vestibularisreizung), sollten **Ohrentropfen** und vor allem **Gehörgangsspüllösungen** grundsätzlich nur körperwarm angewandt werden. Zum Temperieren von Tropfen kann man das Fläschchen einige Zeit mit der Hand umschließen oder in die Hosentasche stecken. Die Temperatur von großvolumigen Spüllösungen muss mit einem Thermometer kontrolliert werden [1–5].

Anwendung von Ohrentropfen

Das Einträufeln von Ohrentropfen mit einer Pipette oder einer Kunststoffquetschflasche kann grundsätzlich der Patient selbst vornehmen, aber nicht nur bei Kindern und Senioren ist es vorteilhaft, wenn dies durch eine Zweitperson erfolgt. Die leichte Krümmung des Gehörganges sollte beim Einträufeln ausgeglichen werden. Dazu zieht man die Ohrmuschel beim Säugling und Kleinkind sachte nach hinten und unten, beim Erwachsenen nach hinten und oben. Bei gleichzeitig seitlich geneigtem Kopf fließen die Tropfen besser bis zum Grund des Gehörgangs. Die Seitenlage mit dem behandelten Ohr nach oben sollte nach dem Einträufeln mindestens ein bis zwei Minuten, besser etwa fünf Minuten beibehalten werden, damit die viskose Lösung den tieferen Gehörgangsbereich vollständig benetzen kann.

Besonders bei Kindern empfiehlt sich daher die Anwendung im seitlichen Liegen. Um die Ausbreitung der Tropfen im Gehörgang zu beschleunigen, wird auch die so genannte Tragusmassage empfohlen, bei der man die knorpelige Erhebung an der Gehörgangsmündung rasch noch oben und unten verschiebt. Zur vollständigen Benetzung des Trommelfells und der Gehörgangshaut, reichen in der Regel beim Kleinkind zwei bis drei Tropfen, beim Erwachsenen zwei bis fünf Tropfen einer Lösung aus. Niemals darf die Tropfpipette bei der Anwendung in den Gehörgang eingeführt werden [1–5].

Zu beachten ist, dass verschiedene Wirkstoffe (z. B. Levofloxacin, Ofloxacin, Oxytetracyclin), die nicht in Form von Ohrentropfen verfügbar sind, ärztlicherseits manchmal als ophthalmologisches Fertigarzneimittel zur Anwendung im Gehörgang rezeptiert werden. Der Patient ist in diesem Fall entsprechend aufzuklären.

Um Verschmutzungen der Kleidung oder Bettwäsche zu vermeiden, kann nach dem Eintropfen etwas Watte oder Mull locker vor die Gehörgangsmündung gelegt werden. Diese Materialien dürfen den Gehörgang jedoch keinesfalls als festen Pfropfen verschließen, da hierdurch eine feuchte Kammer und damit günstige Bedingungen für die Besiedelung mit Bakterien und Pilzen geschaffen würden.

Gehörgangsspülung

Die Nutzen und Risiken der Selbstanwendung von **Lösungen zum Erweichen und Ausspülen von Zerumunialpfropfen** werden kontrovers diskutiert, wobei die Autorenmehrheit von dieser Selbstbehandlung abrät. In begründeten Fällen muss der Patient die in der Packungsbeilage genannte Einwirkzeit (z. B. 20 bis 30 Minuten) und das anschließende Ausspülen unbedingt einhalten, damit Irritationen der Gehörgangshaut durch diese Präparate vermieden werden. Die zum Spülen erforderliche **Ohrenspritze** entspricht einer kleinvolumigen Klistierspritze (Kap. 9.3.2) mit Weichgummi-Kanüle.

Aufbrauchfrist von Ohrentropfen

Das Europäische Arzneibuch (Ph. Eur. 5, 5. Nachtrag) limitiert die **Aufbrauchfrist** von flüssigen (und halbfesten) Zubereitungen in Mehrdosenbehältnissen zur Anwendung am Ohr grundsätzlich auf vier Wochen, sofern keine anderen begründeten und zugelassenen Ausnahmen bestehen. Bei diesem Grenzwert wird nicht hinsichtlich des Lösungsmittels differenziert, etwa zwischen wasserhaltigen und wasserfreien Grundlagen. Für unkonservierte wässrige Ohrentropfen in Einzeldosisbehältern nennt das Neue Rezeptur-Formularium (DAC/NRF 2006) einen Richtwert von 24 Stunden.

13.4 Halbfeste Zubereitungen

Anwendung streichfähiger Otologika

Ohrensalben und -cremes entsprechen unter technologischen Gesichtspunkten den streichfähigen Dermatika. Ihre Anwendung durch den Patienten ist nur am Gehörgangseingang möglich. Das Einbringen in tiefere Gehörgangsbereiche ist ebenso wie das Einlegen salbenbestrichener Gazestreifen dem Arzt vorbehalten. Auch sollte der Patient nicht versuchen, Salbenreste mit dem kleinen Finger oder mit Hilfsmitteln wie Zündhölzern, Wattestäbchen oder Taschentuchzipfeln aus dem Gehörgang zu entfernen. Dadurch werden die Arzneimittelreste meist tiefer in den Gehörgang geschoben und es besteht die Gefahr kleiner Verletzungen mit Sekundärinfektionen. Ferner kann der feine Zerumenfilm der Gehörgangshaut teilweise oder ganz zerstört werden. Auch der Selbstreinigungsmechanismus des äußeren Gehörganges wird gestört [6, 7].

Auch bei der Aufbrauchfrist halbfester Zubereitungen differenziert das Arzneibuch (Ph. Eur. 5., 5. Nachtrag) nicht hinsichtlich des Wassergehalts, sondern nennt als einheitlichen Grenzwert vier Wochen.

Eine Kundin wünscht neben Ohrentropfen ein kleines Päckchen Watte, um ihre Kleidung vor Verschmutzung durch die Ohrentropfen zu schützen.

Ein dichtes Verschließen der Gehörgangsöffnung mit Watte kann Gehörgangserkrankungen ungünstig beeinflussen (s. Kap. 13.3).

14 Arzneiformen zur kutanen Anwendung

14.1 Einführung

Im Folgenden werden die Applikation und die Aufbewahrung erläutert von Arzneiformen

» zur Behandlung der Hautoberfläche,
» zur Behandlung der oberen Hautschichten und ihrer Anhangsgebilde,
» zur Behandlung tiefer liegender Gewebe und
» zur systemischen Wirkstoffzufuhr durch die Haut.

Die Anwendungstechniken der drei erstgenannten Gruppen unterscheiden sich nur geringfügig, das transdermale Einschleusen definierter Arzneistoffmengen in die systemische Zirkulation erfordert dagegen die Beachtung besonderer, arzneiformenspezifischer Anwendungsschritte. Stabilitätsaspekte werden vor allem bei topischen Rezepturarzneimitteln angesprochen, da sie integraler Bestandteil der Kundenberatung sind.

» **Eine Reihe von mechanischen Hilfsmitteln** erleichtert insbesondere **manuell behinderten** Patienten die Handhabung streichfähiger Zubereitungen.

» **Treibgasdosen** sind vor **Temperaturen über 50 °C** zu schützen; Manipulationen am Ventil oder der Dosenwand sind strikt zu vermeiden.

» Die **Aufbewahrungsbedingungen** und **Aufbrauchfristen** von Fertigarzneimitteln, die der Patient aus **zwei Komponenten zu mischen** hat, sind zu beachten.

» Vor und nach der Anwendung kutaner Arzneimittel sollten **keine kosmetischen Mittel** auf das betreffende Hautareal aufgetragen werden.

» Die **Badewassertemperatur** von rückfettenden Ölbädern sollte 36 °C nicht überschreiten.

» **Schaum-, Salben und Pudersprays** sind vor der Anwendung kräftig umzuschütteln.

» Bei der Anwendung von **Treibgasdosen** ist ein ausreichender **Abstand zwischen Sprühkopf und Haut** einzuhalten.

- Zur Lokaltherapie von **chronischen Wunden** ist eine breite Palette von sehr **verschieden aufgebauten Wundauflagen** verfügbar, die teilweise **unterschiedlich zu handhaben** sind.
- **Transdermalpflaster** müssen bei **Temperaturen unter 25 °C** aufbewahrt werden und sind während eines **definierten Zeitraumes auf intakte, glatte, möglichst unbehaarte** und saubere Hautstellen aufzukleben. Pflaster mit **membrankontrollierter Wirkstofffreigabe** und **nicht formstabilen Wirkstoffdepot** dürfen keinesfalls **beschädigt** oder **zerschnitten** werden.
- Einige kutan zu applizierende Arzneistoffe weisen eine ausgeprägte **Photoinstabilität** auf, weshalb in diesen Fällen nicht nur das **Primärbehältnis** des Arzneimittels, sondern auch das behandelte **Hautareal vor Sonneneinstrahlung zu schützen** ist.
- **Zubereitungen zur systemischen Wirkstoffzufuhr** müssen in **definierten Mengen** auf eine annähernd **definierte Hautfläche** aufgetragen werden.
- Einige kutan zu applizierenden Arzneistoffe rufen eine deutliche **Hautfärbung** oder **Fluoreszenz** der behandelten Hautstelle hervor.
- Mit Externa behandelte Hautareale dürfen in der Regel nicht mit **wasserdampfdichtem Material abgedeckt** werden.
- Die **Aufbewahrungsbedingungen** und oft relativ kurzen **Aufbrauchfristen** von **Rezepturarzneimitteln** hat der Patient zu beachten.

14.2 Haut als Applikationsort

Anatomische und physiologische Gegebenheiten bei der kutanen Anwendungsroute

Die Haut (Abb. 14.1) lässt sich im Wesentlichen gliedern in die drei Gewebeschichten **Oberhaut** (Epidermis), **Lederhaut** (Dermis, Korium) und **Unterhautfettgewebe** (Subkutis). Innerhalb der gefäßlosen Epidermis können nochmals mehrere Schichten unterschieden werden. In ihrer unteren **Basalschicht** (Stratum basale) findet ständig die Neubildung von Epidermiszellen statt. Diese steigen, bei gleichzeitiger Umwandlung in flache, verhornte und abgestorbene Zellen (Korneozyten), zur Epidermisoberfläche auf und bilden dort die **Hornschicht** (Stratum corneum). Deren oberste Anteile werden kontinuierlich als feinste Schuppen abgestoßen. Die Gesamtzeit, die eine Zelle von der Bildung in der Basalschicht bis zur Abstoßung als Schuppenbestandteil durchläuft, beträgt bei gesunder Haut etwa dreißig Tage. Zahlreiche Faktoren beeinflussen diesen Vorgang, wie etwa das Lebensalter oder die mechanische Beanspruchung der Haut. Die abgeflachten Korneozyten bestehen hauptsächlich aus unlöslichen Proteinen, den Keratinen, und sind vorzugsweise als Stapel übereinander angeordnet. Die früher generell beschriebene, ziegelmauerartige Anordnung der Hornzellen ist nur in einzelnen Zellschichten zu finden. Die Interzellularräume dieser Hornzellenschicht sind mit einem Material gefüllt, das neben den überwiegenden Lipiden (Ceramide, Cholesterolester) Cholesterol und Fett-

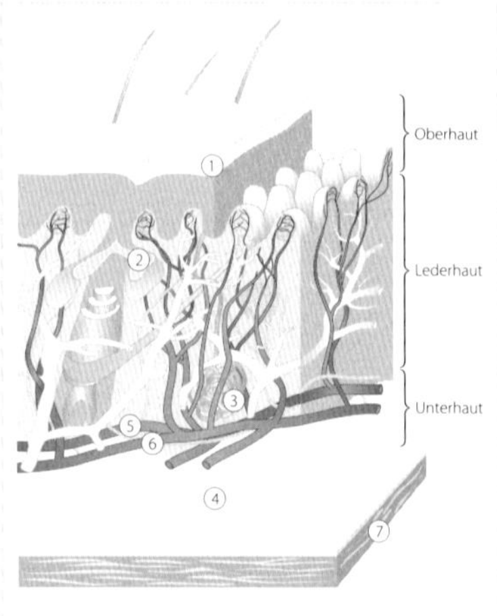

Abb. 14.1: Schematische Darstellung des Aufbaus der behaarten Haut.
1 – Hornschicht; 2 – Talgdrüse;
3 – Schweißdrüse; 4 – Fettzellen;
5 – Arterie; 6 – Vene;
7 – Muskulatur unter der Haut

säuren enthält. Diese Lipide bilden Doppelschichten und Lamellen, deren Anordnung und Zustand für die Permeation von Arzneistoffen maßgeblich ist. Die Nährstoffversorgung der nicht durchbluteten Epidermis erfolgt durch einen engen Kontakt der Basalschicht mit der Lederhaut. Um diese Kontaktfläche zu vergrößern, stülpt sich die Lederhaut mit vielen kegelförmigen Papillen in die Basalschicht ein.

Die Lederhaut wiederum besteht aus zwei Schichten mit unterschiedlichen Aufgaben. In der oberen Schicht (Stratum papillare) sind neben Nervenfasern Blut- und Lymphgefäße eingelagert, die der Versorgung der Epidermis dienen. Daneben finden sich Mastzellen und eine Vielzahl von Rezeptoren für Sinneswahrnehmungen (z. B. Wärme, Druck, Berührung). Die darunter liegende Schicht (Stratum reticulare) besteht aus kollagenen und elastischen Fasern und gewährleistet damit hauptsächlich die Festigkeit und Elastizität der Haut. Das Korium geht ohne scharfe Grenze in die Subkutis über. Diese besteht aus lockerem Bindegewebe, in das in Abhängigkeit von Körperstelle und Konstitution unterschiedlich viele Fettzellen eingelagert sind.

Die Hornschicht wird von einem sehr dünnen Hydrolipidfilm überzogen, bestehend aus einer Emulsion von Hautlipiden und Schweiß mit verschiedenen hydrophilen Komponenten. Darunter finden sich auch Milchsäure, Aminosäuren und kurzkettige Carbonsäuren (u. a. Proprionsäure, Capronsäure), die einen pH-Wert zwischen 5,0 und 5,5 einstellen und somit den so genannten „Säureschutzmantel“ mit bakteriostatischen und fungistatischen Wirkungen bilden.

Die **mikrobielle Besiedelung** der Haut unterteilt man in die transiente und die residente Hautflora. Unter der transienten Flora versteht man Mikroorganismen und gegebenenfalls auch Viren, die nur kurzzeitig auf der Hautoberfläche zu finden und von dort relativ leicht wieder zu entfernen sind, zum Beispiel nach Händeschütteln oder Kontakt der Haut mit keimhaltigem Material. Die residente Flora besteht demgegenüber aus Mikroorganismen, die in der Haut (z. B. in Haarfollikeln, Talg- und Schweißdrüsen) angesiedelt und diesem Biotop angepasst sind. Diese Flora ist je nach Körperregion und Art der Haut unterschiedlich ausgeprägt.

Penetration bzw. Permeation als Voraussetzung für die lokale Wirkung

Damit ein Arzneistoff in der Haut lokale Effekte auslösen oder transdermal aufgenommen werden kann, muss er in die Haut eindringen (penetrieren) bzw. durch die Haut diffundieren (permeieren). Die Epidermis übt jedoch gegenüber den meisten auf die Haut applizierten Wirkstoffen eine ausgeprägte Barrierefunktion aus. Das primäre **Resorptionshindernis** stellt die Hornschicht dar. Die Wirkstoffe können sie transzellulär, also durch die keratinisierten und damit hydrophilen Hornzellen, oder interzellulär über die Lipidschicht passieren. Die Penetration von Wirkstoffen durch die Haarfollikel, Talg- und Schweißdrüsen hat wegen des geringen Anteils dieser Anhangsgebilde an der Hautoberfläche in der Regel nur eine untergeordnete Bedeutung.

Der geringe Wassergehalt der Hornschicht (5–10 %) erschwert die Diffusion von Wirkstoffen wesentlich. Diesen Wasseranteil kann die Hornhaut jedoch bis über 50 % erhöhen, wodurch der Diffusionskoeffizient vieler Wirkstoffe steigt. Die Wasseraufnahme erfolgt dabei nicht nur in die keratinisierten Zellen, sondern auch in die Lipidschicht aufgrund der dort vorliegenden grenzflächenaktiven Lipide. Eine solche verstärkte Hydratisierung lässt sich etwa durch **Okklusion**, also eine mechanische Behinderung der Wasserdampfabgabe der Epidermis, erreichen. Okklusivbedingungen können durch Auflegen einer wasserdampfundurchlässigen Folie oder in geringerem Maße auch durch Auftragen abdeckender Externa (z. B. Vaseline, Triglyceridgele, fette Öle) eingestellt werden. Sie herrschen beispielsweise auch unter einem aufgeklebten Transdermalpflaster.

Permeations- oder Penetrationspromotoren verändern die Barrierestrukturen der Hornschicht

So genannte **Permeations- oder Penetrationspromotoren** (auch als Enhancer bezeichnet) sind Substanzen wie etwa Sulfoxide (z. B. DMSO), Polyole, Amine und Amide (z. B. Harnstoff oder Pyrrolidone), Zyklodextrine, Tenside oder Dodecylazacycloheptanon (Azone®), welche die Barrierestrukturen der Hornschicht verändern und damit deren Durchlässigkeit steigern können. Natürlich ist auch bei geschädigter, etwa abgeschürfter oder verbrannter Hornschicht die Permeationsrate aller Wirkstoffe ganz wesentlich erhöht. Die gute Durchblutung der Lederhaut und das bis an die Grenzfläche zur Epidermis heranreichende Kapillarnetz des Blut- und Lymphsystems erklären den Abtransport in den systemischen Kreislauf von Wirkstoffen, die von Außen in die Epidermis penetriert sind und sie dann permeiert haben.

Die Hautareale der **verschiedenen Körperregionen** sind **in ganz unterschiedlichem Ausmaß zur Aufnahme von Wirkstoffen in der Lage**. Während etwa die Stirn, der Bereich hinter dem Ohr oder behaarte Areale eine relativ hohe Resorptionsquote aufweisen, ist sie für den Unterarm und Rücken wesentlich niedriger, an der Handinnenfläche und der Fußsohle wegen der dort dicken Hornschicht sogar sehr niedrig. Weitere Unterschiede bestehen interindividuell, zum Beispiel zwischen Personen mit trockener oder seborrhoischer Haut, oder sind geschlechts- und altersbedingt.

14.3 Zubereitungen zur topischen Wirkstoffzufuhr

14.3.1 Anwendung und Aufbewahrung

14.3.1.1 Tuben und Spenderdosen

Entleeren vom Tubenfalz her

Aufbewahrung angebrochener Kunststofftuben auf dem Verschluss stehend

Die Entnahme von Arzneimitteln aus Tuben sollte nicht nur aus ökonomischen, sondern auch aus Gründen der Hygiene und Arzneimittelstabilität gleichmäßig vom Tubenfalz her erfolgen. Beispielsweise können durch Drücken auf die schmale Seite am Ende einer Aluminiumtube kontaminierte Arzneimittelreste aus dem Tubenhals tiefer in die Tube gesaugt werden. Angebrochene Kunststofftuben, also Einschichtpolyethylentuben oder die bei Arzneimitteln wenig eingesetzten PE-Al-Laminattuben (Tab. 14.1), sollten möglichst auf dem Verschluss stehend aufbewahrt werden. Sie verformen sich im Gegensatz zu Aluminiumtuben durch die Entnahme nicht dauerhaft, sondern nehmen aufgrund der Rückstelleigenschaft der Tubenwandung ihre Ausgangsform wieder an. Tubenkörper aus reinem Polyethylen sind zusätzlich nicht aufrollbar. Infolge dieser Eigenschaften wird bei jeder Entnahme Luft angesogen und mit dem Inhalt vermischt, wodurch

Tab. 14.1: Fertigarzneimittel in Polyethylen- oder Polyethylen-Aluminium-Laminattuben (Auswahl)

Fertigarzneimittel	Tubentyp
Advantan® Milch	Polyethylen-Aluminium-Laminattube
Aknefurg®-oxid mild 5/-10 % Gel	Einschichtpolyethylentube
Benzaknen® 5/-10 Gel	Einschichtpolyethylentube
Calmurid® Creme	Einschichtpolyethylentube
Crystacide® Creme 1 %	Einschichtpolyethylentube
Daivonex® Salbe, 240 g-Tube, Importpräparat aus Dänemark	Polyethylen-Aluminium-Laminattube
Mitosyl® N Salbe	Polyethylen-Aluminium-Laminattube
Pinimenthol® Erkältungssalbe	Einschichtpolyethylentube
Reparil® N Gel, Exportpräparat für Südafrika	Polyethylen-Aluminium-Laminattube
Thrombocutan® 30 000 Gel N/- Salbe N/ -ultra 60 000 Gel/- Salbe	Einschichtpolyethylentube

mikrobielle Kontaminationen und Oxidationsreaktionen gefördert werden. Ferner fließt bei weitgehend geleerter Tube der Inhalt von der Tubenöffnung weg. Eine senkrechte Position der Tube mit dem Verschluss unten vermindert diese ungünstigen Effekte.

Entnahme aus rezepturüblichen Spenderdosen

Die Entnahme aus den rezepturüblichen Spenderdosen mit kleinen Austrittsöffnungen (Kap. 14.3.2.1), die ja eine Doppelfunktion als Rühr- und Abgabegefäß erfüllen, erfolgt entweder durch vorsichtiges Drücken auf den verschiebbaren Dosenboden (Unguator®-Dosen) oder durch Drehen des Dosenbodens (TopiTec®-Dosen). Im Fall von kalten, hochviskosen Zubereitungen kann bei dem erstgenannten Spenderdosentyp eine relativ hohe Fingerkraft (bis etwa 50 N) notwendig sein. Erforderlichenfalls lässt sich bei den Unguator®-Spenderdosen auch der Dosendeckel zur Entleerung abschrauben.

14.3.1.2 Roll-on-Flaschen

So genannte Roll-on-Packungen, also Flaschen mit einem gläsernen Kugelkopf (Tab. 14.2), ermöglichen ein Entleeren beziehungsweise Auftragen ohne kraftintensive Manipulationen, vor allem auch an schwer zugänglichen Körperpartien. Sie sind daher für Patienten mit eingeschränkter Motorik oft besser geeignet als entsprechende Präparate in Tuben. Bei den dickflüssigen Zubereitungen handelt es sich meist um wässrig-isopropanolische Carbomergele. Das Auftragen auf die Haut ist bei großen Glaskugeln etwas effektiver, wenn man mit der Flasche keine Pendelbewegungen ausführt, sondern den Kugelkopf kreisförmig in stets gleicher Richtung bewegt.

Tab. 14.2: Flüssige und halbfeste Zubereitungen in Roll-on-Flaschen

Präparat	
Biofreeze® Roll-on	Hewedolor Einreibung N
Dolobene® Gel-on	Migrastick Massage Roll-on
Fenistil® Kühl Roll-on	

14.3.1.3 Behältnisse mit Dosiervorrichtungen

Verschiedene kutane Lösungen, Lotionen und niederviskose Gele und Cremes werden abgeteilt mittels Dosierpumpen, die auf die Präparatebehältnisse montiert sind. Dabei handelt es sich um **Kolbenpumpen** mit einem Ventilsystem, die analog den oral oder nasal eingesetzten Dosiersprühpumpen das Füllgut durch Fingerdruck exakt abmessen und im Fall von Lösungen anschließend auch zerstäuben oder einen Schaum bilden.

Kolbenpumpen mit Ventilsystem

Überkopfpumpen zur Anwendung in jeder Position

Für flüssige Zubereitungen sind verschiedene bauliche Varianten dieses Dispensierprinzips mit unterschiedlichen Gebrauchsvorteilen im Handel (Tab. 14.3; Abb. 14.2). Mit so genannten Überkopfpumpen (Upside-down-Ventilen) ausgerüstete Flaschen bieten den Vorteil, dass die enthaltenen

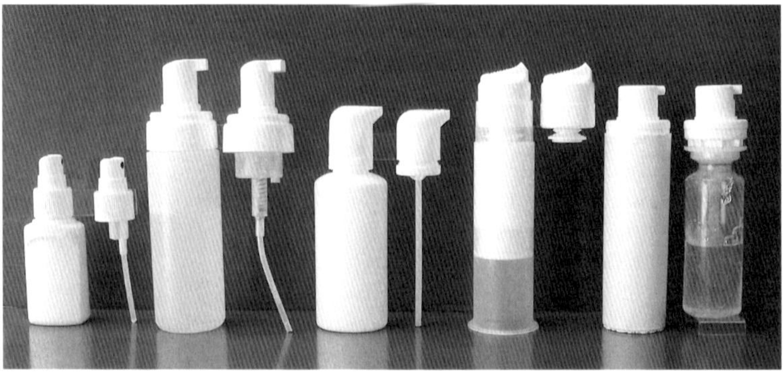

Abb. 14.2: Verschiedene Dispensiersysteme für flüssige und halbfeste Zubereitungen. Jeweils komplette Arzneiform und demontierte Dosiervorrichtung; von links nach rechts: Überkopfpumpe, Schaumpumpe, Schaumkopf für Quetschflasche, Pastenspender, auf Polyethylenbeutel montierte Kolbenpumpe

Lösungen in nahezu jeder Position der Flasche dosiert werden können. Diese speziellen Sprühsysteme sind an einem zweiten Kugelventil zu erkennen. So genannte Schaumpumpen werden bevorzugt bei Präparaten mit Effekten auf der Haut, also etwa Reinigungs- oder Desinfektionslösungen eingesetzt. Sie saugen nicht nur ein definiertes Flüssigkeitsvolumen an, sondern simultan auch eine bestimmte Menge Luft, die im Pumpenkopf die

Tab. 14.3: Flüssige Zubereitungen mit verschiedenen Dispensiersystemen (Auswahl)

Präparat	Dispensiersystem
Canesten® Pumpspray	Auf Flasche montierte Überkopf-Sprühpumpe
Cutasept® F Lösung, 50 ml	Auf Flasche montierte Sprühpumpe
Cutistad® Pumpspray	Auf Flasche montierte Überkopf-Sprühpumpe
Dermatop® Lösung mit Schaumapplikator	Auf Quetschflasche montierter Schaumkopf
Eubos® Sensitive Vitalschaum	Auf Flasche montierte Schaumpumpe
Hansaplast® med Spray	Auf Flasche montierte Sprühpumpe
Lindofluid® Sprühlösung	Auf Flasche montierte Überkopf-Sprühpumpe
Mycospor® Lösung als Pumpspray	Auf Flasche montierte Überkopf-Sprühpumpe
Octenisept® Wunddesinfektion, 50 ml	Auf Flasche montierte Überkopf-Sprühpumpe
Skinsan® scrub foam antimikrobieller Reinigungsschaum	Auf Flasche montierte Schaumpumpe
Stellisept® Reinigungs-Schaum	Auf Flasche montierte Schaumpumpe

tensidhaltige Lösung durchperlt und dadurch aufschäumt. Eine pumpenlose Variante dieses Schaumbildungssystems mit geringerer Dosierungsgenauigkeit besteht aus einer Polyethylenquetschflasche, auf die ein Schaumkopf (Foamerkopf, Schaumapplikator) mit Flüssigkeitssteigrohr aufgeschraubt ist. Drückt der Patient die Flaschenwandung zusammen, wird dem Schaumkopf tensidhaltige Lösung und Luft aus der Flasche in einem bestimmten Verhältnis zugeführt und dort aufgeschäumt. Beim Zurückstellen der Flaschenwandung in die Ausgangsstellung strömt über einen separaten Kanal wieder Luft in die Quetschflasche.

Würde man halbfeste Zubereitungen mit höherem Ethanolgehalt in ein belüftetes, also offenes Pumpensystem verpacken, könnten nicht tolerierbare Alkoholmengen verdunsten. Daher ist beispielsweise ein ethanolhaltiges Estradiolhydrogel (Tab. 14.4) in einem im Behältnis integrierten Polyethylenbeutel gepackt, aus dem mittels einer Kolbenpumpe ohne Lufteinstrom definierte Geldosen entnommen werden.

Pastenspender mit komprimierbarer Kammer

Einige höherviskose Gele, Cremes, Salben und Pasten werden mithilfe unterschiedlicher Modelle von **Pastenspendern**, also Spendern ohne Lufteinlass mit verschiebbarem „Schleppkolbenboden" dosiert. Dies sind zylinderförmige Polypropylenbehältnisse, die entweder eine Kolbenpumpe oder eine komprimierbare Kammer (z. B. ein Faltenbalggefäß) mit jeweils 2 Ventilen als Dosierprinzip enthalten. Dies sind zylinderförmige Polypropylenbehältnisse, die entweder eine Kolbenpumpe oder eine komprimierbare Kammer (z. B. ein Faltenbalggefäß) mit jeweils 2 Ventilen als Dosierprinzip

Tab. 14.4: Halbfeste Zubereitungen mit verschiedenen Dispensiersystemen (Auswahl)

Fertigarzneimittel	Dispensiersystem
Aciclostad® gegen Lippenherpes Cremespender	Auf Flasche montierte Kolbenpumpe
Arthrex® Cellugel (500 g, 1 000 g)	Auf Flasche montierte Kolbenpumpe
Freka® Cid Dosierspender	Kolbenpumpe im Pastenspender
Gynokadin® Dosiergel	Auf Flasche mit Innenbeutel montierte Kolbenpumpe
Isoket® Salbe	Auf Flasche montierte Kolbenpumpe
Multilind® Heilsalbe Dispenser	Kolbenpumpe im Pastenspender
Optiderm® Creme Spender	Kolbenpumpe im Pastenspender
Parfenac® Milch mit Dosierpumpe	Auf Flasche montierte Kolbenpumpe
Traumasept® Wundgel Tubenspender	Dosierkammer im Pastenspender
Zovirax® Lippenherpescreme Cremespender	Auf Flasche montierte Kolbenpumpe

enthalten. Beim Niederdrücken des Dosierknopfes wird die Kolbenpumpe oder die Dosierkammer mit flexibler Wandung komprimiert und eine Arzneimitteldosis durch ein sich öffnendes Spenderauslassventil herausgepresst. Infolge der Rückstelleigenschaften der Pumpe oder der Gefäßwandung füllt sich der Pumpenzylinder oder die Dosierkammer anschließend wieder durch das zweite Ventil mit Arzneimittel aus dem Vorratsbehältnis. Ein Unterdruck im zylinderförmigen Vorratsbehältnis wird vermieden, indem dessen Boden wie ein Kolben in das Behältnis mitgeschleppt wird; damit passt sich der Behältnisinhalt stets dem Volumen der verbleibenden Arzneimittelmenge an [1]. Tabelle 14.4 nennt Beispiele streichfähiger Zubereitungen mit den unterschiedlichen verschiedenen Dosierprinzipien.

Anwendung der Dosiersysteme für Flüssigkeiten

Bei Präparaten mit den auf die Flasche montierten Kolbenpumpen zum Sprühen oder Aufschäumen ist das erforderliche „Anpumpen" zu beachten: Bis zur erstmaligen Betätigung der Pumpe befindet sich Luft im Dosiersystem; um das Arzneimittel in die Pumpe zu saugen und das System vollständig zu entlüften, sind mindestens vier Ansaughübe erforderlich. Bei Unkenntnis dieser Tatsache werden insbesondere dosenförmige (Aluminium-)Flaschen mit aufgebördelter Sprühpumpe vom Verbraucher leicht als vermeintlich defekte Treibgasdosen beanstandet. Die Lösungen mit Zerstäuberpumpen ohne zusätzliches Upside-down-Ventil sowie mit Schaumpumpen erfordern während des Sprühens ein annähernd aufrechtes Halten der Flasche, damit das Steigrohrende in die Flüssigkeit taucht. Die Flaschen mit Schaumpumpen und Schaumkopf sollten vor der Anwendung nicht intensiv geschüttelt werden, da sonst zu wenig Luft in den Schaumgenerator eingesaugt werden kann. Quetschflaschen mit Schaumkopf müssen systembedingt neben der Flüssigkeit auch ausreichend Luft enthalten. Sie sind daher nur etwa zu zwei Drittel oder weniger mit Lösung befüllt, worauf der Anwender hinzuweisen ist. Er muss in der Regel vor der erstmaligen Anwendung den Schaumkopf auf die Flasche schrauben.

Anwendung der Dosiersysteme für halbfeste Zubereitungen

Auch bei Präparaten in Pastenspendern ist vor der erstmaligen Entnahme ein mehrmaliges Betätigen der Dosiervorrichtung erforderlich, um Lufteinschlüsse vollständig aus dem Kopfteil des Gefäßes bzw. der Dosierkammer zu entfernen. Meistens muss zuvor eine Abdeckung von der Austrittsöffnung abgezogen werden. Alle baulichen Varianten dieses Systems können in jeder beliebigen Position betätigt werden. Die Dosierungsgenauigkeit ist jedoch meist schlechter als bei den Pumpdosierern, da hier die Füllmenge des Dosiergefäßes von der Intensität des auf den Dosierknopf ausgeübten Fingerdrucks abhängt.

14.3.1.4 Applikationshilfen

Öffnungs- und Entleerungshilfen

Öffnungshilfen für Tuben erleichtern analog den Drehhilfen für Schraubflaschen das Lösen fest sitzender und/oder schwer zu greifender Tubenverschlüsse. Verschiedene Modelle von **Entleerungshilfen** (Tab. 14.5, Abb. 14.3) ermöglichen insbesondere manuell behinderten Patienten ein relativ exaktes Portionieren und vollständiges Entnehmen von Tubeninhalten. Bei einem einfachen Gerät mit einem Drehschlüssel in einer Halterung (Tubenboy®) führt man den Falz des Tubenendes in den Längsschlitz eines Rohres mit Drehgriff ein, durch dessen langsames Drehen die Tube von hinten durch zwei Klemmbacken gezogen und somit gleichmäßig entleert wird. Ein Modell zum sukzessiven Zusammendrücken zweier V-förmig gelagerter Platten mittels eines Hebels (Handi-Squeeze®) nimmt die Tube zwischen diesen beiden Andruckplatten auf. Dem an die Wand montierbaren Gerät sind Gummiventile (geschlitzte Gummikappen) beigepackt, die anstelle des Originalschraubverschlusses auf die Tubenöffnung gesteckt werden und die Tube nach der Entnahme einer Portion selbstständig verschließen. Ein weiteres Gerät, bestehend aus einem Kunststoffrahmen mit zwei Zahnwalzen, die mittels eines Drehgriffs zum Durchziehen der Tube bewegt werden (DVG-Tubenpress), ermöglicht nicht so sehr feinmotorisch behinderten Patienten die Salbenentnahme, sondern erleichtert primär das vollständige Entleeren von Tuben, auch von großen Tuben bis circa sieben Zentimeter Falzbreite.

Hilfsmittel zum hygienischen Entnehmen und/oder Verteilen

Salbenspatel aus Holz oder Kunststoff ermöglichen ein hygienisches Entnehmen (vor allem aus Töpfen, falls dies in Ausnahmefällen nötig ist) und/oder Verteilen des Präparates auf der Haut. Besonders bei der Behandlung größerer oder infektionsgefährdeter Hautareale, wie etwa Dekubitus- oder Ulcus-cruris-Wunden, ist das Verstreichen des Arzneimittels mittels Einmalspatel angezeigt. Natürlich dürfen kontaminierte Spatel nicht mehr mit dem Salbenvorrat in Berührung kommen. In bestimmten Fällen wird sogar für jede einzelne Arzneimittelportion einer Anwendung ein jeweils frischer Spatel empfohlen, um zu verhindern, dass bereits vorhandene Erregerherde mit einem einzigen Spatel über das ganze Wundareal verteilt werden [2]. Bei der Behandlung sehr kleinflächiger, infektiöser Hauterkran-

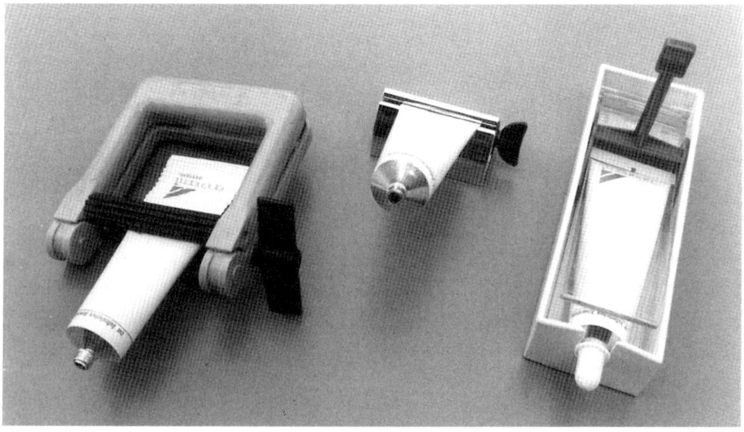

Abb. 14.3: Hilfsmittel zum Entleeren von Tuben.
Von links nach rechts: DVG-Tubenpress, Tubenboy®, Handi-Squeeze®

Tab. 14.5: Hilfsmittel zum Entleeren von Tuben (Auswahl)

Artikel (Lieferfirma)	Geeignet für
DVG-Tubenpress (Dental-Vertriebsgesellschaft, 37 006 Göttingen)	Aluminium-, Polyethylen-Aluminium-Laminat-, Einschichtpolyethylen-Tuben; bis jeweils 7 cm Tubenfalzbreite, kein Tubenlängenlimit
Handi-Squeeze® (z. B. Servoprax®, 46 485 Wesel; Thomashilfen, 27 432 Bremervörde)	Aluminium-, Polyethylen-Aluminium-Laminat-, Einschichtpolyethylen-Tuben; bis jeweils 5 cm Tubenfalzbreite und 16 cm Tubenlänge
Tubenboy® (z. B. Servoprax®, 46 485 Wesel; C. Roth, 76 185 Karlsruhe; Thomashilfen, 27 432 Bremervörde)	Aluminium- und Polyethylen-Aluminium-Laminat-Tuben, Einschichtpolyethylentuben nur eingeschränkt; bis jeweils ca. 7 cm Tubenfalzbreite

Tab. 14.6: Hilfsmittel zum Auftragen von Arzneimitteln an schwer zugänglichen Körperarealen

Artikel (Lieferfirma)	PZN
Die 3. Hand „Standard" (Betram, 30 880 Laatzen, www.russka.de)	318 4561
Eincremebänder (Betram, 30 880 Laatzen, www.russka.de)	133 4453
Einmal Rücken-Eincremeband (Behrend, 30 916 Isernhagen)	134 8679

kungen, wie etwa von Herpes-labialis-Bläschen, können anstelle der Spatel keimarme Wattestäbchen zu Hilfe genommen werden.

Patienten mit eingeschränkter Beweglichkeit (z. B. des Schultergelenks) können für das Behandeln schwer erreichbarer Hautareale einen haushaltsüblichen Teigschaber verwenden. Zum Selbstauftragen von streichfähigen, und mit Einschränkung auch von flüssigen Dermatika, an schwer zugänglichen Körperarealen werden sog. **Eincremebänder** (Rückeneincremebänder, s. Tab. 14.6) angeboten. Es sind dies ca. einen Meter lange, waschbare und daher mehrmals verwendbare Vliesstoffbänder mit Fingergrifföffnungen. Nach dem Bestreichen bzw. Befeuchten einer kleinen Fläche etwa an der Bandmitte fasst der Patient jeweils mit einer Hand ein Bandende und führt den bestrichenen Bandbereich durch kurze Vor- und Zurückbewegungen wiederholt über das betreffende Hautareal. Es ist offensichtlich, dass diese Vorgehensweise kein Behandeln eng begrenzter Hautstellen erlaubt und auch stets mit gewissen Arzneimittelverlusten verbunden ist.

Eine ähnliche Funktion haben die etwa 70 Zentimeter langen, gebogenen **Handgriffe mit aufsteckbaren Einreibeköpfen** (Tab. 14.6). Diese primär für die Körperpflege konzipierten Artikel können auch zum Auftragen von Arzneimitteln an schwer zugänglichen Hautstellen genutzt werden. Sie sind verglichen mit den Eincremebänder teurer und erfordern zumindest zum Einmassieren streichfähiger Zubereitungen mehr Kraftaufwand mit den Händen und Armen.

14.3.1.5 Treibgasdosen

Arten treibgashaltiger Zubereitungen

Bei den kutan anzuwendenden Zubereitungen in Treibgasdosen (Tab. 14.7) kann man technologisch unterscheiden zwischen Systemen mit **druckverflüssigten Gasen** und solchen mit **druckverdichteten (komprimierten) Gasen**. Eingesetzt werden bei der erstgenannten Gruppe Gase wie Dimethylether, Norfluran® (Tetrafluorethan, Kap. 8.6.1) und vor allem gesättigte Kohlenwasserstoffe, also etwa n- und i-Butan, Propan, n- und i-Pentan sowie i-Hexan, deren kritische Temperaturen ausreichend weit oberhalb der Raumtemperatur liegen. Sie lassen sich bei 20 °C durch relativ niedrige Drücke (ca. 10 bar) verflüssigen, sind aber brennbar und können mit Luft explosive Gemische bilden. In damit gefüllten Dosen liegen mindestens zwei Phasen vor, nämlich die Gasphase und die flüssige Phase aus Treibgas und Arzneistoff. Bei schlechter Löslichkeit beziehungsweise Mischbarkeit des Arznei-/Hilfsstoffs mit dem flüssigen Treibgas formuliert man Drei-Phasen-Zubereitungen. Entnimmt der Patient der Dose das Arzneimittel, so sinkt der Dosendruck kurzzeitig wegen der Verringerung der Gas- und Flüssigkeitsvolumina, steigt aber sofort wieder durch Verdampfen flüssigen Treibgases. Infolge dieses „Depots“ an Treibgas herrscht während der gesamten Anwendungszeit des Präparates ein konstanter Druck in der Dose (er hängt nur von der Außentemperatur ab). Bei Kopf-unten-Stellung der Dose taucht das Steigrohr des Ventils nicht in die Flüssigkeit, weshalb bei Ventilbetätigung nur Treibgas entweicht, wie man es etwa zum Reinigen des Ventilkopfes von Pudersprays praktiziert. Einige Treibgasdosen sind jedoch mit Überkopfventilen (Upside-down-Ventilen) versehen und sprühen daher in jeder Stellung.

Bei Systemen mit druckverdichteten Gasen werden Luft, Kohlendioxid oder Stickstoff als Treibmittel eingesetzt. Da hier keine flüssige Treibgasphase als „Depot“ vorliegt, sinkt der Betriebsdruck in Abhängigkeit vom Entleerungsgrad der Dose. Ihr Ventil darf nicht durch Entnahme reinen Treibmittels sauber geblasen werden, da dies einen zu großen Druckabfall zur Folge hätte.

Bei **Zwei-Kammer-Druckpackungen** ist die streichfähige Zubereitung innerhalb der Dose durch eine Aluminiumfolie vom Treibgas getrennt

Tab. 14.7: Verschiedene Zubereitungen in Treibgasdosen (Auswahl)

Präparat	Eingesetzte(s) Treibgas(e)
Lösungssprays	
Autan® Active Spray	Kohlendioxid
Band Aid Sprühpflaster	n-Butan, Propan
EisSpray ratiopharm®	n-Butan, n-Pentan
Hansaplast® Sprühpflaster	n-Pentan
Hidrofugal Fuss-Spray	i-Butan, n-Butan, Propan
Jacutin® N Spray	i-Butan, n-Butan, Propan
Kältespray Novartis	i-Butan, n-Butan, Propan
Leukospray®	n-Butan, Propan
Menalind® professional Oel Hautschutzspray	Dimethylether
OpSite® Spray Sprühverband	Dimethylether
Pharmaethyl Spray	Tetrafluorethan
Pinofit Kühlspray	n-Butan
Proctospre® Dosier-Spray	n-Butan, Propan
Spregal® Lösung und Treibmittel	i-Butan, n-Butan, Luft
Symadal® N-Spray	n-Butan
Wero Verbandspray	n-Butan, Kohlendioxid
Schaumsprays	
Bepanthen® Schaumspray	i-Butan, i-Pentan, Stickstoff
Clarelux®Schaum	n-Butan, i-Butan, Propan
Deflatop® Schaum	n-Butan, i-Butan, Propan
Descomed® Pflegeschaum	n-Butan, Propan
Marly Skin Schaum	n-Butan, Propan
Menalind® professional Reinigungsschaum	n-Butan, Stickstoff
Pan Sun Schaum	n-Butan, Propan
Panthenol-Spray Chauvin Ankerpharm®	n-Butan, Propan

Tab. 14.7: Verschiedene Zubereitungen in Treibgasdosen (Auswahl, Fortsetzung)

Präparat	Eingesetzte(s) Treibgas(e)
Salbensprays	
Desitin Spray	n-Butan, Propan
Mirfulan® Spray	n-Butan, Propan
Mucaderma® Salbenspray S	n-Butan, i-Butan, Propan
Toepfer Hautschutz Sprühpaste	n-Butan, Propan
Pudersprays	
Akileine® Puderspray	i-Hexan, Tetrafluorethan
Freka® cid Puderspray	n-Butan, Propan
Nebacetin® Spray	n-Butan, Propan
Nystatin Holsten Puderspray	n-Butan
Polcortolon® TC Spray	n-Butan
Pulvo® Puderspray	Tetrafluorethan, i-Pentan
Zwei-Kammer-Druckgaspackungen	
Dolobene® Gel, Spender	n-Butan, Propan

(„bag in can"- und „bag on valve"-Systeme). Bei Betätigung des Ventils wird durch den Treibgasdruck der Inhalt des Folienbeutels herausgepresst. Das Treibgas verbleibt dabei vollständig im System. Die Arzneizubereitung lässt sich bei beliebiger Dosenstellung entnehmen; tensidhaltige Zubereitungen können ohne Schaumbildung dosiert werden.

Handhabung der Treibgasdosen

Bei der **Handhabung der Treibgasdosen** sind die folgenden gesetzlich festgelegten Warnhinweise für Aerosoldosen zu beachten [101]: „Behälter steht unter Druck. Vor Sonnenbestrahlung und Temperaturen über 50 °C schützen. Auch nach Gebrauch nicht gewaltsam öffnen oder verbrennen." Bei (hoch-/leicht-)entzündlichen Inhaltsstoffen wird weiterhin gefordert: „Nicht gegen Flamme oder auf glühenden Gegenstand sprühen. Von Zündquellen fernhalten – nicht rauchen. Darf nicht in die Hände von Kindern gelangen." Das Risiko einer zu starken Erwärmung und damit eines Verformens, Aufreißens oder gar Explodierens der Dosen besteht etwa bei Aufbewahrung nahe einer Heizquelle oder in einem in der Sonne geparkten Personenwagen.

So wurden beispielsweise bei 30 °C Außentemperatur (im Schatten) im Inneren eines in der Sonne geparkten Personenwagens Temperaturmaxima

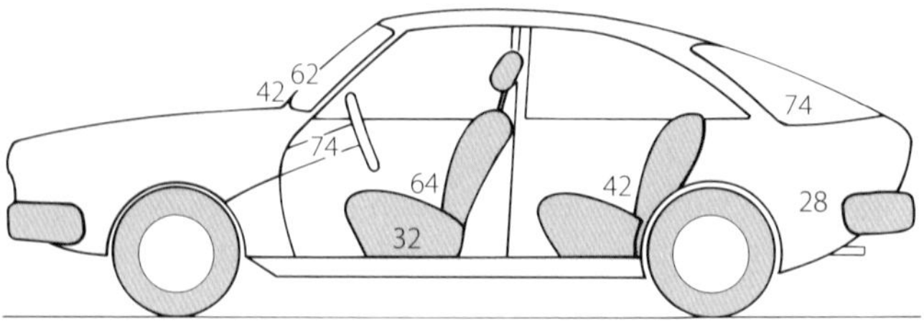

Abb. 14.4: Temperaturwerte im Inneren eines in der Sonne geparkten Personenwagens (aus [3]).
Außentemperatur: 29 bis 31 °C (im Schatten); Armaturenbrett und Hutablage: 74 °C; Handschuhfach, geschlossen: 42 °C; Handschuhfach, offen, direkt angestrahlt: 62 °C; Sitzfläche im Schatten: 42 °C; Sitzfläche angestrahlt: 64 °C; unter den Sitzen und am Kofferraumboden: 28 bis 32 °C

zwischen 65 und 75 °C gemessen. Die niedrigsten Wärmebelastungen (ca. 30 °C) bestanden dabei am Kofferraumboden und unter den Sitzen. Das geschlossene Handschuhfach war ebenfalls relativ kühl (Abb. 14.4) [3, 4]. Bei den gleichen Außenbedingungen herrschten nach dreistündigem Parken eines großen Fahrzeugmodells mit schwarzer Lackierung und dunkler Innenausstattung auf den Vordersitzen 74 °C, auf der Hutablage sogar etwa 100 °C. Überraschenderweise stiegen die Innentemperaturen (nicht die äußeren Blechtemperaturen) in einer weiß lackierten Ausführung des gleichen Wagentyps nur wenig langsamer und die Temperaturdifferenz zwischen beiden PKWs im vorderen Kopfraum betrug nur etwa 5 °C. Einen bedeutenderen Einfluss auf die Temperaturen der verschiedenen Ablagemöglichkeiten scheinen jedoch die Tönung der Innenausstattung und Infrarot reflektierendes Glas zu haben [5].

Auch mechanische Beschädigungen der Dose, wie Manipulationen am Ventil oder spielerisches Durchstechen der Dosenwand, sind strikt zu vermeiden, da unkontrolliert austretender Doseninhalt Feuer- oder Gesundheitsschäden verursachen kann.

Bei der **Anwendung der Treibgasdosen** ist ein ausreichender Abstand zwischen Sprühkopf und Haut einzuhalten. Ist die Distanz zu kurz, kann insbesondere geschädigte Haut durch nicht vollständig verdunstete Treibgase oder Lösungsmittel irritiert werden. Der Abstand sollte 20 bis 30 Zentimeter betragen, was etwa der doppelten Handbreite entspricht. Ferner sollte man den Sprühstrahl niemals lange auf einen Punkt richten, sondern beim Aufsprühen größerer Mengen die Dose mit kreisender oder fächelnder Bewegung führen. Bei der Anwendung am Gesicht oder Hals sind Augen und Nase abzudecken, ein Einatmen des Aerosols ist zu vermeiden.

Applikationsdauer von Lösungssprays

Lösungssprays, deren Aerosolstrahl einen hohen Anteil an unverdampftem Treibgas enthält, also so genannte Kühl- oder Kältesprays, dürfen nur auf intakter Haut und höchstens so lange angewandt werden, bis sich an den Haaren des betreffenden Hautareals eine leichte Reifbildung zeigt. Bei Lösungssprays mit Filmbildnern, beispielsweise auf Polyacrylatbasis in sogenannten Verbandsprays, kann es infolge enthaltener Lösungsmittel (z.B. Aceton, Ethylacetat) zu einem vorübergehenden brennenden Gefühl auf der wunden Haut kommen. Die Ausbildung des wasserfesten aber wasserdampfpermeablen Films auf der Haut dauert etwa eine Minute. Bei einigen Präparaten wird empfohlen, den Sprühkopf nach Gebrauch sauber zu blasen (s. u.).

Schaumsprays, Salbensprays und Pudersprays vor Anwendung kräftig schütteln

Schaumsprays, Salbensprays und Pudersprays (Tab. 14.7) sind vor der Anwendung kräftig umzuschütteln, damit die Dispersität der in den Dosen vorliegenden Emulsionen oder Suspensionen verbessert wird. Das Volumen mancher Schäume vergrößert sich noch einige Sekunden nach Verlassen des Sprühkopfes, da verdampfende Treibmittelreste es weiter expandieren. Arzneistoffhaltige Schaumpräparate sollten daher von ungeübten Patienten zur Vermeidung einer Überdosierung zunächst nur in sehr kleinen Portionen entnommen werden.

Bei thermolabilen Schaumpräparaten, also Schäumen, die bei Hauttemperatur rasch brechen, ist folgende Vorgehensweise zu beachten: Wird eine bestimmte Schaummenge für einen Anwendungsgang insgesamt entnommen und dann in Teilmengen auf die Haut gestrichen, sollte man die Gesamtdosis in ein kaltes Gefäß, beispielsweise in die Verschlusskappe oder auf eine Untertasse und nicht in die Handfläche sprühen. Diese Vorgehensweise trifft etwa für zwei kortikoidhaltige Präparate (Clarelux®, Deflatop®) zu, bei denen der Patient in der Regel ca. eine golfballgroße Gesamtmenge entnimmt und diese dann sukzessive auf die betroffene Haut aufträgt [6, 90].

Sprühkopf reinigen

Da die Sprühdüsen von Pulversprays und filmbildenden Lösungssprays leicht durch Substanzreste verstopft werden, empfiehlt es sich, den Sprühkopf von Dosen mit druckverflüssigten Treibgasen unmittelbar nach Gebrauch zu reinigen. Dazu betätigt man kurz das Ventil der auf den Kopf gestellten Dose; nach ein bis zwei Sekunden tritt nur noch Treibgas aus, wodurch die Düse sauber geblasen wird.

14.3.1.6 Zwei-Komponenten-Systeme

Unterschiedliche Anweisungen genau beachten

Flüssige oder streichfähige Fertigarzneimittel, die der Patient durch Mischen von zwei getrennt gepackten Komponenten herstellen muss, erfordern analog den parenteralen, peroralen und ophthalmologischen Trockenpräparaten ein genaues Einhalten der in der Packungsbeilage vorgegebenen Zubereitungsvorschriften, Aufbewahrungsbedingungen und Aufbrauchfristen. Als Aufbewahrungsbedingung wird teilweise Kühlschranktemperatur gefordert, die entsprechenden Aufbrauchfristen der verschiedenen gebrauchsfertigen Präparate betragen zwischen Stunden und Monaten (Tab. 14.8). Der Zubereitungs- beziehungsweise Ablaufzeitpunkt muss daher auf der Packung vermerkt werden.

Tab. 14.8: Aus zwei Komponenten zu mischende Präparate (Auswahl)

Fertigarzneimittel	Wirkstoff(e)	Aufbrauchfrist und Aufbewahrungsbedingungen des gebrauchsfertigen Präparates
Nebacetin® Trockensubstanz plus Lösungsmittel	Neomycinsulfat, Bacitracin	2 Wochen bei KT
Varidase® N Gel Set	Streptococcus-pyog.-Extrakt	7 Tage bei KT, 24 Stunden bei RT
Volon® A-Schüttelmix Kristallsuspension und Schüttelmixtur	Triamcinolonacetonid, Zinkoxid	4 Wochen bei RT
Zineryt® Pulver und Lösungsmittel	Erythromycin, Zinkacetat	12 Wochen bei RT

RT = Raumtemperatur (< 25 °C); KT = Kühlschranktemperatur (2–8 °C)

14.3.1.7 Unerwünschte Effekte bei gleichzeitigem Auftragen

Wechselwirkungen verschiedener kutaner Zubereitungen auf der Haut

Vor und eine gewisse Zeit nach der Anwendung von kutanen Arzneimitteln sollen auf das betreffende Hautareal über die Verordnung hinaus keine weiteren medikamentösen oder kosmetischen Externa mehr aufgebracht werden. Neben den aus der Arzneiformulierung bekannten Wirkungsverringerungen infolge physikochemischer Wechselwirkungen verschiedener Wirk- und Hilfsstoffe [7, 8, 39, 44, 89] sind auch Hautirritationen durch Reaktionsprodukte dieser Umsetzungen sowie veränderte Resorptionsquoten zu bedenken. So kann etwa die Pharmakokinetik von Wirkstoffen eines Dermatikums durch Reste von Permeationspromotoren, amphiphilen Komponenten oder Alkoholen eines zuvor aufgetragenen Arznei- oder Körperpflegemittels therapierelevant verändert werden. Tabelle 14.9 nennt beispielhaft einige Konsequenzen des annähernd simultanen Auftragens verschiedener Präparate. Eine quantitative Beurteilung ist ebenso wie bei Wechselwirkungen im Herstellungsgefäß schwierig, da auch hier die jeweils lokal vorliegenden Konzentrationsverhältnisse über das Ausmaß der Reaktion entscheiden.

Tab. 14.9: Konsequenzen des annähernd gleichzeitigen Auftragens verschiedener Präparate (Auswahl)

Rezepturkomponente 1	Rezepturkomponente 2	Konsequenzen
Kationischer Wirkstoff (z. B. Ethacridinlactat, Chlorhexidin-gluconat)	Anionisches Tensid in Wasch- und Reinigungsmitteln	Inaktivierung des Wirkstoffs
Lindan	Tenside oder Fettkomponenten in Körperpflegemitteln	Erhöhung der resorbierten Lindanmenge
PVP-Jod	Quecksilberhaltiges Präparat	Hautirritation durch gebildetes Quecksilberjodid
Vitamin- D_3-Derivate (Calcipotriol, Tacalcitol, Calcitriol)	Salicylsäure in entschuppendem Präparat	Inaktivierung der Vitamin-D_3-Derivate
Tretinoin, Isotretinoin	Benzoylperoxid	Oxidation des Tretinoins

14.3.1.8 Färbende oder Fluoreszenz hervorrufende Wirkstoffe

Verschiedene Wirkstoffe hinterlassen auf der behandelten Haut Färbungen oder fluoreszieren deutlich in langwelligem UV-Licht, wie es beispielsweise in Diskotheken eingesetzt wird (Tab. 14.10). Auch auf Textilien können mit haushaltsüblichen Waschmitteln schwer oder nicht zu entfernende Flecken auftreten. Chemische Maßnahmen zu ihrer Entfernung sollten gegebenenfalls Gegenstand der Kundenberatung sein.

14.3.1.9 Lichtempfindliche Zubereitungen

Mehrere kutan applizierte Arzneistoffe weisen eine ausgeprägte Fotoinstabilität auf. Neben Tretinoin und einigen Antibiotika, wie etwa Nadifloxacin, trifft dies für die Antimykotika Ciclopirox, Cloxiquin, Ketoconazol, Naftifin, Sulbentin, Terconazol, Tolnaftat, Natamycin und Nystatin zu. Die beiden letztgenannten Tetraenantibiotika besitzen dabei in methanolischer Lösung (nicht in den Fertigarzneimitteln) sogar eine ähnlich hohe Fotolysegeschwindigkeit wie Nifedipin [9–11, 89].

Licht abhaltende Maßnahmen bei fotolabilen Dermatika

Daher ist der Patient auf die lichtgeschützte Aufbewahrung entsprechend konfektionierter Arzneimittel hinzuweisen. Aluminiumtuben schließen eine Fotolyse sicher aus; dagegen sollte der Anwender etwa eine kutane Lösung oder einen Nagellack mit Ciclopirox in klartransparenten Fläschchen nur kurz für die Anwendung dem Umkarton entnehmen. Weiterhin muss nach dem Auftragen eine länger dauernde, direkte Sonnenlichtbestrahlung eines entsprechend behandelten Hautareals vermieden werden. So sinkt z. B. der Wirkstoffgehalt einer natamycinhaltigen Creme in einer dünnen Schicht (1 mm) bereits durch eine halbstündige Sonnenbestrahlung auf die Hälfte [9–11]!

Tab. 14.10: Kutan eingesetzte Wirkstoffe, die auf der behandelten Hautstelle eine Färbung oder eine Fluoreszenz hervorrufen können

Wirkstoff	Färbung der Haut und/oder der Kleidung	Fluoreszenz in langwelligem UV-Licht	Entfernung des Wirkstoffes aus textilem Gewebe
Clioquinol	Gelb	–	In heißem Ethanol auswaschen, dann 2 Std. in Essigsäure 2 %, dann 1 Std. in Natriumthiosulfatlösung 2 %, dann 10 Minuten in Seifenwasser kochen
Chlortetracyclin-HCl	Gelb	Schwach orange	In warmen Wasser/Tensid waschen
Ethacridinlactat	Gelb	Deutlich grüngelb	In heißem Essigwasser (0,125 l Essig auf 1 l Wasser) waschen
Meclocyclin-5-sulfosalicylat	Gelb	Schwach orange	In warmen Wasser/Tensid waschen
Povidon-Jod	Braun	–	Waschen mit Wasser/Tensid, ggf. zusätzlich mit Ammoniak- oder Natriumthiosulfatlösung
Pyoktanin	Blau	–	Abwechselnd mit Natriumhypochloritlösung und Salzsäure 5 % behandeln, wenn Flecken verschwunden sind, mit Natriumthiosulfatlösung auswaschen

14.3.1.10 Zubereitungen mit definierter Verweildauer

Nach vorgegebener Einwirkdauer möglichst vollständig abwaschen

Flüssige oder halbfeste Dermatika, die nur während eines limitierten Zeitraums auf den betreffenden Hautstellen verbleiben sollen (Tab. 14.11), müssen nach der vorgegebenen Einwirkungsdauer wieder möglichst vollständig abgewaschen werden. Bei schlecht wasserlöslichen bzw. lipophilen Substanzen, wie etwa Dithranol, muss man dazu eine Seife oder ein Syndet benutzen und gründlich nachspülen. Das Spülwasser darf dabei nicht an Schleimhäute gelangen. In Einzelfällen kann ärztlicherseits auch die Verwendung von Öltüchern (gebrauchsfertig gekauft oder durch Tränken von Einmaltüchern mit dünnflüssigem Paraffin oder Speiseöl hergestellt) angeordnet werden. Die Einwirkzeit beträgt bei der so genannten Minutentherapie mit (hochdosierten) Benzoylperoxid-, Clotrimazol- oder Dithranolpräparaten nur zwischen einer und 30(–60) Minuten, bei der Behandlung mit anderen Substanzen, wie beispielsweise antiparasitären Arzneistoffen, Stunden bis Übernachtperioden [12].

Tab. 14.11: Dermatika mit definierter Verweilzeit auf der Haut (Auswahl)

Präparat	Wirkstoff	Verweildauer auf der Haut
Akneroxid® L Suspension	Benzoylperoxid	1 bis 2 Minuten
Aldara® 5 % Creme	Imiquimod	6 bis 10 Stunden
Cloderm Lösung	Clotrimazol	5 Minuten
Epi-Pevaryl® P.v. Lösung	Econazol	Über Nacht
Jacutin® Gel	Lindan	3 Stunden, ggf. über Nacht
Psoralon® MT 0,5/ -1/ -2/ -3 % Salbe, -2/ -5 % Stift	Dithranol	10 bis 20 Minuten
Sanoxit® MT Suspension	Benzoylperoxid	2 Minuten oder länger
SD-Hermal® Minutencreme	Clotrimazol	5 bis 10 Minuten

14.3.1.11 Okklusivbedingungen

Erhöhte Penetration und Permeation

Mit flüssigen, streichfähigen oder festen Dermatika behandelte Hautareale dürfen ohne ärztliche Anweisung nicht mit wasserdampfdichten Folien abgedeckt werden. Aufgrund der damit geschaffenen Okklusivbedingungen können die Penetration und Permeation von Wirkstoffen ganz erheblich erhöht werden und ein unerwünschtes Ausmaß erreichen (Kap. 14.2) [13]. Auch Gummifingerlinge und -handschuhe, Wickelfolien und zu selten gewechselte Einmalwindeln bei Säuglingen und inkontinenten Personen können unbeabsichtigt als Okklusivverbände fungieren.

14.3.1.12 Umschläge

Anwendung als „offener" Verband

Ebenso müssen kühlende, entzündungswidrige Umschläge mit wässrigen oder wässrig-alkoholischen Lösungen, wie beispielsweise Ethacridinlactat- oder Aluminiumacetattartrat-Lösung sowie verdünnter Isopropylalkohol, in Form eines permeablen („offenen") Verbandes angelegt werden. Das heißt, auch sie dürfen nicht mit wasserdampfundurchlässigem Material wie Haushaltsfolie oder Kunststoffbeuteln abgedeckt werden, um etwa die Kleidung oder Bettwäsche zu schützen. Durch die sonst entstehende, Wärme stauende Dunstkammer käme es anstelle des beabsichtigten Effektes zu einer hyperämisierenden, entzündungsfördernden Wirkung.

14.3.1.13 Hautdesinfektionsmittel

Bei der häufigsten Form der Hautdesinfektion, der Keimzahlverminderung an den Händen, unterscheidet man zwischen hygienischer und chirurgischer Händedesinfektion. Durch das erstgenannte Desinfektionsverfahren wird die transiente Hautflora (Kap. 14.2) teilweise oder vollständig inaktiviert und somit ihre Weiterverbreitung verhindert. Es ist beispielsweise bei Tätigkeiten mit hygienischen Anforderungen (Krankenpflege, Lebensmittelverarbeitung) vor Arbeitsbeginn, nach Toilettenbenutzung, Naseputzen und Ähnlichem angezeigt. Die chirurgische Händedesinfektion bewirkt über den Effekt der hygienischen Desinfektion hinaus auch noch eine deutliche Reduktion der residenten Flora. Sie umfasst neben mehreren Desinfektionsschritten auch eine Hautreinigung und wird unmittelbar vor operativen Eingriffen durchgeführt, ist also für die abgabebegleitende Beratung in der Offizin nicht relevant.

Hygienische Händedesinfektion

Zur hygienischen Händedesinfektion werden mindestens drei Milliliter des Desinfektionsmittels (meist auf der Basis kurzkettiger Alkohole) für wenigstens 30 Sekunden bis zur Trocknung auf den Händen verrieben. Niemals darf das Mittel auf nasse Hände gegeben werden, weil es dadurch zu stark verdünnt würde und weil Hautirritationen die Folge sein können [14].

Ein Händewaschen mit antiseptischer (chlorhexidinhaltiger) Seife ersetzt keinesfalls die hygienische Händedesinfektion mit Alkohol [15].

Hautantiseptik vor Injektionen

Durch die Hautantiseptik wird einer Eigeninfektion des Patienten bei hautperforierenden Maßnahmen wie etwa Injektionen vorgebeugt. Die Präparate sprüht man dabei entweder auf die Haut oder bringt sie mittels eines getränkten Tupfers auf. Diese mechanische Bearbeitung der Hautoberfläche mittels Tupfer führt zwar zu einer gleichmäßigeren Verteilung des Präparates, aber nicht zwangsläufig auch zu einer signifikant besseren Desinfektionswirkung [14]. Vor Injektionen ist auf eine Einwirkzeit von mindestens 30 Sekunden zu achten (bei ärztlich durchgeführten Injektionen wird die Einwirkzeit nach dem Infektionsrisiko differenziert; z. B. muss das Desinfektionsmittel vor Punktionen von Gelenken oder Körperhöhlen zweimal aufgetragen und jeweils 2,5 Minuten gewartet werden).

Werden die alkoholischen Lösungen in Spendern aufbewahrt, ist zu beachten, das hierfür nur geeignete, das heißt völlig dichte Behälter eingesetzt werden. Aus unpassenden Spendern, beispielsweise einfachen Kosmetikspendern, kann der kurzkettige Alkohol verdunsten und die Alkoholkonzentration bereits nach zwei Wochen Standzeit unter die tolerierbare Grenze fallen [16]. Geeignete Spender werden unter anderem von den Herstellerfirmen der Desinfektionsmittellösungen vertrieben.

14.3.1.14 Rückfettende Ölbäder

Badewassertemperatur nicht höher als 36 °C, keine Seife oder Syndets

Bei medizinisch indizierter Verwendung von Badezusätzen mit rückfettenden Komponenten sollte die Badewassertemperatur 36 °C möglichst nicht überschreiten und es sollten keine Seife oder Syndets verwendet werden, da höhere Wassertemperaturen und Detergenzien das Ausmaß der Hautfettung deutlich vermindern [17–19]. Auch bei starkem Juckreiz ist ein kühleres Bad (ca. 33 °C) günstiger. Stark verschmutzte Haut ist vor dem Ölbad zu reinigen. Die Dauer des rückfettenden Bades kann individuell festgelegt werden, soll aber unter 15 bis 20 Minuten liegen. Bei Kleinkindern genügt meist eine Anwendungsdauer von wenigen Minuten. Nach dem Bad darf die Haut nicht durch Abreiben getrocknet werden, sondern nur durch leichtes Abtupfen mit dem Handtuch. Auf die erhöhte Rutschgefahr durch den Ölfilm auf der Haut und in der Wanne ist zu achten. Die Wanne sollte nach jeder Anwendung mit einem Geschirrspülmittel und heißem Wasser gereinigt werden. Die rückfettenden Badepräparate können nicht nur durch ein Wannenbad, sondern auch durch Duschen angewandt werden. Dazu wird das Präparat auf die nasse Haut aufgetragen, leicht einmassiert und danach kurz abgebraust [19].

14.3.1.15 Salbenkompressen

Aufbewahrung von Salbenkompressen

Gebrauchsfertige Salbenkompressen (auch als imprägnierte Wundgazen bezeichnet; Tab. 14.12), also Präparate mit denen hydrophobe Salben oder hydrophile Cremes nicht vollflächig aufgetragen werden, sondern nur entlang der Fasern eines weitmaschigen Gazegitters, sind bei Temperaturen unter 25 °C und in waagerechter Stellung aufzubewahren. Dadurch bleibt die homogene Verteilung der halbfesten Zubereitung auf den Gitterfasern erhalten. Falls ein Zuschneiden der Kompresse nötig ist, sollte dies bei noch aufgelegten Abdeckblättern erfolgen. Nach Entfernen eines Deckblattes legt man die Kompresse auf die erkrankte Hautpartie und zieht erst dann das zweite Blatt ab. Bei der Behandlung einer infektionsgefährdeten Wunde ist

Tab. 14.12: Salbenkompressen (Auswahl)

Fertigarzneimittel	
Betaisodona® Wundgaze	Grassolind® Salbenkompresse
Branolind® Salbenkompresse	Jelonet Paraffingaze
Braunovidon® Salbengaze	Oleo-Tüll® Verbandsgaze
Fucidine® Gaze	Sofra-Tüll® sine Wundgaze

die Kompresse mit einer sterilen (Einmal-)Pinzette zu greifen. Vor allem die hydrophob (z. B. mit Paraffinen) imprägnierten Gazen dürfen niemals doppelt oder dreifach zusammengelegt auf die Wunde aufgebracht werden. Die resultierende dichte Packung würde den Sekretabfluss und Gasaustausch behindern [20].

14.3.1.16 Wundauflagen

Zur Lokaltherapie von chronischen Wunden (z. B. Ulcus cruris, Dekubitus, diabetisches Fußsyndrom) ist eine sehr breite Palette an unterschiedlichen Wundauflagen im Handel, deren korrekter Gebrauch wesentlich über den Therapieerfolg entscheidet. Durch diese Wundauflagen wird produktabhängig Wundsekret durch Semiokklusion, Gelbildung oder Absorption in beziehungsweise unter der Auflage retiniert und damit das Prinzip der feuchten Wundheilung verwirklicht. Im Folgenden sind beispielhaft einige Handhabungshinweise in allgemein gültiger Kurzfassung gegeben, detaillierte Ausführungen zu diesem komplexen Thema finden sich in der Literatur (z. B. [21–23]). Eine Auswahl entsprechender Präparate nennt Tabelle 14.13.

Handhabung spezieller Arten von Wundauflagen

Alginatkompressen legt man meist zur Bindung von Wundexsudat trocken auf. Im Falle einer zunächst geringen Exsudatmenge kann man sie auch nach Anfeuchten mit steriler Ringerlösung einsetzen. Tiefe Wunden oder Wundtaschen werden mit mehrfach gefalteten Kompressen oder Tamponadesträngen ausgelegt [20, 22, 23].

Tab. 14.13: Wundauflagen zur Therapie chronischer Wunden (Auswahl)

Wundauflagentyp	Präparatebeispiele
Alginatkompressen	Algisite®, Comfeel® Alginat, Sorbalgon®, Sorbsan®, Suprasorb®
Aktivkohlekompressen	Askina® Carbosorb, CarboFlex®, Carbonet®
Aktivkohlekompressen, silberimprägniert	Actisorb® Silver
Hydropolymere	Cutinova® cavity, Cutinova® hydro, Cutinova® foam, Cutinova® thin, Tielle®
Hydrokolloidverbände	Algoplaque®, Ascina® Biofilm, Comfeel® Plus, Tegasorb®, Varihesive®
Schaumstoffwundauflagen	Allevyn®, Allevyn® cavity, Sterisorb®, Spyrosorb®
Semipermeable Folienverbände	Askina® Derm, Bioclusive®, Cutifilm®, Hydrofilm®, Membra®, Suprasorb® F Folie, Tegaderm®

Aktivkohlekompressen, teilweise silberimprägniert, sind als Adjuvans bei infizierten, übel riechenden Wunden indiziert. Sie werden auf flache Wunden aufgebracht und fixiert. Wundhöhlen und -taschen tamponiert man locker [20, 23].

Hydropolymere bestehen aus porösem Polyurethan, in das Absorberpartikel eingelagert sind. Dadurch können große Flüssigkeitsmengen gebunden werden, wobei das Material quillt und sich der Wundtiefe anpasst. Die selbsthaftenden Wundauflagen werden mittels Klebeband oder Mullbinden so fixiert, dass sie die Wundränder um mindestens zwei Zentimeter überlappen [20, 23].

Schaumstoffwundauflagen bestehen meist aus drei Schichten: Wundkontakt hat ein nicht haftendes Gitter, die Mittelschicht wird durch Polyurethanschaum gebildet und die wundferne Schicht besteht aus semiokklusiver Polyurethanfolie. Die Auflage bindet damit eine hohe Exsudatmenge und ermöglicht einen freien Austausch von Gasen (inkl. Wasserdampf). Die Auflagen werden etwa drei Zentimeter überlappend aufgebracht oder der Wundform entsprechend zugeschnitten (sterile Schere) und eingelegt. Befestigt wird die Auflage mit Fixierpflaster oder Mullbinden [20, 22, 23].

Hydrokolloidverbände sind zweischichtig aufgebaut. Auf einen Polyurethanfilm oder dünnen Schaumstoff ist eine Hydrokolloidmasse, also eine Adhäsivschicht mit stark quellenden Partikeln (z. B. Gelatine, Carboxymethylcellulose, Pektine) aufgebracht. Unter Aufnahme von Exsudat verflüssigt sich die Hydrokolloidmasse je nach Produkt mehr oder weniger und bildet ein gelbliches, oft unangenehm riechendes Gel, das nicht mit Eiter zu verwechseln ist. Der selbsthaftende Verband wird nach dem Abziehen der Schutzfolie vorsichtig der Form der Wunde entsprechend angedrückt. Um Undichtigkeiten zu vermeiden, sollte er möglichst faltenfrei aufgebracht und der Körperform sorgfältig anmodelliert werden. Für eine ausreichende Haftung muss der Verband die Wundränder wenigstens um etwa drei Zentimeter überlappen. Eine eventuell notwendige Fixierung sollte nur an den Rändern der Auflage erfolgen. In der Regel kann der Patient mit diesem Verband sogar baden oder duschen [20, 22, 23].

Semipermeable Folienverbände sind sehr dünne, transparente und mit Acrylatklebern beschichtete Polyurethanfolien. Sie ermöglichen den Austausch von Gasen (inkl. Wasserdampf), schützen aber die Wundoberfläche vor dem Austrocknen und vor Verunreinigungen, Bakterien und Pilzen. Da die Acrylatkleber nur auf trockener Haut kleben, muss die wundumgebende Haut trocken und fettfrei sein. Auch diese Verbände ermöglichen dem Patienten in der Regel zu duschen und zu baden. Zum Entfernen dürfen die Folien nicht abgerissen werden, sondern man zieht sie parallel zur Hautoberfläche vorsichtig zurück [20, 23].

14.3.1.17 Frostempfindliche Zubereitungen

Verschiedene streichfähige Emulsionen, Gele und Suspensionen sind frostempfindlich und dürfen daher nicht bei Temperaturen unter dem Gefrier-

Tab. 14.14: Frostempfindliche Präparate (Auswahl)

Fertigarzneimittel	Effekt der Kühlbelastung	Für Effekt (haupt-) verantwortlicher Hilfsstoff
Differin® Gel	Inhomogenität des Gels	–
Gabrilen® Gel	Reversibles Auskristallisieren des Wirkstoffs	–
Indomet ratiopharm® Gel	Auskristallisieren des Wirkstoffs	–
Zovirax® Creme	Viskositätserniedrigung	Poloxamer

punkt aufbewahrt werden. Minusgrade können bei ihnen zur Partikelgrößenveränderung, Phasentrennung, Verringerung der Viskosität oder zum irreversiblen Auskristallisieren von Wirk- oder Hilfsstoffen führen [24, 50]. Die frostbedingte Expansion der Zubereitung verursacht unter Umständen auch eine Leckbildung im Primärbehältnis. Dabei können die genannten Schäden nicht erst nach wiederholten Gefrier-Tau-Zyklen, sondern bereits nach einmaliger Frostbelastung auftreten. Insbesondere Formulierungen auf der Basis von Poloxameren (Polyoxyethylen-Polyoxypropylen-Blockcopolymere) verflüssigen sich unter Umständen bei einmaliger Belastung mit Minustemperaturen [26]. Tabelle 14.14 nennt einige Beispiele frostempfindlicher Fertigarzneimittel. Die Gefahr des Einfrierens besteht beispielsweise nicht nur im Winter im geparkten PKW, sondern auch, wenn der Kunde das nicht sofort benötigte Präparat zur vermeintlichen Stabilisierung oder zur Erhöhung des Hautkühleffektes im Gefrierfach deponiert.

Mögliche Veränderungen des Arzneimittels

Flüssige Dermatika mit hohem Anteil an Dimethylsulfoxid (z. B. Zostrum® Lösung) verfestigen sich bereits bei etwa 15 °C reversibel, da der Schmelzpunkt von reinem DMSO 18 °C beträgt.

14.3.1.18 Zubereitungen zur Iontophorese

Die Iontophorese, also das Einschleusen von dissoziierten Arzneistoffen durch die intakte Haut in tiefere Gewebebereiche mittels Gleichstrom [13, 27, 28], wird primär im stationären Bereich oder in Arztpraxen eingesetzt. Da jedoch entsprechende Geräte auch für den häuslichen Gebrauch vertrieben werden, sind deren Benutzer bei der Abgabe des hierfür verwendeten Arzneimittels zu unterweisen.

Polung bei iontophoretisch angewandten Arzneimitteln

Bei diesem Anwendungsverfahren ist das Aufbringen der flüssigen oder streichfähigen Zubereitung auf die richtige Elektrode essenziell. Beispielsweise wandern Arzneistoffanionen im Gleichstromfeld von der Kathode (negativ geladene Elektrode, häufig schwarz gekennzeichnet) durch die Haut und das Gewebe zur entgegengesetzt geladenen Anode. Entscheidend

Tab 14.15: Polung bei iontophoretisch applizierten Arzneimitteln (Auswahl)

Fertigarzneimittel	Transportiertes Wirkstoffion	Mit Arzneimittel unterlegte Elektrode
Arthrex® Cellulgel	Diclofenac-Anion	Kathode
Dolgit® Mikrogel	Ibuprofen-Anion	Kathode
Dolobene® Gel	Heparin-Anion	Kathode
Indomet ratio® Gel	Indometacin-Anion	Kathode
Midysalb® Salbe	Histamin-Kation, Hydroxyethylsalicylat-Anion	Anode, Kathode
Voltaren® Emulgel®	Diclofenac-Anion	Kathode

für die transdermal transportierte Wirkstoffmenge sind dabei primär die vorgelegte Stromstärke und die Behandlungsdauer. Hydrogele sind die am besten geeignete Arzneiform für die Iontophorese, doch werden in der Praxis auch andere wasserhaltige Zubereitungen eingesetzt. (Salben im Sinn der Ph. Eur., also Zubereitungen ohne wässrige Phase, wirken isolierend und sind daher nicht einsetzbar). Tabelle 14.15 nennt exemplarisch einige iontophoretisch applizierbare Gele und Emulsionen mit der Elektrode, mit der das Mittel jeweils in Kontakt zu bringen ist. Dies ist meist die Kathode, da es sich bei den antiphlogistisch wirksamen Substanzen häufig um schwache Säuren, also anionenaktive Wirkstoffe handelt.

Praktisch geht man dabei meist so vor, dass man das Arzneimittel auf einen Gazestreifen oder ähnliches Material aufträgt und der plattenförmigen Elektrode unterlegt. Die Plattenelektrode ist manchmal mit einem feuchten Schwamm belegt, der durch eine stromdurchlässige Zellophanfolie vor Verschmutzung durch das Arzneimittel geschützt wird. Die zweite, so genannte „indifferente" Elektrode wird an einer anderen Körperstelle ohne Arzneimittel angelegt. Die Elektroden sind gut auf der Haut zu fixieren, da sich beispielsweise durch Kippen der Platte die Auflagefläche verkleinert und somit die Stromdichte erhöht, was zu Hautirritationen führen kann [27].

14.3.1.19 Deklaration halbfester Zubereitungen

Bezeichnung der Darreichungsform oft nicht arzneibuchkonform

Die von pharmazeutischen Unternehmern gewählten technologischen Bezeichnungen ihrer streichfähigen Fertigarzneimittel entsprechen nicht immer der Klassifizierung des Europäischen Arzneibuchs. So werden beispielsweise häufig Cremes mit lipophiler Außenphase als Salben deklariert

Tab. 14.16: Deklarierte Arzneiform von streichfähigen Fertigarzneimitteln und tatsächlich vorliegende Form

Fertigarzneimittel	Deklarierte Arzneiform	Arzneiform entsprechend Ph. Eur. 5. Ausgabe
Advantan®	Salbe	Lipophile Creme
Amciderm®	Salbe	Lipophile Creme
Asche Basis®	Salbe	Lipophile Creme
Bepanthen® Wund- und Heilsalbe	Salbe	Lipophile Creme
Delonal®	Salbe	Hydrophile Creme
Dermatop®	Salbe	Lipophile Creme
Ecural®	Salbe	Hydrophile Creme
Kaban®	Salbe	Lipophile Creme
Neobac	Salbe	Hydrophile Creme
Neribas	Salbe	Lipophile Creme
Parfenac®	Salbe	Lipophile Creme
Soventol® HC	Creme	Hydrophiles Gel (mit Rückfetter)
Topisolon®	Salbe	Lipophile Creme

(Tab. 14.16) [29, 44]. Bei der Beratung des Kunden zur Anwendung (und Auswahl) eines Präparates, die sich ja unter anderem am Emulsionstyp oder Fett-/Wasseranteil der Zubereitung orientiert, sollte daher die auf der Packung genannte Angabe anhand der deklarierten Hilfsstoffe jeweils kritisch überprüft werden.

Die Inhaltsstoffe von Kosmetika werden nach dem INCI-System deklariert (International Nomenclature Cosmetic Ingredients). Diese Nomenklatur, die in der Regel nicht mit apothekenüblichen Begriffen übereinstimmt, wird auch bei verschiedenen Rezepturgrundlagen eingesetzt. Ihre Auflistung beginnt mit dem Terminus „Ingredients". Die Rezepturkomponenten werden in absteigender Reihenfolge ihrer jeweils vorliegenden Konzentration genannt. Substanzen, die weniger als 1 Prozent der Gesamtbestandteile ausmachen, erscheinen am Ende der Auflistung in ungeordneter Reihenfolge (s. a. unter Internet-Links) [44, 88].

14.3.2 Stabilität von Rezepturarzneimitteln

Auf begrenzte Haltbarkeit hinweisen

Wie generell bei Rezepturarzneimitteln muss auch bei der Abgabe dermatologischer Rezepturzubereitungen darauf hingewiesen werden, dass es sich hierbei um begrenzt haltbare Individualarzneimittel handelt. Sie sind daher zum alsbaldigen Verbrauch ausschließlich durch den betreffenden Patienten bestimmt. Nach Abschluss der Therapie eventuell verbleibende Arzneimittelreste sollen verworfen und nicht für spätere Behandlungen aufbewahrt oder gar an andere Patienten weitergegeben werden.

14.3.2.1 Unkonservierte wasserhaltige Rezepturen

Stabilität unkonservierter wasserhaltiger Zubereitungen

Wasserhaltige Rezepturarzneimittel, in die aus Gründen guter Hautverträglichkeit keine Konservierungsstoffe eingearbeitet werden und die keine antimikrobiell wirksamen Hilfs- oder Arzneistoffe enthalten, behalten nur relativ kurze Zeit ihren mikrobiologisch einwandfreien Zustand. So muss etwa auch bei Herstellung und Tubenkonfektionierung unter apothekenüblichen Bedingungen sowie bei ordnungsgemäßem Aufbewahren einer hydrophilen Creme bereits nach etwa zehn Tagen mit Pilzwachstum in einem Umfang gerechnet werden, der die tolerierbare Obergrenze des Arzneibuchs (Ph. Eur. 5. Ausgabe, Grundwerk 2005, Text 5.1.4 „Mikrobiologische Qualität pharmazeutischer Zubereitungen") überschreitet [28, 30, 31]. Es sei an dieser Stelle betont, dass die Qualitätsanforderungen des Arzneibuchs nicht nur bei der Herstellung und Abgabe, sondern über den gesamten Anwendungsraum gelten [32]! Auch Bakterien (z. B. E. coli), die beispielsweise in eine Wasserhaltige Hydrophile Salbe DAB 2006 eingebracht wurden, vermehrten sich bei 25 °C innerhalb von sechs Tagen deutlich [33]. Das Neue Rezeptur-Formularium [86] nennt deshalb für die Aufbrauchfrist wasserhaltiger, flüssiger oder halbfester Dermatika ohne antimikrobielle Wirk- oder Hilfsstoffe einen allgemeinen Richtwert von einer Woche; eine Kühlschranklagerung verdoppelt die Frist bei hydrophilen Cremes und Hydrogelen. Cremes mit Wasser in der Innenphase haben nach mehrheitlicher Autorenmeinung ein geringeres Verkeimungsrisiko als Zubereitungen mit kohärenter Wasserphase. Für sie beträgt daher der Richtwert des NRF vier Wochen.

NRF-Orientierungswerte nur für Tuben und Spenderdosen gültig

Für hydrophile Cremes und hydrophile Gele gilt der Orientierungswert des NRF nur bei Konfektionierung in Tuben oder Spenderdosen. Bekanntlich sind Präparate in Tuben und Spenderdosen wegen einer geringeren Kontaminationsfläche und schlechteren Lebensbedingungen für Keime besser geschützt als in einfachen Salbenkruken oder Weithalsgläsern. Bei den Spenderdosen handelte sich beispielsweise um Kruken mit spezieller Entnahmevorrichtung, also einem einschiebbaren Krukenboden und einer kleinen Austrittsöffnung für das Produkt (z. B. Unguator®-Kruke, Aponorm® Topi-Tec® Dreh-Dosier-Kruke; Kap. 14.3.1.1) [34–36, 44]. Auch oxidative Abbaureaktionen laufen in den vor Luftsauerstoff besser schützenden Aluminiumtuben vergleichsweise langsamer ab, so etwa die Bildung von

Oxidationsprodukten in Dithranol-Kohlenwasserstoff-Gelen [37]. Weiterhin zeigte sich in Tuben ein langsamerer Abbau des Konservierungsmittels Sorbinsäure als in Polypropylenkruken [38].

Es ist zu beachten, dass die oben und im Kapitel 14.3.2.2 genannten, unter hygienischer Sicht ermittelten Zeitspannen nur als grobe Orientierungswerte für chemisch-physikalisch weitgehend stabile Zubereitungen bei Aufbewahrung zwischen 15 und 25 °C zu verstehen sind. Sie können im Einzelfall erheblich über- oder, etwa bei Vorliegen instabiler oder inkompatibler Rezepturkomponenten, unterschritten werden. Bei unübersichtlich zusammengesetzten Individualrezepturen sind die Richtwerte nicht anwendbar.

14.3.2.2 Konservierte oder wasserfreie Rezepturen

Richtwerte für Aufbrauchfristen beim Patienten

Für konservierte oder wasserfreie Externa gibt das Neue Rezeptur-Formularium [86] folgende Richtwerte für Aufbrauchfristen beim Patienten an:

» 1 Monat für hydrophile und lipophile Cremes sowie hydrophile Gele, jeweils in Dosen;
» 6 Monate für Lösungen, Suspensionen, Emulsionen, hydrophile Cremes, lipophile Cremes und Hydrogele (die drei letztgenannten Zubereitungen in Spenderdosen) sowie hydrophobe Salben und lipophile Gele in Dosen;
» 12 Monate für hydrophile und lipophile Cremes sowie hydrophile Gele, jeweils in Tuben und
» 36 Monate für hydrophobe Salben und lipophile Gele in Tuben.

Diese NRF-Richtwerte decken sich nahezu vollständig mit den Angaben der entsprechenden Niederländischen Monographiensammlung FNA (Formulae der Nederlandse Apotheekers). Unterschiede der NRF-Angaben gegenüber den nicht so differenzierten FNA-Daten finden sich beispielsweise bei den in einfachen Dosen gepackten hydrophilen/lipophilen Cremes und hydrophilen Gelen (FNA: 3 Monate) [89].

Für Rezepturzubereitungen, die man durch Einarbeiten stabiler Wirkstoffe in industriell gefertigte Salben- oder Cremegrundlagen (sog. Basissalben, -cremes) erhält, werden von den Herstellern der Grundlagen Aufbrauchfristen zwischen vier und zwölf Wochen angegeben. Verdünnungen kutan anzuwendender Fertigarzneimittel mit offizinellen Salbengrundlagen und Lösungsmitteln sind meist nur über einen kürzeren Zeitraum haltbar (bis zu vier Wochen), da durch diese Verarbeitung auch die Konzentrationen der stabilisierenden Komponenten des Fertigarzneimittels sinken. Zu beachten ist, dass einzelne wasserhaltige Fertigarzneimittel zur kutanen Anwendung ohne Konservierungsmittelzusatz in Sterilproduktion hergestellt werden [40]. Rezepturarzneimittel auf der Basis solcher hydrophiler Cremes oder Hydrogele ohne antimikrobielle Wirkstoffe sind entsprechend den schon erwähnten konservierungsmittelfreien Zubereitungen nur etwa acht Tage haltbar [41].

14.3.2.3 Chemisch oder physikalisch instabile Komponenten

Stabilität ungesättigter fetter Öle

Rezepturzubereitungen mit **ungesättigten fetten Ölen**, die Antioxidanzien weder als natürliche Ölbestandteile noch als Rezepturkomponenten in ausreichender Menge enthalten, können bereits innerhalb von acht Wochen nach der Herstellung aus frischem Öl einen Gehalt an Peroxiden erreichen, der ihre weitere topische Verwendung verbietet [7, 42–44]. Für Zubereitungen mit weniger oxidationsempfindlichen Ölen (z. B. Sojaöl, Sonnenblumenöl) wird eine Aufbrauchfrist von drei bis sechs Monaten diskutiert [44].

Stabilität von Emulsionen

Die physikalische Stabilität von **Emulsionen**, insbesondere solchen vom Typ W/O (z. B. Wasserhaltige Wollwachsalkoholsalbe DAB 2006), kann durch grenzflächenaktive Wirkstoffe wie Ammoniumbituminosulfonat, Diphenhydramin, Invertseifen oder Polidocanol deutlich verringert werden [8, 39, 44, 45, 89].

Stabilität von Puderzubereitungen

Puderzubereitungen in Streudosen können aufgrund hygroskopischer Arzneistoffe bereits innerhalb weniger Tage nach der Herstellung verklumpen. Als entsprechende Wirkstoffe sind etwa Dexpanthenol, Harnstoff oder Silbereiweiß zu nennen [46].

Stabilität dermatologischer Wirkstoffe

Dermatologisch häufig eingesetzte **Arzneistoffe**, die durch ihre **chemische Instabilität** die Haltbarkeit von rezepturmäßig hergestellten Externa limitieren, sind beispielsweise Benzoylperoxid (Instabilität infolge Reduktion der Substanz), Betamethasonvalerat (Isomerisierung, Hydrolyse), Chloramphenicol (Hydrolyse, Oxidation), Dithranol (Oxidation), Erythromycin (Inaktivierung) und Tretinoin (Oxidation, Isomerisierung). Zu rezepturrelevanten Hilfsstoffen mit begrenzter Stabilität gehören etwa Benzylalkohol (Oxidation), Methyl- und Propyl-4-hydroxybenzoat [47, 89].

Die Information des Kunden über konkrete **Haltbarkeitsdaten von Rezepturarzneimitteln** kann ein Problem darstellen, wenn im Fall von nicht standardisierten Rezepturen die Berücksichtigung der bisher genannten Aspekte und weitere Literaturrecherchen zu keiner eindeutigen Aussage führen. Für diese Recherche geeignete apothekenübliche Literatur wäre etwa das Neuen Rezeptur-Formularium, die Standardzulassungen für Fertigarzneimittel oder Herstellungsvorschriften aus Krankenhausapotheken (Printwerk der ADKA oder Homepages verschiedener Krankenhausapotheken). Zusätzlich ist zu berücksichtigen, dass selbst identisch oder ähnlich zusammengesetzte Zubereitungen unter weiteren Aspekten differenziert betrachtet werden sollten. So müssen beispielsweise auch Lagerungsbedingungen der Ausgangsstoffe in der Apotheke (z. B. in angebrochenen oder unversehrten Gebinden) berücksichtigt werden [48]. Eine systematische, praxisbezogene Entscheidungshilfe gibt das Neue Rezeptur-Formularium (Allgemeine Hinweise, I.4.2.1 „Empfehlungen für die Festlegung der Aufbrauchfrist“). Darin wird unter anderem für mikrobiell nicht anfällige Rezepturen mit zweifelhafter Stabilität eine Aufbrauchfrist von höchstens vier Wochen empfohlen; bei entsprechenden Zubereitungen mit therapiebedingter kurzer Anwendungsdauer ist die Aufbrauchfrist dieser Zeit-

Tab. 14.17: Beispiele dermatologischer Rezepturzubereitungen mit chemisch bedingter, relativ kurzer Aufbrauchfrist

Rezeptur	Haltbarkeitsfrist[1]	Aufbrauchfrist[1]	Primäre Ursache für Instabilität
Acetylsalicylsäure-Zinkoxidschüttelmixtur 5 %	0,5 Tage	0,5 Tage	Hydrolyse der in Anwesenheit von Zinkoxid überwiegend gelöst enthaltenen ASS [48, 50]
5-Aminolaevulinsäure 20 % in Wasserhaltiger Hydrophiler Salbe	Ca. 4 Tage bei < 8 °C	Ca. 4 Tage bei < 8 °C	Zersetzung des Wirkstoffs [51]
Chlortetracyclin-Macrogolsalbe 3 %	1 Monat	1 Monat	Inaktivierung des Wirkstoffs [47, 52]
Abwaschbares Dithranol-Öl 0,25 % NRF 11.115	3 Wochen bei < 8 °C	3 Wochen bei < 8 °C	Oxidation des gelöst enthaltenen Dithranols [37, 48, 53, 86]
Ethanolhaltige Erythromycin-Lösung 0,5 bis 4 % NRF 11.78	3 Monate	3 Monate	Inaktivierung des gelösten Wirkstoffs [47, 54, 86]
Hydrophile Metronidazol-Creme 1 %/ -2 % NRF 11.91	6 Monate bei < 8 °C	6 Monate bei < 8 °C	Zersetzung des Wirkstoffs unter Nitritabspaltung [47, 86]
Natriumhypochlorit-Lösung mit 0,5 % aktivem Chlor (mit Na-dihydrogenphosphat auf pH 8,5 eingestellt)	3 Wochen bei < 8 °C	3 Wochen bei < 8 °C	Zersetzung des Hypochlorits [55]
Ethanolische Tretinoin-Lösung 0,025 bis 0,1 % NRF 11.102	6 Monate bei < 8 °C	6 Monate bei < 8 °C	Autoxidation des Wirkstoffs [56, 86]
Wasserstoffperoxid-Lösung 3 % NRF 11.103	1 Jahr	6 Monate	Reduktion des Wirkstoffs [86]

[1] Zeitangaben ohne Temperaturvermerk beziehen sich auf Aufbewahrung bei Raumtemperatur (15–25 °C).

spanne anzupassen. Der pharmazeutische Sachverstand ist bei diesen komplexen Sachverhalten in besonderem Maß gefordert [39, 42, 48, 89].

Haltbarkeits- und Aufbrauchfrist

Tabelle 14.17 nennt exemplarisch jeweils die Haltbarkeitsfrist und/oder die Aufbrauchfrist einiger Rezeptur- und Defekturarzneimittel mit chemisch relativ instabilen Wirkstoffen. Die **Haltbarkeitsfrist** (oder Laufzeit) bezeichnet den Zeitraum, in dem die Qualität des Arzneimittels in der ungeöffneten Packung und bei sachgemäßer Lagerung gesichert ist. Die **Aufbrauchfrist** gibt die innerhalb der Haltbarkeitsfrist liegende Zeitspanne an, in der ein vom Patienten angebrochenes, bei ihm ja meist nicht unter optimalen Bedingungen gelagertes Arzneimittel haltbar ist. Sie ist also für die Angabe auf dem Etikett bzw. die Kundenberatung relevant [39, 48, 49, 86]. Die Aufbrauchfrist ist in vielen Fällen kürzer als die Haltbarkeitsfrist, da im Anwendungszeitraum eine Reihe von Einflussgrößen die Stabilität der Rezeptur zusätzlich negativ beeinflussen kann; als wichtigste Faktoren sind zu nennen:

Stabilitätsbeeinflussende Faktoren

» Art des eingesetzten Verpackungsmittels (z. B. Kunststoff- oder Aluminiumtube; Flasche mit Pinsel oder Sprühpumpe),
» Entnahmefrequenz,
» Hygienebewusstsein des Patienten (z. B. verschmutzte oder frisch gewaschene Hände beim Umgang mit dem Arzneimittel),
» Entnahmemodus (z. B. mit Finger oder sauberem Spatel aus der Salbendose; mit oder ohne Einsaugen von Luft in die Tube),
» Aufbewahrungsbedingungen (z. B. Badezimmer- oder Kühlschranktemperatur).

Da die letzten drei Punkte vom Verbraucher bestimmt werden, sollte man bei der Abgabe ihren Zusammenhang mit der Aufbrauchfrist erläutern.

14.3.2.4 Kühle Lagerung

Einfluss der Aufbewahrungstemperatur auf die Stabilität

Der Vorteil einer kühlen Lagerung lässt sich bei Zubereitungen, deren Instabilität bedingt ist durch eine chemische Reaktion, wie etwa die Hydrolyse des Wirkstoffs (nicht jedoch bei Fotoinstabilitäten), dem Kunden zahlenmäßig gut verdeutlichen. Da in solchen Fällen die Aufbewahrungstemperatur und die Haltbarkeit exponentiell verknüpft sind (Arrhenius-Beziehung), gilt vereinfacht, dass die Senkung der Aufbewahrungstemperatur um 10 °C die Haltbarkeit etwa verdreifacht. Die Lösung eines hydrolysierenden Stoffes beispielsweise, deren Gehalt sich bei 24 °C innerhalb von zehn Tagen auf 90 % verringert, erreicht diesen Grenzwert bei 4 °C erst nach etwa drei Monaten!

Auch die Wachstumsgeschwindigkeit von Mikroorganismen wird bekanntlich durch Temperaturabsenkungen vermindert. So vervierfacht sich die Generationszeit von *Pseudomonas fluorescens*, einem in praktisch jeder Wasserqualität wachsenden Endotoxinbildner, in demineralisiertem Wasser bei einer Kühlung auf 13 °C gegenüber Raumtemperatur [57].

Die Aufbewahrung im Kühlschrank zur Wahrung der mikrobiologischen Qualität von streichfähigen Emulsionen und Hydrogelen wird dagegen konträr beurteilt. Für das Beispiel der Wasserhaltigen Hydrophilen Salbe DAB 2006 in Tuben und Spenderdosen stehen Berichte über eine deutlich verlängerte Haltbarkeit [34, 58] solchen über einen schlechter gewordenen Keimstatus gegenüber [36]. Der negative Effekt wird durch auftretendes Kondenswasser und Keimwachstum in diesen feuchten Kammern erklärt [36, 59]. Nach überwiegender Autorenmeinung sollte jedoch dem Kunden die allgemein gültige Empfehlung zur kühlen Lagerung gegeben werden.

Einen ungünstigen Effekt zeigt eine Kühllagerung dagegen bei wasserhaltigen Zubereitungen, die mit Propyl-4-hydroxybenzoat (Nipasol M®) konserviert wurden. Die Sättigungskonzentration dieses Konservierungsstoffes wird bei etwa 15 °C überschritten und die ausgefallene Substanz geht beim Erwärmen auf Raumtemperatur nicht wieder in Lösung [86].

14.4 Zubereitungen zur systemischen Wirkstoffzufuhr

Transdermale Darreichungsformen, also kutan angewandte Formen zur Wirkstoffzufuhr durch die Epidermis in das Korium und damit in die systemische Zirkulation, werden nach einem anderen Modus appliziert als Zubereitungen mit lokaler Wirkung. Insbesondere muss der Patient hier eine exakt dosierte Menge der Zubereitung auf eine definierte Hautfläche eines bestimmten Körperareals aufbringen, um somit die zugeführte Wirkstoffmenge und die Resorptionsgeschwindigkeit innerhalb gewisser Intervalle zu limitieren.

Dosierte Menge der Zubereitung auf definierter Hautfläche

14.4.1 Flüssige und streichfähige Zubereitungen

Anwendung flüssiger und streichfähiger Transdermalformen

Flüssige und streichfähige Transkutanformen werden mittels unterschiedlicher Methoden der Volumendosierung entweder bereits durch den Hersteller oder erst durch den Anwender in definierte Einzeldosen abgeteilt (Tab. 14.18). Die jeweilige Auftragsfläche ist größenordnungsmäßig durch das „gleichmäßige Verteilen“ der Einzeldosis gegeben, die Packungsbeilagen einiger Präparate grenzen sie durch Angabe der zu bestreichenden Körperareale oder durch Vergleich mit der ein- oder zweifachen Fläche einer Hand ein. Entgegen der Erwartung beschleunigt eine Vergrößerung der Auftragsfläche die Resorptionsgeschwindigkeit nicht in allen Fällen. So führte bei einem Estradiolgel (wässrig-ethanolisches Carbomergel; GynPolar®/Sandrena®/Sisare®) eine deutliche Überschreitung der vom Hersteller vorgegebenen Auftragsfläche zu einer signifikanten Verringerung der Verfügbarkeit (c_{max}, t_{max}; vgl. weiter unten) [60].

Präparatespezifische Applikationsarten

Auch die Art der Applikation, also etwa nur Auftragen oder auch Einmassieren, hat präparatespezifisch entsprechend der Packungsbeilage zu erfolgen. Koronartherapeutische Salben werden in der Regel nur in dünner Schicht aufgetragen und leicht eingerieben, keinesfalls aber vollständig einmassiert [19, 61, 62]. Aus dieser Applikationsweise resultiert ein Reservoir des organischen Nitrats auf und in der Hornschicht, aus dem der Wirkstoff langsam zu tieferen Epidermisschichten und Blut-/Lymphgefäßen des Koriums penetriert. Bei wässrig-alkoholischen Zubereitungen mit einem Gel- bzw. Filmbildner, wie etwa Estradiolhydrogelen (GynPolar®/Sandrena®/Si-

Tab. 14.18: Flüssige und halbfeste Zubereitungen zur systemischen Wirkstoffzufuhr (Auswahl)

Fertigarzneimittel	Wirkstoff	Dosierprinzip	Auftragsfläche	Applikations-areal
Androtop® Gel	Testosteron	Einzeldosisbehältnisse (Aluminiumfolienbeutel)	Keine Angabe	Arme, Schultern, Bauch
Estreva® Gel	Estradiol	Dosierpumpe	Ca. 2 Handflächen	Arme, Schultern, Bauch, Oberschenkel
Gynokadin® Gel	Estradiol	Dosierspatel (Plastikspatel mit graduierter Vertiefung)	Möglichst große Hautfläche	Arme, Schultern
Gynokadin® Dosiergel	Estradiol	Dosierpumpe	Möglichst große Hautfläche	Arme, Schultern
GynPolar® 0,5 / -1 mg Gel	Estradiol	Einzeldosisbehältnisse (Aluminiumfolienbeutel)	1–2 Handflächen	Unterleib, Oberschenkel
Isoket® Salbe	Isosorbiddinitrat	Dosierpumpe	Mindestens ca. 2 Handflächen	Brust, Bauch, Unterarme
Sandrena® 0,5 / -1 mg Gel	Estradiol	Einzeldosisbehältnisse (Aluminiumfolienbeutel)	1–2 Handflächen	Unterleib, Oberschenkel
Sisare® Gel mono 0,5 / -1 mg	Estradiol	Einzeldosisbehältnisse (Aluminiumfolienbeutel)	1–2 Handflächen	Unterleib, Oberschenkel
TD Spray Iso Mack®	Isosorbiddinitrat	Dosiersprühpumpe	Keine Angaben	Oberkörper bzw. gesamte Hautfläche
Testim®	Testosteron	Einzeldosisbehältnisse (5-g-Tuben)	Keine Angaben	Oberarme, Schultern
Testogel®	Testosteron	Einzeldosisbehältnisse (Aluminiumfolienbeutel)	Keine Angaben	Arme, Schultern, Bauch

sare®, Gynokadin®) oder Testosteronhydrogelen (Androtop®, Testogel®), verdunstet nach der großflächigen Applikation der Alkohol rasch und es bleibt ein Polymerfilm auf der Haut zurück. Die Wirkstoffpenetration ist dabei im Wesentlichen auf den Zeitraum beschränkt, in dem sich noch alkoholhaltiges Gel auf der Haut befindet. Die Bioverfügbarkeit des Wirkstoffs hängt also hier nicht nur von der Applikationsfläche, sondern auch vom Zeitraum der Alkoholverdunstung ab (eine sehr große Auftragsfläche bedingt u. a. ein sehr rasches Verdunsten; vgl. o. g. Einfluss auf c_{max}, t_{max}) [63, 64]. Zu beachten sind daher die vorgeschriebene Anwendungsmodalität, wie etwa rasches Auftragen nach dem Öffnen des Behältnisses, und die Aufbewahrungstemperatur (z. B. < 25 °C).

Kinetik der Wirkstoffpermeation in Abhängigkeit vom behandelten Körperteil

Die jeweilige Kinetik der Wirkstoffpermeation in die Haut kann bei verschiedenen Körperarealen stark differieren (Kap. 14.2 und 14.4.2). Als pharmakokinetisch gleichwertig erwiesen sich jedoch bei den Handelspräparaten zur Zufuhr von Estradiol Hautareale des Rumpfes unterhalb der Taille und der Oberschenkel, bei den Nitratpräparaten Areale der Brust, des Bauches, der Arme und der Oberschenkel und bei Testosteron Schulter-, Arm- und Bauchbereiche [64]. Bei Koronartherapeutika kann die Anwendung in der Herzgegend einen zusätzlichen Suggestiveffekt bedingen.

Der einzuhaltende zeitliche Abstand zwischen Anwendung des Transdermaltherapeutikums und Waschen, Duschen oder Schwimmen ist präparatespezifisch. Bei einem Lösungsspray mit Isosorbiddinitrat (TD Spray Iso Mack®) und den erwähnten Estradiolhydrogelen beeinflusst ein Waschen der betreffenden Hautstelle mit Wasser und Seife bereits 20 bzw. 30 Minuten nach der Anwendung die systemisch verfügbare Wirkstoffmenge nicht mehr in klinisch relevantem Umfang [60, 65]. Bei gelförmigen Testosteronzubereitungen (Androtop®, Testogel®) wurden 60 Minuten nach dem Auftragen vergleichbare Befunde erhoben, doch wird hier als Vorsichtsmaßnahme ein mehrstündiger Abstand gefordert.

14.4.2 Transdermalpflaster

Auf die Haut aufzuklebende transdermale Systeme (Tab. 14.19) lassen sich grundsätzlich unterteilen in Pflaster mit matrixdiffussionskontrollierter Freigabe und Pflaster mit membranpermeationskontrollierter Abgabe. Weitere Differenzierungen hinsichtlich ihres Aufbaus sind für Anwendungshinweise nicht entscheidend. Die sehr dünnen (ca. 0,1 mm) **Matrixpflaster** bestehen aus einer flexiblen, wasserundurchlässigen Polymerfolie, auf die einseitig eine wirkstoffhaltige, hochviskose Klebeschicht, die so genannte Matrix, aufgetragen ist. Diese Schicht übt also simultan die Funktion des Wirkstoffreservoirs, des Kontrollelements und des Haftklebers aus. Bei den **Membranpflastern** befindet sich der Wirkstoff meist in einer Flüssigkeit bzw. einem alkoholhaltigen Hydrogel gelöst in einem flachen Reservoir. Die Freisetzung wird hier von einer zwischen Reservoir und Haut befindlichen Kontrollmembran gesteuert.

Der Wirkstoff wird aus den membrankontrollierten Systemen mit annähernd nullter Ordnung, aus den matrixkontrollierten Systemen mit $\sqrt{t}$-Kinetik freigesetzt. In den limitierten Applikationszeiträumen, die je nach Präparat zwischen wenigen Stunden und sieben Tagen betragen, nutzt man nur den anfänglichen und damit weitgehend linearen Bereich der beiden Freigabekinetiken. Der Wirkstoff muss daher in den Systemen in einem deutlichen Überschuss enthalten sein. Diese Überfüllung dient also ausschließlich der Diffusionsmechanik und zählt nicht zur therapeutisch erforderlichen Arzneistoffmenge. Der Restgehalt an Arzneistoff variiert bei den verschiedenen Präparaten zwischen 30 und 98 % des ursprünglichen Gehaltes; dies entspricht beispielsweise Restmengen von etwa 10 mg Fentanyl, 90 mg Nikotin oder 35 mg Buprenorphin (Tab. 14.19)!

Wirkungseintritt und -ende verzögert

Aus den Charakteristika der Transdermalpflaster resultiert ein verzögerter Wirkungseintritt nach dem Aufkleben und ein verzögertes Wirkungsende nach dem Entfernen von der Haut. Die Zeit nach dem erstmaligen Aufkleben bis zum Erscheinen messbarer Wirkstoffkonzentrationen (Lag-time) beruht darauf, dass zunächst ein Wirkstoffdepot in oberen Hautschichten gesättigt wird, aus dem der Wirkstoff dann zur systemischen Zirkulation diffundiert. Im Fall der Fentanylpflaster etwa verzögert sich der Wirkungseintritt um 12 bis 24 Stunden nach dem erstmaligen Aufkleben und der maximale analgenetische Effekt lässt sich erst nach 24 Stunden beurteilen. Nach dem Abziehen des Pflasters setzt das kutane Fentanyldepot noch über viele Stunden den Wirkstoff frei, was einen Abfall der Plasmakonzentration mit einer Halbwertzeit zwischen 12 und 24 Stunden zur Folge hat. Interessant ist, dass bei verschiedenen Systemen nach dem Entfernen von der Haut ein kurzes, leichtes (nicht klinisch relevantes) Ansteigen des Plasmaspiegels beobachtet wurde. Dies beruht offensichtlich auf einer verstärkten Hautdurchblutung infolge der Hautreizung beim Abziehen des Pflasters.

Die bei der Kundenberatung gegebenenfalls zu berücksichtigenden, teilweise sehr unterschiedlichen Freisetzungskinetiken der verschiedenen Pflasterpräparate überschreiten den Rahmen dieser Ausführungen, weshalb auf Informationen der pharmazeutischen Unternehmer und entsprechende Literatur verwiesen wird (z. B. [69, 80, 81]).

Klebemassen in Transdermalpflastern

Als **Haftkleber** werden so genannte druckempfindliche Adhäsivmassen eingesetzt, also hochviskose Stoffe, die nach kurzem Druck auf der Haut kleben. Man kann dabei im Wesentlichen zwischen Polyacrylatkleber (z. B. subst. Polyacryl-co-vinylacetate), Polyisobutylenkleber und Silikonkleber (z.B. Methylsilyloxypolydimethylsiloxane) unterscheiden. Silikonkleber zeigen in manchen Fällen etwas geringere Klebeeigenschaften als Polyacrylatkleber, bieten aber die Möglichkeit des wiederholten Anklebens. Dies ist möglich, da Silikonpolymere einen verminderten „Stripping-Effekt" (Abziehen der obersten Epidermisschicht) zeigen [76].

Aufbewahrung transdermaler Systeme

Die **Aufbewahrung** der Pflasterpackung muss auch durch den Patienten je nach Präparat bei Temperaturen unter 25 oder 30 °C gewährleistet sein, da eine länger dauernde Lagerung bei höheren Temperaturen Änderungen der Arzneistoffverteilung innerhalb der verschiedenen Schichten des Systems (z. B. im Reservoir und in der Adhäsivschicht) und damit ein geändertes Abgabeverhalten zur Folge haben kann. Ferner verringert sich möglicherweise die Konzentration flüchtiger Wirk- oder Hilfsstoffe wie Glyceroltrinitrat, Nikotin oder Ethanol. Die wärmebedingte Abnahme der

Ethanolkonzentration kann in bestimmten Fällen zu stark erhöhter oder auch verringerter Freigabegeschwindigkeit führen [80]. Schließlich besteht noch das Risiko, dass sich die physikalischen Eigenschaften der Klebemasse bei einer Wärmebelastung verändern.

Zerschneiden transdermaler Systeme

Ein **Verringern der abgegebenen Wirkstoffmenge** durch Zerschneiden des Systems in Teilstücke wird bei keinem Pflaster in der Fachinformation beschrieben. Es wäre grundsätzlich nur bei Präparaten mit einem formstabilen Wirkstoffdepot, seitlich nicht versiegelten Systemen und vollflächiger Adhäsivschicht möglich, also bei vielen Matrixsystemen und einigen wenigen Membranpflastern (z. B. bei Scopoderm TTS). Bei anderen Pflastern käme es durch Zerschneiden zum Ausfließen des flüssigen bzw. halbfesten Inhalts oder zum Verdunsten von flüchtigen Wirk- oder Hilfsstoffen [67]. Ferner wäre bei randständiger Kleberbeschichtung ein ausreichendes Fixieren auf der Haut nicht mehr gewährleistet. Zu beachten ist auch, dass Pflasterteilstücke an den nicht abgerundeten Schnittkanten und -ecken durch reibende Kleidung leichter unbeabsichtigt von der Haut abgelöst werden können. Weiterhin entstehen durch die Stückelung unter Umständen Pflasterteile ohne Ablösehilfe für die Schutzfolie. Schließlich wäre der Patient noch auf die ordnungsgemäße Aufbewahrung der verbleibenden Pflasterhälfte hinzuweisen, also die Lagerung im gefalteten Originalbeutel an einer für unbefugte Personen nicht zugänglichen Stelle.

Dosisreduktion durch teilweises Abkleben

Zur Dosisreduzierung in medizinisch erforderlichen Situationen (z. B. bei auftretenden Entzugserscheinungen nach Absetzen der niedrigsten Opiatdosierung) wird vorgeschlagen, die Klebeseite des Transdermalpflasters entsprechend der gewünschten Teildosis abzukleben [71].

Membranpflaster sind aus den dargelegten Gründen generell vor Beschädigungen zu schützen. Wurde ein derartiges Pflaster, das einen Wirkstoff mit steiler Dosis-Wirkungs-Kurve und hohem Nebenwirkungsrisiko enthält (z. B. Fentanyl), versehentlich durchgeschnitten oder anderweitig beschädigt, ist der austretende dickflüssige Inhalt zur Vermeidung einer Intoxikation von der Haut fernzuhalten beziehungsweise mit reichlich Wasser abzuspülen. Damit die Permeation des lipophilen Wirkstoffes nicht gefördert wird, darf die Haut in diesem Fall **nicht** mit Seifenlösung, ethanolhaltigen Kosmetika oder organischen Lösungsmitteln gereinigt werden. Dieser Aspekt ist auch zu beachten, wenn gebrauchte Pflaster zur missbrauchsicheren Entsorgung zerschnitten werden [74, 82].

Auch sonstige Veränderungen an Transdermalpflastern wie etwa Beschriften oder Bekleben mit Etiketten dürfen nicht vorgenommen werden. Derartige physikalische oder chemische Einflüsse können die Matrix oder die Steuerungsmembran des Pflasters und damit seine Freisetzungskinetik verändern.

Anwendung transdermaler Systeme

Das Transdermalsystem ist an der **für das jeweilige Präparat vorgeschriebenen Körperregion** aufzukleben. Unterschiede in der systemischen Verfügbarkeit der Wirkstoffe in Abhängigkeit der gewählten Körperregion fanden sich analog den Befunden mit anderen kutanen Darreichungsformen. Hauptsächlich bedingt also auch hier die variierende Dicke des

Tab. 14.19: Daten von transdermalen therapeutischen Systemen (Auswahl)

Fertigarzneimittel	Wirkstoff(e)	Prinzip der Freigabesteuerung	Aussehen des Pflasters	Größe des Pflasters[1] (ggf. Pflaster mit der niedrigsten und der höchsten Wirkstoffkonzentration)	Adhäsivschicht	Applikationsdauer [h]	Wirkstoffrestgehalt nach der Applikation	
							[mg]	[% des Anfangsgehaltes]
Androderm® 2,5 mg	Testosteron	Membran	Kreisförmig, hautfarben	65 mm Durchmesser	Randständig	24	Ca. 10	Ca. 80
Durogesic® SMAT 12 µg/h / –25 µg/h / –50 µg/h / –75 µg/h / –100 µg/h	Fentanyl	Matrix	Rechteckig, transparent	30 x 25 mm / 72 x 60 mm	Vollflächig	72	Ca. 1 / 2 / 5 / 7 / 10	Ca. 57
Estradot® 25 / –37,5 / –50 / –75 /-100	Estradiol-Hemihydrat	Matrix	Rechteckig, transparent	13 x 20 mm / 25 x 40 mm	Vollflächig	72–96	Ca. 0,3 / 0,5 / 0,6 / 0,9 / 1,2	Ca. 77
Estragest	Estradiol, Norethisteronacetat	Membran	Kreisförmig, transparent	42 mm Durchmesser	Vollflächig	72–96	Estrad. ca. 5, Noreth. ca. 15	Estrad. und Noreth. ca. 98
Estramon® 25 / –50 / –100	Estradiol	Matrix	Ellipsenförmig, transparent	40 mm, 35 mm / 85 mm, 60 mm jeweils Durchmesser	Vollflächig	72–96	Ca. 2 / 4 / 8	Ca. 95
Evra®	Ethinylestradiol, Norelgestromin	Matrix	Rechteckig, hautfarben	45 x 45 mm	Vollflächig	168	Eth.estr. ca. 0,5, Norelg. ca. 5	Eth.estr. ca. 77, Norelg. ca. 83
Fem 7® 50 µg / –75 µg / –100 µg	Estradiol-Hemihydrat	Matrix	Achteckig, transparent	42 mm / 61 mm jeweils Durchmesser	Vollflächig	168	Ca. 1 / 2 / 2	Ca. 77

Fentanyl-Hexal® MAT 25 µg/h /–50 µg/h / –75 µg/h /–100 µg/h	Fentanyl	Matrix	Rechteckig, transparent	32 × 32 mm/ 75 × 56 mm	Vollflächig	72	Ca. 4 / 8 / 12 / 16	Ca. 79
Fentanyl-Hexal® TTS 25 µg/h / –50 µg/h / –75 µg/h / –100 µg/h	Fentanyl	Mem-bran	Ellipsenför-mig, transparent	50 mm, 38 mm / 85 mm, 67 mm jeweils Durchmesser	Vollflächig	72	Ca. 1 / 1 / 2 / 3	Ca. 28
Kentera®	Oxybutynin	Matrix	Rechteckig, transparent	75 x 55 mm	Vollflächig	72–96	12–16	57–65
Minitrans® 5 / –10	Glyceroltri-nitrat	Matrix	Oval, transparent	36 mm, 24 mm / 50 mm, 34 mm jeweils Durchmesser	Vollflächig	24	Ca. 13 / 26	Ca. 70
Nicotinell® 10 / –20 / –30	Nicotin	Matrix	Kreisförmig, hautfarben	36 mm / 62 mm jeweils Durchmesser	Vollflächig	24	Ca. 10 / 21 / 31	Ca. 60
NiQuitin® 7 mg / –14 mg / –21 mg	Nicotin	Mem-bran	Quadratisch, hautfarben	26 x 26 mm / 46 × 46 mm	Vollflächig	24	Ca. 29 / 64 / 93	Ca. 80
Nitroderm® 5 / –10	Glyceroltri-nitrat	Mem-bran	Rechteckig, abgerund. Kanten, hautfarben	45 x 28 mm / 89 x 32 mm	Vollflächig	12	Ca. 22 / 45	Ca. 90
Scopoderm®	Scopolamin	Mem-bran	Kreisförmig, hautfarben	18 mm Durchmesser	Vollflächig	Max. 72	Mind. 0,5	Mind. 33
Transtec® Pro 35 µg/h / –52,5 µg/h / –70 µg/h	Buprenor-phin	Matrix	Rechteckig, hautfarben	70 x 70 mm / 75 x 120 mm	Vollflächig mit Kleberand	96	Ca. 17 / 25 / 33	Ca. 83

[1] Größe des gesamten Pflasters, nicht nur der wirkstoffabgebenden Fläche

Stratum corneum die zu beobachtenden Permeationsunterschiede. So wurde bei einem Scopolamin-Membranpflaster (Scopoderm® TTS) nach Applikation hinter dem Ohr eine doppelt so hohe Wirkstoffkonzentration im Harn gemessen wie nach Anwendung am Rücken oder Oberschenkel [75]. Für ein Testosteron-Membranpflaster (Androderm®) erwiesen sich Hautareale am Bauch, Rücken, Oberschenkel und Oberarm als pharmakokinetisch weitgehend gleichwertig, während die Brust- und Schienbeinregion geringere und stärker schwankende Verfügbarkeitswerte ergab [73]. Wegen des besonders hohen Resorptionsvermögens der Haut des Hodensacks ist ein in den USA vertriebenes Testosteronpflaster (Testoderm® TTS, ALZA Pharmaceuticals) ausschließlich zur skrotalen Anwendung bestimmt. Auch bei einem Estradiol- und einem Fentanyl-Membranpflaster (Estraderm® und Fentanyl-Hexal®) zeigten sich jeweils nach dem Aufkleben am Rücken, Oberschenkel und Oberarm keine signifikanten Unterschiede in der kutanen Resorptionsgeschwindigkeit [70, 75]. Analoge Befunde ergaben sich auch bei verschiedenen Wirkstoffen aus Matrixpflastern, so etwa bei Estradiol und Norelgestromin [66]. Bei dem erwähnten, nicht an der Hodenhaut anzuwendenden Testosteronpflaster (Androderm®) waren als Nebenwirkung Blasen bildende Hautreaktionen besonders dann zu beobachten, wenn die Pflaster auf Hautstellen appliziert wurden, die direkt über einem Knochen lagen, etwa dem Schienbein, Schlüsselbein oder Beckenknochen; diese Hautareale sind deshalb von der Anwendung auszuschließen [68].

Erforderliche Voraussetzungen am Applikationsort

Die betreffende Hautstelle muss intakt, glatt, möglichst unbehaart, sauber und trocken sein. Irritierte (z. B. sonnengeschädigte), tätowierte, vernarbte oder eingecremte Hautareale sowie solche, die sich bei Bewegung falten, können eine geänderte Resorptionsrate bedingen und sind daher zur Applikation ungeeignet. Natürlich sollten auch Hautstellen gemieden werden, die beim Sitzen oder Liegen einem großen Druck ausgesetzt sind, sowie Areale, an denen enge Kleidung das Pflaster abreiben kann, also etwa der Taillenbereich. Schließlich sind auch Hautpartien, die durch ein Heizkissen oder intensive Sonneneinstrahlung erwärmt werden, nicht zur Anwendung geeignet. Vorhandene Haare können mit einer Schere abgeschnitten werden. Ein Rasieren mit einer Klinge sollte dagegen innerhalb etwa eines Tages vor der Anwendung unterbleiben, da hierbei auftretende Mikroläsionen ebenfalls die Resorptionskinetik ändern können. Auch ein intensives Reinigen der Hautstelle mit Seifenwasser oder alkoholhaltigen Kosmetika (z. B. Gesichtstonikum) kann die Hautpermeabilität vorübergehend verändern und sollte deshalb nicht unmittelbar vor dem Aufkleben erfolgen [78, 79].

Um einen guten Hautkontakt zu gewährleisten und eine Kontamination der Finger mit Wirkstoff (z. B. Buprenorphin, Nikotin, Skopolamin) zu vermeiden, darf die Klebefläche nach dem Abziehen der Schutzfolie nicht verunreinigt oder berührt werden. Das Pflaster (bzw. in bestimmten Fällen sein Haftrand) ist mit der flachen Hand fest und ausreichend lange auf die Hautstelle zu drücken. Als erforderliche Andruckdauer werden präparateabhängig zwischen fünf und 30 Sekunden angegeben.

Vorbeugung vor Hautreaktionen

Bei Fortsetzung der Behandlung ist das Pflastersystem nach der vorgeschriebenen **Applikationszeit** (Tab. 14.19) abzunehmen und durch ein neues an einer anderen Hautstelle zu ersetzen, beispielsweise auf der gegenüberliegenden Körperseite. Dieselbe Hautstelle soll zur Vermeidung von Hautreaktionen erst nach einigen Tagen wieder benutzt werden. Das System muss vorzeitig erneuert werden, wenn Wasser zwischen Haut und Pflaster gelangt ist. Während die Funktion der meisten Systeme beim Baden, Duschen oder Schwimmen erhalten bleibt, kann eine solche Störung z. B. infolge starken Schwitzens auftreten. Über das Vorgehen nach einem vorzeitigen Abfallen des Pflasters ist präparatespezifisch zu entscheiden. Beispielsweise können abgefallene Nikotinpflaster erneut aufgeklebt und erforderlichenfalls mit einem Heftpflasterstreifen zusätzlich fixiert werden, während bei Fentanylpflastern generell ein Verwerfen des nicht mehr ausreichend klebenden Systems angeordnet wird.

Resorptionssteigernde Faktoren

Zu beachten ist, dass eine **Temperaturerhöhung** des Transdermalsystems und/oder der betreffenden Hautstelle die Freigabegeschwindigkeit aus dem System, die Permeation durch das Stratum corneum und die kutane Perfusion steigern, wodurch die Wirkstoffresorption in klinisch relevantem Umfang ansteigen kann. Zu einer solchen Temperatursteigerung kann es als Folge von Fieber, heißem Baden beziehungsweise Duschen, Auflegen eines Heizkissens oder direkter Sonneneinstrahlung kommen [70, 74, 79, 83–85]. So wurden für eine Steigerung der Körpertemperatur von 37 auf 40 °C in pharmakokinetischen Modellen Erhöhungen der maximalen Fentanyl-Plasmakonzentration zwischen 25 und 33 % errechnet [70, 81]. Der Ethinylestradiol-Plasmaspiegel war nach 2-tägigem Tragen eines Matrixpflasters (Evra®) und täglich einem 10-minutigem Aufenthalt in einem Whirlpool (39–41 °C) gegenüber poolfreien Tagen um 28 % erhöht. Für das aus dem gleichen Pflaster freigesetzten Norelgestromin war dieser Effekt dagegen deutlich geringer ausgeprägt (+ 11 %). Während Saunabesuche (einmal täglich 10 Min., ca. 80 °C) analoge Steigerungen ergaben, führten Kaltwasserbäder (einmal täglich 30 Min., 22 °C) zu keiner Verringerung der Plasmakonzentrationen [87]. In einer anderen klinischen Untersuchung fixierte man auf einem aufgeklebten Testosteron-Membranpflaster (Androderm®) zusätzlich ein System, welches mittels einer exothermen Reaktion (Oxidation von Eisenpulver) das Transdermalsystem und die Hautstelle über 4 Stunden kontrolliert auf 41 °C erwärmte. Daraus resultierte eine Erhöhung des c_{max}-Wertes im Serum um 48 % [85].

Handhabung gebrauchter Transdermalsysteme

Nach der Anwendung verbleiben im Pflaster noch beträchtliche Arzneistoffmengen (vgl. oben). Gebrauchte Pflaster sind daher so zu beseitigen, dass ein Missbrauch (etwa durch Kinder oder Opioidabhängige) sicher ausgeschlossen ist. Man sollte aus diesem Grund auch das Pflaster unmittelbar nach der Abnahme mit der Klebeseite nach innen zusammenklappen.

Missbrauch gebrauchter Transdermalsysteme

Zahlreiche Publikationen über Missbrauch teilweise neuer, meist aber **gebrauchter Fentanyl-Pflaster** fordern nicht nur Angehörige von Patienten und Pflegepersonal, sondern auch die versorgende Apotheke zu Wachsamkeit und entsprechendem Agieren auf. So kann etwa die Apotheke die

Rücknahme gebrauchter Pflaster anbieten, ein Vorgehen, das in Frankreich gesetzlich geregelt ist. In den Missbrauchsberichten nicht nur aus dem angelsächsischen, sondern zwischenzeitlich auch aus dem deutschsprachigen Raum [97], wird die Zufuhr durch kutane [91–93], bukkale [92, 94, 95], perorale [91] und parenterale [91, 92, 96–100] Applikationen geschildert. Bei der bukkalen Anwendung wurden zerschnittene Teilstücke von Matrixpflastern auf die Wangenschleimhaut geklebt, bei der parenteralen Zufuhr Extrakte (mit alkoholischen Getränken und haushaltsüblichen Lösungsmitteln) aus Matrixpflastern oder der halbfeste Inhalt von Membranpflastern intravenös injiziert. Die weitaus überwiegende Zahl der geschilderten Fälle betrifft opioidabhängige Personen, vereinzelt aber auch Patienten mit chronischen Schmerzen und bis dahin ohne Opioidabhängigkeit [95].

Ein Kunde reklamiert zwei rezepturmäßig hergestellte Cremes, die er erst vor zwei Wochen bekommen habe. In der einen Creme seien plötzlich kleine graue Flecken aufgetreten, in der anderen habe sich eine Flüssigkeit abgeschieden.

Die Stabilität von Rezepturarzneimitteln kann in bestimmten Fällen relativ schlecht sein. Sie wird oftmals nicht nur von technologischen Aspekten der Rezeptur, sondern auch von der Aufbewahrungs- und Entnahmeart durch den Patienten bestimmt (vgl. Kap. 14.3.2), weshalb eine entsprechende Kundenaufklärung dringend nötig ist.

Eine Kundin scheut sich in der bevorstehenden Badesaison vor dem sichtbaren Tragen ihres „Östrogen-Pflasters". Auch befürchtet sie sein Ablösen von der Haut beim Schwimmen und bei anderen Sportarten.

An die frei wählbare Applikationsstelle von estrogenhaltigen Transdermalsystemen sind nur wenige Voraussetzungen gestellt. Bevorzugt im Sommer können einige Umstände eintreten, welche die Funktion von solchen Pflastern evtl. beeinträchtigen (z. B. starkes Schwitzen, Sonnenbrand, Aufbewahren des Pflasters im überhitzten PKW). Durch richtiges Verhalten (vgl. Kap. 14.4.2) der informierten Patientin kann jedoch derartigen Problemen leicht begegnet werden.

Internet-Links

Technologie der Dermatika
www.uni-bonn.de/www/PharmTech/Studium/Download.htm
www.uni-saarland.de/fak8/lehr/frames/Inhalte/Teaching/BPT-Haut.htm

Verschiedenste dermopharmazeutische Aspekte
www.gd-online.de
www.scf-online.com/index.htm

Wundauflagen
www.worldwidewounds.com

Verschiedene Rezepturaspekte
www.pharmazeutische-zeitung.de/ →DAC/NRF

Aufbrauchfristen von Rezepturarzneimitteln
www.uni-regensburg.de/Einrichtungen/Klinikum/Apotheke/de/rezeptur/db/db.htm

INCI-Bezeichnungen von Bestandteilen kosmetischer Mittel
www.ubka.uni-karlsruhe.de/pharm/bibsearch/inci.htm

B

C

D

E

F

G

H

M

N

O

Q

R

S